クリニカル作業療法シリーズ

精神領域の作業療法 第2版

プログラム立案のポイント

石井良和・京極真・長雄眞一郎 編集

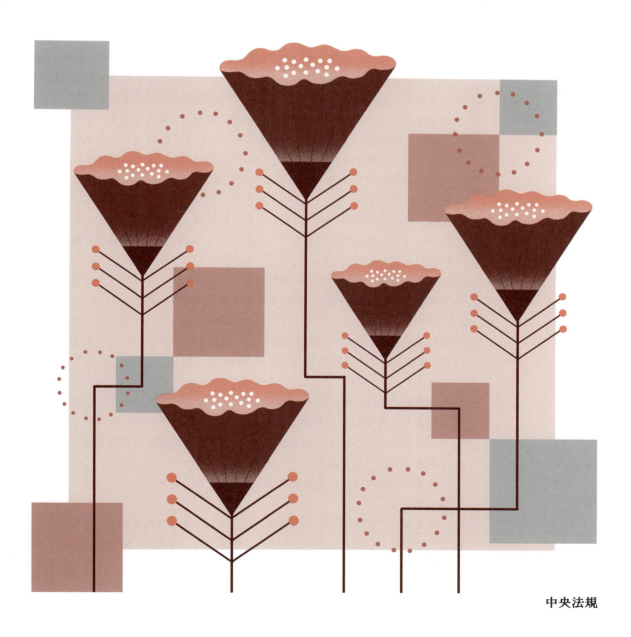

中央法規

第2版序文

　2010年に初版が発行され，それから5年の時を経て第2版発行の運びとなった。

　今回の第2版では，時代の要請に応えて少しでも新しいものを取り入れながら，また，本書の根幹をなす作業療法の本質的な部分はできるだけ残しつつ，より現代にふさわしいものになるよう心がけたつもりである。

　わが国の作業療法は誕生から半世紀が過ぎ，時代は人間の主観性にも光を当てるように変化しており，人間の行動を包括的に理解しようという時代になってきた。

　そういう意味で本書では，人間作業モデル（Model of Human Occupation：MOHO）をベースにしてはいるものの，いくつかの理論モデルや新たに現れてきた考え方を紹介している。これは1つの理論だけでは人間を理解するには十分ではないというKielhofner Gの考えに沿ったものである。

　理論は何を用いてもよいというわけではないが，効果としてあるものはどこか共通した働きかけが存在している可能性がある。また，臨床的にはより現実的な選択に即したものとなるので，補完的な諸モデルを組み合わせて使っていただきたい。

　編者の想いは初版の序文に記したが，複雑系，現象学，システム論といったキーワードは本書の理解をより容易にするので，教科書以外の書籍にも興味をもっていただきたい。

　第Ⅱ部で取り上げた多くの事例では，今回新しく，プログラム立案に際して必要な観点について，読者に質問する形式を取り入れた。

　事例報告を書くうえでリーズニングは必須である。リーズニングそのものは作業療法士（OT）の論理であるが，クライエント中心という大きな文脈のなかで用いられることによって，どの職種に対しても説明的なプログラムになる。

　作業療法には正解が決まっていないような問題に取り組むことが求められているし，今後は生活行為向上マネジメントというツールやクリニカルクラークシップ（clinical clerkship）が，精神領域の臨床実習や実践にも導入されることが予想される。

　第Ⅱ部の観点は，作業療法の独自性や同一性を考えるうえでも役立つと自負している。

　第Ⅲ部のクライエント（当事者）の声は，今回も再掲させていただいた。ご協力いただいた石山さん，乾さん，根森さん，後藤さんにはあらためて感謝したい。

本書は，編者および著者の方々の想いを実現しようと試みた一冊でもあるので，是非とも一読していただきたい。そして，次の改訂に向けたご意見をいただければ幸いである。

　　　　　　　　　　　　編者を代表して
　　　　　　　　　　　　　　　石井良和

序文

20世紀は科学の世紀であった。21世紀は「生命科学」の時代であると，早々と言う人たちがいる。生命科学の射程は広大であり，ウイルスレベルの生命現象から，複雑系の現象である人間の作業までもが含まれる。シンプルな因果関係の呪縛から解き放たれようとしている時代でもある。ただ，どうすれば人間の作業という個々人で異なる現象にアプローチできるのかという問題には，簡単に答えることができない。しかし，経験的にはわかった気になるものであることも確かである。経験は貴重であるが，個々の経験は同質であるとは限らないし，経験する時間の長短も避けられない。そこで何らかのツールやモデルが必要となる。

本書は，精神障害領域の作業療法を中心に示しているが，領域や特定の疾患を問わず，人間の作業という複雑系の現象にアプローチする「作業療法士」という専門職のための書物として読んでもらいたい。本書で採用した中心的なツールは，人間作業モデル（Model of Human Occupation：MOHO）である。科学的な思考をする人たちは，厳密に概念や理論を用いることを志向するのでそれらは互いに排他的で，理論はその優位性を競う。そうでなければ曖昧で消え去ってしまうからである。しかし，われわれが対象とする作業機能障害をもつクライエント側からみると，現実の問題としてある行為ができないことだけではなく，無理かもしれないけど本当はやってみたいという「思い」を含めて理解されることを望んでいるのではないだろうか。これは現実（reality）と実在（actuality）という世界観のなかに作業療法の意味を示したMeyer Aの哲学と通底する。ただ，完全な理論モデルは現在のところ見当たらない。MOHOもその例外ではないが，人間の作業をその主観的側面に焦点を当て，環境のなかに行為が創発することをシステム論で説明しようと試みる横断面と，ライフサイクルのなかに示される人間の作業の発達という縦断面を特徴とする包括的でダイナミックな理論モデルである。道徳療法を受け入れた作業パラダイムの現代化を試みるための1つの提案でもある。これがMOHOを中心的なツールとして本書に採用した理由である。しかし，本書のなかでは，システム論の説明は意図的に避けている。システム論が理解できなければMOHOがわからないという誤解を避けるためである。興味のある方は成書に当たっていただきたい。また，第I部で紹介した各理論モデルは，それぞれに十分な特徴があるので，互いに矛盾しない限り，組み合わせて用いることを視野に入れてほしい。

第II部では，プログラム立案という作業療法の成否を左右する1つのプロセスに焦点を当て，多くの実践事例を紹介した。ここでは，リーズニングの変更や明確化などを失敗例という表現で示している。執筆者の名誉のために

いえば，かかわりながら臨機応変に対応・修正・追加した事例ということができる。作業療法では，正解が決まっていないような問題に取り組むことが求められている。作業療法のプロセスは，実現可能でよりベターな方法論に基づき，好ましい変化（学習の結果）を自らそのプロセスに取り込んでいくように展開するアプローチである。そうした臨機応変で柔軟なアプローチを支えるものが，クライエントやチームでの協業である。

　第Ⅲ部のクライエント（当事者）の声は，短いが本書最大の特徴である。石山さん，乾さん，根森さん，後藤さんの4名の方から作業療法の経験を語っていただいた。後にアメリカ作業療法協会へと発展した作業療法推進全国協議会(1917)の初代会長Barton GEも，長年にわたり作業療法を体験した当事者であったことを考えると，クライエントがどのように作業療法を感じているのかを知ることが，専門職の同一性に最も寄与することである。紙面を通じて感謝したい。

　最後に，本書は京極真，長雄眞一郎，そして石井良和の編者3名と22名の執筆者，そして，4名の当事者の方による合作である。京極氏は新進気鋭の研究者で，斬新なアイデアを遺憾なく発揮し，長雄氏は豊富な経験と知識で理論に裏づけをしてくれた。本書の編集会議は刺激に満ちたフロー体験ともいうべき時間で，1日がとても短く感じられたように思う。執筆者の方々には，われわれの示した稚拙な記載サンプルの意向を汲んで，期待を上回る内容の原稿を寄せていただいた。執筆者の意図はすべてクライエントに捧げられるものである。

編者を代表して

石井良和

編集・執筆者一覧 ▶▶▶

[編集（五十音順）]

石井 良和 （首都大学東京大学院人間健康科学研究科作業療法科学域教授）

京極 真 （吉備国際大学大学院保健科学研究科准教授）

長雄 眞一郎 （元・神奈川県立保健福祉大学保健福祉学部リハビリテーション学科教授）

[執筆者（執筆順）]

京極 真 （前掲）

長雄 眞一郎 （前掲）

石井 良和 （前掲）

青山 克実 （麻生リハビリテーション大学校作業療法学科教員）

谷村 厚子 （首都大学東京大学院人間健康科学研究科作業療法科学域准教授）

加藤 智也 （健康科学大学健康科学部作業療法学科教授）

奥原 孝幸 （神奈川県立保健福祉大学保健福祉学部リハビリテーション学科准教授）

齋藤 さわ子 （茨城県立医療大学保健医療学部作業療法学科教授）

野口 卓也 （公益財団法人慈圭会慈圭病院デイケア課）

織田 靖史 （近森病院総合心療センターデイケアメンタル）

寺岡 睦 （大杉病院リハビリテーション科）

清家 庸佑 （西はりま医療専門学校作業療法学科教員）

石井 奈智子 （秋田大学大学院医学系研究科保健学専攻助教）

港 美雪 （愛知医療学院短期大学リハビリテーション学科教授）

河野 達哉 （社会医学技術学院作業療法学科教員）

奥村 宣久 （北海道文教大学人間科学部作業療法学科准教授）

佐藤 大介 （千葉県立保健医療大学健康科学部リハビリテーション学科講師）

坂本 豊美 （北里大学医療衛生学部リハビリテーション学科講師）

古賀 誠 （昭和大学保健医療学部作業療法学科講師）

足立 千啓 （訪問看護ステーションACT-J　ACT-Jチームリーダー　ケースマネジャー）

久米 裕 （秋田大学大学院医学系研究科保健学専攻助教）

鈴木 ひろみ （介護老人保健施設翠香苑）

山田 孝（目白大学大学院リハビリテーション学研究科教授）

中村 直子（林下病院作業療法室）

水野 健（神奈川県立保健福祉大学保健福祉学部リハビリテーション学科助教）

冨澤 涼子（国立研究開発法人国立精神・神経医療研究センター病院精神リハビリテーション部）

三澤 剛（国立研究開発法人国立精神・神経医療研究センター病院精神リハビリテーション部副作業療法士長）

石山 貴博（すみれ会）

乾 みどり

根森 公隆

後藤 紳一郎（ヨベル）

もくじ ▶▶▶

第2版序文
序文

序
プログラム立案の
ピットフォール

1. プログラムをうまく立案できない本当のワケ ·········京極真 2
　（1）プログラム立案が困難な理由 ·································· 2
　（2）7つの原則 ·· 3
2. プログラムを再考するときの注意点 ···········長雄眞一郎 4
　（1）17のチェックポイント ·· 4
　（2）実例──プログラム経過のなかで再考する必要性が生じたとき ··· 7

第 I 部
精神科作業療法における
プログラム立案の基礎

A　プログラム立案とは何か? ···10

　（1）絶対的な正答はない ······································京極真 10
　（2）作業機能障害の改善をもたらす可能性 ··············京極真 10

B　プログラム立案のピットフォールから抜け出すための 「7つの原則」 ·········12

はじめに──7つの原則を直観的に理解するために ······京極真 12
原則1：作業療法の本質である作業行動を理解する ···石井良和 14
　（1）作業行動の背景 ·· 14
　（2）作業行動の定義 ·· 14
　（3）基本仮説 ··· 15
　（4）作業行動の4つの中心概念 ···································· 15
　（5）作業行動モデル ·· 17

viii

（6）おわりに ………………………………………………… 18

原則2：作業機能障害の方法論を理解する　　　　　　　　　石井良和 20
（1）作業機能障害とは ……………………………………… 20
（2）作業参加，作業遂行，作業技能 ……………………… 22
（3）意志，習慣化，遂行能力，環境 ……………………… 23
（4）作業機能状態への変化 ………………………………… 24
（5）発達段階 ………………………………………………… 27
（6）まとめ …………………………………………………… 29

原則3：回復過程モデルの方法論を理解する　　　　　　　長雄眞一郎 31
（1）回復過程モデルとは …………………………………… 31
（2）回復過程モデルの方法論の諸説 ……………………… 32
（3）回復過程モデルと作業機能障害 ……………………… 37

原則4：ライフサイクル論の方法論を理解する ………… 長雄眞一郎 40
（1）ライフサイクル論とは………………………………… 40
（2）ライフサイクル論の諸説 ……………………………… 41
（3）事例からみるライフサイクルと作業機能障害……… 44

原則5：作業機能障害に焦点化したプログラムを立案する
………………………………………………………………… 京極真 47
（1）作業機能障害に焦点化したプログラムの射程……… 47
（2）介入する作業機能障害を見つけだす ………………… 48
（3）作業機能障害の種類を理解する ……………………… 49
（4）対策を考える …………………………………………… 51
（5）作業療法の存在価値 …………………………………… 52

原則6：プログラムは協業を通して立案する ………… 京極真 53
（1）協業はプログラム立案の前提条件 …………………… 53
（2）2つの協業 ……………………………………………… 53
（3）治療的協業の方法と留意点 …………………………… 55
（4）協業的チームワークの方法と留意点 ………………… 57
（5）立案したプログラムの修正は協業を通して行う …… 59
（6）協業をマネジメントする ……………………………… 59
（7）2つの協業は成功するプログラムを立案する鍵 …… 60

原則7：プログラムは目標を達成できるよう立案する……京極真 61
（1）目標の本質 ……………………………………………… 61
（2）プログラム立案時の行動指針 ………………………… 62
（3）立案したプログラムに矛盾が生じないようにするコツ ………… 63

ix

（4）目標それ自体の妥当性を問う ……………………………………… 64
（5）効率的で効果的なプログラムを立案するポイント ……………… 65
（6）おわりに ………………………………………………………………… 65

C　プログラム立案以前の実践技法 …………………67

1.考え方の技術 …………………………………………………………… 67
（1）論理的思考 …………………………………………… 京極真 67
（2）臨床的推論 …………………………………………… 石井良和 69
2.プログラム立案以前にOTが行うべき「作業」 ……… 長雄眞一郎 72
（1）病院作業療法の流れ ……………………………………………… 72
（2）オリエンテーション …………………………………………… 73
（3）評価の実施と解釈 ……………………………………………… 74
3.計画書の書き方 ……………………………………… 京極真 77
（1）計画書の執筆が難しいワケ …………………………………… 77
（2）計画書を書くコツ ……………………………………………… 77
（3）計画書のコンテンツ …………………………………………… 78

D　プログラム立案で利用できるウェポン …………………79

1.理論モデル ………………………………………………………… 79
（1）治療構造論 …………………………………………… 青山克実 79
（2）国際生活機能分類（ICF） ………………………… 長雄眞一郎 81
（3）集団力動理論 ………………………………………… 谷村厚子 84
（4）カナダ作業遂行モデル（CMOP）………………… 石井良和 87
（5）認知能力障害モデル ………………………………… 加藤智也 90
（6）認知行動療法 ………………………………………… 奥原孝幸 93
（7）作業療法介入プロセスモデル（OTIPM）………… 齋藤さわ子 98
（8）感覚統合的アプローチ ……………………………… 石井良和 101
（9）障害学 ………………………………………………… 京極真 104
（10）人間作業モデル（MOHO） ………………………… 石井良和 106
2.新しい作業療法の概念・理論 …………………………………… 111
（1）ブリーフセラピー …………………………………… 野口卓也 111

x

（2）構成主義心理療法 ⋯⋯⋯⋯⋯⋯⋯⋯⋯⋯⋯⋯⋯⋯⋯⋯⋯織田靖史 114
（3）弁証法的行動療法 ⋯⋯⋯⋯⋯⋯⋯⋯⋯⋯⋯⋯⋯⋯⋯⋯⋯織田靖史 116
（4）信念対立解明アプローチ ⋯⋯⋯⋯⋯⋯⋯⋯⋯⋯⋯⋯⋯寺岡睦 119
（5）マインドフルネス作業療法 ⋯⋯⋯⋯⋯⋯⋯⋯⋯⋯⋯織田靖史 121
（6）作業に根ざした実践2.0（OBP2.0）⋯⋯⋯⋯⋯⋯寺岡睦 124
（7）作業選択意思決定支援ソフト（ADOC）⋯⋯⋯⋯清家庸佑 126

3. 非構成的評価 ⋯⋯⋯⋯⋯⋯⋯⋯⋯⋯⋯⋯⋯⋯⋯⋯⋯⋯⋯⋯⋯⋯⋯⋯⋯⋯ 130
（1）他部門からの情報収集 ⋯⋯⋯⋯⋯⋯⋯⋯⋯⋯⋯⋯⋯石井奈智子 130
（2）観察と面接 ⋯⋯⋯⋯⋯⋯⋯⋯⋯⋯⋯⋯⋯⋯⋯⋯⋯⋯⋯京極真 132
（3）作業面接 ⋯⋯⋯⋯⋯⋯⋯⋯⋯⋯⋯⋯⋯⋯⋯⋯⋯⋯⋯石井奈智子 135

4. 構成的評価 ⋯⋯⋯⋯⋯⋯⋯⋯⋯⋯⋯⋯⋯⋯⋯⋯⋯⋯⋯⋯⋯⋯⋯⋯⋯⋯⋯ 137
（1）作業に関する自己評価・改訂版（OSAⅡ）⋯⋯⋯石井奈智子 137
（2）作業遂行歴面接第2版（OPHI-Ⅱ）⋯⋯⋯⋯⋯⋯石井奈智子 140
（3）カナダ作業遂行測定（COPM）⋯⋯⋯⋯⋯⋯⋯⋯石井奈智子 143
（4）意志質問紙（VQ）⋯⋯⋯⋯⋯⋯⋯⋯⋯⋯⋯⋯⋯⋯石井奈智子 145
（5）コミュニケーションと交流技能評価（ACIS）⋯⋯石井奈智子 147
（6）人間作業モデルスクリーニングツール（MOHOST）石井奈智子 151
（7）運動とプロセス技能の評価（AMPS）⋯⋯⋯⋯⋯齋藤さわ子 153
（8）興味チェックリスト ⋯⋯⋯⋯⋯⋯⋯⋯⋯⋯⋯⋯⋯石井奈智子 156
（9）役割チェックリスト ⋯⋯⋯⋯⋯⋯⋯⋯⋯⋯⋯⋯⋯石井奈智子 159
（10）作業質問紙（OQ）⋯⋯⋯⋯⋯⋯⋯⋯⋯⋯⋯⋯⋯石井奈智子 162
（11）その他の構成的評価 ⋯⋯⋯⋯⋯⋯⋯⋯⋯⋯⋯⋯⋯寺岡睦 164

5. エビデンスに基づいた作業療法 ⋯⋯⋯⋯⋯⋯⋯⋯⋯⋯⋯京極真 171

6. 作業科学 ⋯⋯⋯⋯⋯⋯⋯⋯⋯⋯⋯⋯⋯⋯⋯⋯⋯⋯⋯⋯⋯⋯⋯⋯港美雪 174
（1）OTが作業科学を学ぶこと ⋯⋯⋯⋯⋯⋯⋯⋯⋯⋯⋯⋯⋯⋯⋯ 174
（2）作業科学の知見を実践に生かす ⋯⋯⋯⋯⋯⋯⋯⋯⋯⋯⋯⋯ 174
（3）作業科学の知見からプログラムを作成する ⋯⋯⋯⋯⋯⋯⋯ 175
（4）「作業」を支援する根拠を深めよう ⋯⋯⋯⋯⋯⋯⋯⋯⋯⋯⋯ 176

7. 演習：事例から学ぶ評価法
～あなたならどの評価を選ぶ? ⋯⋯⋯⋯⋯⋯⋯⋯⋯⋯寺岡睦・京極真 177

E 場の特性と精神障害者の作業療法 ⋯⋯⋯⋯⋯⋯ 180

1. 精神障害者をめぐる制度とOT ⋯⋯⋯⋯⋯⋯⋯⋯長雄眞一郎 180

（1）精神障害者をめぐる制度 ………………………………… 180
（2）精神障害者をめぐる制度とわが国のOT …………… 184

2 . 病院と作業療法 河野達哉 185
（1）病院という場の特性 …………………………………… 185
（2）チームアプローチ …………………………………… 186
（3）作業療法の役割 ……………………………………… 187
（4）プログラム立案の際の留意点 ……………………… 188

3 . 精神保健福祉センターと作業療法 奥村宣久 191
（1）精神保健福祉センターという場の特性 …………… 191
（2）チームアプローチ …………………………………… 193
（3）作業療法の役割 ……………………………………… 194
（4）プログラム立案の際の留意点 ……………………… 195

4 . 地域活動支援センターと作業療法 佐藤大介・長雄眞一郎 197
（1）地域活動支援センターという場の特性 …………… 197
（2）チームアプローチと作業療法の役割 ……………… 198
（3）プログラム立案の際の留意点 ……………………… 199
（4）おわりに ……………………………………………… 200

5 . 共同生活援助（グループホーム）と作業療法 坂本豊美 202
（1）グループホームという場の特性 …………………… 203
（2）チームアプローチ …………………………………… 206
（3）作業療法の役割 ……………………………………… 207
（4）プログラム立案の際の留意点 ……………………… 208

6 . 就労移行・就労継続支援事業と作業療法 港美雪 210
（1）就労移行・就労継続支援の現状とOTの役割 …… 210
（2）「働く」という作業について理論を通して説明する ………… 211
（3）「作業的公正」に向けた戦略と挑戦 ……………… 212

7 . デイケア，ナイトケア，デイナイトケアと作業療法 古賀誠 214
（1）デイケアという場の特性 …………………………… 214
（2）精神科クリニックにおけるデイケア ……………… 217
（3）チームアプローチ …………………………………… 218
（4）プログラム立案の際の留意点 ……………………… 218
（5）作業療法の役割 ……………………………………… 220
（6）ナイトケア …………………………………………… 220

8 . ACTと作業療法 足立千啓 222
（1）ACTの概要 ………………………………………… 222

（2）チームアプローチ──チームの1日，1週間の流れ ··············· 224
（3）作業療法の視点 ··· 225
（4）ケアプラン立案の際の留意点 ································ 226

第 II 部
精神科作業療法の
プログラム立案の実際

1.統合失調症の作業機能障害とプログラム立案のコツ
·· 230
（1）統合失調症の基礎知識 ····························石井良和 230
（2）統合失調症の作業機能障害の特徴 ··············石井良和 232
（3）プログラム立案のポイントと留意点 ············石井良和 237
（4）実践事例①長期入院していたが，なじみの作業を行うことで
　　　生活リズムを回復した慢性統合失調症患者 ···········石井良和 242
（5）実践事例②早期に作業療法を導入したことで
　　　短期間で社会復帰した，20代の統合失調症患者 ···········久米裕 245
（6）実践事例③OSA II を使用したことで生活が変化していった，
　　　女性統合失調症患者 ·····························鈴木ひろみ 251
（7）実践事例④作業の参加に消極的で処遇困難な
　　　統合失調症患者 ·····························山田孝・石井良和 255
（8）実践事例⑤思いつきで行動してしまう，
　　　デイケア通所中の統合失調症患者 ···············中村直子 258
2.気分障害の作業機能障害とプログラム立案のコツ ········· 262
（1）気分障害の基礎知識 ····························青山克実 262
（2）気分障害の作業機能障害の特徴 ·················青山克実 265
（3）プログラム立案のポイントと留意点 ············青山克実 268
（4）実践事例──対人関係の敏感さやトラウマから症状が悪化する
　　　気分障害（非定型うつ病）患者 ···············織田靖史 275
3.境界性パーソナリティ障害の作業機能障害と
プログラム立案のコツ ···································京極真 280
（1）境界性パーソナリティ障害の基礎知識 ············· 280
（2）境界性パーソナリティ障害の作業機能障害の特徴 ······· 283
（3）プログラム立案のポイントと留意点 ············· 286

xiii

（4）実践事例──自分で考えて行動することで情動のコントロールが
できるようになった境界性パーソナリティ障害患者 …………292

4.神経症の作業機能障害とプログラム立案のコツ……谷村厚子 296
（1）神経症の基礎知識 …………296
（2）神経症の作業機能障害の特徴 …………299
（3）プログラム立案のポイントと留意点 …………302
（4）実践事例──適切に自己主張する能力に対する有効感が
向上した神経症患者 …………306

5.摂食障害の作業機能障害とプログラム立案のコツ
…………………………………………………………311
（1）摂食障害の基礎知識 …………長雄眞一郎 311
（2）摂食障害の作業機能障害の特徴 …………長雄眞一郎 314
（3）プログラム立案のポイントと留意点 …………長雄眞一郎 316
（4）実践事例──自らのボディイメージに絶えず悩む
摂食障害患者 …………佐藤大介・長雄眞一郎 320

6.てんかんの作業機能障害とプログラム立案のコツ
…………………………………………………鈴木ひろみ 325
（1）てんかんの基礎知識 …………325
（2）てんかんの作業機能障害の特徴 …………327
（3）プログラム立案のポイントと留意点 …………329
（4）実践事例──治療的協業を通して社会復帰を果たした
てんかん患者 …………333

7.アルコール・薬物依存症の作業機能障害と
プログラム立案のコツ …………長雄眞一郎・水野健 337
（1）アルコール・薬物依存症の基礎知識 …………337
（2）アルコール・薬物依存症の作業機能障害の特徴 …………340
（3）プログラム立案のポイントと留意点 …………342
（4）実践事例──会社や家族での役割が破綻しつつある
アルコール依存症患者 …………347

8.認知症の作業機能障害とプログラム立案のコツ……青山克実 351
（1）認知症の基礎知識 …………351
（2）認知症の作業機能障害の特徴 …………354
（3）プログラム立案のポイントと留意点 …………360
（4）実践事例──過去の"仕事"に関連する作業を通して行動・心理
症状の軽減を図った,アルツハイマー型認知症の女性患者 ……365

9. 司法精神科作業療法の作業機能障害と
プログラム立案のコツ ………………………………………………… 370

（1）司法精神医療の基礎知識 …………………… 冨澤涼子・三澤剛 370

（2）司法精神障害者の作業機能障害の特徴 ……… 冨澤涼子・三澤剛 372

（3）プログラム立案のポイントと留意点 ………… 冨澤涼子・三澤剛 375

（4）実践事例──成功体験を通して能力の自己認識が可能となった
司法精神障害者 ……………………………………… 冨澤涼子 379

第 III 部
クライエント（当事者）の声

当事者から学ぶ ………………………………………………………… 386

（1）作業療法を受けて感じたこと ……………………… 石山貴博 386

（2）作業療法を受けて ……………………………………… 乾みどり 387

（3）私が体験した作業療法（OT） ……………………… 根森公隆 388

（4）バンド体験とOT体験 …………………………… 後藤紳一郎 389

さくいん／ 391

序

プログラム立案の
ピットフォール

1. プログラムをうまく立案できない本当のワケ

- プログラム立案が難しい理由として、この営みの根底には構造上のピットフォール（落とし穴）がある。
- ピットフォールから抜け出すには、臨床経験に加えて、「7つの原則」とさまざまなツールを理解する必要がある。

(1) プログラム立案が困難な理由

　プログラム立案は、新人作業療法士だけでなく、熟練作業療法士でも苦労する営為である[1]。理由として、この営為の根底には、①作業療法は試行錯誤しながら行う、②作業療法はさまざまな不確定要素の影響を受ける、という構造上避けられないピットフォールが存在することがあげられる [表1]。

　作業療法プログラムは、可能な限り言語化することが求められる。そうしなければ、現代作業療法で必須の「協業」がうまく行えないためである。協業は、作業療法から有効性を引き出すためになくてはならないものである。言い換えれば、協業がうまくできないということは、作業療法から効果を引き出せなくなるということでもある。

　ところが、[表1]に示したように、作業療法はさまざまな不確定要素の影響のなかで試行錯誤しながら行うという特徴がある。そのため、プログラムを言語化するためにはまず、種々の不確定要素のなかから何らかの要素を特定し、かつ、あまり的外れにならないよう軸を定めながら試行錯誤しておくことが求められる。なぜなら、何らかの要素を特定しなければそもそも言葉で表現することはできないし、軸を定めず試行錯誤を行うと何が何だかわからなくなって、プログラムを言語で表現できなくなってしまうおそれがあるためである。

　しかし、これは言うは易く行うは難しい典型である。

　よく考えてほしいのだが、種々の不確定要素が影響するということは、どの要素が作業療法に影響するのかよくわからないと言っているのとほとんど同じである。よくわからないものを一体どうやって特定すればいいのか。また、軸を定めると一言で表しても、作業療法士（OT）の数だけ試行錯誤の

[表1] プログラム立案のピットフォールを生み出す作業療法の特徴

| ① | 作業療法は試行錯誤しながら実践される |
| ② | 作業療法はさまざまな不確定要素の影響を受ける |

仕方があるなかで，そのすべてに妥当するような一番の芯（本質）をどう規定すればいいのか。

　もしかしたら，各OTが鍛錬を積めばこの問題は解決されると思う人もいるかもしれない。しかし，熟練OTになってもプログラム立案は骨の折れる作業であると考えると，各自の研鑽だけに頼るのではちょっと心もとない。

（2）7つの原則

　そのため，本書では各OTの努力を後押しできるよう，この問題を克服する可能性を備えた考え方ややり方をいくつかピックアップして「7つの原則」として提示し，そのうえで各論を展開する構成にした。

　本書は作業機能障害を軸にして構成されるが，その底板には作業療法の本質論である作業行動がある。作業機能障害とは作業をうまくやり遂げられない状態であり，プログラム立案は作業機能障害の改善・維持に向けて行われることになる。また，本書では，作業機能障害に影響する種々の不確定要素を，人間作業モデル★1（Model of Human Occupation：MOHO），ライフサイクル論，回復モデルの観点から特定するよう提案している（ただし，第I部D「プログラム立案で利用できるウェポン」をみてもらえばわかるが，実際のプログラム立案で使用するツールはこの限りではない）。

　本書で整理して示した7つの原則だけで，OTの研鑽をサポートできるわけではないが，プログラム立案のピットフォールを埋めるという観点からとらえ返すことで，多少なりともプログラム立案のピットフォールから抜け出しやすくしてくれることだろう。

（京極　真）

Key Word

★1　人間作業モデル（MOHO）

人間作業モデルとは，作業療法士（OT）が人々の行いについて理解し，変化させるための方法である。人間作業モデルは，人間と作業の関係性を適切にとらえているがゆえに応用が効きやすく，文化や分野を超えて幅広く活用されている。

引用文献
1）菊池恵美子：作業療法計画とはなんだろう．作業療法ジャーナル26（1）：48−52，1992.

2. プログラムを再考するときの注意点

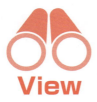
View

- プログラムを立案し，作業療法を実施したがうまくいかず，再考する必要が生じたときのチェックポイントを17あげる。
- 「17のチェックポイント」は，第Ⅰ部Bに後述する「プログラム立案のピットフォールから抜け出すための「7つの原則」」と密接に関連づけしているので，「7つの原則」のダイジェスト版としても使用できる。
- もう一度初心に戻り，ピットフォール（落とし穴）に嵌っていないか，「7つの原則」を検討してみよう。実例をあげているので参考にしてもらいたい。

(1) 17のチェックポイント

Key Word

★1 Mary Reilly
1940年ボストン大学卒。彼女の作業療法理論とは，「人間とは環境に働きかけ，環境を克服しようとする本質的欲求をもつ作業志向的存在（Occupational being）である。作業役割は社会的意味と社会への所属意識を提供する。遊びは作業役割の準備であり，また人生を通して重要なものである。OTは役割遂行のための機能回復のために作業を使う」とする。主なキーワードは，作業行動，仕事－遊びの連続性，作業役割などである（Miller BRJ他，岩崎テル子監訳：作業療法実践のための6つの理論．p245，協同医書出版社，1995．より）。

本書は，プログラム立案のピットフォール（落とし穴）から抜け出すためのものとして，第Ⅰ部に「7つの原則」をあげている。一つひとつの原則がプログラム立案にとっては見落とすことのできない内容であり，またそれは相互に関係していて包括的な内容にもなっている。

まずはこの7原則を参考に，落とし穴に陥らないようにプログラム立案をすることとなる。次に，プログラムの経過のなかで再考する必要性が生じたときは，以下にあげる「17のチェックポイント」を再度確認することを勧める。チェックポイントの後に，使用方法の実例を通して活用法を紹介するので，参考にしてもらいたい。

①作業行動の4つの中心概念を考慮しているか

作業行動の4つの中心概念とは，Reilly M★1の，①有能でありたい，達成したいとする人間のニード，②仕事と遊びの発達的側面，③作業役割の特性，④健康と人間の適応との関係である（詳細は原則1へ）。

②作業療法の独自性から外れていないか

Reillyは，生命体の第一原則「生きること」を守るのが医学であり，第二原則「成長することと，生産的であること」を引き受けるのが作業療法であると主張している（原則1，2，7へ）。

③発達段階を考慮した取り組みをしているか

① Reillyは，遊びは機能障害患者が達成を経験でき，自己の環境への健全な適応を学習できる手段であると提唱した（原則1へ）。

② 人間作業モデル（Model of Human Occupation：MOHO）では，個人の作業（仕事，遊び，日常生活活動）が一生を通じて転換される変化のことを発達段階という。作業療法士（OT）は，クライエントがどの発達段階で発症し，現在はどの発達段階にあるのかという時間軸に沿った作業機能状態およびその変化を把握するべきである，としている（原則2へ）。

③ 特徴的な精神発達（Freud S[2]，Piaget J[3]，Erikson EH[4]）を年代ごとに把握し，精神障害の発症や病態像，さらに精神保健面での活用が必要である（原則4へ）。

④作業機能状態の変化を的確にとらえているか

われわれは何時いかなるときも変化（加齢も含む）し続けている。MOHOではその変化を，増大的変化，転換的変化，破滅的変化の3つのタイプと想定している。作業的変化は通常，探索から有能性へ，さらには達成という連続性にまたがって起こる（原則2へ）。

⑤作業機能障害（環境不適応）を正確にとらえているか

人が作業機能障害の状態にあるとき，その解明にはこれらの変数（個人的要因として意志，習慣化，遂行能力，そして環境的要因）の状態を理解する必要があり，それが作業療法評価である（原則2へ）。

⑥疾病の回復過程に即した対処がされているか

回復過程モデルでは，クライエント個々によって回復経過や回復度合いなどが異なるだろう。しかし，プログラム立案時に現時点の病状を把握することは当然で，現時点まではどのような病状であったのか，さらに今後どのような経過をたどるのか予測することは，OTとしての責務である（原則3へ）。

⑦ライフサイクルに即した対処がされているか

OTは目の前のクライエントに対して，ライフサイクルの視点から"今，人生のどこにさしかかっているのか，どこに行き詰まっているのか，どのような支援を必要としているのか，優先する課題は何か"をとらえることが必要である（原則4へ）。

⑧作業機能障害（不適応）の危険因子を正しくとらえているか

作業機能障害に焦点化したプログラムを立案するためには，作業機能障害の危険因子を理解しておくことが重要である。作業機能障害の危険因子には，精神障害などの疾患・障害だけでなく，作業不均衡，作業剥奪，作業疎外，作業崩壊があるとされる。作業機能障害が作業を適切にやり遂げることができない状態だと考えれば，作業的不公正と作業周縁化も危険因子になると考

Key Word

★2 Sigmund Freud
1856～1939年。精神分析の創始者。神経学者。臨床医としても活躍，ヒステリーの研究に取り組み，催眠暗示療法，浄化法などの精神療法を実施した。さらに，自由連想法の使用で無意識の概念を生み，精神分析療法を確立した。

Key Word

★3 Jean Piaget
1896～1980年。スイスの心理学者。生物学から出発して，広く認知の観点から研究を行った。児童の言語や知能の発達に関する研究に業績を残した。

Key Word

★4 Erik Homburger Erikson
1902～1994年。自我心理学的精神分析の理論家。発達図式的に，乳児期，幼児期初期，遊戯期，学童期，成年期，前成人期，成人期，老年期の8年代に分けてパーソナリティの発達理論を展開した。

えられる（原則5へ）。

⑨プログラムをクライエントが納得して行っているか

プログラム立案において治療的協業を成功させるためには，作業療法評価の時点からクライエントが作業療法に参加できるよう働きかける必要がある。その方法として，OTはクライエントに対して，①評価が実施される目的，②クライエントが評価を受ける理由，③評価でわかると期待される内容，④評価結果の使用用途，⑤評価結果からOTが考え出した利点と問題点を明確に示すというものがある。こうした働きかけがきっかけとなって，クライエントとOTは互いの認識を確認しあうことになる（原則6へ）。

⑩プログラムの方針について他職種と連携がとれているか

協業的チームワークをうまくやるためには，チーム医療を構成する要素を理解しておくとよい。チーム医療の構成要素には，専門性志向，患者志向，職種構成志向，協働志向の4つがあるとされている（原則6へ）。

⑪やむなく協業が成立しない場合の対処はできているか

クライエントの状態によっては治療的協業を実践することができないこともあり，その際はパターナリズムの態度で接することになる（原則6へ）。

⑫プログラム立案後の状況変化に対応しているか

立案したプログラムは，介入が展開するにつれて適宜修正されるものである。作業療法の特徴はダイナミックでインタラクティブ（双方向的）なプロセスにあることから，プログラムの修正はなかば必然的なものである。しかし，その修正をOTが勝手に行ってよいというものではない。プログラムは治療的協業と協業的チームワークを通して立案されるものである（原則6へ）。

⑬実現可能なプログラムなのか

目標とは，作業療法の文脈のなかで手が届かないものではなく，さまざまな現実的制約のもとで実際にやり遂げることができるものなのである（原則7へ）。

⑭目標は関係者が相互承認できるものか
⑮目標はクライエントのよりよい人生の獲得に向けられているか

プログラムの内容を再検討するだけでなく，その論拠となる目標それ自体も吟味し直さなければならない。その方法は，協業（治療的協業と協業的チームワーク）を通して目標が形成されることを踏まえれば，「⑭目標は関係者が相互承認できるものか」という基準に照らし合わせて検討する必要がある。また，作業療法が，クライエントの作業機能障害を改善することによって，クライエントのよりよい人生の実現を目指すことを踏まえれば，「⑮目標はクライエントのよりよい人生の獲得に向けられているか」という基準に照らし

て検討することも必要になる（原則6, 7へ）。

⑯プログラムの効率性は追求されているか

　目標を効率的，効果的にやり遂げるには，OTは積極的に臨床的推論（リーズニング）していく必要がある。そうしたリーズニングを導く疑問として，①プログラムの実施によって生じる変化のメカニズムを説明できるか，②プログラムを支持するエビデンスを明らかにできるか，③プログラムが実施される文脈（社会的，文化的，政治的，専門的，財政的）とフィットするか，④プログラムの実施に特別必要とされるものはないか，の4つがあげられる（原則7へ）。

⑰プログラムに使用する手技・手法を活用できているか

　プログラムを成功させるために，OTは特定の手技・手法にこだわることなく，目標を達成するうえで役立ちそうな手技・手法を積極的に活用していくことが求められる（原則7へ）。

（2）実例──プログラム経過のなかで再考する必要性が生じたとき

　Aさん，23歳の女性。統合失調症を再発し入院。入院から1か月後に，主治医から作業療法が処方された。作業療法の初回面接で，Aさんから「就職のために，パソコンの操作ができるようになりたい」と，OTへの強い要望があった。OTはカルテなどの情報から判断して，パソコンの操作能力は十分あると考え，パソコン活動（2回／週）と音楽鑑賞（1回／週）のプログラムが，Aさん同意のもとで立案された。

　作業療法開始後，Aさんは作業に参加はするが，パソコン操作に対して10～20分程度しか集中できない状態であった。それでも，作業療法への参加は2週間続けられた。回が重なるたびに，パソコン活動に関してAさんもOTも不全感が募っていった。OTはAさんとの個人面接でこの状況を打破しようとしたが，うまくいかなかった。

　そのためOTは，17のチェックポイントのなかから，「⑤作業機能障害（環境不適応）を正確にとらえているか」と，「⑨プログラムをクライエントが納得して行っているか」を検討してみた。Aさん本人からのパソコン活動の希望であり，個人的要因の興味は十分のように思われたが，実際のところ，Aさんの意志（個人的原因帰属，価値，興味）についてはわからなかった。そこでOTは，Aさんの意志を確認するため，意志質問紙（VQ：volitional questionnaire，第Ⅰ部D-4-（4）参照）で，パソコン操作時のAさんの状態を観察・評価した。また，病室内での本人の身辺処理の状態とも比較することとした。

　意志質問紙の得点［図1］から，パソコン活動はAさんからの要望であるのに，受動的，躊躇などが目立っていることがわかった。一方，身辺処理で

は全体的に自発性が優先していた。Aさんの意志は，パソコン活動のときと病棟での身辺処理とでは，明らかに異なるものであった。確かに作業療法においては，パソコン活動以外のプログラムである「音楽鑑賞」には自発的に参加している。そこで，Aさんの置かれている環境を把握する必要があると判断したことから，OTは他職種からAさんの情報を改めて聞いてみた（「⑩ プログラムの方針について他職種と連携がとれているか」）。

すると，担当看護師や精神保健福祉士からの情報で，「母親がAさんに，退院してなるべく早く就職するようにと強く指示している」ことがわかった。

パソコン訓練の希望は，Aさん本人からのものではなく，母親のコントロールによるものであったようである。OTは，クライエントの家族の役割なども評価する必要があったと反省させられた。そしてOTは，この事実を医師や他スタッフに報告し，家族調整の必要性を確認した。

今後は，他の各チェックポイントも参考にしながら，Aさんとの協業のもとに，さらに他部門との連携を強化することとした。

（長雄眞一郎）

[図1] Aさんの意志質問紙の得点

環境的文脈	パソコン操作				身辺処理（病院内）			
1 好奇心を示す	P	**H**	I	S	P	H	I	S
2 活動／課題を開始する	P	H	**I**	S	P	H	I	**S**
3 新しいことをやろうとする	**P**	H	I	S	P	H	**I**	S
4 プライドを示す	P	H	I	**S**	P	H	**I**	S
5 挑戦を求める	P	**H**	I	S	P	H	I	S
6 さらなる責任を担おうとする	**P**	H	I	S	P	H	I	S
7 間違いを修正しようとする	P	H	**I**	S	P	H	I	**S**
8 問題を解決しようとする	P	**H**	I	S	P	**H**	I	S
9 好みを示す	**P**	H	I	S	P	H	I	**S**
10 活動の完了に向けて取り組み続け，完了させる	**P**	H	I	S	P	H	I	**S**
11 活動に関わり続ける	**P**	H	I	S	P	H	I	S
12 もっとエネルギー／感情／注意を注ぎこむ	**P**	H	I	S	P	H	I	S
13 活動の目標を示す	P	**H**	I	S	P	H	I	**S**
14 その活動が自分にとって特別，または重要であることを示す	**P**	H	I	S	P	H	I	**S**

P：受け身的　　H：躊躇的　　I：巻き込まれ的　　S：自発的　　　□非該当　　　■該当

第 I 部

精神科作業療法におけるプログラム立案の基礎

A プログラム立案とは何か？

- 原理的に考えれば，プログラム立案とは何か，という問いに対する絶対に正しい答えはない。
- 誰もが了解しうる可能性の理路として，「プログラム立案とは，①現実的制約を踏まえつつ，②クライエントの作業機能障害の改善をもたらす可能性の方法を描き出す営みである」がある。

（1）絶対的な正答はない

　よりよいプログラムを立案するうえで，「プログラム立案とは何か」という原理的な問いに答えることは，非常に大切である。良質なプログラムをつくろうと思っても，この問いに対する解答がなければ，うまく達成できないからである。その際，最も注意しなければならないポイントは，この問いに対する絶対正しい答えがどこかにある，という前提を捨て去ることである。この前提がある間は，実は解を見出せない。

　理由はシンプルである。「プログラム立案とは何か」という問いには絶対正しい答えがある，を前提にすると，私たちが何らかの答えにたどりついたらそれが絶対正しい解答かどうかを判断する必要性が生じる。ところが，その判断は，私たち自身があらかじめ絶対的な内実を知っていなければ，行うことはできない。仮に，もしそうしたことを知っている作業療法士（OT）がいたとすると，次に「絶対に正しいと確信された解答の正しさはどう判断するのか」ということが問題になる。百歩譲って，もしもその問いに答えたとしても，次にまた同様の問いが立ち現れる。上記の前提に依拠する限りにおいて，この問いの循環は永遠に続き，答えにたどりつけない。

　だからといって，プログラム立案には正しさなんてどこにもなく，それは何でもアリの営みなのか，というと，これもまた誤った問いの立て方である。プログラム立案が何でもアリなら，どんな拙劣なプログラムを前にしてもその善し悪しを検討しあうことはできないからである。それに，私たちOTは，日ごろから「あのプログラムはよい」「このプログラムはいまいちだから修正したほうがいい」と判断を行っているはずで，プログラム立案が何でもアリという前提は現実の営みにうまくあわない。

（2）作業機能障害の改善をもたらす可能性

　以上を踏まえて，「プログラム立案とは何か」という原理的な問いに答えて

いこう。なお，原理的な問いに対して，理想理念を述べただけでは解答したことにはならず，できる限り原理的に解答を示す必要がある。以下では，できるだけ了解されやすい理路をたどるようにしながら原理的な解答を示す。

まず，プログラム立案は何のために行うのだろうか。どんなに控えめに考えても，プログラム立案は何らかの変化をもたらす可能性の方法を描き出すために行う，ということは了解されるはずである。何も変化をもたらさないとすれば，プログラム立案を行う必要はどこにも求められないためである。

このことが了解されたとすれば，次に考えるべきは作業療法においてどのような変化が求められるのか，という点である。本書では，作業療法の本質論は「作業行動」であるという立場から，作業療法ではクライエントの「作業機能障害」の改善を目指す，ことを前提としている。作業行動のエッセンスは，人々が作業をうまくやり遂げられれば健康と幸福が増進される，というものであり，作業療法的観点からみれば，これはそれ以上動かしようのない理路であるはずである。つまり作業療法の目的は，クライエントの作業機能障害の改善であるということも，さしあたり了解されるだろう。

ここまで理路を押し進めれば，次のことがはっきりわかるはずだ。すなわち，プログラム立案とはクライエントの作業機能障害の改善をもたらす可能性の方法を描き出す営みである，と。ただし，この営みには必ずクライエントの意志，評価結果，臨床現場，OTの知識と技術などの現実的側面から制約がかかる。つまり，プログラム立案は，理想理念を素朴に並び立てたものではなく，現実的制約を踏まえたものとなる。

以上の議論から，「プログラム立案とは何か」という原理的な問いに対しては，プログラム立案とは，①現実的制約を踏まえつつ，②クライエントの作業機能障害の改善をもたらす可能性の方法を描き出す営みである，と定式化できる。つまり，プログラム立案は，クライエントの作業的生活を充足させるにはどうすればいいかを考えて，介入の仕方を編み出していくのである。また，この定式化のもとでは，立案したプログラムの善し悪しは，作業機能障害の改善というメタレベルにある目的に照らし合わせて判断される。

この定式は誰でも考えていけば了解できるようシンプルな理路で組まれているため，「作業療法はそんな単純なものではない」と思う人もいるかもしれない。しかし，作業機能障害はさまざまなファクターが複雑にからみあった結果であることから，これは思うほど単純な実践を要請しない。むしろ，クライエントの作業的生活の成熟を導くプログラムをつくり出すことは，OTに豊かなサイエンスとアートを要求することだろう。

（京極　真）

参考文献

京極真：「方法」を整備する――「関心相関的本質観取」の定式化．看護学雑誌72（6）：530－534，2008．

B プログラム立案のピットフォールから抜け出すための「7つの原則」

はじめに――7つの原則を直観的に理解するために

- 7つの原則は，プログラム立案のための便利なツールである。
- 7つの原則を有機的に理解するためには，イメージ図を用いて直観的に把握しておく。

　本書で示す「7つの原則」は，プログラム立案のピットフォールから抜け出すためのマストアイテムである。その内容は，じっくり読めば理解できるだろう。しかし，読者によっては，少し難解に感じるかもしれない。ここでは，「7つの原則」の直観的な理解を促すイメージ図を提示する。

　[図1]はサバイバル中の青年である。彼は生き抜くために，食料や飲料水の入ったリュック，ライト，地図，登山靴，万能ナイフ，帽子，方位磁石というアイテムを持っている。このうちのどれか一つでも欠けると，サバイバルの条件が厳しくなる。かといって，これ以上多くのアイテムがあっても，身動きがとりにくくなるはずである。

　以上の説明は，本書で示す7原則のメタファー（隠喩）である。つまり，「7つの原則」は，プログラム立案のピットフォールから抜け出すためのマストアイテムではないか，という提案をしている。

　読者は，この図のイメージを頭の片隅におきながら，以降の「7つの原則」を読み進めてほしい。そして，読み終えたらもう一度このページに戻り，図に示されたアイテムに最もイメージが近い原則を，下記の括弧内に記入してみよう。これに正答はないが，「7つの原則」の直観的な理解が促進されるはずである。

（京極　真）

[図1]「7つの原則」のイメージ

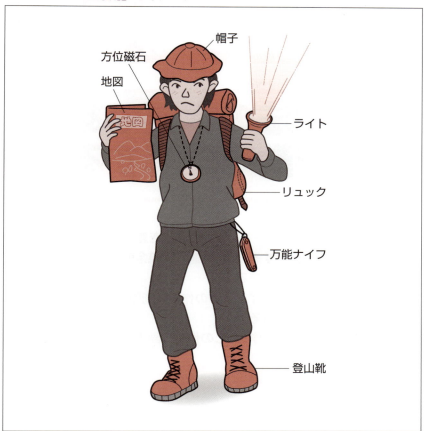

```
＜アイテムと7つの原則の対応関係＞
リュック　　（　　　　　　　　　　　　　　　　　　）
ライト　　　（　　　　　　　　　　　　　　　　　　）
地図　　　　（　　　　　　　　　　　　　　　　　　）
登山靴　　　（　　　　　　　　　　　　　　　　　　）
万能ナイフ　（　　　　　　　　　　　　　　　　　　）
帽子　　　　（　　　　　　　　　　　　　　　　　　）
方位磁石　　（　　　　　　　　　　　　　　　　　　）
```

B－はじめに－7つの原則を直観的に理解するために

B プログラム立案のピットフォールから抜け出すための「7つの原則」

原則1：作業療法の本質である作業行動を理解する

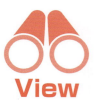

View

- 作業行動とは，個人的ニードに基づく作業を重視した作業療法の創設者たちの考えを現代化するために，還元主義全盛の時代に提唱された学際的な作業療法理論である。
- 4つの中心概念は，クライエントの作業機能障害に取り組むOTに包括的な指針を与えてくれる。
- 人間作業モデルや作業科学は，この作業行動の影響を受けて展開されている。

（1）作業行動の背景

Key Word

★1 作業パラダイム
Kuhn TSの「科学革命の構造」のなかで使われた，パラダイムというその時代のその領域における支配的な知識の大枠のことである。Kielhofner Gはこのパラダイムという概念を用いてアメリカの作業療法の歴史変遷を明らかにした。歴史は革命的なパラダイムシフトによって変わると考える見方である。作業パラダイムとは作業療法の創始者たちが考えていた作業療法の知識の大枠である。

作業行動（occupational behavior）とは，Reilly Mによって，作業療法における還元主義全盛の時代であった1950年代後半に提唱された学際的な作業療法理論である。Reillyは，当時の作業療法士（OT）たちが見失ってしまった作業療法の本質を復興させるために，①人間行動に対する内発的動機づけを強調したSmith MB, Bruner JS, White R, McClelland DCらの心理学者や，②Super DEやRoe Aらの職業理論家，③開放システム理論と階層性により人間という複雑な現象を説明したBertalanffy L, Boulding KEらのシステム理論家たちの知見を取り入れ，生産的で創造的な作業を求める個人のニードを重視したMeyer Aをはじめとする作業療法の創設者たちの作業パラダイム★1を現代化しようとした。

（2）作業行動の定義

Reillyは，
「われわれは，生育歴的に，あるいは，縦断的に見たとき，遊びは仕事に先立つ準備領域であると考えている。横断的に見れば，成人の社会－

レクリエーション的行動を仕事のパターンのための潜在的土台と考えることが臨床的には有効であることを見いだした。遊びと仕事の完全な発達的連続性をわれわれは作業行動（occupational behavior）と呼ぶ[1]」と述べ，作業行動をこのように定義することによって，OTが取り組むべき作業の問題は，遊び，日常生活活動，仕事のすべての領域にわたること，そして作業療法では単一の作業の問題を改善するのではなく，作業の相互関係をよく考えて生活全体を立て直す必要があることを主張したのである。

（3）基本仮説

エレナー・クラーク・スレーグル記念講演（1961年度アメリカ作業療法協会総会）において，Reillyはこの分野の歴史的文献を検討し，作業療法の核となる信念を以下のように述べた。

「人間は精神と意志によってエネルギーを与えられた両手の使用を通して，自らの健康状態に影響を及ぼすことができる」

この仮説の意味する最大のものは，個々人は手を使って創造的に「世界の中での自分を居心地よくするために，また，居心地よい世界をつくるために，自分の思考，感情，そして目的意識を有効に利用することができる」というものである。もう少しかみ砕いて言えば，人間は関心のある作業を行うことで健康になったり，その作業が行えないことが不健康な状態を招く，ということである。世界保健機関憲章（WHO，1948年）前文にある有名な定義「完全な肉体的，精神的及び社会的福祉の状態であり，単に疾病又は病弱の存在しないことではない」に通じる，作業療法の基本仮説である。

（4）作業行動の4つの中心概念

①有能でありたい，達成したいとする人間のニード

作業行動の基本命題は，人間は自分の環境を創造し，修得し，改善するという生命的ニードをもつということである。すなわち，日常生活の作業に有能であり，達成したいというニードである。これらのニードを満たすためには，能力を引き出してくれる作業役割★2を再建する必要がある。

②仕事と遊びの発達的側面

作業行動の主たる仮説は，子どもの遊び，社会的レクリエーション，そして，雑用すらも，大人の複雑な仕事や日常生活での役割を有能に果たすために必要な適応技能の発達に不可欠であるというものである。遊びについて，Reillyは次のように考えている。

遊びは人間の手の操作技能や社会的技能を促進することで適応機能に役立

Key Word

★2　作業役割
作業役割とは，やる必要があると思っていたり，周囲からやることが期待されている作業のことで，それができれば人間のニードは満たされる可能性がある。

15

ち，また，社会の成員の攻撃性を社会化することで社会にも役立つ。遊びには行為と態度が含まれ，行為は自発的なもので，態度は楽しく，愉快で，喜びに満ちたものである。遊びは，大人にはレクリエーション，退職者にはレジャーとなる（発達的連続性）。遊びの可能性をもつ活動には，音楽，演劇，ゲーム，手工芸などが含まれる。

　Reillyは，遊びは機能障害患者が達成を経験でき，自己の環境への健全な適応を学習できる手段であると提唱し，遊びの研究から，遊びは「探索という調査に乗り出す行動」であると結論づけた。遊びは，現実を表象するための象徴として規則を用いる。人は遊びを「行う」ことで，環境内の対象物がどのようになっており，また，なぜそうなのか（規則）を学習する。それは現実世界の修得と有能性をもたらす技能の発達を引き起こす。そして，遊びは①探索，②有能性，③達成という３つの段階をもつとされたが，遊びは機能障害をもつ大人にとっても，生活役割に適応するためにうまく段階づけられた経験を積み重ねる安全な場なのである。

③作業役割の特性

　人間は達成のニードを満たす過程で，生涯を通してさまざまな作業役割を支える興味，能力，技能，協力や競争の習慣を獲得する。Reillyは，作業役割を賃金労働者だけでなく，就学前児，学生，主婦，退職者も含めている。作業選択は子どもの技能や習慣と大人の成熟した役割との架け橋をもたらすもので，作業役割の発達過程におけるキーポイントである。したがって，Reillyは各発達段階の正常な役割を理解してこそ，作業機能障害を明らかにでき，取り組むことができると考え，各発達段階での作業役割を支える適性，能力，興味，および動機づけの状態を説明できることが強調された。

　疾患や損傷は，通常なら勤労やレクリエーションを通して獲得される自己実現を根本的に崩壊させるかもしれないが，作業療法は患者を作業（仕事）やレクリエーションの役割に復帰させ，生活の満足度を高めることであり，Reillyはそれが作業療法の役目であると考えた。

④健康と人間の適応との関係

　Reillyは人間の健康を，単に病気ではない状態ではなく，環境への適応という点から見ている。環境の修得という人間の生命的ニードが疾病によって妨げられると，機能障害が生じる。この作業機能障害こそが，作業療法の取り組むべき問題である。OTの責務は，作業機能障害の患者の適応レベルを評価し，促進することにある。作業療法の目的は，患者の作業役割の発達レベルを評価して適切な成長を育むことであり，達成するための環境の支援と日常活動の適切なバランスに力点をおく。OTは患者が作業療法室，施設全体，そして最終的には地域環境で，仕事，休憩，遊びの健全なバランスを獲得するよう支援する者なのである。

(5)作業行動モデル

　作業行動の臨床への適用は，カリフォルニア大学ロサンゼルス校（UCLA）神経精神研究施設（NPI）で実践されてきたプログラムでもあったため，NPIモデルと呼ばれたが，精神科作業療法にのみ限定される理論ではなく，作業療法全体の理論的枠組みである。NPIモデルは，今から40年以上も前に提示されたものであるが，作業行動という作業療法の本質という要素が強いため，いまだに卓見に富んだ内容である。そこで以下では，NPIモデルの6つの基本的枠組みを紹介する。

① 　精神病者は，地域社会のなかで責任を負い，かつ，貢献しうるメンバーとなれる。治療のための入院すら，患者に疾患そのものを原因としない社会的障害をもたらし，自立のための患者の能力を低減させることがある。したがって，このモデルはリハビリテーションに関する研究の促進と，患者を病院の外へできる限りすばやく移動させる法的・管理的方法の改善を計るものであり，病院環境の変化に焦点を当てたものである。具体的には，❶地域社会での適応と関連する人生の役割の検討，❷役割を支える技術の同定，❸技術が練習される環境をつくり出すこと，が必要である。

② 　作業療法は，作業療法室での活動，病院内の各部門での就業，病院に居住しながらの地域社会での就業，そして，病院からの卒業という方向で行われるべきである。つまり，古い行動の再構成と新たな行動の学習を調整する場合，発達的な段階をたどることによって，生活技術を獲得させるようにすべきである。

③ 　患者の役割は，社会から拒絶されることによって，家庭，学校，レクリエーション，労働に適応する場合に必要な技術の獲得を崩壊させる。さらに，病院という保護的環境は，うまくやっている生活技術さえも練習できないようにしてしまう。したがって作業療法は，患者に自然で，正当な意志決定の場を提供し，自分自身で方向づけるよう促すことが必要である。

④ 　自己方向づけは動機づけを必要とするものであり，動機づけは食物，保護，所属に対する欲求を充足したうえで，より高次の欲求を引き出すものでなければならず，それによって自立した生活のための技術を使うというものである。したがって，成果を生む行動特性ともいうべきコンピテンシー（有能性）を認め，好奇心を喚起し，正しい知識を与え，行動を起こすような環境を提供することが必要である。

⑤ 　患者が入院するということは，その個人の社会的時計が止まり，施設の時計が動き始めるということである。この両者の時計の違いが大きければ大きいほど，地域社会での適応行動の維持は困難になる。したがって，病院の時計はできる限り正常な生活経験をもたらすようなものでなければならない。作業療法は単一の活動や断片的な時間の枠を越えて，バランスのとれた日常生活を立案し，それを実施する技術を獲得するような場でなければならない。そのためには生活における「労働－休息－遊び－睡眠」と

17

いう各側面がバランスのとれたものでなければならないとするMeyer（1922）の考えへ再度立ち帰り，それを「近代化」（Reilly,1971）しなければならない。

⑥　人間は，毎日，存在のための時間（食事，睡眠，個人的衛生）と生存のための時間（収入のための労働），そして，それ以外の選択時間とでも呼ばれる時間（レクリエーションやレジャー）をもつものである。ところが，入院患者は真の意味でのレジャーやレクリエーションも生存のための時間もない。しかしながら，リハビリテーションを考えるうえで，労働とレジャーやレクリエーション（すなわち，遊び）は不可欠のものであり，年齢，性などに応じた活動を提供するものでなければならない。

作業療法はバランスのとれた日常生活のパターンのなかで，生活の技術を練習し，個人の興味と能力を取り入れ，年齢，性，職業的役割に関する日常的な出来事を扱い，そして，日常生活空間の各側面の適切な知識をもって，リハビリテーションの環境をつくり出すようなプログラムを提供するものでなければならない。

(6)おわりに

上述したように，人間の心身の機能障害に焦点を当てていた時代に，Reillyは作業行動という観点から，人間の作業機能障害に取り組むのがOTであることを強調した。そのためには，医学モデル中心の教育課程に，質的・量的な見方，歴史的見方，成長と発達や心理学などの行動科学も含める必要があるとし，教育課程の再構成を行っている。このことは決して医学モデルの否定ではない。医学的知識をもつことは重要であるとしながらも，作業療法の独自性を展開する試みであり，それは，生命体の第一原則「生きること」を守るのが医学であり，第二原則「成長することと，生産的であること」を引き受けるのが作業療法であるというReillyの主張から明らかであろう。

多くの研究が彼女の教え子たちから生み出されてきたが，Kielhofner Gの「人間作業モデル」はその１つであり，また，Reillyの後任者であったYerxa Eに率いられて，Clark FやZemke Rを中心に「作業科学」も展開されている。

(石井良和)

Column
作業療法の哲学

　Meyer Aの「作業療法の哲学(The Philosophy of Occupational Therapy)」は，Archives of Occupational Therapy 創刊号の巻頭論文です(1922)。作業療法を学ぶ者にとってこの論文は必読とされていますが，作業療法の本質にかかわるMeyerの世界観ともいうべき一部を紹介します。それはやや難解でわかりにくい現実性と実在性（reality and actuality）という記述であり，この論文中に3か所で使われています。

　木村によるとreality と actualityは，辞書のうえでは両方とも「現実性」や「実在性」の訳語が当てられていて，類語として理解されているようですが，その語源はrealityのほうは「もの，事物」を意味するresから由来しているし，actualityのほうは，「行為，行動」を意味するactioに由来している（actioは「行う，行動する」を意味するagoの過去分詞からつくられた）とのことです。つまり，realityが現実を構成する事物の存在に関して，これを認識し確認する立場からいわれるの

に対して，actualityは現実に向かってはたらきかける行為のはたらきそのものに関していわれることになります。さらに，著者の別の文献ではrealityを「もの」，actualityを「こと」として表現しています。「こと」は「もの」を通してのみ実現される共生関係なので，現実世界への適応の障害を精神障害の本質と考えていたMeyerが作業療法の成立する根拠はここにあると考えていたことになります。

　この説明を作業療法のリーズニングに当てはめると，クライエントとOTの行為的なactualityを共有すること（想いを共有すること）によって，それをrealityとしてあるいはrealityの世界で実現するプロセスと考えることができます。例えば，「無理だと言われていることはわかっているが，本当はやってみたい」というような表現にactuality(こと)は垣間見ることができるのです。

　以上のことは，いま作業療法の世界で「クライエント中心」「意味のある作業」「協業」「ナラティブ」などといわれている根底に通じています。

参考文献
木村敏：偶然性の精神病理. 岩波現代文庫，2000.
木村敏：時間と自己. 中公新書，1982.

引用文献
1）Reilly M，山田孝訳：教育の過程. 作業行動研究 2（1）：32−34，1994.

参考文献
Deusen JV，山田孝訳：マリー・ライリー. Miller BRJ, Sieg KW, Ludwig FM, Shortridge SD, Deusen JV，岩崎テル子監訳：作業療法実践のための6つの理論，pp159−185，協同医書出版社，1995.

Reilly M，山田孝訳：作業療法は20世紀医療の偉大な観念の一つになり得る. 作業行動研究 3（1）：53−67，1996.

Reilly M，山田孝訳：教授モデルとしての精神医学的作業療法. 作業行動研究 1（1）：69−78，1993.

Reilly M：The Educational Process. Am J Occup Ther 23：299−307，1969.

Reilly M編著，山田孝訳：遊びと探索学習. pp117−149，協同医書出版社，1982.

Matsutsuyu JS，鎌倉矩子他訳：作業行動アプローチ. Hopkins HL & Smith HD編著：Willard & Spackman's 作業療法（上巻），改訂第6版. pp171−178，協同医書出版社，1989.

Reilly M：The Modernization of Occupational Therapy. Am J Occup Ther 25：243−246，1971.

B プログラム立案のピットフォールから抜け出すための「7つの原則」

原則2：作業機能障害の方法論を理解する

- OTがクライエントとともに取り組む作業機能障害とは，作業，すなわち，仕事的活動，遊び・余暇的活動，日常生活活動がうまくできていない状態である。
- 作業機能障害とは，疾患名を超えた概念であり，人間作業モデルでは行為の結末を作業同一性と作業有能性という2つの観点でとらえる。
- 行為に影響を及ぼす変数を把握することが評価なので，クライエントの発達段階の知識は不可欠である。
- 作業機能状態への変化をもたらすためには，変化の基本原理をふまえて，探索段階でのかかわりを重要視する。

（1）作業機能障害とは

（a）疾患名を超えた概念

　作業機能状態とは，作業，すなわち，仕事・生産的活動，遊び・余暇活動，日常生活活動がきちんとできている状態であり，作業機能障害とは，逆にそれらがきちんとできていない状態である。論者によっては作業遂行機能障害，作業役割機能障害，作業遂行障害，作業遂行上の問題などさまざまな表現がされているが，これらは本書でいう「作業機能障害」を別の表現で示したものであり，大きな違いはない。

　作業機能障害は本来，疾患名を超えた概念である。Rogers JCは作業療法診断を提案するなかで，作業遂行機能障害（occupational performance dysfunction）という考え方について，「行動的用語で評価するとき，異なった疾患が同じものとして現れ，同じ疾患が異なる横顔をもつようになるかもしれない。作業遂行機能障害Xは，すべてのセラピストにとって同じ意味をもち，作業遂行機能障害Yと簡単に区別することができる」と述べている[1]。Kielhofner Gもその著書『A Model of Human Occupation（人間作業モデル）』

[図1] 作業適応の過程

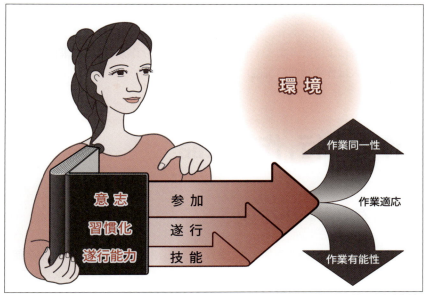

(Kielhofner G編著, 山田孝監訳:人間作業モデル——理論と応用, 改訂第4版. 協同医書出版社, p119, 2012. より)

の初版において, 作業機能と作業機能障害を各々3つの段階からなる連続性として示した。しかし, 現在の作業療法では, 作業機能障害という用語はよく用いられているものの, 作業機能障害の段階を作業療法診断的に規定するには至っていない。近年, Kielhofnerは作業機能障害という用語を積極的に使わなくなったものの, それは作業適応★1という概念で説明されるようになったからと考えられる。作業適応は, 作業同一性★2と作業有能性★3という2つの構成要素からなり, 作業機能障害もこれらの構成要素から説明していくことができる [図1]。

(b)作業適応, 作業同一性, 作業有能性

例えば, 作業療法士（OT）を目指す学生にとって仕事・生産的活動におけるよい作業適応の状態というのは, その人が専門職教育機関（学校）のプログラム活動（環境）に従事し, 必要なカリキュラムを学ぶこと（作業参加）において, 将来, OTになるという感覚（作業同一性）を反映するようにできている（作業有能性）状態である。遊び・余暇活動や日常生活活動においても同様に考えることができる。もし, この学生が精神疾患を発症した場合, その症状によって学校での必要なカリキュラムを学ぶこと（作業参加）がうまくできない状態になり, 結果として成績が落ちる。これが精神疾患の作業有能性への影響である。ただ注意しておきたいのは, 統合失調症の発症がただちに作業同一性に影響する事態をもたらすわけではないということである。入院しても復学希望があるということは, 作業同一性が維持されていることを示している。

▶B-原則2：作業機能障害の方法論を理解する

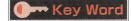

★1 作業適応
occupational adaptation。自分の環境的文脈と時間的経過のなかで, 肯定的な作業同一性を打ち立てることと作業有能性を達成すること。

★2 作業同一性
occupational identity。人が作業参加の個人史から生み出された「自分は何者なのか, そして, 作業的存在として何者になりたいのか」という複合的な感覚。

★3 作業有能性
occupational competence。人が自分の作業同一性を反映する作業参加のパターンを維持する程度。

作業適応という考え方は，その人の人生において大切な作業（作業同一性）をどの程度うまくやれているのか（作業有能性）という，時間のなかでの行為の結末を示すものであり，作業の縦断的見方を提供する。したがって，慢性疾患や障害によってうまくやれない状態，つまり作業有能性に問題が生じたときに，人は作業機能障害的になる。

（2）作業参加，作業遂行，作業技能

▶第Ⅰ部　精神科作業療法におけるプログラム立案の基礎

Key Word

★4　作業参加
occupational participation。個人の社会文化的文脈の一部であり，個人の健全な状態に必要な仕事，遊び，日常生活活動への従事。

Key Word

★5　作業遂行
occupational performance。作業形態（occupational form）を行うこと。

Key Word

★6　技能
skill。人が遂行する間に用いる観察できる目標指向的な動作のことで，人間作業モデル（MOHO）では運動技能，処理技能，コミュニケーションと交流技能の3つを想定している。

Key Word

★7　ICF
2001年にWHO（世界保健機関）で採択された国際生活機能分類。従来のマイナス面を強調する障害モデルではなく，心身機能・構造，活動，参加というプラス面を表す用語を用いた包括的な共通言語としての意味をもつ。第Ⅰ部D-1-（2）を参照のこと。

(a)行為の3つのレベル

[図1]には参加（作業参加★4），遂行（作業遂行★5），技能★6（作業技能）が示されている。これは入れ子状態で示される行為の3つのレベルである。人は何らかの行為をしながら日々の生活を送っている。前述の例でいえば，OTを目指す学生は必要なカリキュラムを学ぶ（作業参加）が，そこでは本を読んだり，レポートを書いたり，プレゼンテーションをしたりといったいくつかの作業遂行が埋め込まれている。そして，その作業遂行には広範囲の技能を用いている。前述のように，精神疾患によって成績が落ちるといった作業有能性への影響が，作業参加がうまくできない状態であるが，具体的にはレポートが書けなくなり，プレゼンテーションがうまくできなくなるといった作業形態がうまく行えなくなった結果であり，そこには運動技能，処理技能，コミュニケーションと交流技能に影響を及ぼすさまざまな要因を考えなければならない。

つまり，参加とは最も広い意味での行為を指しており，人の生活をつくり上げている仕事，遊び，日常生活活動のレベルで作業に就いているのである。遂行は1つの首尾一貫した作業をつくり上げている動作の大きなかたまりを示しており，技能は人が行っていることの最も詳細な，あるいはきめ細かな視点を提供するものであり，動作の合目的的単位に注目するものである。人の能力は潜在的であるが，技能はそれが顕在化したものと考えることができるので，観察評価としてAMPS（第Ⅰ部D-4-（7）参照）やACIS（第Ⅰ部D-4-（5）参照）がつくられている。

(b)行為の3つのレベルとICF

行為の3つのレベルは，国際生活機能分類（ICF★7）と共通する部分が多い。[表1]はその概略的説明である。ICFの心身機能・身体構造に該当するものはここでは示されていないが，あえていえば，個人のなかに想定している遂行能力の客観的構成要素が該当する。私たちの遂行は，身体を構成する筋骨格的，神経学的，心肺的，その他の身体システムや，記憶などの認知能

[表1]　MOHOとICFの記述されている取組み

MOHOの行為レベル	ICFの構成要素	共通部分の説明
作業参加	参加	参加というICFの概念はさまざまな領域を含んでいるものの，MOHOは参加を作業療法で取り組む仕事，遊び，またはADLという特定の流れ（文脈）と定義する。
作業遂行	活動	両者とも，特定の課題に就くことを含む。
技能		MOHOの遂行のきめ細かな検討である技能という概念に相当するICF概念はない（すなわち，すべての遂行は多数の技能の練習を必要とする）。

ADL：日常生活活動

（Kielhofner G編著，山田孝監訳：人間作業モデル──理論と応用，改訂第4版．協同医書出版社，p551，2012．より）

力に依存している。これらが遂行能力の客観的構成要素であり，他の実践モデルの多くが取り組んでいるものである。人間作業モデル（MOHO）は，遂行能力のもう1つの側面である主観的経験に焦点を当て，伝統的な客観的アプローチを補完するものである。行為の3つのレベルは，作業を行うことの特性を示すものであり，作業の横断的見方を提供する。

（3）意志，習慣化，遂行能力，環境

（a）行為に影響を及ぼす変数

　また，[図1]には上述した行為に影響する個人的要因（内的要因）として，意志，習慣化，遂行能力，そして環境的要因（外的要因）が示されている。これらの要因は相互に作用する形でダイナミックな全体としての作業を構成し，また，作業に従事することで維持・変化する。

　前述の例の続きでいえば，学生は必要なカリキュラムを学ぶ（作業参加）が，そこでは本を読んだり，レポートを書いたり，プレゼンテーションをしたりといったいくつかの作業遂行が埋め込まれている。そして，その作業遂行には広範囲の技能を用いているが，そうした行為には，楽しみ，有意味感，自己効力感といった動機づけや，学生という内在化された役割意識や本を読む習慣，認知能力を発揮して「わかった！」という主観的経験などが影響する。また，勉強するのに適した物理的環境や一緒に学ぶクラス仲間，難しすぎない課題といった環境の影響があることが予想できる。

　精神疾患を発症した場合，内的異常体験や抑うつ状態のために動機づけレベルが低下するかもしれないが，作業機能障害にとって大きな影響は，入院によって本を読む習慣が喪失したり，勉強に関連した課題が与えられることのない，安静を主とした医学的治療環境に身を置かざるを得なくなることで

> **Key Word**
>
> **★8 個人的原因帰属**
> personal causation。能力や有効性という自己感覚。

> **Key Word**
>
> **★9 価値**
> value。人が行うことに対して重要性や意味を見いだすこと。

> **Key Word**
>
> **★10 興味**
> interest。人が行うことに対して楽しみや満足を見いだすこと。

> **Key Word**
>
> **★11 習慣**
> habit。慣れ親しんだ環境や状況のなかで，一定の首尾一貫したやり方で反応したり遂行するという身につけた傾向。

> **Key Word**
>
> **★12 内在化された役割**
> internalized role。社会的および個人的に定義された地位と，態度や行動などの関連する事柄の取り入れ。

ある。つまり，入院の長期化は，学生としての役割（学生役割）を患者としての役割（患者役割）に変化させる可能性があるのである。意志，習慣化，遂行能力，環境といった個人的・環境的要因が行為にどう影響するかを完全に予測することはできないが，これらが行為に影響を及ぼしうる変数であることは確かである。

　人が作業機能障害の状態にあるとき，その解明にはこれらの変数の状態を理解する必要があり，それが作業療法評価である。

（b）内的・外的要因の概略

　各要因の概略は以下のとおりである。詳細な定義・説明は成書を参考にしてもらいたい。

●意志

　意志（volition）は，自分の生活を満たしている物事にどのように動機づけられているか，どのようにしてそれらを行うという選択をするのかに関する考えや感情である。個人的原因帰属[★8]，価値[★9]，興味[★10]からなると概念化されている。

●習慣化

　習慣化（habituation）は，毎日の生活をつくり上げている行為の再現パターンであり，習慣[★11]と内在化された役割[★12]からなると概念化されている。

●遂行能力

　遂行能力（performance capacity）は，根底をなす客観的な身体的・精神的構成要素の状態と，それに対応する主観的経験によってもたらされた物事を行うための能力を指す。

●環境

　環境（environment）とは，人間が行うことや，それをどのように行うかに影響を及ぼすことをするといった特定の文脈からなる特別な物理的・社会的特徴のことである。物理的環境として空間と対象物，社会的環境として人々の集まりである社会的集団と作業形態，そして，遂行のための意味のある文脈を一貫性があるものにし，制限する空間，対象物，作業形態，社会的集団の構成からなる作業場面（occupational setting）を想定している。

（4）作業機能状態への変化

（a）変化の基本原理

　われわれは何時いかなるときも変化（加齢も含む）し続けている。人間作業モデル（MOHO）ではその基本的原理を次のように説明している。

第1に，何らかの内的または外的な構成要素の変化は，そこから新しい考え，感情，行為が創発する全体的なダイナミックスに対して，何らかの新しいものの創発に寄与する。第2に，これらの条件が十分に繰り返されれば，意志，習慣化，遂行能力は新しい内部組織に向けて融合する。第3に，新たな内部組織と首尾一貫した環境条件との持続的交流は，新しい安定した考え，感情，行為のパターンを維持する［図2］。

　例えば，前述の精神疾患を発症した学生の例でいうと，内的異常体験や抑うつ状態による動機づけレベルの低下と本を読む習慣の喪失は，内的構成要素の変化であり，勉強に関連した課題が与えられることのない，安静を主とした医学的治療環境に身を置かざるを得なくなることは，外的構成要素の変化である。そうしたなかで，病棟スケジュールに沿った習慣が形成される。入院の長期化は，医学的治療環境という首尾一貫した環境との持続的交流を意味するため，学生役割から患者役割に変化させる可能性が出てくるのである。

［図2］　永続的変化に必要な要素

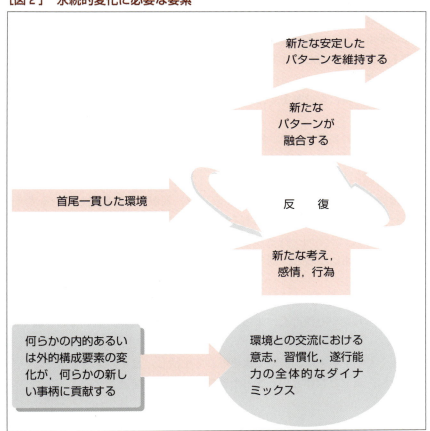

（Kielhofner G編著，山田孝監訳：人間作業モデル——理論と応用，改訂第4版．協同医書出版社，p141, 2012. より）

(b) 3つのタイプの変化

　人間作業モデル（MOHO）では，変化について増大的変化，転換的変化，破滅的変化の3つのタイプを想定している。増大的変化と転換的変化は，発達の経過のなかで交差することが多い。転換的変化と破滅的変化は，人生を新しい方向へ向かわせる可能性がある。転換的変化と破滅的変化の後には，一般的に増大的変化の時期が続く[図3]。増大的変化の間には，考え，感情，行為の新たなパターンが徐々に確立され，ますますルーチンとなり，慣れ親しんだものになる。このことは作業機能的方向に対しても作業機能障害的方向に対しても作用する。作業機能障害に向かっている場合，OTはその悪循環からクライエントが抜け出し，作業機能的方向に向かうようアプローチするのである。

●増大的変化

　増大的変化（incremental change）とは，量，強度，程度の変化のような，段階的な変更である。この変化は，その人の現在の作業同一性と作業有能性という文脈のなかで生じる。比較的目立たない速度で起こるために，気づかれないかもしれないが，発達の経過のなかで全体的に浸透するように生じる。

- 例1：子どもが新たな作業形態を修得するにつれて生じてくる学習と能力感の高まり。
- 例2：人が新たな役割を果たすにつれて，やがて生じる慣れの感覚の高まり。
- 例3：入院の長期化に伴い患者としての役割に慣れること。
- 例4：加齢に伴う，身体的，精神的能力のゆっくりとした低下。

●転換的変化

　転換的変化（transformation change）は，人がすでに確立している考え，感情，行為のパターンを根本的あるいは質的に変えるときに生じる。この変化は，その人の作業同一性と作業有能性の根本的な修正を伴う。

- 例1：2歳頃になると，効力感の増大により物事を自分ですると言い張るようになる。
- 例2：中学生は，いつも勉強熱心でつまらない奴と見られてきたが，クールに見られたいと決心し，まったく新しい態度，服装，振る舞いを取り始める。
- 例3：大学1年生は，初めて家を離れて生活し，日々の生活を送っていくことに，自立と自律というまったく新たな感覚を発達させる。

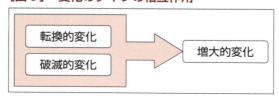

[図3]　変化のタイプの相互作用

- **例4**：中年男性は，家族や友人と過ごす時間をより多くするために高い業績の仕事から離れる。
- **例5**：長年にわたり主婦であった女性が，職に就くため学校に戻ることを決める。
- **例6**：入院のさらなる長期化に伴い，病棟における配膳などの日課を積極的に行うようになる。

◉ **破滅的変化**

破滅的変化（catastrophic change）は，内的あるいは外的状況が，劇的にその人の作業的生活状況を変え，根本的な再組織化を必要とするときに生じる。この変化は作業同一性と作業有能性の両者を再建するように求めることが多い。

- **例1**：慢性疾患や障害の発症（精神疾患の発症はここに相当する）。
- **例2**：配偶者の死。
- **例3**：突然の長期失業。
- **例4**：暴力や戦争の犠牲者になること。
- **例5**：ホームレスになること。

（c）変化の段階

作業的変化は，通常，探索★13から有能性★14へ，さらには達成★15という連続性にまたがって起こる。人々は，新しい役割へ移行するとき，新たな環境と出合うとき，ライフスタイルを変化させるとき，あるいは，大きな破滅的状況や出来事に応じて自分の生活を再組織化するときに，これらの機能レベルを通して進んでいく。

（5）発達段階

ここで述べる発達段階とは，個人の作業（仕事，遊び，日常生活活動）が一生を通じて転換される変化のことである。それは社会的に確立され，文化的に定義された生涯にわたる仕事，遊び，身辺処理のパターンであることから，発達のなかに反映された作業参加の連続性に影響を及ぼす。以下の青年期，成人期，老年期は一般的な特徴である。

OTは，クライエントがどの発達段階で発症し，現在はどの発達段階にいるのかという時間軸に沿った作業機能状態およびその変化を把握するべきである。例えば，若年性の統合失調症は予後があまりよくないといわれるが，これは医学的な意味だけではなく，作業機能に関しても，青年期でうまく適応できなかったことと入院等による環境の変化が，以後の発達段階の移行を阻害しているとも考えられるのである。

🔑 **Key Word**

★13 探索
exploration。人々が新しい物事を試み，その結果，自分の能力，好み，価値について学ぶ変化の最初の段階。探索は，比較的安全で，多くを求めない環境を必要とする。探索している人は能力や欲求をまだ確信できないため，環境内の資源と機会が極めて重要である。

🔑 **Key Word**

★14 有能性
competency。人々が探索を通して発見した新たな行為のやり方を固め始めるときの変化の段階。

🔑 **Key Word**

★15 達成
achievement。人々が何らかの新しい仕事，余暇活動，あるいは日常生活活動に完全に参加するのに十分な技能と習慣をもつときの変化の段階。

(a)青年期

　青年期の開始は，生物学的変化（思春期）と制度的変化（中学校）の両者が関係している。青年期の終わりは，伝統的には，勤労者役割に入ることと結びついていたが，仕事への参入時期は，高校の後にすぐに働き始めるか，大学に行くか，大学院教育を受けるかなどによって根本的に異なる可能性があるので，青年期には明確な境界はない。

- **意志**：青年期は，自律への意欲の増大によって特徴づけられる。また，環境の期待拡大に出合いながら，個人的満足感と意味をもたらす活動選択[★16]や作業選択[★17]をうまく学習しなければならない。この時期の最も差し迫った作業選択は仕事に就くということである。将来の役割に期待される遂行という点で，自分の能力を評価し始める時期でもある。選択の自由の増大は，価値を明確にし，確立するように求める。興味も大きく変化する。
- **習慣化**：青年期は，日常行動を調整する役割と習慣の転換の時期である。仲間集団は家族以外の世界に関する情報源であり，新しい考えや行動を試験する場である。
- **遂行能力**：青年期における遂行能力の変化の中心は，身体的な成長と変化である。
- **作業同一性と作業有能性**：この時期には，自分を自分自身の生活の著者であると真剣に見始め，また，現在の行動を将来の成果や可能性と結びつける。

(b)成人期

　成人期の境界は，その人の仕事の生活と密接に結びついている。この時期は，典型的には，多少なりとも永続的となる常勤の仕事あるいは他の生産的作業に就くことから始まり，引退で終わる人生で最長の期間である。

- **意志**：成人期は，自分自身の人生を本当の意味で送り始める時期である。成人期初期は，その人の仕事の流れに沿って能力を獲得し洗練する時期でもある。価値は，動機づける力や，自己評価の源としてますます重要になる。余暇と仕事への興味は，比較的安定する。
- **習慣化**：成人期は，日常生活を構築し，同一性をもたらし，社会的に規定され，個人的に選択されたさまざまな役割によって特徴づけられる。自分の時間を仕事，家族，地域社会，余暇の役割に区別しなければならない。追求する役割としては，組織の一員，社会的役割，ボランティア，宗教的組織への参加などである。習慣は，さまざまな役割に効率的な時間配分とそれらが必要とする作業形態に必然的にかかわる。
- **遂行能力**：成人期は，能力の頂点と退化の両者を意味する。成人期前期は，依然として新しい能力を身につけつつあるが，中期と後期は，能力のある程度の衰えによって特徴づけられる。
- **作業同一性と作業有能性**：成人期では，展開しつつある自分の生活物語を評

Key Word

★16　活動選択

activity choices。作業活動に出入りするための短期間に熟慮された決定のこと。私たちが実際に行うことのかなりの量の決定にかかわる。

Key Word

★17　作業選択

occupational choices。ある作業役割に参加したり，新たな習慣を身につけたり，あるいは，個人的な企画にとりかかったりすることを熟慮し，本気でかかわること。OTになろうと決めたり，親になるといったような人生の一部になる選択である。

価したり，再評価する。物語の再評価は，有能性と達成に対する初期の関心から，価値と個人的満足感に対する後の関心への転換を反映している。この転換は，中年の危機と呼ばれることがある。

（c）老年期

老年期は，生物学的変化と社会的慣習の両者によって定義される。引退と社会保険の適格性が，この老年期に入ったことを区別する。この時期を暦年齢だけで定義するのは困難である。むしろ，能力の衰え，個人的選択，社会的慣習によって決定されたものとして生活様式の変化によって区別されると考えた方が有益である。

- **意志**：高齢者の意志は，生活様式の必要な変化に動機づけられたり，それに応じた多くの選択肢へと向けるのに役立つ。価値は，何らかの転換を受け，老年期の作業選択に広範な影響を及ぼす。価値は気力の維持に重要である。高齢者は，運搬手段，施設，金銭，仲間がいないこと，けが，新しいことの学習，不承認などへの恐れ，満足感を感じられないことなどによって，自分の活動選択に制約される可能性がある。
- **習慣化**：老年期の役割変化は，不本意で不愉快であることが少なくない。高齢者の多くは，役割を提供する家族，地域社会，施設に頼っている。家族の役割と家族・友人関係は劇的に変化することがある。高齢者は，安定した環境で，長期にわたって開発してきた習慣をもっていることが多い。その根底をなす能力と環境の変化は，習慣を困難にする可能性がある。また，やもめ暮らしや引退という状況変化は，新たな習慣を獲得するように強要することが多い。
- **遂行能力**：老化は，遂行能力の自然な低下を伴い，能力に影響を及ぼす健康状態の頻発と結びついている。
- **作業同一性と作業有能性**：加齢に伴い，人生物語の構成と語ることは重要となる。自分がもっている時間を最大限に活用したいというニードと，自分が生きてきた人生に意味づけるというニードは重要になる。ほとんどの高齢者にとって，人生物語におけるお定まりの中心は引退への移行であり，それは引退者にとって非常に異なる物事を意味する可能性がある。

（6）まとめ

学生の評価は現在に限局したものになることが多いが，作業機能障害の評価は過去からの時間軸に沿った理解になるべきである。作業機能障害を把握するために上述した変数の状態を理解したら，次に行うのはどの変数に焦点を当てたアプローチをするかを考えることである。これが作業療法のリーズ

ニング（therapeutic reasoning）である。

（石井良和）

引用文献

1）Rogers JC：Order and Disorder in Medicine and Occupational Therapy. Am J Occup Ther 36：29-35, 1982.

参考文献

Kielhofner G編著, 山田孝監訳：人間作業モデル──理論と応用, 改訂第4版. 協同医書出版社, 2012.

B プログラム立案のピットフォールから抜け出すための「7つの原則」

原則3：回復過程モデルの方法論を理解する

- 「回復過程モデル」とは，クライエントの発病前から発病して治癒に至るまでの経過を指している。
- そのためには，現時点までどのような病状であったか，さらに今後どのような経過をたどるのかを予測する。
- この経過を理解するということは，作業機能障害を効果的に把握することにもつながる。

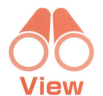

（1）回復過程モデルとは

　作業療法士（OT）が作業を媒介としてクライエントと出会う時期は，さまざまな状況が考えられる。

　病院では入院から退院までの急性期や回復期の諸相期に対面するだろうし，あるいは社会的入院で慢性期の患者が多いかもしれない。デイケアでは回復後の安定したメンバーが多いだろうが，十分な回復が得られず陽性症状[★1]が残存しているメンバーや，病状が悪化する時期に出会うこともある。地域ではさらにその状況は複雑化しているであろう。

　いずれにしても，OTはクライエントの病状をいち早く察知し，症状にあった作業をタイムリーに導入し実践する必要がある。日々の臨床での症状の変化にも目配りがいる。そのため，プログラムの変更や中止は日常的になるかもしれない。なぜなら，評価と訓練（治療）は表裏一体で，特に急性期から回復期の経過のなかでは日常的に変化が訪れる可能性があるからである。

　ここでいう「回復過程モデル」とは，クライエントの発病前から発病して治癒に至るまでの経過を指している。医学モデルでは病相期ともいう。作業機能障害というと，医学モデル的発想を介在させないとイメージする人もいるかもしれないが，病相は作業機能障害のリスクファクターであることから，この理解は作業機能障害を把握するうえで欠かせないものである。

　クライエント個々によって回復経過や回復度合いなどは異なるだろう。しかし，プログラム立案時に現時点の病状を把握することは当然で，現時点ま

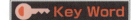

★1　陽性症状
統合失調症の活発な症状を陽性症状（positive symptom）といい，目立たない症状である陰性症状（negative symptom）と区別している。陽性症状には，幻覚，妄想，思考滅裂，緊張病症候群などが含まれる。

31

ではどのような病状であったか，さらに今後どのような経過をたどるのかを予測することは，OTとしての責務である。

（2）回復過程モデルの方法論の諸説

精神疾患は他疾患と違い，順序正しく経過が推移することは稀なことや病因が不確かなので，いろいろな立場から諸説がある。それらのうち，どれか1つ正しい回復過程モデルがあるわけでないため，OTはさまざまな回復過程モデルのエッセンスを理解し，状況に応じて使い分けていくことが求められる。以下，作業療法を行う際に役立つ代表的な回復過程モデルについて，統合失調症などを例にしながら紹介していく。

（a）日本作業療法士協会編：作業療法ガイドライン（2006年度版）

日本作業療法士協会の「障害の経過による作業療法が関わる時期」[表1]を紹介する[1]。また，このモデルの対象は，統合失調症だけでなく，気分障害などさまざまなものが含まれるため取扱いに注意がいる。

精神障害領域では，疾病特徴から，「維持期」は院内維持期（社会的入院も含む）と社会維持期とに区別するべきであろう。

（b）米国精神医学会治療ガイドライン

米国精神医学会（America Psychiatric Association：APA）治療ガイドライン・コンペディアム（要約版，2004）では，統合失調症の場合，急性期・

[表1]　作業療法が関わる時期（障害の経過による）

時期	内容
予防期	日常の生活に支障をきたさないように疾病を予防する。加齢やストレスで心身機能の低下を引き起こしやすくなった者に作業療法を行う。健康の状況変化にも対応する。健康な者にも健康増進の視点から関与する。
急性期	発症後，心身機能が安定していない時期。医療による集中的な治療が中心となる。二次的障害の予防にも関わる。
回復期	障害の改善が期待できる時期。対象者の心身機能・身体構造，活動，参加の能力の回復・獲得を援助する。
維持期	疾病や障害が安定し固定した時期。再燃・再発を予防する。対象者の社会，教育，職業への適応能力の回復・獲得を援助するとともに，社会参加を促進する。

＊ガイドラインには「終末期」の記載があったが，内容がライフサイクルと併用するので混乱を避け消去した。
（日本作業療法士協会編：作業療法ガイドライン（2006年度版）．p6，2006．より一部改変）

[表2] APAの治療ガイドラインの病相期別治療目標

時期	治療目標
急性期	・傷害を予防する。 ・障害された行動をコントロールする。 ・精神病とその関連症状（例えば，興奮，攻撃性，陰性症状，情動障害）などの重症度を軽減する。 ・急性エピソードを招いた要因を特定し，それに対処する。 ・最良の機能レベルへの速やかな回復を実現する。 ・患者・家族との協力関係をつくる。 ・短期・長期的な治療計画を作成する。 ・患者を地域社会における適当なアフターケアに誘導する。
回復期	・患者のストレスを最小にするための支援を提供する。 ・地域生活における生活面で，患者の適応を強化する。 ・症状の持続的な減少を促し，寛解状態を強化し，回復過程を促進する。
安定期	・症状の寛解またはコントロールの維持を確保する。 ・患者の機能水準と生活の質（QOL）を維持改善する。 ・症状の増大や再発を効果的に治療する。 ・有害な副作用のモニターを続ける。

（佐藤光源監訳：米国精神医学会治療ガイドラインクイックリファレンス．pp59-81，医学書院，2006．を参考に作成）

回復期・安定期の病相期に区別している[2]。それぞれの期に治療計画の立案や実施，治療環境と住宅の選択を含めた治療法が推奨されている。あくまでもガイドラインなので，個々の患者の行う治療は臨床データや個人情報によって変化してくる。

参考に，各期の治療目標を[表2]にまとめた。

（c）野中猛の回復過程とその治療戦略

野中がOTのために，「精神分裂病の回復段階とその治療戦略」（1994）として書き下ろしている論文を紹介する[3]（以下，「精神分裂病」は「統合失調症」に改めた）。

[図1]は，遠山照彦のものを野中が改変して載せているものである。各回復段階における治療と援助について，野中は生物・心理・社会的な分野にわたる経過研究と臨床研究の知見をいくつか紹介し，加えて治療戦略について説明[図2]している。

以下，OTに最もかかわりある寛解期の内容を紹介し，さらに[図2]の治療戦略についても解説する。

■──寛解期

野中は寛解前期の特徴を，中井久夫や永田俊彦などから引用し，解説している。

永田は寛解前期を寛解後疲弊病相と呼び，①異常過程の消退と正常性の回復過程が交差したもの，②この病相の離脱のあり方がその後の経過と予後を

[図1] 統合失調症の回復過程：臨床的理解による図示

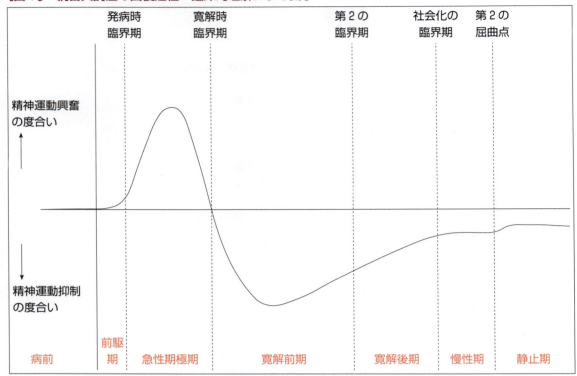

(遠山照彦：分裂病急性期治療（開放病棟）考. ゆうゆう 1：51-55, 1988. より)

[図2] 回復過程によって変化する関与因子の割合

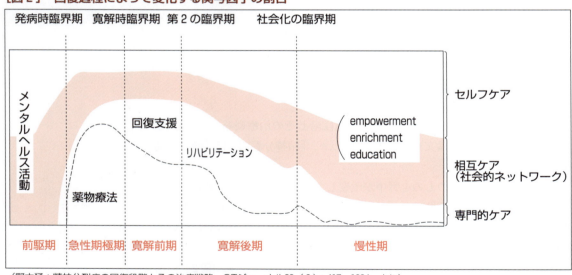

(野中猛：精神分裂病の回復段階とその治療戦略. OTジャーナル28（6）：417, 1994. より)

決定する，③自殺などの易傷性が高い，④薬物療法が有効でないとしている。さらに第2の臨界期を同定する指標として，①急性期から数年後（3カ月から数年までの諸説がある）で，②「ローソクの炎」のような内的不穏が感じ取られ，③反応性，急性期との連続性，新しい事態，回復過程の相という4構造が保持されており，④最後は「治療者─患者」関係に培われた直観によ

るという。

いずれにしても，対応としてはこまやかな観察が必要で，意欲向上を目指すリハビリテーションや，未来の時間を回復する接近は，再燃の危険性をもつとしている。

寛解後期に入った指標として，野中は中井を引用し，①入眠時間の遅延，②母への退行的態度と幼少時の断片的記憶の想起，③対処行動や探索行動の開始，④言語の回復，⑤季節感の回復，⑥同世代同性との交流，⑦引き締まった表情，をあげている。

この寛解後期が，リハビリテーション活動の開始時期である。治療上の留意点は，前期の脆弱さを恐れて保護的になりすぎることとしている。

■――治療戦略

回復過程の推移にしたがって専門的ケアの関与が軽減し，社会的ネットワークを主体とした相互ケアが増幅する。リハビリテーションはその狭間に位置しており，つなぎ役ともいえる。

野中は回復過程に応じた治療戦略の前提条件として次の5点をあげている。

① 多職種によるチームの必要性：多面的な視点と個々のクライエントの状態像の共有化と，包括的な援助をする。

② 多分野における連携：回復過程論に基づく治療では，医療は1つの機能に過ぎず，治療と援助はクライエントの生活の場が中心となる。

③ 統合失調症の治療と援助には，個別性と経過に応じた重点が修正されるべきで，それには総合するシステムが要る。

④ 現時点では完全な治癒や生活の自立を目標とできない。そのためには，自然治癒を妨げない構えが必要である。最終的にはクライエントの自己決定する生活の質（QOL）を求める。

⑤ 自然治癒を促進するためには環境の整備が必要である。

(d)全国精神障害者家族会連合会のパンフレットから

全国精神障害者家族会連合会（全家連）★2が，病者本人やその家族に向けてまとめた『家族のための分裂病ハンドブック』では，回復過程を［表3］のように説明している[4]。統合失調症の経過内容であり，幻覚妄想の用語を除けば，平易な表現で各期を的確にとらえているといえる。

［表3］にもみられるように，OTの対象となる患者が休息期にあるときは，回復期が来るまで待機していなければならない。ただし，「待機する」とは何もしないということではなく，健康になるための準備期間と解釈する必要があり，安易に励ましたり叱ったりすることは禁忌である。

★2 全国精神障害者家族会連合会（全家連）

精神障害者のうち，統合失調症などの家族らでつくられた全国連合組織である。精神保健福祉法に基づき，1994（平成6）年には厚生労働大臣から精神障害者社会復帰促進センターに指定され精神障害者の社会復帰についての調査・研究などを行っていた。1967（昭和42）年に財団法人として誕生，2007（平成19）年に解散した。

[表3] 統合失調症の経過

経過	前兆期	急性期	休息期	回復期
特徴	本人にとって，自分を取り巻くまわりが何となく騒がしく感じとれる。	幻覚妄想などの不思議な体験が続く急性期のときにまわりの人も発病に気づくことになる。	無気力状態が続く。	少しずつまわりの世界に目を向け，動き出す。

＊これらの時期の長さは，人によって違う。

（増野肇：精神分裂病とは．全国精神障害者家族会連合会編：家族のための分裂病ハンドブック1．全家連出版，1993．より作成）

Key Word

★3 風景構成法

1970（昭和45）年，中井久夫により創案された絵画療法の一技法である。画用紙に枠とりしてから，「川，山，田，道，家，木，人，花，動物，石，以上で足りないもの」を順に描き入れ彩色して風景を完成させる芸術療法である。現在では投影法として心理検査技法にも用いられている。

Key Word

★4 枠づけ法

1969（昭和44）年，風景構成法に先立って中井久夫により考案された。画用紙に枠づけすることで「治療の場であるということを被治療者に伝えることのできる，治療者側からの非言語的象徴表現を持っている」（中井久夫著作集別巻1．岩崎学術出版社，p196）と論じた。筆者も，言語的交流が苦手な統合失調症者に，白い画用紙より枠づけした画用紙を用いたほうが描画の表現力が増すことを何度か経験した。

(e)中井久夫の回復過程

Conrad K, Sullivan HSらに触発された中井久夫の回復モデルは，自身の臨床経験を振り返り，統合失調症の前駆期から急性統合失調症状態，臨界期，寛解期前期，寛解期後期，慢性化の問題と，詳細に区分し緻密に分析している。

その分析方法として，寡黙な患者には描画を使用し，風景構成法★3や枠づけ法★4を考案したことなどから，OTには馴染みにしているものも多い。

中井久夫の回復過程に関する記述は，講演や著書など，膨大な量となるが，ここでは［図3］を紹介したい[5]。

［図3］のなかの「ゆとりのある状態」とは，何かが不意に起こっても対処できる状態を指し，「無理な状態」とは，突拍子もない一念発起で1つの目的に向かって寝食を忘れて動き出すこととして説明されている。「焦りと不安の状態」に進むと，発病の危険性が高まる。

さらに中井は図のなかで，特に妄想型と非妄想型との区別を重視し，Sullivanの考え方を参考に説明している。すなわち，「急性統合失調症」状態からの分かれ道を，急性期の苦しい体験の原因がわかったと思い込むことによって「慢性・妄想型」に，絶望すると「慢性・非妄想型」に分かれるとしている。そして，絶望するのは，患者の前思春期の親密な友人関係が過去になく，心の支えにならないからであると推察している。中井は，この時期の患者に友人が1人でも現在まで離れずにいるかどうかを重視していると述べている。また，妄想には安定性があるが，それが悪性となり固定した人間関係はつくれないが，一方では緊張病状態の恐怖と緊張を楽にしてくれるので捨てにくいとも述べている。

この図は大まかであるので，詳細を知りたい人は『中井久夫著作集 精神医学の経験 第1巻 分裂病』（岩崎学術出版社）などを読んでみてほしい。

[図3] 中井久夫の統合失調症の経過

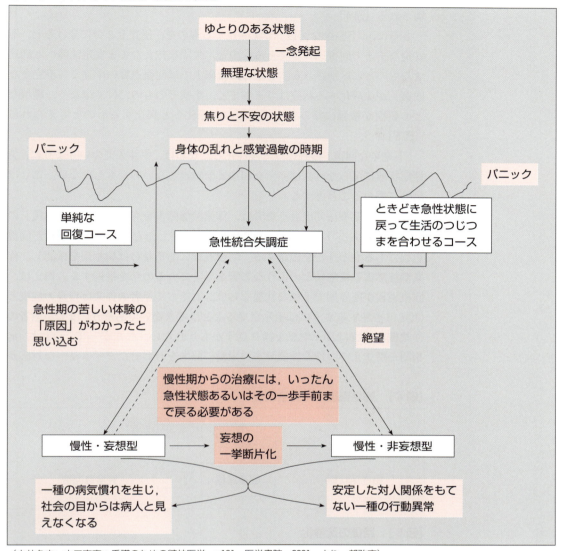

(中井久夫・山口直彦:看護のための精神医学.p131, 医学書院, 2001. より一部改変)

(3)回復過程モデルと作業機能障害

　ここで紹介する筆者の回復過程モデル論は, 脳卒中後の回復過程であるBrunnstrom Sの体系理論と中井久夫の回復過程理論などを参考にしながら, これまでの筆者の臨床経験を踏まえて作成したものである。

■──完全回復と不完全回復

　作業療法を実施する際に筆者は, 次のように回復過程モデルを考えている。急性期状態から回復過程を経て発病前とほぼ同じ状態に戻る「完全な回復」

と，発病前には戻らず回復過程の中途で沈静化する「不完全な回復」とに区別される［図4］。

さらに，「不完全な回復」で沈静化するものを，便宜上2つに分けると，不安定なままで回復過程を終えるものと，欠陥を抱えたまま安定沈静へと到達するものとに区別される。しかし，臨床上では回復過程の中途で「不完全な回復」が沈静化する状態はさまざまで，疾病そのものだけではなく，環境などの要因が複雑に絡み合って回復の沈静化へと到達するものと考えられる［図5］。

「不完全な回復」の到達点で慢性化したならば，中井久夫のいうように，急性期状態に戻らなければ完全な回復まで到達しないのかもしれない。ここは医師に委ねることとする。

実際，作業療法で出会う患者は，作業機能障害をもつ「不完全な回復」の人が多いであろう。そこで，OTが患者と対峙したとき，第1に病状が回復過程にあるかどうかを確認する。回復過程にあるならば病相期を確認し，作業機能障害の発生にどのような影響を与えているのかを把握する。例えば，回復過程が臨界期で不穏な状態ならば，おそらく患者の作業は自身の健康とQOLに寄与するようには組み立てることはできないであろう。また，患者の作業機能障害は日々増悪を繰り返すかもしれない。したがって，OTは，病相期を踏まえつつ作業機能障害の変動に照準を合わせたタイムリーな対応が

［図4］　完全回復と不完全回復

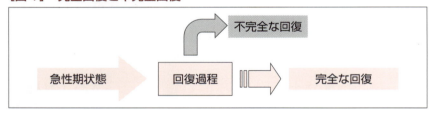

［図5］　回復の沈静化

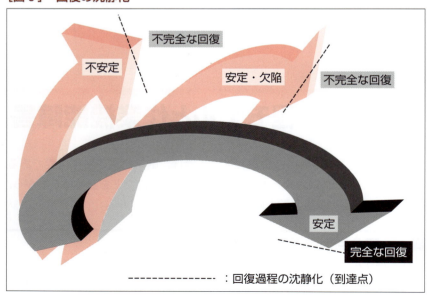

必要であろう。

第2に「完全な回復」および「不完全な回復」で回復過程が沈静化した状態の場合は，再発の危険性を考慮しながら本格的な作業療法にとりかかる。例えば，「不完全な回復」で安定・欠陥状態で沈静化していれば，患者は慢性的な作業機能障害を体験しているかもしれない。到達点で病状が安定するか不安定のままで沈静するかは個々により異なる。

いずれにしても，OTには患者の病状が沈静した到達点で作業機能障害を構造的に把握し，患者の健康やQOLを高めるようなプログラム立案が求められる。

（長雄眞一郎）

引用文献

1 ）日本作業療法士協会編：日本作業療法士協会ガイドライン．2006.
2 ）佐藤光源監訳：米国精神医学会治療ガイドラインクイックリファレンス．医学書院，2006.
3 ）野中猛：精神分裂病の回復段階とその治療戦略，OTジャーナル28（ 6 ）：412−419，1994.
4 ）全国精神障害者家族会連合会編：家族のための分裂病ハンドブック 1 ～ 6 ，増野肇：1 精神分裂病とは．全家連出版，1993.
5 ）中井久夫・山口直彦：看護のための精神医学．医学書院，2001.

参考文献

中井久夫：中井久夫著作集，精神医学の経験 1 巻，分裂病．岩崎学術出版社，1984.
遠山照彦：分裂病急性期治療（開放病棟）考．ゆうゆう 1 ：51−55，1988.

B プログラム立案のピットフォールから抜け出すための「7つの原則」

原則4：ライフサイクル論の方法論を理解する

- プログラムを立案するときは，クライエントの年齢や発達段階を加味したものを考える必要がある。
- それには，ライフサイクルの視点からも作業機能障害をとらえる。
- そのためには，クライエントが"今，人生のどこにさしかかっているか，どこに行き詰まっているか，どのような支援を必要としているか，優先する課題は何か"をとらえる。

（1）ライフサイクル論とは

　人は生まれてから死ぬまで就学，卒業，就労，結婚，子の誕生，死別などの数えきれないほどの出来事（ライフイベント；life event）を経験するが，各年代で経験するイベントを生物学的，心理的，社会的な変化に適応しながら危機を克服し，人格を形成する。これらの過程をライフサイクル（life cycle）という。このライフサイクルを，幼児期・青年期などいくつかの時期に区分したものをライフステージ（life stage）という。

　ここで述べるライフサイクル論とは，作業療法士（OT）の内藤清のいう「ライフサイクルに応じた回復目標」（1998）を指している[1]。この論は，クライエントへの支援については，疾患そのものに対する対処はもとより，ライフサイクルと重ね合わせて考えることを提案している。

　このライフサイクル論によると，OTは目の前のクライエントに対して，ライフサイクルの視点から"今，人生のどこにさしかかっているか，どこに行き詰まっているか，どのような支援を必要としているか，優先する課題は何か"をとらえることが必要である。

　内藤の考えを受けて野中猛は「年代別の課題」[2]として理解しやすく図説しているので紹介する。[図1]を見てもらえばわかるように，ライフサイクル上の課題は作業と密接に関連している。ライフサイクルから作業機能障害をとらえるということは，クライエントが各ライフサイクルで求められる作業を適切に行えているかどうかを把握することでもある。

[図1] 年代別の課題

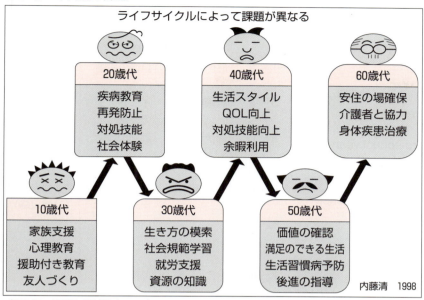

（野中猛：[図説] 精神障害リハビリテーション，p48，中央法規出版，2003．より）

(2) ライフサイクル論の諸説

(a) 各年齢層の精神発達

　各年齢層における精神発達について，代表的なFreud S，Erikson EH，Piaget Jのそれぞれの考え方を統合比較したものが [表1] である。
　ライフステージの区分や呼称は多少違うが，それぞれの時期には，感情的，心理的，行動的な特徴がある。これらの特徴を年代ごとに把握し，精神障害の発症や病態像，さらに精神保健面での活用が重要である。

- **口愛期（oral phase）**：リビドー発達理論における最初の段階で，口で行う摂食や吸啜が快楽の中心になる時期をいう。
- **基本的信頼の段階（stage of basic trust）**：乳児の欲求を母親が満たすことによって，幼児は欲求不満に対する耐性を獲得し，母親の一時的な不在でも容認できるようになる。
- **感覚・運動期（sensory-motor period）**：乳児は感覚野に直接存在しないものでもイメージを保持する学習をし，推論的思考の原型が発達する。
- **肛門愛期（anal phase）**：性的快楽が肛門，尿道，膀胱，直腸などにあって，排泄物の排泄や我慢に快楽を感じる時期をいう。
- **自律の段階（stage of autonomy）**：運動能力や身体的コントロールの増大によって環境に反応する能力を獲得する。よって，いろいろなことを体験し権力をもちたがる。服従，計画性，妥当性を求める親の態度との間に

[表1] ヒトの発達段階の区分と精神機能の特徴

歳		年齢	フロイト	エリクソン	ピアジェ
0	乳児期 infancy	0～1歳	口愛期	基本的信頼の段階	感覚・運動期（誕生～3歳）
1	漫歩期 toddler	1～3	肛門愛期	自律の段階	
3	前児童期 pre-school years　幼児期	3～6	男根期	イニシアチブの段階	前操作期（2～7歳）
6 11	児童期 elementary pre-school years	6～11	潜伏期	勤勉の段階	具体的操作期（7～11歳）
14	思春期 puberty	11～18	性器期	アイデンティティの年齢	形式的操作期（11歳以降）
18 20	青年期後期　青年期 adolescence	20～40			
40	成人期 adult 初老期 presenium	40～65			
65	老年期 senium	65～			

（大熊輝雄：現代臨床精神医学，改訂第11版．p36，金原出版，2008．より一部改変）

葛藤が生じやすい。

● **男根期（phallic phase）**：性器いじりなどで性的快楽の部位が性器となる時期。妊娠や性交に対する関心も高まる。

● **イニシアチブの段階（stage of initiative）**：文字どおり，主導権を握りたがる時期をいう。目標を攻撃し征服する。同時に価値観が芽生え，過去，現在，未来の概念をもつとされている。

● **前操作期（preoperational period）**：言葉の獲得，象徴的な遊び，描画表現など象徴的な機能が発達する時期。

● **潜伏期（latency phase）**：男根期のエディプス・コンプレックスが解消されるとともに，リビドー欲動が減り，精神エネルギーは学習することに使われる。

● **勤勉の段階（stage of industry）**：物事の成就と成功を希求する。

● **具体的操作期（concrete operational stage）**：子どもが具体的な出来事について理論的な思考を始める時期。

● **性器期（genital phase）**：精神・性的発達（psychosexual development）ともいい，性が身体的にあらわれると同時に，精神的・心理的現れをもつ過程を指す。

● **アイデンティティの年齢（age of Identity）**：文字どおり，自我同一性の確立が行われる時期である。同時に自我同一性の危機（identity crisis）の時期でもある。

● **形式的操作期（stage of formal operation）**：前操作期より思考様式が発達し，概念の形成に伴い，高度で抽象的な思考を行うようになる。

(b)ライフサイクルにみる精神障害

精神障害はライフサイクルと微妙に絡み合って、その病態像を複雑化している。

精神障害の種類により罹患しやすいステージはあるが、例えば統合失調症は、青年期での発病が多い。しかし、その経過は慢性的で、受療者は青年期から老年期までの長い時期にわたる。[表2]に推計総患者数を、傷病小分類（国際疾病分類；ICD-10[★1]）年齢階級別に示した。それによれば、統合失調症圏の総患者総数は約77万3000人で、青年期（～19歳）までは約1万1000人、成人期（20～39歳）にあたる総数は約16万6000人、初老期（40～64歳）は約

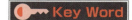

Key Word

★1 ICD-10
International Classification of Diseases. 第10版。世界保健機関（WHO）が世界各国の疾病の比較を可能にするために定めた国際疾病分類である。ほぼ10年ごとに改定されており、現バージョンは1992（平成4）年に改定したICD-10である。疾患別に、異なるアルファベットと数

▶B-原則4：ライフサイクル論の方法論を理解する

[表2] 精神及び行動の障害の推計総患者数

総患者数，年齢階級×傷病小分類　　　　　　　　　　　　　　　　　　　　　　（単位：千人）

	総数	0歳	1～4	5～9	10～14	15～19	20～24	25～29	30～34	35～39	40～44
精神及び行動の障害	3175	1	32	57	65	71	85	154	183	266	313
血管性及び詳細不明の認知症	144	—	—	—	—	—	0	—	0	0	0
アルコール使用〈飲酒〉による精神及び行動の障害	60	—	—	—	—	0	0	1	1	2	4
その他の精神作用物質使用による精神及び行動の障害	27	—	—	—	—	0	0	1	3	3	5
統合失調症，統合失調症型障害及び妄想性障害	773	—	0	0	2	9	18	31	48	69	85
気分［感情］障害（躁うつ病を含む）	1116	—	—	2	2	12	25	56	66	100	129
神経症性障害，ストレス関連障害及び身体表現性障害	724	—	1	2	12	17	26	45	49	71	72
知的障害〈精神遅滞〉	37	0	3	4	2	3	3	1	3	2	3
その他の精神及び行動の障害	335	1	28	49	47	31	13	21	14	23	18

	45～49	50～54	55～59	60～64	65～69	70～74	75～79	80～84	85～89	90歳以上	不詳
精神及び行動の障害	287	245	233	247	252	218	168	144	90	64	10
血管性及び詳細不明の認知症	0	0	0	1	5	8	16	29	39	44	1
アルコール使用〈飲酒〉による精神及び行動の障害	7	6	6	10	9	5	5	3	0	0	0
その他の精神作用物質使用による精神及び行動の障害	4	4	1	2	2	1	0	0	0	—	0
統合失調症，統合失調症型障害及び妄想性障害	84	77	78	80	71	53	33	23	9	3	3
気分［感情］障害（躁うつ病を含む）	108	94	88	92	107	82	70	48	25	8	4
神経症性障害，ストレス関連障害及び身体表現性障害	73	57	53	60	52	54	35	31	12	5	1
知的障害〈精神遅滞〉	2	1	4	2	2	1	1	1	0	0	0
その他の精神及び行動の障害	14	10	8	8	9	15	10	11	5	3	1

注1　平成26年患者調査，上巻63表。
　2　総患者数とは，調査日現在において，継続的に医療を受けている者（調査日に医療施設を受診していないものも含む）の数を次の算式より推計したものである。
　　入院患者数＋初診患者外来数＋再来外来患者数×平均診療間隔×調整係数（6／7）
（平成26年患者調査より）

字で構成された4桁のコードから成る。精神障害はF00〜99に大別される。例えば，F 20.5は残遺型統合失調症（residual schizophrenia）を表している。

40万4000人，さらに65歳以上では約19万2000人になる。60歳以上では全体の約35.2％，65歳以上は約24.8％にあたる。統合失調症圏の作業療法は，高齢化問題を視野に入れて実践していかなければならない現実がある。なお，［表2］の推計総患者数のうち，てんかん等は別疾病枠に入るので，注意が必要である。

（3）事例からみるライフサイクルと作業機能障害

　OTがクライエントと初めて出会うのは，ライフサイクルのどのステージであろうか。その初めての出会いが，クライエントにとって初発，再発，あるいは長い闘病生活の最中かもしれないが，いずれの病期においてもクライエントのライフサイクルは考慮しなければいけない。作業機能障害の特徴は，ライフサイクルごとに異なる側面があるためである。ただし，作業機能障害はきわめて個別性が高いため，ライフサイクル論の観点から一般論を述べることは困難である。プログラム立案においてはむしろ，クライエントのライフサイクルから作業機能障害をとらえる「感度」を磨くことが重要である。そうした実践の感度をつかんでもらうために，統合失調症者Bさんの事例を通して，ライフサイクル論と作業機能障害の関係を述べる。

［図2］　Bさんのライフサイクルと作業機能障害

①16歳で発病

　OTがBさんと初めて出会ったのは，4回目の入院のときである。病院のカルテ庫に初発時から現在までのカルテが保存されていたので，カルテをてがかりにBさんの経過を［図2］に示した。経過・予後をみてみると，波状・欠陥型（Bleuler Mの8型★2から）であることがわかり，1回目の入院ではほぼ完全回復し，2～4回目の入院では陰性症状★3が残遺したかたちで不完全回復であった。初発は高校時代で，精神発達の青年期であり，「自我同一性の確立が行われる時期で，同時に自我同一性の危機（identity crisis）の時期」でもあった。

　これを作業機能障害の観点からいえば，この時期のBさんは，主に自分らしさを形成するような作業をうまく行えない問題に直面していたということができる。特に，Bさんは，高校時代に経験する作業（例えば，学業や友人とのおしゃべり）が，一般の高校生よりも危機的状況にあったといえ，それはその後の不安定な作業機能の基盤を形成するものになったと考えられる。

②ライフイベントの影響で再発

　Bさんは，16歳のときに生物・心理・社会的な原因が相まって初発となった。再発にはライフイベントが少なからず関係している。2回目の入院は結婚生活での疲弊で，「Bさんは，子どもはかわいかったが，育児と家事が大変で両立できなかったと振り返った」とのカルテ記載があり，3回目は離婚と子どもとの離別からくる落胆で，「子どもとの別れから食事も喉を通らない状態で入院に至る」との記載があった。4回目は母親との死別からくる悲哀で，「母親の葬式中に昏迷（stupor）」の記載があった。

　こうした経験は，Bさんの適応的な作業的生活の維持を困難にし，少なからず作業機能障害の発生に影響した。また，度重なる作業機能障害の悪化は，Bさんが地域で暮らすことを困難にしていくには十分な経験であった。そのため，現在は療養病棟に在院しており，父親がいるものの長兄が結婚し父親と同居したため，実家への退院の時期を逃した感がある。

③クライエントの再評価

　今回，Bさんはまだ50歳ということもあり，主治医の退院の意向から再評価を実施することとなった。

　内藤らのいう「50歳の年代別の課題」としては，価値の確認，満足のできる生活，生活習慣病予防，後進の指導などがあげられる［図1］。作業機能障害は，価値のある作業や楽しめる作業を見いだせなかったり，作業のバランスが崩れていたり，中心的な作業ができなかったりすると生じることから，内藤があげた各課題が作業機能障害の発生に深く関係していることが理解できる。

　そこで担当OTは，「価値の確認」を行うために，退院についてどのように考えているか話し合いながら，Bさんの本心を探ることとした。また，Bさんにとって「満足のできる生活」とは何かを，協業しながら探ることとした。

B-原則4：ライフサイクル論の方法論を理解する

🔑 **Key Word**

★2　Bleuler Mの8型
第Ⅱ部1にある図1「統合失調症の経過と転帰」を参照してほしい。Manfred Bleulerは，統合失調症（schizophrenia）を提唱したEugen Bleulerの息子である。統合失調症の25年間の経過と転帰を，その他も入れて8型に分類した。6型の波状・欠陥型とは，初発から欠陥状態に遷延するタイプと，初発は完全寛解するが再発以降は欠陥状態が続くタイプとがあるとする。

🔑 **Key Word**

★3　陰性症状
統合失調症の目立たない症状を陰性症状（negative symptom）といい，活発な症状の陽性症状（positive symptom）と区別している。陰性症状には，感情鈍麻，思考貧困，意欲欠如，快楽喪失などが含まれる。

Bさんには残遺症状で発語量または会話内容の貧困があるが，面接環境を考えて行うと話し合いは可能であった。

「後進の指導」とは，必ずしも“後進の指導”ということではない。Bさんがこれから作業同一性を獲得するには，役割（生きている意味）がいることを意味している。例えば，退院後，地域活動支援センターを拠点に生活遂行することにより，センターでの活動を介して再獲得できることが推測される。

プログラム立案に必要な評価項目としては，以下の点の特定がいるであろう。

① 地域生活のための「認知の障害」の確認。現在は入院生活で自立しているように思えるがホスピタリズム★4化しており，公共機関の利用など再学習の必要が予想される（人間作業モデル（MOHO）でいう処理技能，運動技能，コミュニケーションと交流技能など）。

② 過去の再発からみると，Bさんはライフイベントからくるストレスに脆弱な部分があるので，Bさんの周辺に何が起こっているかを常時確認しフォローする（社会的環境など）。

③ 幻聴など残存する陽性症状にどれくらい支配されているか（客観的および主観的遂行能力）。

④ 地域生活での環境における安定性が備わっているか（社会的環境，習慣化，文化など）。

Bさんが退院できるまでの道のりには，困難が待ち受けているだろう。しかし，年齢が50歳とライフサイクルの半ばであり，これからの人生もまた長いものである。Bさんの今後の生活の質の改善のためには，「退院に向けたプログラム」の導入が必要と考えられる。

---

④協業

Bさんの事例を例としたが，OTがクライエントと対峙したときには，ライフサイクル，ライフイベント，ライフステージといった視点から，クライエントの作業機能障害を把握していくことが求められる。それには，退院に向けたOTとクライエントの協業が重要である。

（長雄眞一郎）

引用文献

1）内藤清：ライフサイクルに応じた回復目標. 蜂矢英彦・岡上和雄監：精神障害リハビリテーション学. pp110-117, 金剛出版, 2000.
2）野中猛：[図説] 精神障害リハビリテーション. p48, 中央法規出版, 2003.

参考文献

一番ヶ瀬康子監：ライフステージにみる精神障害, 新訂版. 一橋出版, 2002.
野田文隆・寺田久子：精神科リハビリテーション・ケースブック. 医学書院, 2003.
精神保健福祉白書編集委員会編：精神保健福祉白書2009年版. 中央法規出版, 2008.

Key Word

★4 ホスピタリズム
病院症(hospitalism)あるいは施設症(institutionalism)という。精神科領域では，何らかの原因で入院が長くなるにつれて，意欲低下，依存傾向，退行，荒廃などが目立つようになる。これらの一原因とされている。

B プログラム立案のピットフォールから抜け出すための「7つの原則」

原則5：作業機能障害に焦点化したプログラムを立案する

- 作業機能障害は，健康状態とwell-beingを低下させ，社会システムの負担にもなる。
- OTの仕事は，クライエントの作業機能障害を評価し，介入することである。
- 作業機能障害の危険因子には，疾病・障害，作業混乱，作業不均衡，作業剥奪，作業疎外，作業周縁化，作業的不公正がある。

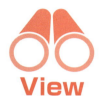

（1）作業機能障害に焦点化したプログラムの射程

　作業機能障害とは，作業（生活行為）を適切にやり遂げることができない状態である[1]。私たちは，作業することによって健康状態を維持し，well-beingを向上させることができる。そのため，作業機能障害になると，クライエント個人の健康状態が悪化したり，well-beingが低下する[2]。加えて，作業機能障害は社会システムにも悪影響を及ぼすことがある[2]。私たちの社会は，作業がうまくやり遂げられることによって支えられているためである。

　健康状態やwell-beingが低下したり，社会システムの負担が増大すれば，作業はますますできなくなり，作業機能障害が悪化するという悪循環が生じる［図1］。作業機能障害は精神障害や身体障害といった垣根を越えて発生するため，こうした事態は精神科作業療法でも同様に起こる[1]。

　作業療法士（OT）は作業機能障害にアプローチできる専門職であるため，作業機能障害に焦点化したプログラムを立案することでこの悪循環を断ちきる必要がある。それにより，OTは，クライエント個人はもちろんのこと，社会システムの発展にも貢献することができるのである。

[図1] 作業機能障害が引き金となって生じる悪循環

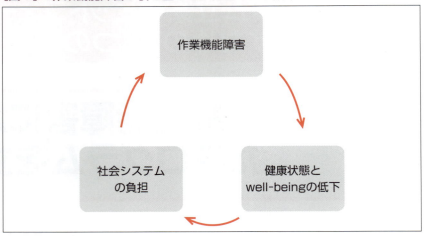

(2)介入する作業機能障害を見つけだす

　プログラム立案ではまず，クライエントの作業機能障害を見つけだす必要がある[3]。クライエント自身がしたいのにできない作業，周囲からすることが期待されているのにできない作業，人生を切り開くためにできるようになったほうがいいのに今はできていない作業，などを見つけだしていく[3]。

　クライエントによっては作業機能障害が生じているにもかかわらず，問題としてうまく認識できていないときがある。そうした場合，OTは作業機能障害に対するクライエントの感受性を高める必要がある。作業機能障害の種類と評価（CAOD），作業に関する自己評価・改訂版（OSAⅡ，第Ⅰ部-D-4-(1)参照），作業遂行歴面接第2版（OPHI-Ⅱ，第Ⅰ部-D-4-(2)参照），カナダ作業遂行測定（COPM，第Ⅰ部-D-4-(3)参照）などは，クライエントが作業機能障害をOTに伝えやすくするためのツールであるため，積極的に利用するとよい。

　重度の認知障害，思考障害によってクライエントが作業機能障害をOTに十分伝えられない場合，OTは観察や情報収集によって作業機能障害を見つけだすことになる。作業機能障害は，さまざまな要因が複雑にからみあって生じた結果である[2]。OTは作業的観点からクライエントの生活をとらえ，どのような作業機能障害が生じているか，またそれにはどのような要因が関与しているかを考えていく必要がある。作業的観点からクライエントの生活を観察したり情報収集する必要があるOTは，意志質問紙（VQ，第Ⅰ部-D-4-(4)参照），人間作業モデルスクリーニングテスト（MOHOST，第Ⅰ部-D-4-(6)参照），コミュニケーションと交流技能評価（ACIS，第Ⅰ部-D-4-(5)参照），運動とプロセス技能の評価（AMPS，第Ⅰ部-D-4-(7)参照）などを活用するとよい。

　もちろん，OTは，上記のツールを組み合わせて作業機能障害を見つけだし

てもよい。また，ここであげた以外の方法，例えば非構成的評価を使って作業機能障害を明らかにしていってもよい。つまり，どのような方法を使っても，それによってクライエントの作業機能障害が明らかになるのであればよいのである。

（3）作業機能障害の種類を理解する

■──クライエントが体験する作業機能障害の種類をとらえる

作業機能障害に焦点化したプログラムを立案するためには，作業機能障害の種類を理解する必要がある[4]。作業機能障害の種類は，作業混乱，作業的不公正などさまざまな種類が提案されている[4]~[8]。しかし最近の研究では，作業機能障害の種類は，作業不均衡，作業剥奪，作業疎外，作業周縁化にまとめられると明らかになっている[9]。作業機能障害の種類の評価と介入に焦点化したOBP[★1]2.0（作業に根ざした実践2.0，第Ⅰ部-D-2-（6）参照）によると，4つの作業機能障害の種類の定義と例は以下のようになる[9]。

作業不均衡とは，日々の作業バランスが崩れた状態である。例えば，日中ずっと病棟の喫煙室でタバコを吸いながらぼんやり過ごしているような場合，作業不均衡の疑いが濃厚である。作業剥奪とは，外的要因によって，作業ができない状態である。例えば，閉鎖病棟に入院しているために，趣味のショッピングができない状態は作業剥奪に該当する。作業疎外は，自身の作業に意味を見出せない状態である。作業所で仕事をしていても満足感を味わえない場合に，作業剥奪であると理解できる。作業周縁化は，周囲の人々との認識にギャップがあるために，意味を感じる作業に取り組めない状態である。例えば，外泊中に家族のために料理を作ろうとしたら，皿洗いしかさせてもらえなかった場合，作業周縁化であると理解できる。

作業機能障害は，社会公正の文脈では作業的不公正と呼ばれることもある[8]。作業的不公正とは，作業を行う権利が侵害された状態である[8]。例えば，精神症状はほとんど消失しているのに，精神科病院に入院していたという理由で雇用されないような事例が，作業的不公正に該当する。本書は，健康問題という文脈であるため作業機能障害という表記で統一しているが，権利問題によって作業ができないのであれば，作業的不公正は作業機能障害の因子の一つと理解することができる。

さて，作業機能障害の種類は，クライエントの経験に深くかかわっているため，OTはクライエントの経験が反映される作業的ナラティブ（物語）を通して把握することが求められる。作業的ナラティブとは，過去から現在に至るまでに，クライエントが従事してきた作業に関する語りのことである。OTは作業的ナラティブを通して，クライエントにとって意味や価値のある作業を深く理解し，介入を検討することができる。作業的ナラティブが得られない場合は，クライエントの生活様式の観察，他職種から得られた情報によって把握することができる。その場合でもOTは，クライエントが作業機

Key Word

★1 OBP, OFP, OCP
作業に根ざした実践（occupation-based practice：OBP）に似た用語に，作業に焦点化した実践（occupation-focused practice：OFP），作業中心の実践（occupation-centered practice：OCP）がある。OCPは作業療法の中核には作業があり，作業的観点から世界を解釈し，作業を通して健康と幸福（well-being）を促進するという理念である。OFPは，クライエントが現在いまここで取り組む作業を評価し介入することである。OBPは，クライエントが意味を見出した作業を実際に行いながら評価と介入を行うことである。

能障害をどう経験しているか，という観点から評価していく必要がある。

■——作業機能障害が創発されるダイナミックス

クライエントが体験する作業機能障害を把握したら，次にOTはそうした経験が創発されるメカニズムを理解することが求められる。作業機能障害という経験は，人間作業（意志，習慣化，遂行能力）と環境のダイナミックスによって創発される[1]。例えば，作業不均衡は，病棟スケジュールにどっぷり依存して生活していることで生じると理解できるかもしれない（主に環境と習慣化の問題）。また作業疎外は，クライエントが楽しみを見出せる作業がないために生じているのかもしれない（主に意志の問題）。

作業機能障害が創発されるダイナミックスは，各クライエントによって大きく異なるものの，いずれにおいても人間作業（意志，習慣化，遂行能力）と環境のどちらが作業機能障害に大きく影響しているかを理解することは極めて重要になる[1]。人間作業モデル（MOHO）を用いた作業機能障害の解明は，本書で示した原則4や第Ⅱ部で詳述されているため参照してほしい。

■——精神障害と作業機能障害の関係

作業機能障害と精神障害の関係には注意が必要である。精神科作業療法で働く多くのOTは，精神障害を作業機能障害の危険因子であると考える方法に慣れていると思う。確かに精神障害は，それによってクライエントが身辺処理をうまくできなくなったり，作業に楽しみを見出せなかったりすれば，作業機能障害の危険因子ということになる。しかし，たとえ精神障害があっても，日々の生活に必要な作業をやり遂げられていれば，その人は精神障害者だが作業機能障害者ではない。精神障害は，作業機能障害に関与する危険因子の一つではあるが，両者はイコールで結びついているわけではないため注意が必要である[2]。

また，精神障害と作業機能障害は，前者が後者の原因になるだけでなく，後者が前者の原因にもなることもある[1]。例えば，過剰な仕事によってストレスが溜まり続けたことでうつ病になったとすれば，作業機能障害が精神障害の原因になったと理解できる。実際，勤労健常者2297名を対象にした研究では，作業機能障害が心理的問題（ストレス，バーンアウト，抑うつ）の促進要因であると示されている[10]。また，子どものころから学業成績が芳しくなく，人間関係も不得意だった人が，青年期になって統合失調症を発症したとすれば，作業機能障害は統合失調症が現れる以前から問題になっていたと理解できる。作業機能障害は精神障害の結果でもあり，原因や前駆徴候でもありうると認識しておく必要がある。

（4）対策を考える

■───ポジティブな意味と目的が付与された作業

　私たち人間の健康状態とwell-beingは，作業をいかに行うかによって決定される側面がある[2]。つまり，作業の仕方が不適切であれば健康状態とwell-beingは低下するし，逆に作業が適切に行われればそれらは向上するのである。したがって，作業機能障害に対する基本的な対策は，クライエントが行う作業の質を高めて豊かにすること，というものになる[4]。

　その際に重要なことは，クライエントによってポジティブな意味と目的が付与された作業をできるようにするということである。これは，作業療法では昔から言われていることでもあるのだが，作業にポジティブな意味と目的が伴えば，それがクライエントの作業的生活を再建する原動力になるためである。

■───作業機能障害に対するアプローチの種類

　具体的な対策を考えるとき，前述した作業機能障害の種類の同定や，それが創発されるメカニズムの解明が役立つ。例えば，クライエントの作業機能障害が周囲の人たちの無理解によって生じた作業周縁化（主に社会環境の問題）として経験されているならば，OTは周囲の人たちにクライエントが作業できるよう理解と協力を求める方法を考える必要があるだろう。また，クライエントの作業機能障害が作業に価値を見出せないために生じた作業疎外（主に意志の問題）として経験されているならば，OTはクライエントが自身の価値に見合った作業に従事できる機会を直接提供する方法を考えるかもしれない。もちろん，クライエントの作業機能障害が認知障害によって生じているならば（主に遂行能力の問題），認知行動療法や構成主義心理療法など他の分野で開発された方法を検討することになるだろう。

　こうした具体的対策を考えるうえで，作業機能障害にアプローチする作業療法の方法を知っておくことは有益である。例えば，Kielhofner Gは作業機能障害に対するアプローチの種類を，①作業に従事する機会を提供すること，②環境を修正すること，③技術的装置を提供すること，④カウンセリングや問題解決の4つに整理している[11]。具体的対策は，これらの方法を組み合わせて考えていく必要がある。精神科作業療法においては，③が少しイメージしにくいかもしれないため少し補足説明しておくと，③は例えば，服薬管理がうまくできない人に服薬カレンダーを提供することで服薬行動の代償を図ったり，副作用で手が震えて包丁がうまく使えない人に先端が丸い安全ハサミで材料を切る方法を学習させたりすることである。もちろん，①〜④以外にも個々のテクニックはあるが[12]，大きくいえばこれらの方法を使うことによって，クライエントの作業の質を向上させ，より豊かなものにすることができる。

（5）作業療法の存在価値

　ここでは，作業機能障害に焦点を当てたプログラム立案の必要性と概要を述べた。どのようなクライエントを担当しようとも，作業療法ではクライエントの作業機能障害にアプローチするものである。作業機能障害は，さまざまな要因が複雑にからみあった問題であるため，作業機能障害の対策は重層的になることが普通である。作業療法の存在価値は，作業機能障害を深く強く考えて低減できる点にあることを忘れてはならない。

（京極　真）

引用文献

1）Kielhofner G編著，山田孝監訳：人間作業モデル──理論と応用，改訂第2版．pp153−186，協同医書出版社，1999.
2）Kielhofner G，山田孝・小西紀一訳：作業療法の理論．pp52−54，三輪書店，1993.
3）Chisholm D, Dolhi CD, Schreiber J：Occupational therapy intervention resource manual, a guide for occupation-based practice. Delmar Pub, 2003.
4）Molineux M（ed）：Occupation for occupational therapists. pp169−179, Blackwell Publishing, 2004.
5）Hagedorn R：Foundations for practice in occupational therapy. pp127−135, Elsevier Health Sciences, 2001.
6）Wilcock AA：An occupational perspective of health. pp131−162, Thorofare Slack, 1998.
7）Whiteford G：Occupational deprivation, global challenges in the new millennium. British Journal of Occupational therapy 63（5）：192−199, 2000.
8）Townsend E, Wilcock AA：Occupational justice and client-centred practice, a dialogue in progress. Canadian Journal of Occupational Therapy 71（2）：75−87, 2004.
9）寺岡睦・京極真：作業に根ざした実践と信念対立解明アプローチを統合した「作業に根ざした実践2.0」の提案．作業療法33（3）：249−258，2014.
10）Teraoka M, Kyougoku M：Analysis of structural relationship among the occupational dysfunction on the psychological problem in healthcare workers, a study using structural equation modeling. PeerJ 3：e1389, 2015.
11）Kielhofner G，山田孝監訳：作業療法の理論，原書第3版．pp62−69，医学書院，2008.
12）Kielhofner G編著，山田孝監訳：人間作業モデル──理論と応用，改訂第3版．pp340−358，協同医書出版社，2007.

B プログラム立案のピットフォールから抜け出すための「7つの原則」

原則6：プログラムは協業を通して立案する

- プログラム立案の達成は，2つの協業（治療的協業，協業的チームワーク）の成否にかかわっている。
- 治療的協業とはクライエントとOTの間で，協業的チームワークはさまざまな専門職種間で行われる。
- プログラム立案は2つの協業を通して行うことから，OTにはマネジメントする技術が求められる。

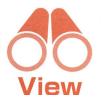

(1) 協業はプログラム立案の前提条件

　精神科作業療法で立案するプログラムは，当然のことながらOTが大きく貢献するものであるが，それはOTがプログラムを自由に立案してもよい，という意味ではまったくない。プログラムに盛り込まれた作業を行うのはOTではなくクライエント自身であるし，現代医療はチームワークを抜きにしては成り立たないためである。つまり，プログラムは，必ず協業（collaboration）を通して立案されなければならないのである。

　協業を通してプログラムを立案するということは，より一般的な表現を使えば「プログラムを共同制作する」というものになる。つまり，作業療法で目指す目標，行う作業，実施時間，頻度，場所について，作業療法に関係する人たちと連携しあいながらプログラムをつくり上げていくということである。プログラム立案がうまく行えるかどうかは，この連携や調整がうまく行えるか否かにかかっているといっても過言ではない。

(2) 2つの協業

　協業は2種類に大別できる。

■── 治療的協業

1つは，クライエントとOTが協力しながら作業療法を実践するという意味での協業である[1]。この協業は，クライエントとOT間のインフォームド・コンセントをさらに推し進めたシェアード・ディシジョン・メイキング[★1]の実践であり，両者は話し合いながらともに納得したうえで取り組める作業療法をつくり上げていくことになる。ここでは，この協業を指して「治療的協業（therapeutic collaboration）」と表現しておく。

■── 協業的チームワーク

もう1つの協業は，さまざまな専門職がチームワークを行うという意味での協業である[2]。この協業は，チーム全体の議論を通して共通する目標，基本方針，プログラムを決めるものであり，OTはそのなかで与えられた役割を果たすために実践していくことになる。ここでは，この協業のことを「協業的チームワーク（collaborative teamwork）」と表現しておく。

■── 2つの協業とプログラム立案

治療的協業と協業的チームワークは，前者におけるOTの協業相手はクライエント自身であるのに対して，後者の相手はリハビリテーション専門職たちであるという点で異なる。しかし，両協業は，専門職本位ではなく，クライエント本位で実践することを目指す点では共通している[1][2]。精神科作業療法では，クライエントや他職種と相談しながら実践することも，クライエント本位で実践することも欠かせないものである。したがって，プログラムは，治療的協業と協業的チームワークに根ざして立案される必要がある［図1］。

Key Word

★1 シェアード・ディシジョン・メイキング

シェアード・ディシジョン・メイキング（shared decision making, SDM）とは，クライエントとOTが情報を共有し，選択肢のメリットとデメリットを話し合い，クライエントらしい決定ができるように支援するプロセスである。インフォームド・コンセントよりもクライエントとOTが相互に交流しながら行う。

[図1] プログラムは協業を通して立案される

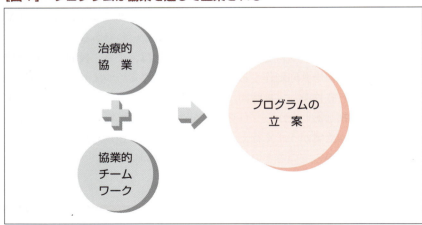

（3）治療的協業の方法と留意点

■──クライエントの作業療法評価への参加

　プログラム立案において治療的協業を成功させるためには，作業療法評価の時点からクライエントが作業療法に参加できるよう働きかける必要がある[1]。その方法として，OTはクライエントに対して，①評価が実施される目的，②クライエントが評価を受ける理由，③評価でわかると期待される内容，④評価結果の使用用途，⑤評価結果からOTが考え出した利点と問題点を明確に示すというものがある[1]。こうした働きかけがきっかけとなって，クライエントとOTは互いの認識を確認しあうことになる。もし，OTとクライエントの認識が違っていれば，互いが相互承認しあえるような認識に向かって相談しあっていくことになる。

　プログラム立案は，評価からはじめられた治療的協業によって到達した，この相互了解に基づいて行われる[1]。OTは，クライエントとの間で成立した共通認識を前提にしながら，①どの作業機能障害に対してどのような作業を行うとよいと考えているのか，②その作業はどれぐらいの時間と頻度で，どれくらいの期間で実施すればよいと考えているのか，を開示していく必要がある。その際，重要なことは，クライエント自身がどのような作業をどう行えばよいと考えているのか，を丁寧に聞き出すということである。OTの計画は，クライエントの考えによって修正されるし，その逆もまたありえることを認識しておく必要がある[1]。

■──クライエントを尊重した言動

　治療的協業を進めていくうえで，留意すべきはOTの態度と言葉である。OTの態度が横柄であったり高圧的なものであると，クライエントが積極的に作業療法に参加することはなくなるだろう。また，OTの言葉が曖昧だったり難解なものであれば，クライエントはOTの説明を理解することができず，やはり作業療法に能動的に参加しなくなるかもしれない。OTには，クライエントを尊重した態度を保ち，明確でわかりやすい言葉を使って治療的協業を行っていくことが求められる。

　その具体的な技術として，信念対立解明アプローチがある[3]。信念対立解明アプローチでは，クライエントとの協業を円滑に行うために，クライエントの状況に配慮したうえで，目的を明確にしながら方法（プログラム）を検討していく。状況への配慮は「何がきっかけだったのですか？」「どういう経緯でそうなったのですか？」など，目的の明確化は「何を意図しているのですか？」「何のために？」などの問いかけから行える。状況と目的を意識したかかわりは他者の人間性を尊重したものになることから，治療的協業を進めるうえで有益な技術になる。

■──パターナリズムの活用

　ただし，もしクライエントに説明を理解できる能力がなかったり，クライエントが知る権利それ自体を放棄した場合は，治療的協業が成立しないことになるので注意が必要である[4]。その際，OTの働きかけ方は，必然的にパターナリスティックなものになる[5]。パターナリズム（パターナリスティック）とは，協業やインフォームド・コンセントが成立しない場合，医療者がクライエントの利益を考えて実践していく方法である[5]。つまり，治療的協業が成立しないとき，OTは正当化されるパターナリスティックな観点から，クライエントの利益を最大限考慮したプログラムを立案していく。その際，OTが見出したクライエントの利益は，クライエントの視点からみても利益であるといえるかどうかを批判的に検討していく必要がある[5]。それがパターナリズムの最中であっても，OTがクライエントとの治療的協業の重要性を見失わないための楔となる[5]。[表1] では，正当化されるパターナリズムの種類を示したので，それぞれの現場で使えそうなパターナリズムを活用してほしい。

[表1]　パターナリズムの正当化モデル

モデル	正当化の条件	利点	問題点
自由最大化モデル	被介入者のより広い範囲の自由を護るためのパターナリズムは正当化される。	被介入者の自由を擁護しながら干渉ができる。	自由の概念が曖昧なため，それが拡大解釈されることによって，自由を減少させる干渉（生命の短縮など）に用いられる可能性がある。
任意性モデル	被介入者の自己にかかわる有害行為が，実質的に任意性を欠いている場合，または任意的か否かを確認するために当面の介入が必要である場合にのみ，パターナリズムは正当化される。	被介入者の熟慮に基づいた選択を擁護しながら干渉ができる。	事実（被介入者の任意性の欠如）と価値（干渉の正当化）の間にある飛躍を埋める多くの要因（害など）を考慮する必要があり，このモデル自体がパターナリズムを正当化する十分条件になりえない。
被介入者の将来の同意モデル	被介入者が，将来当該介入を承認することになるとされる場合に，パターナリズムは正当化される。	将来的に合理的な判断力・思考力が回復する見込みのある者に対して干渉ができる。	進行性疾患や思考障害の伴った精神障害などをもつものに対する干渉を正当化できない。
合理的人間の同意モデル	（十分に）合理的である人間ならば当該介入に同意するであろうといえる場合に，パターナリズムは正当化される。	多くの人が納得しやすい干渉ができる。	合理的人間の客観的・普遍的な認定ができない。個人の自己決定が抽象的普遍的な合理的人間の自己決定に置きかえられる。熟慮に基づいた不合理な自己決定を扱えない。
阻害されていなければ有すべき意思モデル	現に阻害されている被介入者の意思・決定が仮に阻害されていないとすれば，被介入者が有したはずの意思に当該干渉が適う場合には，パターナリズムは正当化される。	想定される被介入者の個別的，具体的な自己決定を尊重した干渉ができる。個人の自律性に配慮しやすい。	阻害されなければ有していたはずの意思を想定するのが難しい。不合理な自己決定であっても，阻害されていない限りにおいては放任せざるを得ない。そもそも，自己決定が阻害されたと判断すること自体が困難である。

（京極真：構造構成主義によるパターナリズムの再解釈，看護学雑誌73（2）：96-102，2009．より）

（4）協業的チームワークの方法と留意点

■──チーム医療の構成要素

　次に協業的チームワークだが，それをうまくやるためにはまず，チーム医療を構成する要素を理解しておくとよい。チーム医療の構成要素には，専門性志向，患者志向，職種構成志向，協働志向の4つがある[6）7）]。

　専門性志向とは，他職種がそれぞれ高度な専門性を発揮することである[6）]。患者志向とは，医療者の都合よりも患者の都合が尊重されることである[6）]。職種構成志向とは，他職種が病院や施設で正式に雇用されることである[6）]。協働志向とは，他職種がそれぞれの役割を果たすだけでなく，互いに協力し合っていく業務をこなすことである[6）]。OTが協業的チームワークを行う際には，この4つの構成要素の観点から自分が所属するチームの特徴を把握しておくとよい。

■──綿密なコミュニケーション

　そのうえで，他職種とOTは協業的チームワークを行っていくことになるが，最も大切なことは綿密なコミュニケーションを行うことである。コミュニケーションは，カンファレンスなどのフォーマルな場で行われることもあるが，スタッフルームでのちょっとした井戸端会議や飲み会などのインフォーマルな場でも行われることがある[7）]。協業的チームワークを実現するためには，フォーマルコミュニケーションとインフォーマルコミュニケーションの両方をうまく活用することが求められる。

　ただし，文脈とは無関係な会話は職業性ストレスを高め，チーム医療を阻害する可能性がある。例えば，90名の一般的な外科手術を対象に，チーム医療が阻害される要因を調べた研究があり，その結果は，手術とは無関係の会話が，外科医と麻酔科医の協働を悪化させ，看護師のストレスを増大させ，他の医療従事者の労働負荷を高めるというものだった[8）]。この研究は外科手術におけるチーム医療という文脈が背景にあるため過度な一般化はできないが，OTが関与するチーム医療でも実践に無関係な会話は慎んだほうがよいだろう。

　チーム医療における良質なコミュニケーションの技術に，信念対立解明アプローチがある[9）]。信念対立解明アプローチは社会関係全般のトラブル解消で使用できるため，治療的協業だけでなく，協業的チームワークでも適用できる[10）]。協業的チームワークで信念対立解明アプローチを活用するときも，状況と目的を踏まえて方法を検討するということが基本的なやり方になる。状況の明確化は「チームメンバーはどのような状況に置かれているのか？」「どういう経緯で現在に至ったのか？」「何がきっかけだったのか？」など，目的の明確化は「何のために？」「なぜやるのか？」「どういう意図があるのか？」などの問いかけから行える。そのうえで，「目的の達成に役立ちそうな方法（プログラム）は何か？」「どうすれば目的は達成できるか？」「いかなる工

夫が目的の達成に役立ちそうか？」などを検討していく。

協業的チームワークの綿密なコミュニケーションは無駄話ではなく，状況，目的，方法について話し合うことによって可能になる。そしてそれが，チームのなかで意味があると認められるOTプログラムの立案につながる。

■──共通言語としてのICF

他職種間のコミュニケーションを円滑に行うためには，職種の違いを越えて通用する言葉を知っておくと大変便利である。そのツールとして役立つのが，国際生活機能分類（International Classification of Functioning, Disability and Health：ICF）である[11]。各専門職には，それぞれの専門性が反映された独自の用語があり，それが協業的チームワークの妨げになることがある（例えば，個人的原因帰属という用語は作業療法独自のものであり，この表現を直接使用したら医師や看護師は理解できない）。

しかし，ICFは，他職種間で疾病や障害についての共通理解を得るためにつくられたものであり，協業的チームワークを行う際の共通言語になり得る。OTは，自分たちが使用する言葉がICFでどう表現できるのかを知っておくべきであり，カンファレンスを通してプログラムを立案するときにはICFの用語を使用する配慮が求められる。本書では，人間作業モデル（MOHO）でとらえた作業機能障害をICFに変換した図（234～236頁［図4～6］参照）を掲載している。協業的チームワークを通してプログラムを立案する際にはぜひ参照してほしい。

■──信念対立の克服

ただし，他職種は，背景となる学問的基盤が異なっていたり，社会的地位に高低があったりするため，共通言語を使ったとしても協業的チームワークがうまくいかないことが少なくない[6]。例えば，OTにとって重要な目標はクライエントの作業機能障害の改善にあっても，医師にとっては患者の症状や苦痛の緩和を改善させることが重要課題になるだろう。また，看護師は患者と家族に良質なケアを提供することが目標であるかもしれない。

各専門職間のズレは，OTが重視する作業機能障害の改善とは相容れないことも少なくなく，ときにそれは信念対立へと発展する[10]。信念対立とは，考え方ややり方が異なるために生じる確執である。それらの違いはチームアプローチの利点であると同時に，協業的チームワークを阻害する信念対立を生み出す。協業的チームワークがうまくできないと，それを通じて立案される他職種のプログラムもちぐはぐなものになり，効果的で効率的な支援を行えなくなる。

信念対立の克服にも，前述の信念対立解明アプローチが使える[10]。信念対立解明アプローチは，価値観の対立を越えて建設的にコラボレーションするために体系化されている。基本方法は，すでに述べたように，状況と目的を踏まえたうえで，目的の達成に貢献できる方法を考案し，実行するというシンプルなものである。信念対立解明アプローチの汎用性は高く，医療や教育だけでなく人工知能，情報工学などの領域にも応用されており，作業療法で

も積極的な利用が期待される。OTは，それぞれの職種には異なる関心や役割，地位があるため，そうした違いを認めあったうえで協業的チームワークを行う必要があることを認識し，信念対立の低減に努める必要がある。

（5）立案したプログラムの修正は協業を通して行う

立案されたプログラムは，介入が展開するにつれて適宜修正されるものである。作業療法の特徴はダイナミックでインタラクティブなプロセスにあることから，立案したプログラムの修正はなかば必然的なものである。

もちろん，プログラムの修正は，OTが勝手に行ってよいようなものではない。プログラムは治療的協業と協業的チームワークを通して立案されるものであるため，プログラムの修正もこの2つの協業を通して行われることになる。つまり，治療的協業と協業的チームワークで形成された共通認識に根ざしながらプログラムを修正していくのである。

ただし，作業療法開始後に，何らかの理由でクライエントが説明を理解できる能力を失ったり，知る権利を放棄した場合は，治療的協業を通してプログラムを修正することはできなくなる。その際は，前述したように，OTが見出したクライエントの利益を尊重しながらプログラムを修正していく必要がある（パターナリズムの実践）。OTが考えたクライエントの利益が，本当にクライエントの利益を反映しているかどうかわからない場合は，協業的チームワークを通して他職種に検討してもらうとよいだろう。

（6）協業をマネジメントする

治療的協業と協業的チームワークがうまくかみ合わない場合，OTは協業をマネジメントする必要がある。例えば，治療的協業では，日用品の買い物ができるようになるために，病院近隣にあるスーパーマーケットに出向いて練習しようと話し合われたとする。一方，協業的チームワークでは，病院内で療養することが治療上重要であると話し合われたとしよう。そうした場合，OTは，クライエントに作業療法プログラムの変更を説得したり，逆に他職種に作業療法プログラムでは外出して作業をできるようにする必要があると説明したりすることになるだろう。もしくは，治療的協業と協業的チームワークの両方を踏まえて，病院内にある売店で買い物の練習を行うという代替案を提案するかもしれない。

このように，クライエントに対する作業療法とチーム医療の両方の協業をマネジメントする理論に，OBP2.0（作業に根ざした実践2.0）がある。OBP2.0は作業機能障害の評価と介入を行いながら，チーム医療を促進するために体系化された理論であり，作業に根ざした実践とマネジメント

（occupation-based practice & management）を提供することができる[12]。OBP2.0でよりよく協業をマネジメントするコツは，正当性よりも妥当性，有効性を追求するところにある。つまりOBP2.0では，「治療的作業と協業的チームワークのいずれが正しい判断なのか？」を考えるのではなく，「治療的協業と協業的チームワークがかみ合っていないけれども，両者を踏まえたうえで，それでもなお妥当，あるいは有効といえる判断は何だろうか？」と考えるのである。どちらが正しいのかを判断しようとすると，どうしても正しくない協業に対して非難のまなざしが向けられやすくなり，協業全体に信念対立が生じる可能性が高まるが，より妥当で有効な判断を目指している限りは，その可能性をコントロールしながらマネジメントすることができる。

（7）2つの協業は成功するプログラムを立案する鍵

　ここでは，治療的協業と協業的チームワークを通したプログラムの立案と修正について述べた。どのような実践場面であっても，この2つの協業はきわめて重要な営みであり，成功するプログラムを立案する鍵となる。

　クライエントの状態によっては治療的協業を実践することはできないこともあり，その際はパターナリズムを用いることになる。パターナリズムを行うときは，治療的協業の感度を失わないためにも，「OTが見出したクライエントの利益はクライエントも同意するだろうか」という観点を忘れないことが求められる。

（京極　真）

引用文献

1）山田孝：協業Collaborationとは何か．作業行動研究6（1）：1-6，2002．
2）上田敏：科学としてのリハビリテーション．pp88-91，医学書院，2001．
3）京極真：医療関係者のための信念対立解明アプローチ――コミュニケーション・スキル入門．誠信書房，2011．
4）京極真：構造構成主義の立場からインフォームドコンセントを再考する．看護学雑誌73（3）：92-96，2009．
5）京極真：構造構成主義によるパターナリズムの再解釈．看護学雑誌73（2）：96-102，2009．
6）細田満和子：「チーム医療」の理念と現実――看護に生かす医療社会学からのアプローチ．日本看護協会出版会，2003．
7）鷹野和美：チーム医療論．医歯薬出版，2002．
8）Arora S,et al.：The Impact of Operating Room Distractions on Stress, Workload, and Teamwork. Am J Surg 199（1）：60-65，2010．
9）京極真：信念対立解明アプローチ入門――チーム医療・多職種連携の可能性をひらく．中央法規出版，2012．
10）京極真：医療関係者のためのトラブル対応術――信念対立解明アプローチ入門．誠信書房，2014．
11）障害者福祉研究会編：国際生活機能分類（ICF）――国際障害分類改定版．中央法規出版，2001．
12）寺岡睦・京極真：作業に根ざした実践と信念対立解明アプローチを統合した「作業に根ざした実践2.0」の提案．作業療法33（3）：249-258，2014．

B プログラム立案のピットフォールから抜け出すための「7つの原則」

原則7：プログラムは目標を達成できるよう立案する

- プログラムは，現実的制約を踏まえたうえで実現できる目標を設定し，それを達成できるよう臨床的推論を積極的に展開し，同時に目標達成に適した方法（手技・手法）を組み合わせるようにして立案する。
- 目標は，作業療法プロセスに応じて適宜修正されるものであり，ときにその妥当性を含めて検討することも必要である。

View

（1）目標の本質

■——目標とは何か

　作業療法における目標（短期目標，長期目標，リハビリテーション目標など）は，協業（治療的協業と協業的チームワーク）を通して設定される。つまりOTは，クライエントや他職種とのやり取りのなかで目標を明確化する。

　では，目標とは何か。目標の本質を論じたDewey J[★1]によると，目標とは好ましい結果である[1]。目標は，日々の行動のなかで生じるものであり，行動によってもたらされる望ましい未来である[1]。また目標は行動の意味を規定し，深化をもたらす[1]。つまり作業療法における目標は，クライエントとOT，多職種が見越した未来であり，望まれる結果を実現するために行動することである。

　そして作業療法の目標の基盤に協業があるため，一度設定された目標は常に変化する可能性に開かれている。まれに「目標は変えてはならない」と思い込んでいるOTもいるが，これは本来的に錯覚である（もちろん錯覚だから悪いという意味ではない）。

　よく考えればわかることだが，協業の内実は時間の経過に伴って変わる。例えば，作業療法が開始された当初は，「東京タワーをつくりたい」と言って一向にゆずる気配を見せなかったクライエントが，作業療法の進行に伴って「プラモデルをつくりたい」と言い出すことがあるように，である。

　クライエントや他職種とのやり取りが変わってくれば，それがベースに

🔴 One Point

★1　Dewey J
Deweyは作業療法の創始者であるMeyer A, Slagle EC, Tracy Sらに絶大な影響を与えた哲学者である。地球上ではじめてOccupationという概念を仕事から生活一般の諸活動という意味に拡大した。そしてOccupation-based education（作業に根ざした教育）を展開した。作業療法の創始者たちは，Deweyの哲学と実践をヒントに，作業療法を推進していった。

なって目標も再設定される。目標とは望ましい結果であり，協業を通して臨機応変に修正してよいのである。

■───目標は現実的制約のもとで実現可能なもの

　もちろん，作業療法における目標は，実現できる可能性をもった内容である必要がある。目標が見越された結果である以上，これは必然である。

　例えば，クライエントが「人を殺して自分も死ぬことが目標だ」と言ったとしても，それが作業療法の文脈というなかで実現できる内容だとは到底言えない。同様に，OTがクライエントに地域で生活してもらいたいと思っても，クライエントの作業機能障害が重度だったり，住環境が整っていなければ，その目標は実現可能なものであるとは言えなくなる。つまり，目標とは望まれる結果である以上，クライエントと作業療法の文脈のなかで実現できる必要があり，さまざまな現実的制約のもとで実際にやり遂げる必要があるものなのである。

　この点を意識しておくことは，プログラムを立案するうえで非常に重要である。なぜなら，立案したプログラムが成功するかどうかは，協業を通して設定した目標を達成するための作業療法の方法を，適切なプログラムのなかに組み込めるかどうかにかかっているからである。

(2)プログラム立案時の行動指針

■───目標に応じて複数の手技・手法を組み合わせる

　プログラム立案を成功させるために，OTは特定の手技・手法にこだわることなく，目標を達成するうえで役立ちそうな手技・手法を積極的に活用していくことが求められる。目標達成のために柔軟に方法を活用する方法論として，信念対立解明アプローチの実践の原理がある[2]。実践の原理は，あらゆる方法は状況と目的に応じて活用し，その有効性は事後的に決まる，という原則がある[3]。実践の原理は，あらゆる実践に妥当する一般原則である。実践の原理は，特定の手技・手法にこだわることなく，目的達成に向けてしなやかに実践していくために開発された理路であり，有効なプログラムを立案するうえで欠かせない哲学である。

　さまざまな手技・手法を活用する理由として，クライエントの作業機能障害が多くの要因がからみあって複雑に構成されていることがあげられる。例えば，クライエント自身は仕事がしたいのに精神障害があるという理由で認められない場合（作業周縁化），OTはクライエントが仕事ができるようになるために周囲の人々に協力を求めることになるだろう。それと同時にOTは，クライエントが仕事で要求される作業遂行技能の獲得に向けて指導を行いつつ，作業を適切にやり遂げるために他人に協力を求める方法を伝授することになるであろう。作業機能障害は複雑な問題であるため，OTは作業機能障害の改善という目標の達成に向けてさまざまな手技・手法を組み合わせていく

ことになる。そして，その柔軟な実践を促進するうえで，前述の実践の原理が役立つ。

■──手技・手法をそぎ落とすことも必要

　他方，（熱心な）学生や新人OTは，プログラムを立案するときにあれもこれも盛り込み過ぎてしまい，かえって目標を達成するのが難しくなる事態に陥ることがある。こうした場合は，実践の原理の観点から，むしろプログラムに導入した手技・手法をそぎ落としていくことが必要になる。その際は，目標をやり遂げるうえで決定的な影響を与えない手技・手法はどれかという問いを立てて，プログラムの内容を洗練していくことが求められる。この作業は，実践の原理の観点から1人で行ってもよい。あるいは，同僚や友人と相談しながら行ってもよい（クライエントとともに行ってもよいが，高度に専門的な判断が要求されることがあるため，あまりここではこだわらなくてもよい）。

（3）立案したプログラムに矛盾が生じないようにするコツ

■──手技・手法の特性を整理する

　ただし，盲目的に多くの手技・手法を組み合わせればよいというわけではなく，自らが選択した手技・手法間の相性という現実的制約を意識的に考慮しておく必要がある[2]。例えば，精神分析療法[★2]と行動療法[★3]の場合，前者はクライエントが過去に克服できなかった問題を解消するために介入するのに対して，後者は現時点で観察できる問題の解決に向けて介入していくことになる。また，行動療法と感覚統合療法[★4]の場合，前者は行動の動機を重視せず介入するのに対して，後者は動機に根ざした行動を重視して介入することになる。つまり，さまざまな手技・手法を組み合わせると，OTはときに矛盾する介入を行ってしまうことがある。

　そうした矛盾を矛盾でなくしてしまううえで，信念対立解明アプローチの実践の原理が有効である[3]。実践の原理では，OTがある観点（介入目標，OT個人の経験や関心など）からながめると手技・手法Aがよくて，また別の観点からながめると手技・手法Bがよい，というように各手技・手法の特性を観点に定めながら整理することができる[2]。そのような整理ができていれば，立案したプログラムのある側面ではクライエントの動機を重視した介入を行い，また別の側面ではクライエントの動機よりも実際の行動の結果を重視した介入を行う理由を，クライエントや他職種に説明することができるため，協業時に混乱が起こりにくくなるためである。また，そのようにしておけば，OT自身の内面にも矛盾が生じず，葛藤や混乱にさいなまれることを予防できると考えられる。

▶B─原則7：プログラムは目標を達成できるよう立案する

🔑 Key Word

★2　精神分析療法
クライエントの無意識にひそむ問題を，治療者がクライエント自身の洞察（自由連想）によって分析するよう促し，治療を試みる方法。

🔑 Key Word

★3　行動療法
学習理論に基づいた行動変容法。行動療法は認知療法との出会いによって，認知行動療法として発展的に展開することになった。

🔑 Key Word

★4　感覚統合療法
脳機能における感覚処理過程に着目し，環境と身体の適応を試みる治療法。

（4）目標それ自体の妥当性を問う

■——協業がうまくいかなくなったとき

　以上のように，プログラム立案では目標をやり遂げるための方法を組み込んでいく必要があるのだが，ときに目標それ自体の妥当性を問うことが必要になるときもある[2]。プログラムは協業（治療的協業と協業的チームワーク）を通して立案されることから，目標それ自体の妥当性を問う必要性は，協業がうまくいかなくなったときに生じることが多いだろう。

　より具体的にいえば，①多職種間でちぐはぐなプログラムが立案されたり，実施されているとき，②クライエントが作業療法を休みがちになったり，拒否するようになったとき，③クライエントの作業機能障害に変化が認められないとき，などがあるだろう。こうした事態に遭遇したときは，立案したプログラムの内容を再検討するだけでなく，その論拠となる目標それ自体も吟味し直さなければならない。

■——目標の妥当性を検討するための基準

　目標それ自体を吟味する方法は，協業（治療的協業と協業的チームワーク）を通して目標が形成されることを踏まえれば，「目標は関係者が相互承認できるものか」という基準に照らし合わせて検討する必要がある。また，作業療法は，クライエントの作業機能障害を改善することによって，クライエントのよりよい人生の実現を目指すことを踏まえれば，「目標はクライエントのよりよい人生の獲得に向けられているか」という基準に照らして検討することも必要になる［表1］。

　それによって，例えば「作業療法の目標は，クライエントが就労できることにあったが，他職種は心身機能の改善に目標を置いていた」ことが明らかになれば，OTは協業的チームワークを行って目標が関係者にとって相互承認可能なものになるよう検討していく必要がある。また，例えば「OTはクライエントが金銭を自己管理できることを目標にしていたが，クライエントはそれができるようになってもよりよい人生につながらない。他にもっとやりたい作業がある」ことが明らかになれば，OTは治療的協業を通して目標がクライエントのよりよい人生に向けられるよう検討していく必要がある。そうした検討を通して目標が修正されれば，修正された目標に根ざして改めて役立ちそうな手技・手法をプログラムに組み込んでいくことになる。

　なお，さまざまな事情で協業が難しい場合は，やはりパターナリズム的な観点から目標の妥当性を問い直すことになる。その際は，設定した目標は，クライエントの利益を最大限考慮できているかどうかという観点から検討す

One Point

★5　関心相関的よい医療判断法

この基準は，「よい医療とは何か」という原理的な問いに答えるための方法論である，関心相関的よい医療判断法で定式化されたものである。

［表1］　目標の妥当性を検討するための基準★5

① 目標は関係者が相互承認できるものか
② 目標はクライエントのよりよい人生の獲得に向けられているか

るとよい。

（5）効率的で効果的なプログラムを立案するポイント

■──臨床的推論

　また，目標を効率的，効果的にやり遂げるプログラムを立案するには，OT
は積極的にクリニカルリーズニング（臨床的推論）をしていく必要があると
いう指摘もある。そうしたリーズニングを導く疑問として，①プログラムの
実施によって生じる変化のメカニズムを説明できるか，②プログラムを支持
するエビデンスを明らかにできるか，③プログラムが実施される文脈（社会
的，文化的，政治的，専門的，財政的）とフィットするか，④プログラムの
実施に特別必要とされるものはないか，の４つがあげられている[4]。

　①の疑問は，プログラムを実施すればクライエントの作業機能障害がどう
変化するかを示すことである。これは通常，２つ以上の理論を使って説明さ
れるため，原則２〜４で示した回復モデル，ライフサイクル論，人間作業モ
デルなどを使って変化の予測を立てるようにするとよいだろう。②の疑問は，
エビデンスに基づいた作業療法[5]（evidence-based occupational therapy：
EBOT）を実践することである。EBOTの実践については，第Ⅰ部Dで論じ
たため，そちらを参照してほしい。③の疑問は，立案したプログラムは現実
に使えるものかどうかを検討することである。例えば，クライエントの作業
機能障害を改善するという目標を達成するために，毎日何時間も個別作業療
法を実施する方法を用いるのがよいことだとしても，プログラムを取り巻く
文脈がそれを許さなければ実現は難しいだろう。効率的で効果的なプログラ
ムを立案するためには，プログラムが実施される実際の文脈を織り込んだう
えで行う必要がある。④の疑問は，立案したプログラムを実現するために必
要な資源（場所，時間，機器，職員，トレーニングなど）があるかどうかを
検討することである。例えば，目標を達成するために認知行動療法を活用し
ようとしても，認知行動療法の介入技法を知らなければプログラムを実現す
ることはできないだろう。そうしたことを考慮しなければ，やはり効率的で
効果的なプログラムは困難になるのである。

（6）おわりに

　ここでは，プログラムは目標をやり遂げるために，さまざまな手技・手法
を組み合わせて立案するものであると論じた。柔軟な実践をサポートする理
論として，信念対立解明アプローチの実践の原理を紹介した。柔軟な実践を
行うためには，OTは事前にさまざまな手技・手法を理解しておく必要があ
るが，それらについては本書では第Ⅰ部Dで詳述しているので参考にしてほ

しい。成功するプログラムを立案できるかどうかによって，OTの存在価値は規定される側面がある。日々の臨床でOTは，常に「このプログラムで目標を達成することはできるか」と自身に問いかけておく必要がある。

（京極　真）

引用文献

1）Dewey J，河村望訳：人間性と行為．人間の科学社，1995.
2）京極真：医療関係者のためのトラブル対応術——信念対立解明アプローチ入門．誠信書房，2014.
3）京極真：信念対立解明アプローチ入門——チーム医療・多職種連携の可能性をひらく．中央法規出版，2012.
4）Braveman B, Kielhofner G, Belanger R：Program development. Kielhofner G(ed)：Model of Human Occupation, Theory and Application 4ᵗʰEdition. pp442−465, Lippincott Williams & Wilkins, 2007.
5）Law M, Baum C：Evidence-based occupational therapy. Canadian Journal of Occupational Therapy 65（3）：131−135, 1998.

C プログラム立案以前の実践技法

1. 考え方の技術

- 論理的思考には必然的思考と蓋然的思考があり，プログラム立案においては両思考法を組み合わせる必要がある。
- 論理的思考は，関係者が納得したうえでプログラムを立案するために欠かせない技術である。
- 演繹，帰納，アブダクションといった論理的思考は，いくつかの前提から何らかの結論を導き出すことなので，プログラム立案に役立つと同時に，クライエントやチームメンバーの理解を得やすくなる。
- OTの一挙手一投足には，何らかの治療的な意味がある。その背景にある臨床的推論を理解し，論理的思考を身につけることが熟練OTへ導く。

View

（1）論理的思考

（a）論理的思考とは

■——必然的思考と蓋然的思考★1

論理的思考とは，いくつかの前提から何らかの結論を導き出すことである。以下では，必然的思考である演繹，蓋然的思考である帰納とアブダクションについて概説する。

●演繹

演繹とは，前提がすべて真であれば結論も必ず真であり，かつ前提には必ず結論の情報が直接含まれるものである。

例えば，「クライエントは病棟か作業療法室にいる」と「クライエントは病棟にいなかった」という2つの前提から「クライエントは作業療法室にいる」という結論を導いた場合，作業療法士（OT）は演繹したことになる。演繹は，前提が真であれば必然的に正しい結論を導けることから，もっとも鋭利

> **One Point**
> ★1 探求主義
> 作業療法では，理論と実践の乖離がときどき問題になるが，その統合にも論理的思考（必然的思考と蓋然的思考）が役立つと考えられ，探求主義という認識論として提案されている。

な論理的思考となる。

●帰納

帰納とは，複数の前提から共通するパターンに着目して結論を導き出すが，結論の正しさは前提によって担保されないものである。

例えば，「クライエントは過去に10回ほど作業療法に参加したが，いずれのときも革細工などの創作作業に興味を示さなかった」という前提から「クライエントは創作作業に興味がない」という結論を導いた場合，OTは帰納している。帰納は，たとえ前提が真であっても異なる結論を導くことができるため，演繹に比べて切れ味に欠ける論理的思考である。しかし，帰納は前提に直接含まれない結論を導ける分，演繹よりも情報量が豊かになる利点がある。

●アブダクション★2

アブダクションは，別々の前提から説明率のよい仮説を結論として導き出すものであり，帰納と同じく結論の正しさは前提によって担保できない。

例えば，「クライエントは作業を中断することが増えた」と「作業療法に遅れて参加することが増えた」と「他のクライエントとおしゃべりしていることが増えた」という前提から「作業に意味を見出せていないのかもしれない」という結論を導いた場合，OTはアブダクションしている。アブダクションは帰納と同様に，前提が真でも異なる結論を導けることから演繹よりも論理的思考の鋭利さに欠ける。しかし，アブダクションも帰納と同じく，前提には含まれない新しい知見を導ける利点がある。

■──補完関係

もちろん，論理の鋭さに欠けるからといって，蓋然的思考が必然的思考よりも劣る論理的思考である，というわけではまったくない。作業療法において両者は補完的な関係にある。

例えば，前記の演繹の例にある「クライエントは病棟か作業療法室にいる」という前提は，クライエントの日常生活の過ごし方を幾度も観察して帰納しなければ導けない。作業療法において演繹は蓋然的思考の積み重ねのうえに実施されるものであり，次に詳述するように状況に応じて柔軟に活用していく必要がある。

(b)プログラム立案において論理的思考を役立たせるコツ

論理的思考は，プログラムを立案するときに行う協業の強度を高めるために欠かせない技法である。一般的にいって，プログラムの立案に必要な情報を収集し，整理し，解釈するときは蓋然的思考によっている。帰納やアブダクションを駆使して前提の蓋然性を高めることができれば，それに根ざしつつ演繹を展開することができる。

■──前提を組み立てる

蓋然性を高めるポイントは，①プログラムの立案に必要になると推測され

One Point

★2 アブダクション
作業療法の哲学的基盤はプラグマティズムである。これは，アブダクションを発見したPeirce CSが提唱した哲学である。プラグマティズムはアブダクションを基礎づける論理である。つまり，アブダクションと作業療法は，よって立つ基盤が同型である。

る情報をできるだけたくさん集める，②情報はできるだけ複数の場面から収集する，③例外的な情報を無視しない，④過剰な解釈を行わないようにする，などとなる。こうした点に注意しながら帰納やアブダクションを実施していけば，そうでないときと比べて，おのずと蓋然性は高まる。

　蓋然性の高い前提を組み立てることができれば，次に演繹を展開する。プログラム立案では特に，クライエントやチームと協業するときに演繹を使った説明が役に立つ。というのも，演繹は結論を合理的，必然的に導き出す方法であるため，クライエントやチームのメンバーはOTが提示した結論に納得しやすくなるからである。

■──展開例

　具体例を示すと，次のような説明になる。

　例えば「作業のバランスを崩した人は作業機能障害の状態にある。Aさんは日中行う作業がなく，健康な人と比べて作業のバランスは崩壊した状態にある。したがって，Aさんは作業機能障害の状態であるといえる。作業療法では，クライエント本人が役割意識をもてる作業ができるようになると，崩壊した作業のバランス（作業機能障害）が改善すると考えられている。Aさんは料理に役割意識をもっている。したがって，料理を適切にやり遂げられるプログラムを提供すれば，Aさんの作業のバランスは改善すると予測される」という説明は，個々の前提は蓋然的思考によって導かれたものだが，全体の説明としては必然的思考（演繹）によっている。協業時にこのような説明を行えれば，そうでないときよりもクライエントもチームのメンバーも理解しやすいであろう。

（京極　真）

（2）臨床的推論

（a）臨床的推論とは

　臨床現場において，例えば，クライエントと評価を行う約束をしていたのに直前になって拒否されたり，ある評価や作業活動を行っているときに予想以上の話を聞かせてくれたりすることがある。

　熟練したOTはこうした直前に起こった事柄，つまり文脈を踏まえたかかわりをすることができる。拒否されたときでも，クライエントはそのことを気にしていることがあるので，さり気ない話題を挟むことでクライエントに安心感をもって将来に向かって進んでいけるような相互の関係を構築しようとするかもしれない。また，予想以上に話を聞かせてくれる場面では，傾聴し共感するだけでなく，経験談にまつわるクライエントの感じ方や受けとめ方などを知ることができ，その人の人生物語（Life story）の一端を理解し，

さらにセラピーに活かすことができる。

このようなOTの思考の道筋を，臨床的推論（clinical reasoning）という。

（b）臨床的推論の諸側面

Schell BABはRogers J，Fleming MH，Mattingly Cらの先行研究を整理して，臨床的推論★3を「臨床家が対象者への働きかけを計画し，方向づけし，実行し，結果を反芻する際にたどる思考の道筋」と定義し，以下に述べる5種類のリーズニングを紹介している[1]。

●科学的リーズニング（scientific）

①疾病，損傷，発達的問題の本質は何か，②その病気から生じる共通した障害は何か，③その病気に伴う典型的な損傷は何か，④遂行に影響を及ぼす典型的な文脈の要因は何か，⑤評価と介入を導くために用いられる理論と研究は何か，⑥この病気に適用できる介入のプロトコールは何か，といった疑問に答えることで，病気の本質を理解し，作業療法介入の仕方（評価という手がかり，問題の同定という仮説，目標設定，治療の選択）を論理的に決定していくものである。学校で習うことの多くがこの臨床的推論であり，臨床実習ではこうした手続きで行われる。問題状況が比較的単純ではっきりしている場合には有用である。

●物語的リーズニング（narrative）

①その人の人生物語は何か，②作業的存在としてのこの人の本質は何か，③その健康状態は人生物語を続ける能力にどのように影響しているか，④この人の最も重要な作業活動は何か，⑤この人にとって意味のある治療目標に合った作業活動は何か，といった疑問に答えることで，クライエントにとっての病気の意味や状況の意味を理解し，クライエントの行動をセラピー過程へと導くものである。そのため，クライエントとの会話や語りが重要になる。

●実際的リーズニング（pragmatic）

①この人が身をゆだねるのは誰で，その理由は何か，②誰がお金を払い，どんな期待をもっているのか，③介入を支えるために，どんな家族や介護者の資源があるか，④どのくらいの時間が使えるのか，⑤上司や職場の期待は何か，⑥治療環境で何が利用できるか，⑦OTである私の実践能力はどんなものか，といった制約のなかで解決策を見出していくものである。これらはクライエント以外の要因であり，セラピーの可能性に影響を及ぼす。

●倫理的リーズニング（ethical）

①サービスによるリスクと利益は何か，②限られた時間と資源のなかでケアを優先させる最も公正な方法は何か，③クライエントの目標と介護者の目標が一致しないとき，どのようにバランスを取るのか，④他の治療メンバーが行っているやり方がクライエントの目標と矛盾するように思われたとき，どうすべきか，といった疑問の答えを見つけるためのものである。

●相互交流的リーズニング（interactive）

①この人と最もよく関係を取ることができる方法は何か，②この人を安心

One Point

★3　臨床的推論の新しい考え

ここでは臨床的推論（clinical reasoning）として紹介しているが，最近になってShellは，作業療法は医学的環境だけではなく，多くの教育や地域環境でも行われているので，医学的な響きの少ない用語を見つけようとして，professional reasoning（Shell & Shell, 2008）やtherapeutic reasoning（Kielhofner & Forsyth, 2002）という用語が現れてきたとしている。

させられる方法は何か，③最もうまく励ます方法は何か，④この状況でどのような非言語的方略を使うべきか，⑤その人を「侵害」しないように支持するためには，どこに立てばよいか，⑥この人に関与するとき，どんな文化的要因を考慮すべきか，といった疑問に答える形でクライエントと肯定的な対人関係を構築するために用いられる。作業療法は「クライエントとともに行うこと」である。OTはクライエントの生活世界で信頼が得られると，その人が遂行問題を解決する援助方法をよりよく理解できる。

（c）熟練OTになるために

臨床的推論の諸側面は別々の過程ではなく，むしろセラピー過程全体にわたって絡み合っている。したがって，これらの諸側面を融合させ，さらに，変化する条件に応じて介入を柔軟に修正しなければならない。これらのことはSchön DAのいう「行為のなかで考える」ことである。クライエントを取り巻く状況は刻一刻と変化している。1つの事例の経験は次の事例の参考になるかもしれないが，まったく同じ事例はない。豊かな専門的知識をもった熟練OTになるためには，経験年数のみならず，臨床的推論の諸側面を知ることが役立つのである。

（石井良和）

引用文献

1）Schell BAB：Professional Reasoning in Practice. In Crepeau EB, Cohn ES, & Schell BAB（Eds.）：Willard and Spackman's Occupational Therapy（11th ed.）. pp314−327, Lippincott Williams & Wilkins, 2009.

参考文献

京極真：探求主義という新しい認識論の構想．西條剛央・菅村玄二・斎藤清二・京極真他編著：エマージェンス人間科学──理論・方法・実践とその間から．pp42−59, 北大路書房，2007.
村田和香：クリニカルリーズニング 標準作業療法学．山田孝編：作業療法研究法．医学書院，2005.
吉川ひろみ：作業療法士としての成長の仕方．OTジャーナル39（4）：280−284, 三輪書店，2005.

C プログラム立案以前の実践技法

2. プログラム立案以前に OTが行うべき「作業」

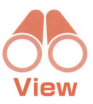

- プログラム立案前までのOTが行うべきことについてまとめる。ここではまず，病院作業療法の流れとして，作業療法の始まりから終了までの概要を述べる。
- 次に，その流れに沿って，クライエントが作業に参加するときのオリエンテーションについて言及する。
- 評価の実施と解釈では，評価実施時期，評価を用いる意義，トップダウン評価とボトムアップ評価について，読者がこれから考えるきっかけとなるように簡潔にまとめている。

(1) 病院作業療法の流れ

まず，病院作業療法の流れを解説すると，病院によっては多少手順が前後になる場合も考えられるが，概ね［図1］のようになる。

■——指示箋

医師からの指示箋によって，作業療法士（OT）はクライエントを個別訓練での対応とするか，作業集団のなかにメンバーとして加えて作業訓練とするか，決めることになる。

医師の指示箋にはクライエントの症状や留意すべき点などが書かれているが，特に医師の希望があれば前もってその希望に沿えるかどうかの検討が必要である。通常からの心がけで，OTが指示箋を出す医師とコンセンサスを得ていれば問題はないが，いずれにしても医師の意見を直接聞いておいたほうがよいようである。

■——病棟カンファレンスの活用

定期的に病棟カンファレンスなどに出ることで，医師だけでなく看護師や他職種の考え方も聞けるので，積極的に参加することが望ましい。指示のあったクライエントの情報収集にも活用でき，カルテや看護記録の記述に不明が

[図1] 病院作業療法の流れと協業

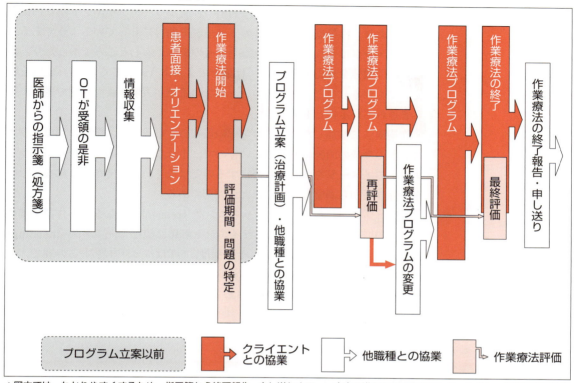

＊図中では，わかりやすくするため，指示箋から終了報告・申し送りまで，一方向で進むかのように示した。しかし，実際の病院作業療法の流れは，行き戻りしながら展開していくことを重ねて強調しておく。

あったときに確認することができる。学生や入職間もないOTは，看護師が忙しく働く病棟に入りづらいものであるが，先輩OTの指導を受けながら積極的に出入りすべきである。夜勤看護師の忙しくない時間帯を狙ってカルテを閲覧に行くことも一案である。

(2) オリエンテーション

作業療法面接については，第Ⅰ部D-3「非構成的評価」に詳しく述べているので，ここではクライエントが作業に参加するときのオリエンテーションについて解説する。

オリエンテーションとは，「作業や訓練に先立って，その方針や内容などについて方向づけする」ことである。作業療法面接で今後の方針や作業内容について話し合われるが，クライエントの病状により大きくその内容は変わる。治療者が主導権を握らざるを得ない場合や，逆にクライエントの希望に沿って進むことなど，多種多様である。

オリエンテーションの場面設定は，クライエントのいる病室まで赴く場合もあれば，作業療法室を案内しながら作業場面を見学してもらうなど，その時々の状況により大きく変わるものである。

クライエントの回復状況によって事情は異なるが，多くのクライエントは作業参加の前に病棟のスタッフや病室の仲間から，クライエントなりの情報を得ており，作業療法に対してのイメージを独自にもっているようである。そのイメージはそれぞれで，「遊ぶ」「ものをつくる」ところであったり，あるいは「勉強を教えてくれる」「仕事をできるようにしてくれる」「就職を斡旋してくれる」など，クライエント自身の希望が誤解された状態で過剰に膨らまされていることもある。

作業療法に参加したクライエントの最初のくい違いが，微妙な形でクライエントの今後の訓練に影響していくので，十分な注意が必要となる。クライエントのイメージをいきなり否定するのではなく，なぜそのようになったのかを探りながら調整していくことが大切である。

OTは，「している作業」をリーズニング（reasoning）しながら作業を進めていくのであるが，必ずしもクライエントが真に望むミーニング（meaning）とは異なる場合も少なくない。その都度，OTはクライエントとの間で，今行っている作業について互いの「意味」の確認を行いながら，協働作業をしていく必要がある（協業については，第Ⅰ部B-原則6「プログラムは協業を通して立案する」を参照）。

（3）評価の実施と解釈

本書では，第Ⅰ部D「プログラム立案で利用できるウェポン」として，各種評価をあげて個々の評価の特徴や実施方法などを紹介している。使用目的により随時選択することが可能である。

（a）評価の実施時期

評価の実施時期については，プログラム立案前の評価，プログラム継続中の再評価，プログラム終了時の最終評価と大まかに区別される［図1］。

ここで注意すべきこととして，精神障害領域の場合，プログラムの実施と評価は，表裏一体の関係があるということである。なぜなら，プログラムを実施しながらクライエントの新しい側面が刻々と観察されるからである。例えば，1つの作業をクライエントに指導してもなかなか覚えてくれないので無理かなと思って諦めかけたときに覚えてくれたりすることが少なくない。それには認知機能の障害やその場の環境，さらに感情面での起伏等に加えて，時系列が影響しているからである。

[表1] 問題の定式化

患者	patient/client	何らかの作業機能障害で困っている患者に
介入	intervention	特定した作業療法を介入することにより,
比較	comparison	介入しないときに比較して
帰結	outcome	作業機能障害にどのような結果を得たいか?

(b)評価を実用する意義

評価を実用する意義については,第一にプログラム立案のために行うものであるが,見方を変えると,クライエントに介入した治療方法が効果を上げているかどうかを,前後比較して結果をみるためのものでもある。評価は,効果の判定に欠かせないものである。

また,プログラム立案前に,クライエントを前にしたときにしておくべき問題の定式化について[表1]に示した。

作業療法を行う前に,「何らかの作業機能障害で困っているクライエントが現れ,作業療法を介入することにより,介入しないときに比較して,作業機能障害にどのような結果を得たいか?」という予測はしておくべきである。プログラム立案・治療計画の前段階で留意すべき重要点である(第Ⅰ部D-5「エビデンスに基づいた作業療法」を参照)。

(c)トップダウン評価とボトムアップ評価

作業療法において,ボトムアップ(bottom-up)評価とトップダウン(top-down)評価という言葉は,作業機能障害について理解する手続きを表す言葉として用いられてきた。すなわち,ボトムアップ評価とは,1つひとつの情報を積み上げながら作業機能障害を認識すること,トップダウン評価とは作業機能障害にあたりをつけてから関連する情報を集めてその理解を深めていくことをいうのである。この両評価方法は相反するものではなく,クライエントを理解するうえで,また他職種間の理解のために,相互に矛盾が生じないような整合性が必要である。

精神障害領域では,クライエントが退院生活に向けてアパートで一人暮らしをするには,料理・掃除・洗濯・買い物・金銭管理など,多くの活動やさまざまな地域の生活などへの参加が要求される。さらに,それらを遂行する能力や活動を継続し,習慣化する能力が必要となる。とはいえ,例えば,料理をするために包丁を握り,材料を切るなどといった一つひとつの動作に関連した運動動作などの運動機能に問題は少ないだろう。おそらくはそれよりも,料理をする行為に対する意欲,見当識機能(現実吟味力の弱さ・病識欠如など),記憶・学習機能(失敗の繰り返し,作業記憶障害など),精神運動機能(動作の鈍さ・激越・不自然な姿勢など),思考機能(連合弛緩など),情緒機能の障害等に多く問題が集中すると思われる。さらに忘れてはならな

い要因として，その人を取り巻く環境があり，個人要因も重要になろう。

　さて，以上の内容をボトムアップ評価とトップダウン評価という観点からとらえたらどうなるだろう。結論からいえば，トップダウン評価では，「アパートで一人暮らしができるか否か」という作業機能障害に関するテーマをまず定め，それに影響を与えるであろうさまざまな問題を，諸評価の技術を総動員して作業機能障害をとらえることになる。それに対して，ボトムアップ評価では，クライエントの認知機能や運動機能，活動・参加状況，さらに物理的環境や社会的環境の一つひとつを評価し，結果を積み上げながら作業機能障害を構築し，認識することになる。どちらの方法も作業機能障害に向かっていくものの，それに至るまでの手続きが大きく異なるのである。そして，作業機能障害を理解するという目的を達成できるのであれば，どちらの評価手続きにしたがってもよいのであり，これらは相反するものではないのである。

（長雄眞一郎）

参考文献

昼田源四郎：統合失調患者の行動特性．金剛出版，2007．
古川壽亮：エビデンス精神医療．医学書院，2000．

C プログラム立案以前の実践技法

3. 計画書の書き方

- 計画書の執筆は，学生だけでなく，プロのOTでも容易ではない。
- 計画書は，執筆する目的を明確にすることによって，書くべき内容が規定されるため，いくぶん書きやすくなる。
- 執筆する目的が不明瞭な者は，周囲の人たちと議論したり，アドバイスをもらうことによって，目的を明確にするとよい。

View

（1）計画書の執筆が難しいワケ

　立案したプログラムは，関係者が内容を理解し，必要に応じて検討できるよう記述する必要がある。また，クライエントやチームのメンバーと協業するときも，立案したプログラムが計画書として記録されることが期待される。

　しかし，プログラムを計画書に記すのは意外に大変である。難しい理由は「プログラムを文章化してしまうと，臨床的な実態とその内容がどこかでずれてしまう」点にあるのではないかと考えられる。後述するように，計画書には必ず介入を書くが，例えば「お金の自己管理ができるようになるために，病院の近くにある銀行に行ってATMの利用方法を教える」と書いたところで，実際にはそうならない可能性はいくらでも考えられる。実態と計画書のずれは原理上いつでも起こるため，計画書の困難さはよく起こりうる。

（2）計画書を書くコツ

　計画書を書くコツは，「何のために計画書を記すのか」という執筆の目的を明確に意識化することである。それにより，焦点を絞った計画書を書けるため，執筆に伴う困難さを低減することができる。

　例えば，「情報を共有するため」に計画書を記したい場合，その内容は「クライエントやチームのメンバーと共有するに値する情報」を中心に書いてい

く。また，「作業療法介入の効果を検討するため」に計画書を書く場合は，「測定可能なエンドポイント（例えば，介入前に測定した構成的評価の結果）」を中心に計画書を構成する。同様に，「作業療法実践を正当化するため」に計画書を書くときは，「立案したプログラムを支援する良質な研究エビデンス」を計画書に盛り込んでいく。目的を定めて計画書を記すこの方法は，前述した困難さの理由を根本的に打ち消してしまうものではない。しかし，「何のために書くのか」を明確に意識化することができれば，比較的軸がぶれにくいため，いくぶん困難さを軽減することができる。

(3)計画書のコンテンツ

　計画書の具体的内容は，①クライエントの氏名，年齢などの個人情報，②作業療法評価結果，③介入目標，④介入方法と種類，⑤成果測定，⑥プログラムを見直す時期，などが明確になるとよい[1]。特に②では，クライエントがどのような作業機能障害に陥っているのか，を他者が理解できるように記しておく必要がある。ここがいい加減な内容になってしまうと，他者は③や④が導かれた理由を理解できず，結果として計画書によって「どうしてこうした作業療法を実施するのか」を明確に示すことは困難になろう。

　また，④は，③を達成するために必要な介入について具体的に書き記しておく必要がある。例えば，充実した体験を引き出せる作業に従事できていないクライエントがいたとしよう。その場合，クライエントが達成感を味わえる作業に取り組めるよう，例えば「クライエントが興味を示した作業が用意された環境下で，探索行動を促すことによって充実感を味わえる作業を見つけられるようにする。作業療法士（OT）はクライエントの体験を認め，励ますかかわり方を取る」などのように介入の内実を具体的に記すのである。

　⑤は，④によってどのような利益がクライエントにもたらされるのか，を具体的に記すようにする。本書において成果は作業機能障害の改善を意味するが，もう少し細かく見れば作業的公正，セルフ・アドボカシー，QOLの改善，予想される問題の予防，健康とwell-beingの改善，役割有能性，適応，作業遂行の改善などが含まれる[1]。これらを測定する方法については，第Ⅰ部D-4で示された「構成的評価」の使用を検討すればよい。

(京極　真)

引用文献

1) American Occupational Therapy Association : Occupational therapy practice framework, domain and process (2nd ed.). Am J Occup Ther 62 (6) : 684−690, 2008.

D プログラム立案で利用できるウェポン

1. 理論モデル

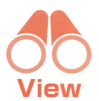

- 人間の行動はきわめて複雑な現象なので，本質を見失わない程度に，変数を減らす手段として理論モデルを用いる。
- 実際の現象（クライエントの作業機能状態）にその理論モデルを適用して，導き出された仮説が適切であれば，その現象を直感的に理解できるので，理論モデルは作業療法を展開するうえで重要な役割を果たしてくれる。
- ここで紹介した10の理論モデルは，概要，プログラム立案時の使用法および留意点などという構成でコンパクトに解説されている。クライエントの全体をとらえるものと，ある部分を詳細にとらえるものがあるので，その特徴を理解して組み合わせて用いるとよい。

(1) 治療構造論

(a) 概要

　治療構造論は，生活機能論★1に基づいてそれぞれの治療法の治療要因と治療機序を表すものであり，精神科作業療法の理論体系の共通理論のなかの一つに位置づけられている[1]。作業療法における治療構造論は，松井（1978）により提唱されたものが端緒である[2]。作業を通して，クライエントを支援する作業療法の構造は多彩で複雑であり，クライエントの現象を理解するうえで治療構造を理解しておくことは重要である。

　作業療法は，さまざまな理論や技法を応用しながら行われてきたが，どの理論や技法が用いられようと，作業療法を構成する要素や作業療法のプロセスにおいて作用する治療や援助の要素に大きな違いはない。山根[3]は，作業療法の治療構造を，「主体としての対象者★2」「作業・作業活動」「作業療法士」「集団」「場所と場★3」「時間」の6つの構成要素に分類し，それぞれが相互に作用する構造になっていることを示している。

Key Word

★1 生活機能論
クライエントの障害というマイナス要因をとらえる疾病・障害論だけでなく，クライエントの健康な機能も含む全体像を理解する治療の根底をなす理論である[1]。

Key Word

★2 主体としての対象者
受動的にサービスを受ける存在ではなく，本人が納得し「取り組む（do）」「対処する（cope）」主体性が作業療法の前提であり，クライエントの主観的効果が大きな意味をもつことを強調している[1]。

Key Word

★3 場（トポス）
ある文化が成熟し，そこにある状況や現象を生み，その場を利用する者に，何らかの心理的作用をもつ開かれた空間[4]。

Key Word

★4 therapeutic use of self；自己の治療的応用
OTの年齢，性別，人生経験，職業上の役割や，長所にも短所にもなりうる自己のパーソナリティの特徴など，自分自身の特性を，作業療法における対人関係のなかで自然に活かすこと[1]。

治療構造を評価する包括的な評価ツールはないが，前述した構成要素の状態を評価し，それぞれの構成要素の相互作用を検討するとよい。また，クライエント自身がどのような状況（治療構造）のなかで，どのようなことを体験しているのか，どんな困難を感じているのか，病の回復状態と合わせて検討する。山根[3]は，現実感を取り戻し，自分の生活を獲得していくプロセスを，クライエントと治療構造の構成要素との対象関係の変化を通して説明している。作業療法を通して，クライエントと作業，作業療法士（OT），物（作品，道具，材料），集団メンバー，客観的現実などとの対象関係の変化のプロセスを理解することも治療構造の評価の視点として大切にしたい。

（b）プログラム立案時の使用法

プログラム立案時には，治療構造のなかで対象関係の回復の程度をみながら，作業の用い方や広がり，クライエントとのかかわり方について検討するとよい。病の回復と相まって，クライエントの対象関係も，作業や関連する物（材料や道具）との関係からOTとの二者関係へ，そして，その場で起こる現実や共にする他者へと対象関係は回復していく。クライエントの対象関係の回復の程度に合わせて，作業を外的刺激からの保護シェルターのように利用したり（作業への閉じこもり），心理的距離や間接的・直接的な言語的コミュニケーションの程度，集団の形態や場の選択，時間（頻度や時間量，期間），社会とのかかわりの程度の調整を行うとよい。

どのような状況（治療構造）のなかで，クライエントがどのような"もの（作業や関連する物，人など）"とどのような関係をもち，そのなかでどのようなことを体験しているのかを推察・確認し，OTが意図的に治療構造を調整していく。

（c）プログラム立案時の留意点

OTは治療構造の一部であることを十分に意識し，自己のパーソナリティや属性に関する特徴をクライエントや作業療法の場で治療的に利用していこうとする視点も大切である（therapeutic use of self；自己の治療的応用）★4。また，クライエントが生活する場自体を治療構造の視点でとらえることも大切にしたい。作業療法場面だけでなく，1日，1週間，どのような環境で，どのような人たちと，どのようなことをして過ごしているのか，どのような作業機能障害を体験しているのかを検討することも，プログラム立案時には考慮すべきである。

（青山克実）

Column
自分を「知る」

　作業療法の環境において，OTは自身の影響については見逃しやすく，その影響の内容やOT自身のパーソナリティについて受け入れることに抵抗を示すケースは少なくありません。クライエントの反応やOTとの関係性をとらえるときには，OT自身の他者に与える影響を知っておくことが重要

です。自分の振る舞い方や癖・態度，物事に対する認知の特徴，対人交流パターン，コミュニケーション能力，風貌や身なりなどについて知っておくことも，とても大切です。そのような自分を「知る」ことが，クライエントとの協業の基盤となります。

（2）国際生活機能分類（ICF）

（a）概要

■──構造

　国際生活機能分類（International Classification of Functioning, Disability and Health：ICF）とは，「人間のあらゆる健康状態に関係した生活機能状態から，その人を取り巻く社会制度や社会資源までをアルファベットと数字を組み合わせた方式で分類し，記述・表現」[5]しようとするものである。その構造は，人間の生活機能（functioning）と障害（disability）について，「心身機能・身体構造（body functions and structures）」，「活動と参加（activities and participation）」，それに影響を及ぼす「環境因子（environments）」について，合計約1500項目に分類される。個人因子は，ICFに分類として含まれないが，「ICFの構成要素間の相互作用」[5]を示す図［図1］には含まれている。

■──コアセット

　しかし，分類項目数の多さは実用性を低めるといった難点から，ICFコアセット[★5]が開発されている。ICFコアセットでは，ある特定の健康状態（例；脳卒中や糖尿病など）に焦点を当てて，それに関連する重要項目リストをピックアップしている。精神科領域ではうつ病のコアセットが開発されているが，うつ病に関する重要項目は121項目に限定されている。統合失調症のコアセットはまだ未開発のようである。ただし，本書では統合失調症のコアセットの開発，作成を試みたので参考にしていただきたい（234～236頁［図4～6］参照）。

> **Key Word**
>
> **★5　ICFコアセット**
> ICFの分類項目は，包括的にとらえるために約1500項目にも及んでいる。そこで，実用性を高めるために，ある特定の健康状態（肥満，脳卒中，うつ病など）に関連する分類項目だけを集めた項目リストがICFコアセットである。

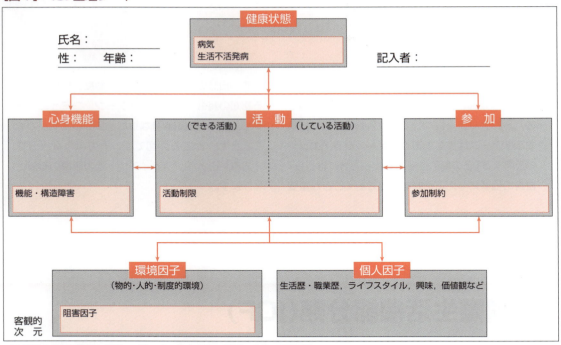

[図1] ICF整理シート

（上田敏：ICFの理解と活用．p59，きょうされん，2005．より一部改変）

(b) プログラム立案時の使用法

　ICF理論を精神科領域や作業療法に実用化することによって，臨床ではどのような利益が望まれるのであろう。以下では，安西信雄の『精神障害領域におけるICFの活用に向けて』などを参考に，広く精神障害領域におけるICFの実用の意義について考えてみる。また，ICFの実際として，臨床場面で個人の生活機能や障害についてどう整理し，具体的なケース記録をつくるのかを解説する。

■──臨床場面におけるICFの実際

　臨床場面でICFの分類の全項目をチェックすることは容易ではない。そこで，ICF整理シート［図1］を使用することもあるだろうし，ICFチェックリストを使用してもいいのである（［図1］では，上田が示している主観的次元を除いている）。あるいは，既存の評価ツールを実施した場合には，その結果を調整して，ICFの分類項目に適合させてもよい。他部門からの情報を項目に当てはめる場合もある。その際には情報源をしっかりと記述しておく必要がある。なぜなら，その情報の真偽のほどは簡単に判断できない場合が少なくないのである。各職種が協業して評価するのが理想である。

　それぞれの項目は，アルファベットと数字を組み合わせた方式でコード化されている。［図2］を参考に説明する。「b7302.1」のbは構成要素の心身機能（body function）を表記し，7は大分類，30は中分類の筋力の機能を，

［図2］　コード化表示の例

```
心身機能の評価

b7302.1

b：心身機能　body function

7：「大分類」神経筋骨格と運動に関する機能

30：「中分類」筋力の機能

2：「小分類」身体の片側の筋力

.1：「評価点」軽度の機能障害

機能障害の程度（0：なし　1：軽度　2：中等度
3：重度　4：完全な機能障害　9：詳細不明）
```

［表1］　評価点

構成要素	第1評価点（小数点1位）	第2評価点（小数点2位）
心身機能（b）	否定的スケールによる共通評価点であり，機能障害の程度を示す。	なし
身体構造（s）	否定的スケールによる共通評価点であり，構造障害の程度を示す。	各々の身体構造の変化の性状を示すために用いられる。 0：構造に変化なし，1：全欠損，2：部分的欠損，3：付加的な部分，4：異常な大きさ，5：不連続，6：位置の変異，7：構造上の質的変化（液の貯留を含む），8：詳細不明，9：非該当
活動と参加（d）	実行状況　共通評価点 その人の現在の環境における問題 例：d5101.1は，その人の現在の環境において利用可能な補助用具を使用して，全身入浴に軽度の難がある。	能力　共通評価点 介助なしでの制限
環境（e）	共通評価点であり，阻害因子と促進因子とのそれぞれの程度を示す，否定的スケールと肯定的スケールからなる。 例：e130.2は，教育用の生産品と用具が中程度の阻害因子であることを意味する。e130＋2は，教育用の生産品と用具が中程度の促進因子であることを意味する。	なし

（障害者福祉研究会編：ICF国際生活機能分類——国際障害分類改定版．p22，中央法規出版，
　2002．より一部改変）

2は小分類を意味している。小数点以下は，評価点を記載している。すなわち，［図2］の場合は「身体の片側の筋力の機能に軽度の障害がある」ことを表記している。例えば，「b167.3」の場合は「言語に関する精神機能の重度の障害がある」ことを表記しているのである。

ここで注意を要するのは，心身機能・身体構造（b・s），活動と参加（d；domain），環境因子（e）の小数点以下は，それぞれの構成要素によって第1評価点と第2評価点の内容が違う点である。

［表1］を参考に解説すると，心身機能（b）は第1評価点まで，身体構造（s）は第2評価点まで，活動と参加（d）は第2評価点まで，環境因子（e）は共通評価点で，阻害因子と促進因子とのそれぞれの程度を示す，否定的スケールと肯定的スケールからなる。これは，第1評価点までがある。WHOでは，活動と参加の第3〜第5の評価点までを検討している。

（c）プログラム立案時の留意点

現場で実際に評価するときには，その人の障害の部分にだけ視点が集まり，健康な生活機能面を見落としがちになる。これは留意して避けなければならないことである。ICF開発前の国際障害分類（ICIDH）[6]理論に戻ることになる。

また，問題点であるとして，♯記号などを使用することもあろうが，ICF理論の趣旨からして，現場での評価では，コード化を訓練しておくべきである。ICFは項目のみの問題ではなく，構造化された相互関係の重要性を示すために改善された理論である。

その人をICFで一度評価すると，そこで終わることが多いが，時間の経過，その人への何らかの介入後，どのような変化がみられたか再評価をするべきである。

（長雄眞一郎）

Key Word

★6 ICIDH

International Classification of Impairments Disabilities and handicaps。国際生活機能分類（ICF）の前バージョンを国際障害分類（ICIDH）という。障害の概念をimpairments（機能障害），disabilities（能力障害），handicaps（社会的不利）としてとらえている。

（3）集団力動理論

（a）概要

人は，生まれたときから家族，学校，職場，地域社会といった社会的集団のなかで生活する。人は，これらの集団のなかで交流し，気づき，感じ，求め，与え，学び，そして成長していくのである。

集団に明快な理論的根拠を与え，独自の集団の科学としてグループダイナミックス（group dynamics）の基礎を築いたのはLewin Kである。彼は集団

を力動的全体として考え，構成員間の力動的な相互依存性によって定義した。Lewinは，集団を構成する条件は，部分間の類似性ではなく構成員間の特定の相互依存性であるとし，部分としての個人の変化が全体としての集団に及び，この集団の変化が個人に及ぶという力動的過程のなかに集団を考えようとした[6]。

集団の力動的性質や構成員の行動の法則性を研究する科学は，小集団の実験的研究，参加観察による実証的研究，社会調査や組織体の調査研究などを積み重ね，実践と深いかかわりをもっている[7]。

集団力動をグループサイコセラピー★7（group psychotherapy）として臨床実践に適用したYalom ID[8]は，グループセラピーで効果を表している次の11の療法的因子（therapeutic factor）を経験に基づいて展開させた。①希望をもたらすこと（instillation of hope），②普遍性（universality），③情報の伝達（imparting of information），④愛他主義（altruism），⑤社会適応技術の発達（development of socializing techniques），⑥模倣行動（imitative behavior），⑦カタルシス（catharsis），⑧初期家族関係の修正的繰り返し（corrective recapitulation of the primary family group），⑨実存的因子（existential factors），⑩グループの凝集性（group cohesiveness），⑪対人学習（interpersonal learning）である。

前記の集団力動と療法的因子は，作業療法で集団を活用するときに大きくかかわってくる。

(b)プログラム立案時の使用法

作業療法において，集団は次のような目的で活用される。これらに伴い，集団の大きさ，構成員の特性，作業の性質，課題の難易度等も考慮する必要がある。

① 集団の和気あいあいとした雰囲気になじみ，受け入れ，受け入れられた安心感を経験する。

② ゲームやスポーツ等で競い助けあい，スリル，面白さ，爽快感，楽しさ，できなかったことができるようになる喜びを共有する。

③ 集団内外の模擬的な場面や実践的な場面で，対人技能を発揮し練習する機会を得る。

④ 互いに個性や能力を認めあい励ましあう関係のなかで，個々人の課題を達成する。

⑤ 知恵を出しあい，分担し協働して作業し，その集団の課題を達成するとともに達成までの過程を楽しむ。

⑥ 同じような経験や必要としている情報を共有し，悩んでいるのは自分だけではないことを知る。

⑦ 能動的に集団内の役割を果たし，人の役に立つという経験を積み重ねる。

🔑 **Key Word**

★7 グループサイコセラピー

グループサイコセラピーは集団を対象とした精神療法であり，日本では集団精神療法と呼ばれることが多い。グループサイコセラピーでは，患者と患者の相互作用と患者と治療者の相互作用の両方が用いられる。集団のなかで患者は，さまざまな対人的相互作用を経験し，治療者とともに，その相互作用の意味や効果についてフィードバックを与え合う。また，このような凝集性のある支持的な集団を体験し，自分の問題は自分一人のものではないと普遍性を感じることで，孤独感を克服することもできる。

(c)プログラム立案時の留意点

■──個人と集団の関係

　集団力動を利用したプログラム立案の際の留意点として，プログラムの目的，構成員の対人技能に適した集団の活用があげられる。集団の活用にあたり，個人と集団は相互に影響しあい，切っても切り離せない関係であることに思い至る。個人の言動が集団の雰囲気をよくも悪くもする。集団の圧力が個人の自由な言動を阻害する反面，社会的な行動を促す。

　例えば，個人の怒鳴り声がその場を凍らせることもあれば，個人の温かい励ましの言葉がその場を和ませることもある。自分の意見のせいで場がしらけるのではないかと気にするあまり発言できなくなることもあれば，よく思われたいがために集団場面でわがままな発言を慎むこともある。さらに，作業療法で活用する集団を包囲し，その集団に影響するより大きな社会的集団の存在を忘れてはならない。

■──集団の限界

　また，集団には次のような限界もある。
① 問題の少ない個人や要求の少ない個人が集団に埋もれがちになる。
② 構成員の発言や構成員間の交流が乏し過ぎると，ファシリテーターの補助自我的なかかわりが増え，その負荷が増大することがある。
③ 集団場面で消化不良な事態には，個人の面接場面による対応が必要となる。

　集団を活用するときには，このような限界があることを考慮しなければならない。

■──ファシリテーターとしてのOT

　加えて，集団を運営するOTは，集団の力を引き出すファシリテーターとして以下のスキルを磨く必要がある。
① 集団のなかで構成員全員のコミュニケーションと交流技能，対人パターンを評価し見極める。
② 構成員全員の言語的・非言語的交流に配慮し，集団の目的と個人の技能改善目標の双方にあわせて支援する。
③ 集団全体の運営に力を注ぐとともに，個人の言動に対するフィードバックも丁寧に行う。
④ 集団場面で起こっていることを常に把握し，その場で解決できなかった構成員間や個人内界の葛藤があれば，間をおかずに後で適切に対応する。
⑤ 構成員に対して，場面に適切な感情を表出しながら中立で受容的で安定した態度で接する。
⑥ 構成員個人の特性，エピソードをよく把握し，集団場面の構成員全員の動きを予想し，ファシリテーターの動きとともにシミュレーションしてお

く。

⑦ 構成員全員が達成感や楽しさを感じるように配慮し，最後はよい雰囲気で，次回また参加したくなるように締めくくる。

■───集団力動を念頭においたプログラム立案

以上を踏まえると，OTには，集団を構成する個人の成長が集団を成熟させ，成熟した集団における交流が，さらに個人の成長を助けるという集団力動を念頭においたプログラム立案が求められるといえる。

（谷村厚子）

（4）カナダ作業遂行モデル（CMOP）

（a）概要

■───国際的に浸透したモデル

カナダ作業遂行モデル（Canadian Model of Occupational Performance：CMOP）は，1980年代前半に，カナダの作業療法実践における質の保証に対するガイドラインを開発するための特別委員会の努力から生まれた。今では，「クライエント中心の実践（client-centered practice）」と，このモデルの唯一の評価であるカナダ作業遂行測定（Canadian Occupational Performance Measure：COPM）は世界中で広く採用されており，国際的にも浸透したモデルである。なお，現在はCMOP-E（Canadian Model of Occupational Performance-Engagement）へと発展的に改定され，作業遂行のみならずダイナミックな相互作用として，作業参加との結びつきを概念化している［図3］。

■───クライエント中心の実践と作業遂行

このモデルの焦点は「クライエント中心の実践」と「作業遂行」の2つである。クライエントは対等の人間として尊重され，OTは専門知識を備えたパートナーとしてクライエントに非指示的かつ協業的に，クライエントが希望と問題を理解する能力を刺激し，適切な解決法の提案を通して問題解決の促進を図る。

このモデルでは，作業遂行は人と環境と作業の相互関係の結果とされる［図3］。人は身体，情緒，認知的要素をもつとみなされ，存在の中核にスピリチュアリティという要素をおいている。環境は物理的，制度的，文化的，社会的側面から構成され，作業はセルフケア（身辺処理），生産活動，レジャーというカテゴリーに分類される。

[図3] CMOP-E

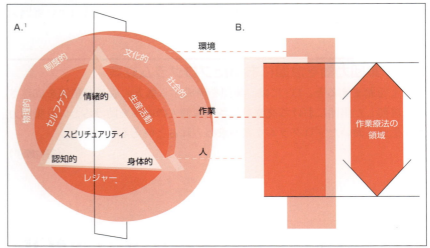

A.[1]「Enabling Occupation（邦訳，作業ができるということ）」(1997a，2002) および当版のCMOP-E
B．断面図
(Polatajko H. J., Townsend E. A., & Craik j.: Canadian Model of Occupational Performance and Engagement (CMOP-E). In E. A. Townsend & H. J. Polatajko, Enabling occupation II: Advancing an occupational therapy vision of health, well-being, & justice through occupation, p23, Ottawa, ON: CAOT. 2007. より引用)

(Townsend EA, Polatajko HJ編著，吉川ひろみ・吉野英子監訳：続・作業療法の視点──作業を通しての健康と公正．大学教育出版，p46，2001．より)

　作業遂行は，人，環境，そして作業のダイナミックな関係の結果であるので，これらのどの要素に変化が生じても結果として作業遂行に影響を及ぼす。この影響の否定的な場合が作業遂行上の問題であり，生産的，レジャー的，身辺処理的な活動に就くことの困難さをクライエントが感じることである。

(b)プログラム立案時の使用法

　このモデルは，異なる種類のクライエントと，どのような種類の治療の場でも使うことのできるモデルである。このモデルをクライエントとともに取り組むプロセスに結びつけるために，作業遂行プロセスモデルが示されている［図4］。
- **第1段階**：作業遂行の問題に名前をつけ，確認をして，優先順位を決定するというスクリーニングの一過程である。そのための評価としてCOPM（第Ⅰ部D-4-(3)「カナダ作業遂行測定（COPM）」参照）を用いる。
- **第2段階**：理論的アプローチを選択する。1つの一般的概念モデルだけでは，実践を導くには不十分であるので，OTは個別のクライエントに使用する特殊な，より実践的な理論的アプローチを組み合わせる。このことは根拠に基づいた実践（evidence-based practice）という圧力が増すなかで，研究によって確認された明確な根拠を示すことでより有益な作業療法を提供できる。
- **第3段階**：遂行要素と環境を明確にする。ここでは作業遂行上の問題にか

[図4] 作業遂行プロセスモデル

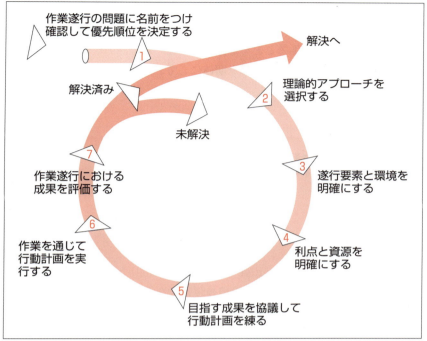

(Fearing, Law, & Clark : Enabling Occupation : An Occupational Therapy Perspective. Canadian Journal of Occupational Therapy 64 : 11, 1997. より)

かわる作業遂行の構成要素と環境的条件を明らかに，何を評価すべきかを決定し，情報収集の方法を選択し，結果を分析することにかかわる。
- 第4段階：利点と資源を明確にする。
- 第5段階：目指す成果を協議して，行動計画を練る。ここでは，これまでに得た情報を基にしてクライエントとOTが協議し，達成可能な目標を共有する。
- 第6段階：作業を通じて，行動計画を実行する。ここでは，遂行要素や環境の障害を解決したり，最小化する治療行動によって，作業遂行上の問題に取り組む。
- 第7段階：作業遂行における成果を評価する。治療や訓練によって作業遂行に望ましい変化がCOPM等で認められれば，作業遂行の新しい問題を設定するか，治療を終了する。

(c)プログラム立案の際の留意点

このモデルの重要な貢献は，実践に対するクライエント中心の協業的アプローチの重要性を明らかにしたことである。このことは機械論的パラダイムからの脱却に寄与する重要な点であるものの，前記の作業遂行プロセスモデルにおける第2段階で理論的アプローチを選択することが推奨されており，そのなかには機械論的パラダイムの理論も含まれている。確かに，人間とい

う複雑な存在にかかわるためには一つの理論モデルではカバーできないので，ユニークな展望を提供する利点と考えることができる。ただし，モデルとしては説明的というよりも記述的レベルであるため，プログラム立案時にはこのモデルが基盤にあることを意識して，他の理論的アプローチをどのように用いたか，そして，その関係を明確にしておく必要がある。

（石井良和）

（5）認知能力障害モデル

（a）概要

　認知能力障害モデル（Cognitive disabilities model）とは，作業療法士（OT）のAllen CKらによって開発された精神障害者を援助するための理論と実践である。精神障害に対する作業療法は，認知行動療法やSSTなどの他の心理療法を取り入れることも多いが，このモデルはOTが実際の臨床経験をもとに発展させたものである。手工芸などの活動場面や日常生活場面で観察される精神障害者の作業遂行の困難さに着目し，それに対する実際的な援助を作業療法の技法とする。

　Allenは，認知能力障害を「脳内の物理化学的構造に起因する自発的運動行為の制限であり，日常的な生活課題の観察可能な制限を生じさせている」[9]ものと定義している。ICFでいえば，心身機能の「機能障害」による「活動制限」を強調する見方といえる。したがってこのモデルは，クライエントの対人関係，情緒的な反応などの心理社会的側面，作業の文化的・個人的な意味などには注目していない。

　このモデルの適応となる疾患は，認知障害を伴うさまざまな精神障害であるが，当初焦点化されていたのは，統合失調症やうつ病，認知症などであった。統合失調症の場合，認知障害を継続的に伴うタイプ（概して陰性症状が支配的で慢性に経過）にはこのモデルの記述がよく適合する。また認知症もこのモデルの記述がよく適合する。

（b）プログラム立案時の使用法

■──認知レベル

　このモデルは，作業療法の臨床で観察された精神障害者の認知にかかわる制限と能力を，このモデル特有の「認知レベル」によって段階づけている［表2］。この認知レベルは，認知能力がより低いものから高いものへ6段階に区分されており，Piaget Jの認知発達の理論を適用して単一の階層的連続

[表2] 認知レベルの概要

レベル1 自動的行為 (automatic actions)	意識があり反応はあるが，外界への気づきは明らかに障害され，慣れ親しんだ感覚的手がかり（sensory cues），大声で呼ぶなどの強い刺激が必要，注意の持続は数秒。1語の指示に従うことがある。空腹などの内的手がかりに反応。自動的行為は，食べる，飲む，歩くなどに限られる。模倣はみられない。
レベル2 姿勢行為 (postural actions)	注意を引く感覚的手がかりは固有受容性（身体の動き）。自分の動きと他の人の粗大な身体の動きが注意を持続させる。注意は5〜10分程度持続する。2語の指示が入りやすい。自発的な姿勢行為はほとんど目的をもたない。粗大な運動行為の模倣（手をたたく，単純な体操など）はうまく達成できる。
レベル3 手の行為 (manual actions)	感覚的手がかりは触覚。環境のなかから注意を引く対象物を見つける。自発的な行為は手の行為であり，特に道具的な対象物を操作する。手の行為はデモンストレーションか物を手に持たせることで開始する。1つのパターンの繰り返しの活動（ビーズに糸を通すなど）には集中する。
レベル4 目標指向的行為 (goal-directed actions)	感覚的手がかりは視覚的なもの。明らかに見てわかるもので，色や形が優位。活動の見本（完成品）は注意を引く。2〜3工程の手順を学習することができる。自発的な行為は目標指向的行為であり，目標に到達するために一定の手順に従うことができる。
レベル5 探索的行為 (exploratory actions)	注意は具体的な物と物との関係に向かう。行為の目的は自己始動された行為の対象物への効果を探索すること。自分の行為を通して学習することが可能。思考の形態は帰納的推論。自発的な行為は探索的行為。4〜5工程の具体的な活動やADLはほぼ独力で可能。
レベル6 計画された行為 (planned actions)	感覚的手がかりは象徴的手がかり（話されたこと，書かれたこと，視覚的イメージなど）。注意は直接の課題を超えた要素にも広がる。学習は象徴的思考，抽象的推論を用いて，新しい状況へと般化する。自発的な行為はあらかじめ計画されたものである。理論的にこのレベルで認知障害はない。

（加藤智也：精神分裂病の認知障害と作業療法──Allenの認知能力障害理論とその適用. OTジャーナル32 (11)：1011−1016, 1998. より抜粋）

性として概念化している。

■──認知レベルの評価

クライエントの認知レベルを測定するために，以下の評価法が開発されている。

●Allen認知レベル検査（Allen Cognitive Level test：ACL）：OTが見本を示した複雑さの異なる革細工のレースかがり［図5］を模倣することで認知レベルを評価する。最も単純なかがり方である'ランニングステッチ'の模倣が可能であればレベル3以上，より複雑な'巻きかがり'が可能であればレベル4以上とする。レベル5以上についてはさらに複雑な'シングルコードバンステッチ'を用いて評価する。ACLはこれより低い認知レベルを評価できないため，レベル2以下は「低認知レベル検査（Lower Cognitive Level test：LCL）」やRTIを用いる。ACLはいくつかの改訂版

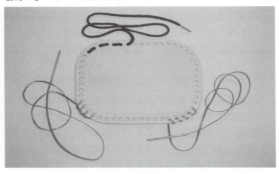

[図5] レースかがり

が開発されており，最近は「Allen Cognitive Level Screen（ACLS）」として日本でも紹介されている。
- ルーチン課題インベントリー（Routine Task Inventory：RTI）：日常生活のなかで繰り返し実施する活動（整容，更衣などのルーチン課題）について，OTは面接または実際の遂行の観察を行う。課題の遂行は認知レベルに対応して記述されており，OTは面接の報告または観察の結果をこの記述と対応させることにより，クライエントの認知レベルを決定する。
- 認知遂行検査（Cognitive Performance Test：CPT）：更衣，買い物，トーストをつくる，電話，洗濯，旅行という6つの日常生活課題からなる。それぞれの課題は標準化された道具と実施方法が設定されており，課題遂行時の選択と行動によって認知レベルを決定する。

■──課題遂行と課題分析

このモデルにおいて，クライエントの「認知」と活動の「課題」は相即の関係にある。認知レベルの高さは，課題の難しさに対応している。認知と課題は，観察可能な「課題遂行」の両側でもある。このモデルが終始着目するのは，この課題遂行の記述であって，認知を可能にしている心身機能の分析ではない。したがって「課題分析」は，認知レベルの評価とともに治療的アプローチの基礎となる。課題分析は，ある課題を遂行する典型的な手順を決定することから開始される。各段階の課題要求の認知的側面に着目して，各段階の相対的な複雑さを明らかにする。課題分析の適用においては，クライエントの認知レベル，実際の環境や道具，OTの課題提示や指示の方法などが関連する。

■──アプローチ法

このモデルの治療的アプローチは，広くいえば作業や環境を変化させることで作業参加を促進することである。認知レベルの評価と課題分析によって，クライエントの認知レベルで遂行可能な課題を提供し，残存する能力を引き出すことである。活動のある段階が遂行できない場合は，その工程部分を取り除く，道具や対象物を変える，課題の提示方法を変えるなど，課題の調整が必要である。同じ手芸活動であっても，OTが1工程ごとにデモンストレー

ションをする場合と，その活動の最終的な完成品を提示する場合では，要求する認知レベルは異なる。日常生活課題においては，環境を修正し，介護者に必要な援助を伝えることも必要である。

(c)プログラム立案の際の留意点

認知レベルは，単一の階層的連続性であるため，個々の認知的な制限の特徴をとらえきれないことがある。このモデルは認知能力と要素的な精神機能を積極的に関連づけてはいないが，実際は記憶機能，注意機能，思考機能などとの関連で認知的な制限を把握することも重要であろう。またこのモデルの特徴は課題遂行の記述にあり，実際にはOTの観察力や暗黙的なクリニカルリーズニング（臨床的推論）に依存している面が多い。プログラム立案にあたっては，文献にある認知レベルの記述を参考にした課題遂行の注意深い観察が重要である。

（加藤智也）

(6)認知行動療法

(a)概要

■──認知行動療法とは

人は誰でも多様で複雑な環境との相互作用のなかで育ち，生活し，生涯を閉じるが，その時々の環境との相互作用のなかでさまざまな葛藤が生じる。その葛藤が不安や焦りなどの感情をつくり，行動に影響し，身体的な反応（手に汗を握る，からだが固まって動けない，腹痛，不眠など）を生じさせる。

認知行動療法（cognitive behavior therapy；CBT）は，この環境に対する知覚や葛藤を「認知」とし，そこから生じる「感情や気分」「行動」「身体的な反応」の4つをキー概念として成り立っている。決まった定義はないが，「認知行動療法とは，生活のなかでの困りごとや社会のなかでの非適応的な行動と認知のパターンを標的とし，その両面に働きかけ，生じた感情や気分を和らげ，困難課題の解決やセルフヘルプの実現に向けた理論であり援助技法の総称である」といえる。

■──認知行動療法の起源と誕生

Beck Aが構築したうつ病や統合失調症の認知療法（認知心理学）と，刺激

に対する反応が行動であるという確固たる行動理論に，行動には認知が影響しているとしてBandura Aが提唱した社会的学習理論に発展した新たな行動療法の２つの起源から，1970年代以降認知行動療法へと一本化され誕生した。

また，認知行動療法が全世界に広がった理由に，エビデンスの高さがある。これは認知療法と行動療法の効果が実証されている治療技法を組み合わせているからである。

■──認知の基本的概念

認知の基本的概念として，次の３つがあげられる。

① 意識：最も高い認知レベルであり，周囲に適応的。

② 自動思考：ある状況におかれた際に心のなかを自動的に素早く通過する考え（認知）のこと。この認知（自動思考）が偏ったり歪んだりすると非適応的な行動や反応が生じるため，それに気づき修正するのが１つの目的である。また，自動思考が生じる際には強い情動が存在するため，この情動が自動思考に気づく手がかりとなる。

③ スキーマ：その個人の中核信念であり，周囲の環境に対する情報処理の基盤となるルールとしての役割をもち，思考を生み出す基本的で持続的な原理である。小児期より形成され始め，親や仲間，成功や失敗などのさまざまな人生経験の影響を受けている。スキーマの修正を試みることもある（スキーマ療法）が困難なことが多い。

■──認知行動療法の基本モデルとアセスメント

［図6］に認知行動療法の基本モデルを示し，それに基づく統合失調症のクライエントの例を［図7］に示す。アセスメントでは，日常のなかでの困ったことを取り上げ，治療者がクライエントに質問すること（ソクラテス・クエスチョン★8）でクライエントの体験をこの基本モデルに沿って理解をする。そのときどんな状況だったのか，どんな気分や感情だったのか，どんなことを考えていたのか，どんな身体的反応があったかを問うことで，その困った体験を正確に共有したうえで，状況を明確化し，認知のパターン（ここでは被害妄想）と行動のパターン（その場から逃れる回避行動）を見つけ出し，修正案を検討する。その過程を概念化といい，客観視することを外在化という。また，その過程で傾聴，受容，共感することは，他の対人援助療法と同様に重要な基本的スキルである。

［図8］に統合失調症のクライエントの特徴的な例を示す。

Key Word

★8 ソクラテス・クエスチョン

治療者のブレインストーミングや好奇心と知的欲求を刺激する質問（語りかけ）にクライエントが答えていくなかで，クライエントが非適応的思考（認知の偏りや幻聴などの知覚）に気づいて修正できる手助けをする質問をいう。その方向性をもった文脈のある質問とすることが重要である。

[図6] 認知行動療法のモデル

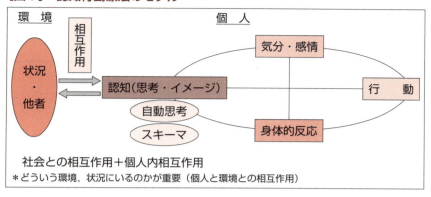

[図7] 統合失調症のCBTモデル

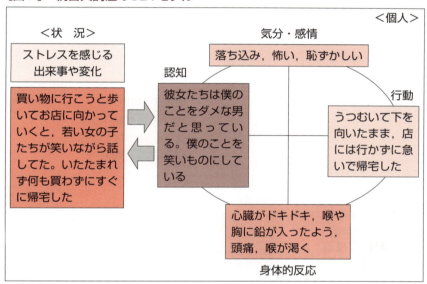

[図8] 統合失調症のクライエントの特徴的理解

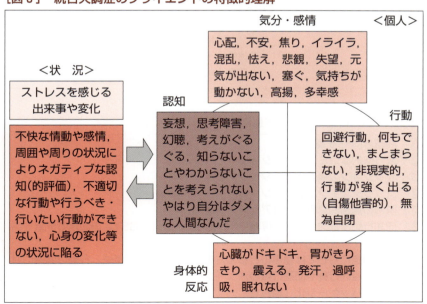

(b) プログラム立案時の使用法

■ 認知行動療法における治療技法

統合失調症のクライエントに対する治療技法の概要を［図9］に示す。これは一度にすべての技法を実施するということではなく，各概念のなかでの技法を例示したものである。心理教育とSSTのように，技法を組み合わせて（パッケージ化）実施することが通常である。

■ 認知行動療法の基本原則

［表3］に認知行動療法の基本原則を示し，［表4］にセッション構造を示す。各セッションの流れが決まっており構造化されている。

Key Word

★9 問題志向
過去や未来の問題ではなく，現在困っている具体的な問題とその解決に焦点を当てる。

Key Word

★10 双方向的なコミュニケーション
協同的実証主義，協同的経験主義という。対象者から提供された体験からの話題（データ）を，ソクラテス・クエスチョンと傾聴による正確な理解につなげ，受容・共感に至るコミュニケーションの過程をいう。信頼関係が重要となる。

Key Word

★11 セッションの構造化（アジェンダ設定）
認知行動療法のプログラムは構造化されており，最初にそのセッションで行う項目を設定して開始する。その項目をアジェンダという。そこからずれないようにすることが重要である。

[図9] 統合失調症の治療技法

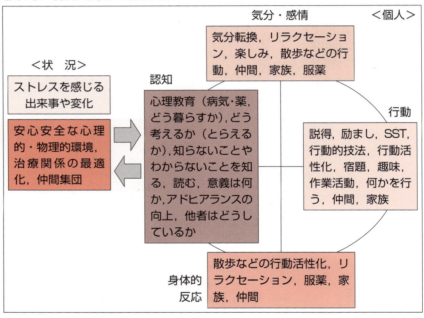

[表3] 認知行動療法の基本原則

① 問題志向★9 を重視
② 双方向的なコミュニケーション★10
③ セッションの構造化（アジェンダ設定★11）
④ ソクラテス・クエスチョン
⑤ 事例の個別的な概念化（アセスメント）
⑥ 認知行動療法的介入（心理教育，行動リハーサル（SST）の利用で学習を高める）
認知の問題に対しては物事のとらえ方を修正する認知的手法，行動の問題に対しては自滅的行動や回避行動のパターンを逆転させるための行動的手法
⑦ 技法のパッケージ化（組合せ）

［表4］　認知行動療法のセッション構造の概略

① クライエントとのあいさつ（ルールの確認，ウォーミングアップ）
② 症状のチェック（今の気分）
③ アジェンダ設定
④ 前回セッションとホームワークの振り返り
⑤ 問題点や課題に対するCBTの作業
⑥ 新たなホームワークの設定（行動実験）
⑦ 重要なポイントの振り返り，フィードバック
⑧ 感想（飲み物を飲みながら行うとよい）

（c）作業療法への応用

　先に述べた4つのキー概念である「認知」「感情や気分」「行動」「身体的な反応」は，生活場面そのものであり，作業や作業活動そのものであるといえる。そのため認知行動療法は，作業療法と非常に親和的である。作業療法に用いる際には，作業療法プログラムの一部に組み込んだり，プログラム全体にわたり認知行動療法の技法を組み合わせて実施してもよい。

■──集団で実施することが有効

　ここでは，特に長期にわたる治療や支援が必要な精神障害に関して述べる。このような場合，精神症状にこだわり過ぎず，病気と共存する障害を抱えながら，いかに生活していくかを支えることが重要である。また，精神障害者への治療は，集団療法的理由からも集団で実施することが有効である（cognitive behavior group therapy；CBGT）。生活のなかでの困りごと（精神症状，服薬，生き方，生活技術など）を中心とした生活状況の報告をきっかけの題材として，OTがより正確な理解に向けた質問（ソクラテス・クエスチョン）を投げかけることで，それをメンバー間で共有し，解決策を考えていく機会を継続することと，クライエントの主体性を重んじながら，偏らないようにプログラムやセッションを展開していくことが重要である（集団療法的側面は84頁（集団力動理論）を参照）。

■──事例

　最後に，セルフエフィカシー（自己効力感）の向上を目的とした，地域生活を支えるための心理教育と行動療法の技法を組み合わせ，集団療法の技法を取り入れた3か月／クールの集団認知行動療法を精神科作業療法として実施[10]した事例を紹介する。

　単身生活のための練習として病院併設の生活訓練施設に退院後，精神科デイケア週3回と認知行動療法の治療プログラムに週1回参加しているケースである。

　グループには単身生活，引きこもりがちながら家族と同居，就労支援事業所通所などのさまざまな生活環境のクライエントたちが7～8人，OT2名が参加している。本ケースは退院直後から3か月／クールを繰り返し継続し

て参加しながら，単身生活を目指し地域生活への移行を目的に精神科デイケア，精神科訪問看護・指導を併用している。あるセッションを紹介する。

1人のメンバーが生活の困りごととして，「人と話すとき緊張してうまく話せない」と発言した。筆者（OT）がソクラテス・クエスチョンを用いてどんなときにそう思ったのか，そのときはどんな感情だったのか，どんな考えや思いだったか，身体の変化状況を聞くと，前回のセッションでうまく話せなかった，皆は上手に話せている，自分は話せなくてダメだと思う，以前から話し下手で，話すときは緊張して何を話したらよいかわからなくなる，焦ってきて落ち込む，緊張して肩に力が入り身体が硬くなる感じ，胸がドキドキする，思い出してもそれがぐるぐると繰り返し，辛さも増してくるとのこと。その後OTは，他メンバーにどのように考えればよいかや対処法など，質問や意見が数多くあがるように発言を促し，最後に，ケースに参考になった意見や挑戦してみようと思った方法があったかを問うと，自分だけじゃなくみんなも同じように思っているんだ，同じ施設にいる友達といろいろ話したりデイケアでも話しかけてみたり，この会でも練習だと思って口に出してみたい。でも，そんなに無理しなくてもよいことがわかって気が楽になったと話した。

このメンバーは，その後も，心配や不安なこと，一番の心配である単身生活に移行することとその後の生活に対する不安を言葉にしては他メンバーに支えられ，不動産屋にも他メンバーに付き添われて一緒に行き，無事に単身生活に入り，再発することもなく何とか継続して地域生活を継続している。

このように，生活のなかから困りごとを取り出して，解決したり，解決できなくても何とかチャレンジして乗り越えることを繰り返しながら，地域生活を継続していく支援をしている。

(奥原孝幸)

(7)作業療法介入プロセスモデル(OTIPM)

(a)概要

■──作業療法の特有性を前面に出した実践の流れを示したモデル

作業療法介入プロセスモデル（Occupational Therapy Intervention Process Model：OTIPM）は，クライエントの作業を中心におくという作業療法特有の視点で，作業療法実践の流れを説明する「真」のトップダウンアプローチモデルである。OTIPMでの「作業」とは，クライエント自身がしたい，する必要のある，あるいはすることを期待されていると思う活動のこ

とを指す。

　他のトップダウンアプローチと異なり，「真」のトップダウンアプローチとされる由縁は，クライエントの作業に焦点を当て，どの作業との結びつきや参加をクライエント自身が気になっている，あるいは重要視しているかを評価したうえで，その作業を基盤に（クライエントが実際に遂行しているところを）評価し解釈してから，作業を用いて介入を行うことにある。そのすべての作業療法プロセスでクライエントの作業が中心におかれ，用いられるため，OTIPMに基づき実践を行えば，他職種と混同されることはまずない。作業療法の特有性を前面にアピールするモデルである。2006年に発表された改訂モデルから，作業療法における教育モデルと技能習得モデルという視点を明示し，健康な人に対する予防的あるいは健康増進のための作業療法についても説明ができるようになった。

■──OTIPMの流れ

　OTIPMの流れは，次のとおりである。

① 　クライエント中心の遂行文脈を確立：カルテ，処方箋，申し送り，紹介状や面接および面接中の観察から，まずクライエントの作業に関する環境的，役割的，モチベーション的，課題的，文化的，社会的，社交的，心身機能的，時空間的，適応的側面について把握。これらの情報は作業療法実践中，継続して収集。

② 　作業遂行上の問題と利点を明確化し，取り組むべき作業の優先順位を決定。

③ 　クライエントの作業遂行を観察し，分析を実施。

④ 　クライエントが効果的に遂行できた・できなかった行為の明確化。

⑤ 　効果的に遂行できなかった原因（例えば，環境，習慣，意志，文化，心身機能，行為と行為の相互関係，作業手順等）を明確化あるいは解釈。

⑥ 　介入のための使用するモデルの選択。

　ⓐ 　代償モデル：問題のある作業技能を代償するための適応的介入（物理的・人的環境調整，自助具作成，福祉用具の提案等）

　ⓑ 　教育モデル：日常生活課題の遂行に焦点を当てた作業を基盤とした教育プログラム

　ⓒ 　技能習得モデル：作業技能を発達・再習得するための習得的介入

　ⓓ 　回復（個人因子や心身機能を向上・発達）モデル：個人因子や心身機能を発達あるいは取り戻すための回復的介入

⑦ 　選択したモデルに基づき作業を用いた介入計画を立て実施。

⑧ 　作業遂行が向上したか，あるいは作業遂行満足度が向上したかの再評価。

(b)プログラム立案時の使用法

　プログラム立案時のOTIPMの使用方法は，流れに沿って行うだけである。作業療法で扱う領域や構成要素とその間の相互関係を説明するモデル（例え

ば，人間作業モデル，カナダ作業遂行モデル，感覚統合モデル，認知行動療法）に基づいて，作業療法評価・介入の計画・実施をする場合は，まず用いるモデルを決めてから，評価・介入の計画実施を進めるため，そのモデルに示されていない範囲にあるクライエントの問題が見えなくなる可能性がある。一方で，OTIPMでは，「クライエント自身が考えている問題とは何か」に関する十分な主観および客観情報を得てから，どのモデルを使うのが最も効果的であるかを決め，介入の計画・実施をしていく方法を取るので，特定のモデルの論理にとらわれてクライエントの問題を取りこぼすことはない。つまり，プログラム立案時にどのモデルを用いるのがクライエントの作業の可能化に最も効果的であるのかを，偏りなく考えることができる。OTIPMでは適時，必要なさまざまな他の理論やモデルを用いて使用する。

　OTIPMに基づく実践では，クライエントの作業遂行観察評価を行うため，確実にクライエントの作業遂行上のどの行為に問題があるかをとらえ，その行為の問題を解決するのに確実で効率のよい方法をOTは考えることになる。この心身機能が改善すれば「多分」作業がうまくできるようになるというような予測や推測ではなく，クライエントが遂行できるようになりたい作業上で「確実」にできない行為を明らかにし，直接，遂行上問題となる行為に焦点を当てて介入を行うことで，作業の可能化を目指す効率のよいプログラムを立案できることとなる。

(c)プログラム立案時の留意点

　OTIPMを使用しても，クライエント中心の遂行文脈を確立する，あるいは作業遂行上の問題を明確化していく面接や情報収集の技術や，作業遂行分析を行う観察評価技術，観察された問題となる行為の原因を解釈する課題分析技術，適切な介入モデルを選択するための幅広い知識がなければ，よい作業療法プログラムは立案できない。さらには，選択したモデルを用いて効果的に作業を用いや介入手技や技術の経験を積み習得していく姿勢がなければ，効果的な介入にはつながらない。心身機能を向上させるための技術は磨いているが，作業療法の特有性・専門性である，作業を通して心身機能を向上させる技術や，心身機能や個人因子に変化がなくとも作業を可能にする代償的技術，作業と健康の関係についての知識を身につけようとしない場合には，プログラム立案にOTIPMを使う意義を見出せないかもしれない。

（齋藤さわ子）

(8)感覚統合的アプローチ

(a)概要

　感覚統合的アプローチ（Sensory Integrative Approach）とは，King L J によって理論化されたもので，回転後眼振の測定から統合失調症者が前庭刺激[★12]に過少反応であると指摘したSchilderや，脳幹の処理過程や知覚的恒常性の欠如が前庭反応[★13]の異常の原因と考えて「統合神経系の欠陥」と呼んだLeachらの研究を引用しながら，Ayresの感覚統合理論[★14]に準拠して前庭覚や触覚，聴覚・視覚などの感覚入力を統合することの重要性を考慮したものである。

■──過程性統合失調症群への介入

　Kingはアリゾナ州立病院における慢性統合失調症者の観察より，①頭部から足底に向かって「S」字状の曲線という典型的な姿勢，②ひきずるような歩調，③両腕を頭上に伸ばす運動パターンがとれない，④頭部と肩甲帯の不可動性，⑤両上下肢を屈曲パターン（屈曲，内転，内旋）に保つ傾向，といった統合失調症者の姿勢（posture）と運動パターン（motor pattern）の特徴に気づき，これらを非妄想の過程性統合失調症群の特徴と考えた［図10］（コラム参照）。

　Kingの行ったセラピーの内容は，①関節可動域（ROM）の拡大，②自発運動の量的増大，③姿勢の改善を目標とした身体運動プログラムであった。具体的には，グループで輪を作ってボールを投げる（保護反射の誘発），ボールを蹴る（瞬間的な片足立ちによる平衡反応の誘発），音楽にあわせての行進

[図10]　過程性統合失調症にみられる姿勢の特徴

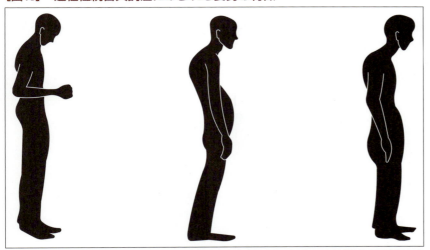

（山田孝・荻原喜茂：精神分裂病に対する感覚統合療法に関する一研究．日本感覚統合障害研究会編：感覚統合研究第2集，115-130，1985．より）

Key Word

★12　前庭刺激
内耳の前庭にある受容器（卵形嚢，球形嚢，三半規管）への感覚刺激として働く，重力，加速度，減速度の変化のこと。

Key Word

★13　前庭反応
前庭刺激によって，立ち直り反射，保護伸展反応のような運動系の反応や眼振などが起こる。また，母親が機嫌の悪い子どもをあやすときに揺らすように，情緒ともかかわりをもつ。

Key Word

★14　感覚統合理論
Ayres AJ（米国のOT）が提唱した，学習障害や自閉症を含めた発達障害領域の理論モデルである。前庭系，体性感覚系（固有受容覚，触覚）の感覚入力をコントロールしながらクライエントに提供し，クライエントがその入力に目的的活動をもって反応することによって適応的な反応を引き出し，それによって脳の構成能力を高め，学習の基礎となる力を育てようと考えるものである。近年，統合失調症や認知症への適用も試みられている。

（動作の模倣による行為の改善），円陣を作って，ボールを頭上から後ろの人に手渡す（頭部と肩甲帯の動きを誘発），パラシュートの上げ下げ（両腕を頭上に挙上することと，握力の増強）[図11]，風船バレー（追視の改善，目と手の協応性の改善）であった。その結果，積極的に参加するようになった，のろのろした行動の減少，ドアの入口でスタッフを待つようになった，言語化の量が増大した，身だしなみに対する関心が改善，微笑みがでてきた，といった変化がみられたとしている。

(b)プログラム立案時の使用法

　サッカーボールを蹴ったり，キャッチボールを行ったり，ラジオ体操で大きく手足を伸ばしたりする場面で，稚拙でぎこちない動きをみせる人がいるが，目と手や足との協応がうまくできていない印象を与える，感覚－運動技能が未発達であると予想されるような場合に，高い運動技能を要求しない身体運動的レクリエーション活動として導入できる。

(c)プログラム立案の際の留意点

■──クライエントの選択

　運動技能に直接影響する平衡機能に焦点を当てたアプローチであるが，評価と直接関連する訓練を行うのではなく，平衡機能にかかわる要素を取り入れた簡単な活動を楽しみながら遂行するプログラムの立案に主眼をおくこと，また，このアプローチが有効と考えられるクライエントを正しく選択することが重要である。一見，感覚－運動技能に問題がありそうな人であっても，長期入院などによる技能の不使用がその原因であれば，数回のセッションで参加を継続しなくなることが多い。その反対に，長期にわたって参加を継続する人では，この活動で要求される比較的低い感覚－運動技能レベルに一致した楽しみを感じるように思われる。

[図11]　パラシュート

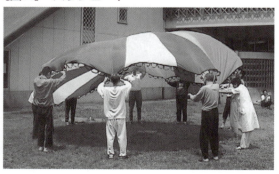

■──他の作業活動との併用

このアプローチは身体システムに対するものであるが，コミュニケーションを成立させる心理社会的システムを無視して精神科治療が成立しないのはいうまでもない。このアプローチで改善が期待される機能と結びつくような作業活動を用いて，課題を遂行できるように援助し，それらの作業活動を行うことから有能感を獲得できるように展開する。

(d)今後の展開

統合失調症者に対する感覚統合的アプローチの理論的根拠は，いまだに仮説の域を出ないものの，統合失調症者の視覚あるいは眼球運動の異常については以前より報告があり，中井らが報告しているように，協調障害に関係する脳内器質性変化の存在が推測される。

Kingの功績は，同じ診断名をもつ患者のなかに身体運動的にある特徴をもつ一群がいると観察した点である。経験的には動きのぎこちなさや不器用さなどが観察され，遊びの欠如といった表現もされているが，身体運動を中心とした行動上の特徴（問題）ととらえると，精神医学的判断である過程性統合失調症という下位分類を用いるよりも，感覚−運動技能の未発達または障害による一種の作業機能障害と理解することが有益かもしれない。この技能

Column
過程性と反応性

✤──特徴

昼田は行動特性のいくつかを説明するなかで，過程性統合失調症と反応性統合失調症という分類を用いています。現在，ICD-10やDSM-5による診断基準が進歩し，こうした診断名で処方されることはまれですが，Sullivanによると，過程性統合失調症の特徴は「幼児期から何となく違い，入院治療が必要になるまで，徐々に，ほとんど感知できないくらいに精神病の深みにはまっていくもので，劇的な薬物反応を示さず，他の治療法にも際だった改善を示さないものであり，慢性患者の大半を占める」とされるものであり，反応性統合失調症の特徴は「重大な，認識しうるストレスが

加えられたとき，境界線上の適切さを保ちつつ機能している生活状態で，ストレス反応として精神的な危機は生じますが，一時的であることが多く，薬物や他の治療に対してもよく反応するもの」とされています。

✤──有効な療法

黒沢が過程性統合失調症にはリハビリテーション療法，反応性統合失調症には精神療法が有効と述べているように，統合失調症のクライエントとの接し方や作業遂行にアプローチする作業療法を考えていく上では，現在も有用な見方を提供してくれます。

の向上のためには，Gibsonがアフォーダンスと呼んだ「環境が人間に提供する価値」を発展させて視覚性運動制御の研究を行っている彼の後継者たち（ギブソニアン）の複雑系に対するアプローチが参考になる。

（石井良和）

(9)障害学

(a)概要

■──社会問題としての障害

多くのOTは，「障害学」と聞くとICFを連想するだろうが，ここでいう障害学（disability studies）はそれとはまったく異なる潮流であり，むしろICFに対して先鋭的な批判を展開している。後者の障害学は，リハビリテーションによって人々の障害を改善し，社会参加を支援しようという発想それ自体の否定性を一部に含む。

障害学のポイントを端的に示すと，障害は個人の健康問題ではなく，社会問題だととらえる点にある。障害学の芯は，社会的障壁が障害を引き起こすのであり，一律に個人の健康問題に帰属させることはできない，と主張する点にある。障害学的観点からすれば，ICFは環境因子を含むものの，個人の健康状態と関連する範囲でとらえており，それが激しい批判の対象になっている★15。

障害学は，1980年代にアメリカのZola IKらによって開発され，その後イギリスのOliver Mらによって継承発展されていった。日本でも1970年代に先駆的な障害者運動である「青い芝の会」を牽引してきた横塚の『母よ！　殺すな』が発表され，障害学の胎動が芽生えはじめた。Zola，Oliver，横塚は障害者であり，伝統的にこの学問領域の中核は障害者（障害者組織）が大きく担っている。つまり，障害学から展開されるリハビリテーション批判には，障害者自身の実感が反映されているといえる。「障害は個人の健康問題ではない」という障害学からの批判に対して，リハビリテーション側から障害の中心性を健康問題からずらすのは危険であるなどの反論が行われている。しかし，この反論は当事者たちの実感をとらえそこなった状態にある。

■──実践と成果

障害学に基づく実践には多様な展開があるが，その中心は社会変革である。すなわち，障害学に基づく実践は，障害者個人の努力に社会参加の責務を負わす現状を変えるため，医療制度，福祉制度などの社会保障政策を変えようとするのである。社会保障政策は，OT，医師，看護師，理学療法士，ソーシャルワーカーたちが行うべき実践を規定している。障害学に基づく実践は，

One Point

★15　リハビリテーションと障害学の対立

リハビリテーションと障害学の対立関係と，その解決法の詳細に興味のある人は以下の文献を参照のこと。筆者はそのなかに収録された論文で，この問題の本質構造を検討し，リハビリテーションと障害学の対立関係を原理的に克服する新次元の理論（構造構成的障害論）と実践論（目的相関的実践原理）を開発している。

西條剛央・京極真・池田清彦編：信念対立の克服をどう考えるか──構造構成主義研究2．北大路書房，2008．

西條剛央・京極真・池田清彦編：構造構成主義の展開──21世紀の思想のあり方．現代のエスプリ475，至文堂，2007．

社会保障政策から変えることによって，障害を個人の健康問題としてのみ扱いがちな臨床現場を変えようとするのである。

障害学に基づく実践の成果の一つが，障害をもつアメリカ人法（Americans with Disabilities Act：ADA法）である。従来からアメリカには人種，性別などによる差別を禁じる法律はあったが，障害に関しては皆無であった。こうした現状を変えるために，障害者運動（障害学に基づく実践）が展開され，障害を理由に差別することを禁じるADA法が制定されたのである。これは，障害由来の差別は，個人の属性によるものではなく，社会の問題としてはっきりと推し進めており，障害学が政策に反映された好例であるといえる。

(b)プログラム立案時の使用法

作業療法では人々の作業機能障害の改善を目指し，作業機能障害と健康状態は関連するととらえることから，その点については障害学から批判される立場にある。しかし，一方では，作業的不公正や作業周縁化によっても作業機能障害は生じるとし，その場合は社会的障壁の克服によって作業機能障害の改善は目指されることになる。つまり，作業機能障害という切り口は，作業療法と障害学の対立と融和を併存させることになる。OTがプログラム立案で障害学を使用する場合は，信念対立解明アプローチやOBP2.0の観点から目的に応じて活用するとよい。

具体的には，作業機能障害が社会のせいで発生している，という評価結果が得られ，クライエントのために社会を変えていく必要があると判断されたときに，障害学はプログラム立案で使用される。その際，政治的に働きかけるべき重要な人物は誰か，実際に連携できる地元の障害者運動や政党団体はないか，既存の医療・福祉という枠組みを越えて介入することを後押ししてくれるOTや医師，看護師はいないか，などを考慮する必要があるだろう。

では，障害学に基づく作業療法は，実際にはどのような実践になるだろうか。例えば，バスが非常に混雑しているため遠出の機会が奪われているという，作業機能障害をもつ対人不安の強い統合失調症のクライエントがいたとしよう。おそらく，通常の作業療法であれば，バス以外で遠出する方法を検討したり，混雑していても不安にかられないようスキルトレーニングするだろう。他方，障害学に基づく作業療法は，署名活動や団体交渉を通じて企業や行政に働きかけて，バスの本数を増やしたり，路線の見直しを求めたりすることになるだろう。万一そうした実践がうまくいき，バスの混雑が緩和されれば，前記のクライエントの作業機能障害は低減される可能性が生まれることになる。つまり，社会変革を行うことで，作業機能障害の発生を抑えるのである。

(c)プログラム立案の際の留意点

障害学に基づく作業療法は，たいてい通常の業務時間外での実践が中心になる。そのため，この実践を行う場合は，日々の臨床実践を行いながら，それに取り組むことが可能かどうかも考慮すべきである。また，地道で息の長い活動が必要になることが多いことも留意しておくべきである。

（京極　真）

（10）人間作業モデル（MOHO）

(a)概要

人間作業モデル（A Model of Human Occupation：MOHO）は，Kielhofner Gらによって，1980年にアメリカ作業療法学雑誌（AJOT）に4部作の論文として発表された。書籍としては初版が1985年に出版された。現在，第4版（2008年）まで出版され，日本でも2012年に翻訳出版されている。

MOHOは意志，習慣化，遂行能力，環境という概念から構成されている。意志は個人的原因帰属，価値，興味という3つの下位概念から構成され，習慣化は習慣と役割の2つの下位概念から構成されている。遂行能力は客観的構成要素，主観的経験から構成されているが，技能という形で観察可能なものとしてとらえることができ，MOHOでは運動技能，処理技能，コミュニケーションと交流技能の3種類を想定している。環境は物理的環境と社会的環境の2つに大別される。なお，第3版から，作業参加の状態を作業同一性と作業有能性という2つの概念から適応的かどうかをみる観点が加わった。以上の概念は人間作業の全体論的な見方をするためには不可欠な要素であり，それを把握するのが評価である。

MOHOは，前述の意志，習慣化，遂行能力が環境と相互交流することによって人間作業が現れるとしている。この現象はシステム理論を説明の原理として理論化されている。創発，自己組織化，アフォーダンス，非線形現象といった他学問領域の知識もMOHOを理解するのに役立つ。

(b)プログラム立案時の使用法

作業療法においてMOHOの利用の仕方は，作業療法のリーズニング（therapeutic reasoning）として示されている ［図12］。これは6つのステップからなるが，厳密に時系列なものではなく，行きつ戻りつするプロセスと

[図12] 作業療法のリーズニング過程の6つのステップ

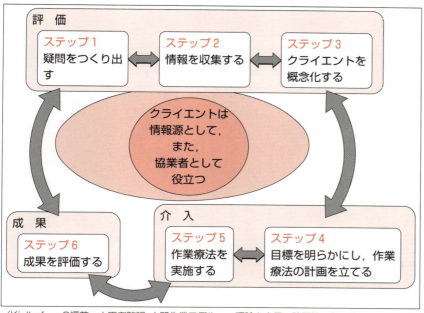

(Kielhofner G編著, 山田孝監訳：人間作業モデル——理論と応用, 改訂第4版. 協同医書出版社, p161, 2012. より一部改変)

考えてよい。クライエントの特徴・特性によって情報を与えられたMOHOの諸概念からこのプロセスはつくられるので，常にクライエントは作業療法の目標と戦略に影響を与える（クライエントの中心性）。

● ステップ1

情報収集へと導くための疑問をつくり出す。これは問題にアプローチするために問いを立てることである。[図13] にはMOHOの説明図にある各概念に対する7つの一般的な疑問が示されている。初学者は理論に精通するためにも具体的に当てはめてみることをお勧めする。

● ステップ2

クライエントに関する情報やクライエントとともに情報を収集する段階である。ここでは，クライエントの声を反映するように，本書で紹介されているようなMOHOの構成的評価や非構成的評価を用いて情報を収集する。

● ステップ3

利点と問題点や挑戦を含むクライエントの概念をつくり出す。この段階でOTはMOHOの理論を枠組みとして，クライエントの状況を説明することになる。

● ステップ4

目標を明らかにし，作業療法の計画を立てる。ステップ3で挑戦や問題点が明らかになると，それに向かうべき目標をクライエントとともに選択することになり，次のステップ5とあわせて介入に入る。介入が成功するためには，クライエントがその目標と戦略を受け入れる意欲にかかっているので，コミュニケーションをうまくとり，協業しなければならない。

[図13] 理論から生み出された7つの一般的疑問

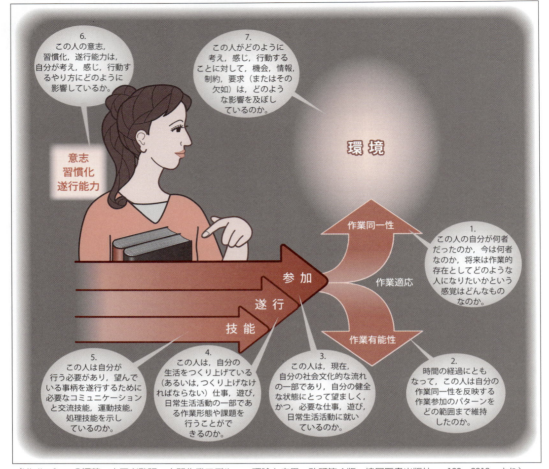

（Kielhofner G編著，山田孝監訳：人間作業モデル――理論と応用，改訂第4版．協同医書出版社，p162，2012．より）

● ステップ5

作業療法を実施し，検討する。作業療法で予想外のことが起こったり，予想したように進まないときには評価の段階に戻ることを検討する。

● ステップ6

成果を評価するために情報を収集する。クライエントの目標がどの程度達成されたかを再び構成的評価を行うことで示すことができる。

(c) プログラム立案の際の留意点

MOHOは機械論的パラダイムを転換させてきた新しいパラダイムといえるが，他の実践モデルを必ずしも否定するものではなく，それらと組み合わせて使うことが可能であり，相互補完的でより包括的なアプローチをもたらすことになる。

（石井良和）

引用文献

1) 山根寛：共通理論．精神障害と作業療法――治る・治すから生きるへ，第3版．pp276－280，三輪書店，2010.
2) 冨岡詔子・小林正義：作業療法の治療構造論．冨岡詔子編：作業療法学全書，改訂第2版，第5巻 作業治療学2精神障害，pp218－223，協同医書出版社，1999.
3) 山根寛：作業療法の治療・援助構造．精神障害と作業療法――治る・治すから生きるへ，第3版．pp72－74，三輪書店，2010.
4) 山根寛：場（トポス）を生かす．ひとと集団・場――集まり，集めることの利用．pp66－67，三輪書店，2000.
5) 障害者福祉研究会編：ICF国際生活機能分類――国際障害分類改定版．中央法規出版，2002.
6) 広田君美：集団．梅津八三他監：心理学事典．pp361－365，平凡社，1981.
7) 松井紀和・山口勝弘：集団の発生と発展．松井紀和編著：小集団体験．pp13－32，牧野出版，1991.
8) Yalom I D, Vinogradov S, 川室優訳：グループサイコセラピー．pp23－42，金剛出版，1991.
9) Allen CK：Occupational Therapy for Psychiatric Diseases：Measurement and Management of Cognitive Disabilities. Little Brown, 1985.
10) 奥原孝幸他：通院中の統合失調症患者に対する精神科作業療法における集団認知行動療法の実践．神奈川作業療法研究3（1）：13－19，2013.

参考文献

松井紀和編著：作業療法の治療構造．精神科作業療法の手引き－診断から治療まで．牧野出版，1978.
銀山章代：作業療法の治療要件．大阪作業療法ジャーナル19（2）：36－39，2006.
上田敏：ICFの理解と活用．きょうされん，2005.
独立行政法人国立特殊教育研究所編著：ICF活用の試み．2005.
Cieza A et al.：ICF core sets for depression. Journal of Rehabilitation Medicine 44 Supple：128－134，2004.
Kielhofner G, 山田孝監訳：作業療法の理論，原書第3版．医学書院，2008.
Mary L編著，宮前珠子・長谷龍太郎監訳：クライエント中心の作業療法――カナダ作業療法の展開．協同医書出版社，2000.
Mary L, et al., 吉川ひろみ訳：COPM［カナダ作業遂行測定］，第4版．大学教育出版，2007.
カナダ作業療法士協会，吉川ひろみ監訳：作業療法の視点――作業ができるということ．大学教育出版，2000.
Townsend E, Polatajko H, 吉川ひろみ・吉野英子監訳：続・作業療法の視点――作業を通しての健康と公正．大学教育出版，2011.
岡本太郎：Allen Cognitive Level Screen 2000の紹介と試用経験の報告．新潟医療福祉学会誌1（1）：54－63，2001.
阿部勇太他：認知症高齢者に対するAllen Cognitive Level Screenの有用性．秋田大学保健学専攻紀要19（2）：43－51，2011.
Fisher A：Occupational Therapy Intervention Process Model―A Model for Planning and Implementing Top-down, Client-centered and Occupation-based Interventions. Three Star Press, 2009.
伊藤絵美：認知療法・認知行動療法カウンセリング初級ワークショップ．星和書店，2007.
Wright JH, Turkington D, et al., 古川壽亮監訳，木下善弘・木下久慈訳：認知行動療法トレーニングブック統合失調症・双極性障害・難治性うつ病編．医学書院，2010.
山田孝・荻原喜茂：精神分裂病に対する感覚統合療法に関する一研究．日本感覚統合障害研究会編：感覚統合研究第2集：115－130，1985.
King L J, 小西紀一訳：精神分裂病，老人，自閉症に対する感覚統合療法．日本感覚統合障害研究会編：感覚統合研究第7集：1－116，1990.
中井康人他：精神分裂病患者の視覚――姿勢制御系～追跡眼球運動負荷時の重心動揺変化．精神神経学雑誌94（7）：611－624，1992.
鈴木新吾他：慢性期精神分裂病患者に対する感覚統合（SI）的アプローチの効果．秋田作業療法学研究4：47－51，1996.
石井良和他：精神分裂病者における特徴的平衡機能の一考察．作業療法16（6）：451－457，1997.
佐々木正人：アフォーダンス――新しい認知の理論，岩波科学ライブラリー12．岩波書店，1994.
昼田源四郎：改訂増補 統合失調症患者の行動特性――その支援とICF．金剛出版，2007.
杉野昭博：障害学，理論形成と射程．東京大学出版会，2007.
星加良司：障害とは何か――ディスアビリティの社会理論に向けて．生活書院，2007.
Oliver M, 三島亜紀子他訳：障害の政治――イギリス障害学の原点．明石書店，2004.

横塚晃一：母よ！　殺すな．生活書院，2007．（初出は，すずさわ書店，1975．）

D プログラム立案で利用できるウェポン

2. 新しい作業療法の概念・理論

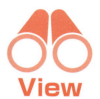

- 作業療法の新しい概念・理論は，次世代の作業療法を方向づける機能をもつため，学生にはこれらに慣れ親しんでいることが求められる。
- 新しい概念・理論は，既存の作業療法では対応できない問題があるため提案されている。各概念・理論がどのような問題に対応するのかを把握すると理解しやすい。
- 学生がさらなる学習を進める場合，それぞれの概念・理論の成書を読むとよい。

(1) ブリーフセラピー

(a) 概要

　ブリーフセラピー（brief therapy：BT）とは，アメリカの精神科医であるErickson MHの治療に関する考え方や技法から発展した心理療法である。わが国ではBTを「短期療法」と訳し，ブリーフ（Brief）を「時間を意図的・合理的に用いる」という意味で用いている。BTは治療の効率性，有効性のあり方を探求し[★1]，治療を短期に集結させようとする心理療法アプローチである［表1］。

　従来の心理療法は，問題志向的，過去志向的な支援を基盤としており，クライエントの抱える問題を明らかにし，なぜ問題が起こったのかを過去に原因をさかのぼることで解明しようとする療法である。一方，BTは問題の原因を個人病理に求めるのではなく，コミュニケーション（相互作用）の変化を促して問題を解決，解消していこうとする療法である。つまり，「原因が何か」ではなく，「今ここで何が起きているのか」（相互作用）を重要視するため，クライエントが「どうなりたいのか」「どうなればよいのか」などの未来に焦点を当てた行動（変化）を起こすことで，解決につなげようとする未来志向的な療法とされる。

One Point

★1　短期療法の効率性と有効性
Fisher SGは，10回以内で終わった治療と10回以上行われた治療の2群に対し，予後比較の研究を行った。結果は，両者の治療で有効性の違いがほぼなかったことを報告している。
ここからOTは，クライエントに実施する作業療法実践は，初期介入こそが支援の効率性や有効性に大きく影響していることを理解すべきである。

[表1] ブリーフセラピーを示す3つのキーワード

1. Brief	治療に要する時間，期間，面接回数がより短い／少ない（治療が簡潔に行われる）
2. Effective	十分な治療効果／治療成果が得られる クライエントのニーズ／ゴールによりよく応えられる
3. Efficient	治療成果に対して，それにかかる時間，費用，労力が十分見合っている クライエント，支援者などのそれぞれの観点から見て還元し得る。あるいは，効率的でリーズナブルである

(b)ブリーフセラピーの臨床応用

　近年，社会のメンタルヘルスへの関心が高まり，作業療法に対するニーズや専門性がさらに求められるようになった。そのため，作業療法士（OT）は臨床場面でさまざまなタイプのクライエントに出会うことがあり，面接時でのかかわりにうまくいかなかった経験をもつOTも少なくない。そのようなとき，BTは事例とのかかわりで悩んだ際の新たな解決糸口となる可能性がある。BTを作業療法実践に使用する際は，BTの価値観などを押さえておくとよい［表2］。

■──クライエントのタイプ別と導入

　クライエントのタイプ別にBTを使用するヒントを示す。

●ビジター・タイプ

　問題や不満があることを表明しない，あるいは，不満はあるが変化や解決を期待していないタイプを示す。このタイプのクライエントには，誉める，認める（以下，コンプリメント）程度にとどめる。

●コンプレイナント・タイプ

　不平不満ばかりいうことを「コンプレイナント」という。クライエントには不満があり，困っている。また，解決がどのようなものかを話し，変化への期待もある。しかし，他責的な認識から自分は被害者である立場をとり，自ら問題解決に参加しないタイプを示す。このタイプのクライエントには，コンプリメントを行い，例外探し★2を行う程度にとどめる。

[表2] ブリーフセラピーのなかで共有される価値観

1. 実用性（pragmatism），倹約性（parsimony），および最小の立ち入った治療を重視することで，治療（treatment）は「治癒（cure）」と対比される
2. 人の変化は必然的に起こるものと認識する
3. クライエントの強さや資源，および表出される訴えの正当化を重視すること
4. たいていの変化はセラピー外で生じると認識すること
5. クライエントのセラピー外の生活は，セラピーよりも重要であると保証すること
6. セラピーは常に援助的とは限らないというスタンスをもつこと
7. セラピーは「永久的な（timeless）」ものでないという信念をもつこと

Key Word

★2　例外探し
例外探しとは，クライエントが毎日うまくいっていないと思っているなかに，実はうまくいっていたこと，よかったことを探していく面接技法である。小さな内容に焦点を当て，クライエントが普段の自分ならできないこと，役立っていることなどに気づくことがこの技法のねらいである。

●カスタマー・タイプ

困っており，解決への期待も抱く。自分の問題と感じており，解決のためには自らが積極的に変化し，行動することが必要だと考えているタイプを示す。このタイプのクライエントには，コンプリメントを行い，目標設定と具体的な行動課題を導いていく。

■──ブリーフセラピーの過程と介入

ブリーフセラピーの実践過程と介入ポイント［表3］を紹介する。

●話を聞く

面接の開始時には，「いかがですか？」「最近の調子はどうですか？」などと始める。会話が進むにつれ，「もう少し詳しく聞かせて下さい」「具体的には？」と内容の詳細を尋ねていく。クライエントが解決につながる言葉を話しはじめた際に使用するとよい。

●目標について話し合う

問題が具体的になると，次に目標の話し合いに進む。目標は本人のなかにあるため，支援者は目標を与えるのではなく，クライエントのなかにある目標を引き出すことであると留意する。なぜなら，目標の話し合い自体がクライエントに治療的意味をもつため，クライエントへの治療的意義を損なってしまうおそれがあるためである。

●解決に向けて話し合う

目標が出てきたら，より実現性の高い内容を選択する。よい目標設定とさ

［表3］　ブリーフセラピー実践上での共通の特徴

1．明確で具体的な治療の焦点を維持すること
　（問題がいくつもある場合は優先順位をつける）
2．時間を意識的および良心的に利用すること
　（状況に応じ，時間を柔軟に利用する）
3．目標を，明確に定義された結果のあるものに限定すること
　（達成可能で，観察することができ，行動面について事前に計画された結果となるようにする）
4．介入は現時点でのことを重視すること
　（ただし，自分の過去について理解したいと考えるクライエントと時間を過ごすことも回避しない）
5．迅速な評価をすることと，治療のなかに評価を融合すること
　（問題について正当だとされる情報を得て，解決のために話し合われ試される）
6．治療の進み具合を頻繁に振り返ることと，効果的でない介入を放棄すること
　（予想外の結果でも失敗だととらえない。場の状況に応じてその間違いを進んで調整する気持ちを必要とする）
7．支援者とクライエントに高いレベルの活動性があること
　（協業作業で支援者は活動的であり，支持的で挑戦的でもあること。クライエントには一般的に課題が出される）
8．技法を実用的かつ柔軟に用いること
　（ニーズに応じて効率的で信頼性があり，クライエントに満足感の得られる治療計画を立案する）

※Cooper（1995）の解説について，括弧内は筆者が内容を簡単にまとめたものである。

れる条件は，以下の内容に該当する。①大きな内容よりも小さな内容であること，②抽象的ではなく，具体的な行動で語られること，③「～する」という肯定形で語られること，④測定しやすいこと，⑤達成しやすいこと，の５条件となる。これらの条件を満たす目標設定ができたら，クライエントに達成後の状態像をイメージしてもらえるとよい。

●助言・指示・課題などを与える

クライエントへの課題は，成功体験が必ず得られるように配慮する。したがって，１回に１つずつ簡単なものから試していく。

●目標のメンテナンスを行う

課題のなかでうまく行えたことを確認し，それを維持する方法も検討していく。

以上，BTの概要や作業療法実践での導入ヒントを紹介した。BTを深く学びたい人は，成書を一読されることをおすすめしたい。

(野口卓也)

(2)構成主義心理療法

(a)概要

構成主義心理療法（constructive psychotherapy）の考えは，心理療法の世界に新たな視点をもたらし，それによりさまざまな心理療法の技法に新たな展開を与えている。なにより，これまでの（正しいことを知っている）専門家としてのセラピストによる介入というアプローチから，世界を構成する主体であるクライエントの物語をともに構成する主体であるセラピストとの相互関係により治療を展開するというアプローチへの変化は，治療者―患者関係やセラピストの在り方などにも大きな影響を与えており，その功績は大きく，大変注目されている理論である。

■──メタ理論としての構成主義心理療法

構成主義心理療法とは，人は客観的な現実世界を受動的に認識するのではなく，人が現実を能動的に構成し意味を生み出すという考えに基づき展開される理論である。したがって，構成主義心理療法は，何か１つの技法に集約される概念ではなく，さまざまな治療技法の活用方法を示すような理論である。

■——一般的な心理療法との差異からみる構成主義心理療法の特徴

　一般に心理療法の目的は，クライエントの不適応な思考や行動に対して介入し，それを適応的にさせることである。例えば，認知療法であれば，環境からの刺激に対して受動的に発生するクライエントの非合理的な思考（自動思考）に対して介入し，それを合理的なものにすることで問題解決を行っていく。

　しかし，構成主義心理療法では，人が能動的に個人的・社会的な現実を構成するという考えに基づくことから，クライエントの能力を最大限発揮し，世界のなかで生きる自己をその治療関係のなかで構成していくことを目指す。すなわち，セラピストとクライエントが対等な関係性のなかで新たな世界を紡いでいくというプロセスのことを指す。

　このことを筆者なりにまとめると，一般的な心理療法が「（適応的な）あるべき姿」を目指すのに比べ，構成主義的心理療法は「（クライエントの）あるがままの姿」を重視し，「（クライエントの能力やストレングスに希望をもったうえで）治療関係のなかで新たな物語を紡ぐ」ことであるといえよう。

(b)プログラム立案時の使用法

　作業療法場面でのOTとクライエントの関係において，構成主義心理療法の視点を用いることは大いに有用である。

■——作業療法に活用できる構成主義心理療法の視点

◉クライエントとOTは共同で現実を構築する対等な存在である

　クライエントの語る現実を無条件にそのまま受け入れるとともに，OTの感じている現実についても的確に伝えることで，新たな現実を再構築するための共同体としての治療同盟を対等な立場で構築する。

◉クライエントとOTの関係性のなかで現実は再構成される

　クライエントにとっての現実は常に更新される可能性があることを理解したうえで，クライエントの現実を理解する努力を続ける。

◉クライエントがもっている能力やストレングスなどに注目する

　クライエントの病理に注目し，それを変化させることで適応を目指すのではなく，クライエントの未来に向けて有用となる強みに注目し，それを活かすことに焦点を当てる。

◉過去ではなく，未来に対し志向する

　今まで「うまくいかなかったこと」「失敗したこと」に注目するのではなく，これから「どう生きていくのか」「何に向かって生きるのか」に心を向ける。

◉クライエントとOTが共同で行う活動により，クライエントの現実は変化する

　変化は自然と発生するものではなく，クライエントが現実を再構成するこ

とで起こるものである。いわば,「すること」により(自己組織化によって)人工的に起こるものである。それに,OTは影響を与えている。共同で行う関係性のなかで変化は生じることを意識する。

(c)プログラム実施時の留意点

構成主義心理療法の視点を作業療法に応用する際の留意点について,構成主義心理療法におけるセラピストのあるべき姿がそのまま利用できると思われる。

■——構成主義心理療法におけるセラピストのスタイル[1]

① 言葉の使用に際しての十分かつ鋭敏な注意に基づいて,社会的に構成された現実に対する信念をもつこと
② 治療同盟と本当の共同性を重要視すること
③ クライエントの能力,動機,考え,価値,目標をなによりも尊重すること
④ 現在と未来の可能性がもっている価値を十分に認識すること

(織田靖史)

(3)弁証法的行動療法

(a)概要

弁証法的行動療法(dialectical behavior therapy:DBT)は,自殺企図やそれに類似した行動化のある境界性パーソナリティ障害(borderline personality disorder:BPD)に対する治療法としてLinehan MMによって開発された。頻繁な激しい行動化や治療中断率の高さなどから治療効果が得られにくいBPDのクライエントに対して,無作為化比較試験においてエビデンスが確認されたことにより注目されている。

■——DBTにおけるBPDのクライエントの理解

BPDをもつクライエントの症状は,敏感で激しく反応する感情(生物学的要因)を何とか抑えようとすることに起因される。特に,BPDのクライエントの自殺に類似した行動化は,強烈な感情がもたらす圧倒的な苦痛に対する本人なりの必死の対処行動である。しかし,それは非適応的な対処行動であり,周囲の人々の非承認(invalidation)を受ける。その結果,BPDのクライエントは対人関係における傷つきを体験し,ますます感情調節が困難となる

という悪循環が生まれる（環境要因）。このような体験を繰り返すことで，BPDのクライエントは周囲の人々のことはもちろん，自分自身ですら信じられなくなり，「どうせダメなんです」などと諦め，「死にたい」「消えたい」「楽になりたい」と孤独感や自己否定，自殺企図につながってしまう。

■───DBTの構造

DBTは，問題解決戦略，承認（validation）戦略，弁証法戦略の３つの戦略によって構成される。まず，問題解決戦略は，行動療法（行動連鎖分析）の技法を用いて行われる。さらに，クライエントが体験する問題を解決する手段として，マインドフルネススキル，苦悩耐性スキル，感情調節スキル，対人関係スキルの４つのスキルが用意されている。しかし，変化を促すことは，現在の自己の否定につながる。そこで，自分も含めたすべての人々がクライエントの存在を受容することが肝要である。そのために治療者は積極的な承認を行う。承認戦略において治療者は，クライエントの思考（認知）や感情，行動から理解可能なものを見つけ出し，それを伝え，クライエントと共有する。クライエント自身が承認される体験を繰り返すことで自分自身により自分を承認することへつなげていく。先の２つの変化と受容という相反する戦略（問題解決戦略，承認戦略）は，弁証法戦略により共存させる。弁証法戦略では，変化をテーゼ，受容をアンチテーゼとし，その間からシンテーゼとしての治療効果が生まれると考えられている。これは，矛盾すら抱え込んでしまい，その矛盾の間に本質を見出すという弁証法戦略のオリジナリティがそこに見出されるであろう。

■───DBTの構成要素

DBTは，個人面接とスキルトレーニンググループが，車の両輪のごとく治療の核となっている。スキルトレーニンググループは，1年を1クールとし，6か月（24週）のサイクルを2回受けることになっている。1クールは，各スキルの前半2回をマインドフルネススキルに，後半6回をその他のスキル（苦悩耐性，感情調整，対人関係）で構成される。それに加えて，24時間の電話対応，治療者へのスーパービジョンが標準的に設定されている。しかし，わが国では，これほどの医療資源を投入することは困難であり，スキルグループのみをデイケアや作業療法のプログラムとして実施するなど，わが国の医療制度に沿ったアレンジがされていることが多い。

（b）プログラム立案時の使用法

先にも述べたように，わが国において標準的なDBTをそのまま実施することは，医療経済上の理由からも困難である。しかし，DBTの要素をプログラムに活用することは有用である。

■──治療者の態度

　クライエントの非適応的な行動を,「自らの抱える苦悩に対する必死の対処行動である」ととらえることは,問題点への着目というネガティブな視点から,クライエントの主体性というポジティブな視点への転換の可能性へとつながる。そこまではいかなくても,クライエントの隠れた思いや体験している苦悩を「理解しよう」という気にはなるのではないだろうか。この姿勢が,クライエントへの承認へとつながっていくことは容易に想像できるであろう。

■──スキルトレーニングの活用

　全体を通して実施することは難しくても,部分的に利用することは十分可能である。例えば,苦悩耐性スキルを応用することで,感情に圧倒されて苦しくてどうしようもないときに,何か作業に取り組むことで何とかその場をやり過ごすという対処行動が得られる。この際,OTがサポートすることでより効果的な作業を選択し実施することができるであろう。また,感情調節スキルの一部を利用し,身体性をキーワードに生活リズムの安定や活動と休息のバランスなどを考えることで安定した感情にもつながるであろう。さらに集団内での,対人関係スキルを実際に体験することも効果的であるし,作業にひたりながら,それをしっかりと体験することはマインドフルネスのトレーニングにも有効であると考えられる。

(c)プログラム実施時の留意点

　プログラムのなかでDBTの要素を利用する際には,クライエントのおかれている状況に臨機応変に実施するように心がけ,教条的にならないように注意が必要である。くわえて,自分や他者の価値観や信念,主義を絶対化しない態度が求められる。誰のものであっても,すべての主義や主張をいったんは受け入れる寛容さとあらゆる角度からそれを吟味する冷静さが必要であろう。

（織田靖史）

（4）信念対立解明アプローチ

（a）概要

　信念対立解明アプローチ（dissolution approach for belief conflict：DAB）は，信念対立という異なる考え方，やり方の間で生じる摩擦に対処するために体系化された方法論である。信念対立に陥ると，チーム医療が機能不全に陥ったり，実践がうまくできなくなることが明らかにされている。

　DABでいう解明（dissolution）の源流は禅や道（タオ）に求められ，問題それ自体の破壊や消滅という意味があり，問題に対する解答は必ずしも求めない。またDABでは，信念対立を克服するために，相対可能性と連携可能性を確保していく。相対可能性とは，人はそれぞれ違って当たり前という考え方であり，連携可能性とは，人の考え方はそれぞれ違うものの，状況と目的を共有できれば目的の達成にむけて協力し合えるという考え方である。チーム医療では，クライエントと多職種が協業を通して，クライエントのよりよい生活支援を目指す。そのため，DABでは，信念対立の解明に向かって職種の専門性を尊重しつつも，考えられるさまざまな方法を駆使し，目的達成に向けた協業を促進していく。

（b）プログラム立案時の使用法

■──信念対立に気づく

　DABを使うためには，信念対立の存在に気づく必要がある。人間関係に悩んだり，ストレスを感じることがあれば，信念対立が存在すると考えるとよい。

■──評価

　信念対立に気づいたら，信念対立を評価する。評価の切り口は，①問題点，②状況，③関心，④関係者，⑤これまでの経緯，⑥信念対立の全体像，等がある。評価は，状況と目的を踏まえ自分で推論することもあれば，関係者への聴取で得た情報を吟味し考察することもある。また，ABCR-14という信念対立の重症度を判定できる評価尺度も開発されている[2]。チームワークの質を改善したい場合は，ABCR-14を利用するとよい。

■──介入

　評価で信念対立の構造がつかめると，信念対立への介入を行う。介入のポイントは，状況と目的の自覚と共有を促す，というものである。

■──状況の自覚と共有

　ポイントは，①自他がおかれた状況に意識を向ける，②自他が意識化できた状況を記号化する，③自他が認識した状況を開示し合う，などである。信念対立中は出来事を否定的にとらえがちだが，状況に意識を向けるときは，起こっている出来事をありのまま感じ取るようにする。感じ取った内容は，最もしっくりくる記号（主に言語）で表現する。母国語の運用力が必要になるため，表現力に乏しい人は類語辞典などを参考にするとよい。状況の開示は，関係する人々の間でお互いの状況を率直に話すことが重要である。

■──目的の自覚と共有

　ポイントは，①自他がおかれた目的に意識を向ける，②自他が意識化できた目的を記号化する，③自他が認識した目的を開示し合う，などである。目的に意識を向けるためには，自他の間にある志向性の共通点を探っていく。目的の志向性は半ば無意識下に生成されている場合が多いため，目的をもった背景を互いに話し合うとよい。共有できた目的は，自他が意識し合えるよう言語化し，互いに伝えることが重要である。また，目的の開示は，共有した目標に踏みとどまれるようにみえる位置に掲げることも1つの案である。

(c)プログラム立案の際の留意点

　評価の注意点は，自他の認識のゆがみの存在を理解しておくことである。信念対立に関係する人々は，自分も含め認識がゆがんでいる可能性がある。他人から語られる内容は他人の視点で観察された事象であり，他人に優位にはたらくよう情報が整理されている可能性が高い。そのため，自他が認識した内容がすべてではないと理解しておくと，泥沼化しにくくなる。介入の注意点は，信念対立の再発を未然に防ぐよう対策を立てることである。特に長年かかって形成された目的は，一度共有しても新たな信念対立があると以前の目的に戻りやすい。そのため，共有し再構築された目的は具体的に示す必要がある。

（寺岡　睦）

（5）マインドフルネス作業療法

（a）概要

近年，大きな注目を集めているマインドフルネスを作業療法にも取り入れ，マインドフルネス作業療法（mindfulness based occupational therapy（for borderline personality disorder）：MBOT（-for BPD））が開発されている。

■——マインドフルネス作業療法とは

MBOTとは，ヴィパッサナー瞑想を中心とした2600年前のブッタの瞑想法を踏まえて，身体活動や芸術活動などの非日常的活動，および仕事や遊び，日課，休息などの日常的活動を通して実施され，その際に「体感（経験）される身体感覚やこころの状態に意識を向けて感じるままに感じることやそのような身構えのこと」である[3]。それによって，あるがままの自分に気づき，受容し，マインドフルな状態になり，日々の生活にマインドフルネスが般化していくと期待される。その特徴を表に示す［表4］。

■——作業療法とマインドフルネス作業療法

元来，作業療法にはマインドフルネスの要素は含まれている。禅語で「行住坐臥」とあるように，すべての作業を真摯に取り組むことは，マインドフルネスに通ずるものである。したがって，マインドフルネス作業療法とは，特別なものではなく作業療法の一部である。しかし，忘れがちなその要素を取り出した新たな枠組みであるという新規性がある。

■——具体的な実施方法

1回のセッションは，近況報告などを行った後にマインドフルネスを意識して作業に取り組む。最後に体験を通して感じたこと（経験したこと）をシェ

［表4］ MBOTの特徴とマインドフルネス，作業療法との比較

	MBOT	マインドフルネス	作業療法（精神科）
目的	あるがままになる	あるがままになる	治療，回復，生活支援
治療構造	既存の治療構造の利用	専用のグループが必要	既存の治療構造
コスト	作業療法	なし	作業療法
実施内容	作業療法	瞑想	作業療法
治療者の態度	中立的	指導的	支持的，評価的
マンパワー	スタッフに知識が必要	専門家が少ない	比較的充実
対象疾患	感情調節困難	慢性疼痛，うつ，高血圧	統合失調症が中心

（織田靖史・京極真・西岡由江・宮崎洋一：感情調節困難患者へのマインドフルネス作業療法の効果検証——シングルシステムデザインを用いて，精神科治療学30（11）：1523－1531，2015．より）

アリングして終了となる。作業に取り組む際には，①自分の心に浮かび上がってくるもの（感覚，思考，感情など）をしっかりと感じ取る，②その心に浮かび上がったものが自分のなかにどのように現れ，どう変化していくのか感じる，③その際に，心に浮かび上がったものを断定（判断）しないままに観察する（感じる），④感じているときにはすぐに反応せず，その感覚に1回浸ってみる，⑤（いろいろ気になっても）今感じている1つのもの（感覚，思考，感情）に注目する，ということを意識し，とらわれない態度が肝要である。そのうえで，⑥（何かのためでなく）とにかくやってみるという姿勢が最も重要である。

(b)プログラム立案時の使用法

　MBOTは，既存の作業療法プログラムやMBOTやマインドフルネス専用のプログラムとして実施される。いずれの場合も担当セラピストから個別または集団でマインドフルネスについてある程度の知識が伝達されていることが推奨されるが，体験から体得することこそが最も必要なことであるので，必ずしも事前の知識伝達が必要であるわけではない。くわえて，既存の作業療法プログラムを用いる際には，パラレルな構造を意識すると実施しやすくなる［図1］。

　また，MBOTは，他のプログラムとの併用が好ましい。併用するプログラムは，言語を介在しなくても実施可能な作業療法をはじめ，言語を介在として実施される個別面接が中心である心理療法や心理教育，ロールプレイを中心としたSSTやサイコドラマなどがあげられる［図2］。

［図1］　マインドフルネス作業療法の種目例

マインドフルネス作業療法

・芸術的活動
スケッチ，ちぎり絵，貼り絵，裁縫，織物，詩，俳句，短歌，硬筆，書道，リズム（体操），音ならし，鑑賞　等

・ボディワーク
イメージを身体で表現する
相手の体（存在）を自分の身体を通して感じる
ボール回し，ボール蹴り，ウォーキング，ストレッチ，マッサージ　等

・家事活動

[図2] マインドフルネス作業療法の臨床活用

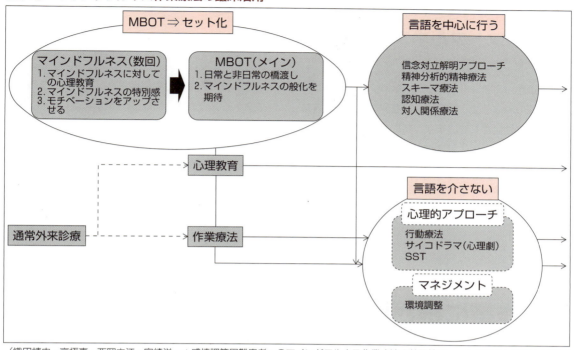

（織田靖史・京極真・西岡由江・宮崎洋一：感情調節困難患者へのマインドフルネス作業療法の効果検証——シングルシステムデザインを用いて，精神科治療学30（11）：1523-1531, 2015. より）

(c) プログラム実施時の留意点

　MBOTでは，「何かのため」という目的はもたないように留意する。目的実現のための実施は，「できている」「できていない」や「いい」「悪い」という価値判断や「こうするべきだ」というとらわれにつながり，反応による不適応行動が起こることから注意が必要である。同じように，セッションを通して担当セラピストが中立性を保つことが求められる。例えば，クライエントが「意味がない」「これじゃダメだ」「できていない」などの陰性感情や「これはいい」「よくなる気がする」「なんとかしてもらえそう」などの陽性感情を込めた発言をしても，セラピストは無条件に受け入れ，それに一切の評価をくださないようにする。このように，セラピストはクライエントをあるがままに受け止め，抱えるようにする。その姿勢こそがクライエントの取組みを信じ，共に作業し，感じ，生きることになり，その場を守ることにもなるのである。

（織田靖史）

Column
マインドフルネス

　近年，マインドフルネス（mindfulness）が，医療のみならず，教育界，産業界などさまざまな分野で注目されています。特に産業界では，企業が社員のストレスの低減だけではなく，作業効率や能力開発のために実施するなど大変な広がりを見せています。

　医療においては，1990年代に慢性疼痛やストレ

ス疾患への介入法として開発されたマインドフルネスストレス低減法（MBSR）により注目され，その後，マインドフルネス認知療法やアクセプタンス＆コミットメントセラピー，弁証法的行動療法などの第三世代の認知行動療法の核となる概念として重視されるようになっています。

(6)作業に根ざした実践2.0(OBP2.0)

(a)概要

　作業に根ざした実践2.0（occupation-based practice 2.0：OBP2.0）は，信念対立解明アプローチと作業療法という異なる領域をシームレス化しており，作業療法の専門性を発揮しつつ，チームワークをマネジメントできる理論である。OBP2.0の基本原理は，状況と目的に応じて柔軟にさまざまな方法を活用し，その有効性は事後的に決まる，というものである。これによって，例えば，トップダウンアプローチとボトムアップアプローチ，専門職中心とクライエント中心，医学モデルと作業モデルなどといった，通常は相容れない理論でも，状況と目的に応じてしなやかに活用することができる。OBP2.0は現在，精神障害領域，整形外科領域，発達障害領域，回復期リハビリテーション領域などで臨床的有用性が検証されている。

■──作業の原理

　OBP2.0では，哲学的思考を通して"作業とは人間の経験である"と定式化している。ここでいう人間とは，信念対立解明アプローチの人間の原理を継承し，契機・志向相関的存在と定式化している。これは，あらゆる人間は，何らかの契機（世界，状況，環境，雰囲気など）のもとで，何らかの志向（気分，身体，関心，目的など）に相関的に生きている，という考え方である。そして，経験は作業療法の創始者たちに絶大な影響を与えたDewey Jの経験哲学を継承している。経験哲学では，あらゆる経験は連続性と相互作用という2つの原理によって基礎づけられる。連続性の原理とは，あらゆる経験は以前の経験から影響を受け，今後の経験にも影響を与えるという理路で

ある。相互作用の原理は，あらゆる経験は個人と環境の絶えざる交流によって進行するという理路である。OBP2.0では，人間の原理と経験哲学を統合し，作業は人間の経験であると位置づけた。

■——作業療法の専門性の発揮

OBP2.0では，作業療法のポテンシャルを引き出すために，作業機能障害の種類を評価，介入する。作業機能障害とは人間の経験に不具合がある状態であり，作業不均衡，作業剥奪，作業疎外，作業周縁化の4種類に分けられる。作業不均衡は，日々の生活行為のバランスが崩れている状態である。作業剥奪は，外的要因によって生活行為が制限されている状態である。作業疎外は，生活行為に対して意味を見出していない状態である。作業周縁化は，周囲から意味を感じる生活行為を認めてもらえない状態である。作業機能障害の種類の評価はこの4種類を評価し，介入計画を立案していく。

■——多職種連携の促進

作業療法は歴史上，信念対立に阻害され専門性を発揮することが困難であった。そのため，OTが重要視する必要がある問題に信念対立がある。信念対立とは，疑いの余地なき信念が矛盾する事態に直面すると引き起こされる確執である。医療従事者間で生じる信念対立の解明を目指す理論と技術の体系化には，信念対立解明アプローチがある。信念対立解明アプローチは，信念対立に陥っている人々の状況と目的を自覚し，共有する方法論である。

(b)プログラム立案時の使用法

■——作業機能障害の種類の評価と介入

クライエントの作業機能障害の評価は，クライエントの生活で生じている不均衡，剥奪，疎外，周縁化を見極めていく。OBP2.0に基づいた評価尺度には「作業機能障害の種類と評価（classification and assessment of occupational dysfunction：CAOD）」がある。その他非構成的評価も適宜使用する。非構成的評価では，面接と観察の視点を作業不均衡，作業剥奪，作業疎外，作業周縁化に向ける。作業機能障害の介入は，評価で抽出されたクライエントの作業機能障害の種類が改善される目的で，クライエントに必要と思われるあらゆる手段でプログラム立案をする。介入の原則は，作業の原理に根ざし，クライエントが良質な経験を積めるような活動を提供する。介入方法は，状況と目的に応じて適切と思われるものを選択する。急性期の作業療法は機能訓練を重要視されるが，これもクライエントが将来良質な経験を積めるよう支援できるなら積極的に行っていくべきである。

■──信念対立の評価と介入

　クライエントとの作業療法中，OTは，クライエント対関係者で信念対立が起きているかを評価し，介入する。信念対立の評価と介入は，状況と目的の自覚と共有である。評価は，信念対立の内容は何か，関係者は誰か，状況はどうか，関心は何か，などを推論し，かつ関係者に聴取し総合的に判断する。介入は，評価で得られた情報から，クライエントと関係者が互いの価値観の違いを理解しつつ，クライエントが今後の作業（人間経験）をより豊かに遂行できることを重視する。そのためにクライエントと関係者は自他の認識を相対化しながら，それでもなおチームで協力できるポイントを探していく。

(c)プログラム立案の際の留意点

　OBP2.0では，信念対立と作業機能障害の種類に対する評価と介入を同時に行うようにする。OBP2.0の主眼は，チームワークのマネジメントを行いながら，作業機能障害に対する作業療法を展開することである。そのため，実践はマネジメントのみ，作業療法のみに偏らず，状況と目的に応じて適宜判断する必要がある。

（寺岡　睦）

（7）作業選択意思決定支援ソフト（ADOC）

(a)概要

　作業選択意思決定支援ソフト（Aid for Decision-making in Occupation Choice：ADOC）は，クライエントとOTが協業を通して目標設定を円滑に行うことを目的に開発されたiPadアプリケーションである。治療者は画面の指示に沿ってクライエントの作業について面接を行う。ADOCの最大の特徴は，国際生活機能分類（ICF）の活動と参加の項目をベースに作成された95項目の豊富なイラストを用いて作業面接が可能になることであり，クライエントの作業の理解を視覚的に助けることで作業について豊かに話し合えることがあげられる。ADOCを用いることで，クライエントにとって意味のある作業を明確化しやすくなることに加えて，作業の満足度を測定することも可能である。なお，使用に際してのカットオフ値はMMSE 8点以上である。

　その他にも，ADOCは基盤になる理論が存在しないことが，他の評価法とは大きく異なる点である。これについてはさまざまな意見があるところではあるが，特定の理論を修学しなくても即座に目の前のクライエントに用いる

ことが可能な，柔軟性に富んだツールであるといえる。

ADOCの仕様については専用のアプリケーションを購入する必要があるが，体験版（Paper版）もあり，こちらはホームページ（http://adoc.lexues.co.jp/manual/trial）から無料でダウンロードできる。

（b）プログラム立案時の使用法

ADOCの使用手順は次のようになっている。
① ログイン：パスワードの入力を行う。
② 作業選択：カテゴリごとに表示されるイラストをみながらクライエントが重要な作業を選択し，その重要度を4段階で採点する。続いて治療者もクライエントにとって重要と考える作業を選択して両者の意見を出し合う。これは，目標設定の協業において重要なステップとなる。「その他」の項目もあり，イラストにはない作業についても面接を行える。
③ 目標設定：両者が選択した作業のなかから，治療目標とする作業を最大5つまでに絞り込む。緊急度と重要度のマトリクス画面があり，視覚的かつ直感的に絞り込みを行うことができる。
④ 満足度測定：選択した作業の満足度を5段階で採点する。
⑤ 支援計画書作成：面接内容から主目標，副目標，支援プランなどを入力する。作成された支援計画書はPDFで出力できる。

（c）プログラム立案の際の留意点

■──使用目的を明確にする

ADOCは前述のとおり理論基盤がない。そのため，使用するにあたっては，何に注目した面接を行うのかなど使用する目的を明らかにしておく必要がある。その他にも，ただ重要な作業を選択することだけで話を終わらせるのではなく，その作業に対しての意味や価値，作業を実施する状況などにも話を広げていくことで，よりクライエントの作業的存在や作業機能障害についての理解が深まる。そのために，作業療法においてより有効な面接にするには，何らかの広範囲理論を踏まえたうえで使用することが望ましい。

■──現実的目標の設定

ADOCを使用するとしばしば今まで語られることのなかったクライエントの思いに出会うことがある。一方で治療者には，目標設定や重要度，満足度判定で語られる内容が非現実的に映ることが時にあるかもしれない。だが，そこには，クライエントがもつ作業の意味や価値，認識の仕方が現れている。このようなときは，目標設定を急がずに，クライエントの文脈の理解を深めるきっかけづくりとしてADOCを使用するとよい。そのようにクライエント

の思いを共有しながら，治療者とともに現実的な目標を立案していくことが重要である。

　また，入院しているクライエントに対しての治療では，治療環境から生じる作業剥奪などが大きな影響を与える。ADOCで豊かな語りを引き出す一方で，それに最大限に応えることのできる治療構造をつくり上げることも同等に重要である。

■──「したいことがない」というクライエントに対して

　面接を工夫しても「したいことはない」と口にするクライエントが存在するかもしれない。そのようなときは，クライエントが現在感じている苦悩（その背景に作業機能障害が存在することが多い）について，治療者がクライエント目線で理解することが，治療をすすめるきっかけになる。リカバリーの過程では，そうした心理的な理解を十分に行った後に，作業についての話し合いが可能になることもある。こうしたクライエントが抱く苦悩（その原因になり得る作業機能障害）の理解を治療者が深めるにあたって，ADOCを補助的に用いることもできる。

■──面接時間

　ADOCで作業ニーズの把握や作業の意味などについて面接を行うと，面接時間が延長することがある。1日に多くのクライエントにかかわる精神障害領域において，この個別面接をいかに確保するかは，大いに工夫が求められる。そのため，場合によっては適度に分けて実施するなどの工夫も有効である。また，ADOCは意思決定を「支援」するソフトであり，最終的によりよい面接を実現させるためには，治療者の面接技術そのものを向上させることも忘れてはならない。

（清家庸佑）

引用文献

1）Hoyt MF編著，児玉達美監訳：構成主義的心理療法ハンドブック．p15，金剛出版，2006．
2）Kyougoku M, Teraoka M, Masuda N, Ooura M, Abe Y：Development of the Assessment of Belief Conflict in Relationship-14 (ABCR-14). PLOS ONE 10（8）：e0129349. doi：10. 1371/journal. pone. 0129349, 2015.
3）織田靖史・京極真・西岡由江・宮崎洋一：感情調節困難患者へのマインドフルネス作業療法の効果検証——シングルシステムデザインを用いて．精神科治療学30（11）：1523−1531，2015．

参考文献

宮田敬一編：ブリーフセラピー入門．金剛出版，1994．

宮田敬一編：学校におけるブリーフセラピー．金剛出版，1998．

Cooper JF：A primer of Brief-Psychotherapy.WW Norton & Company, 1995.（岡本吉生・藤生英行訳：ブリーフセラピーの原則．金剛出版，2001．）

Fisher SG：Time-limited brief therapy with families - a one year follow-up study-. Fam Process 23（1）：101−106, 1984.

京極真：医療関係者のための信念対立解明アプローチ——コミュニケーションスキル入門．誠信書房，2011．

京極真：チーム医療・多職種連携の可能性をひらく信念対立解明アプローチ入門．中央法規出版，2012．

京極真：医療関係者のためのトラブル対応術——信念対立解明アプローチ．誠信書房，2014．

寺岡睦・京極真：作業に根ざした実践と信念対立解明アプローチを統合した「作業に根ざした実践2.0」の提案．作業療法33（3）：249−258，2014．

Crepeau EB, Cohn ES, Schell：Willard and spackman's occupational therapy, international edition. Lippincott Williams & Wilkins, 2010.

Reilly M：The modernization of occupational therapy. Am J Occup Ther 25（5）：243−246, 1971.

Law MC, Baum CM, Baptiste S：Occupation-based practice, forstering performance and participation. Slack Inc, 2001.

Dewey J, Mead GH, 河村望訳：デューイ=ミード著作集 7，学校と社会・経験と教育．人間の科学新社，2008．

Teraoka M, Kyougoku M：Development of the Final Version of the Classification and Assessment of Occupational Dysfunction Scale, PLOS ONE 10（8）：e0134695. doi：10. 1371/journal. pone. 0134695, 2015.

Tomori K, et al.：Utilization of the iPad application：aid for decision-making in occupation choice（ADOC）. Occup Ther Int 19：88−97, 2012.

D プログラム立案で利用できるウェポン

3. 非構成的評価

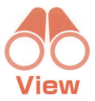

- 非構成的評価として，「他部門からの情報収集」「観察と面接」「作業面接」の3つをここでは取り上げる。
- 非構成的評価は，昔からある作業療法評価の方法である。作業面接などの従来からの方法に加え，近年の研究成果を踏まえた評価についても紹介する。

（1）他部門からの情報収集

(a) 概要

作業療法の開始が決定したクライエントに対し，どのような作業療法を実施するかを考えていくため評価を実施するが，その手段の1つとして「他部門からの情報収集」がある。

主治医からの処方により作業療法が開始されたときに，クライエントと作業療法士（OT）は初めて対面することが多い。そのため，作業療法開始までにはクライエントの基本情報を把握し，クライエントにかかわる他職種から必要な情報を得ることが大切である。

情報は，カルテ閲覧や他職種との直接的な意見交換で得られる。基本的にOTは，クライエントが1日の大半を過ごす生活エリアを観察する時間は限られる。いつ，どこで得た情報であるか（情報源）を明らかにして記録し，担当OT自身の評価と比較しながら，クライエントの作業機能状態の理解に利用するように心がける。

(b) プログラム立案時の使用法

各種検査や既往歴など，OTでは得られない情報を得る。

クライエントに対する他部門の働きかけ（医師の治療方針，看護スタッフによる看護方針など）についても把握し，チーム医療のなかでOTとしてどのような役割を担うのかを考えることが大切である。

■──収集する情報

◉一般的情報

・氏名，年齢，性別，家族構成
・成育歴，学歴，職業歴，入院前の生活状況

◉医学的情報

医師の作業療法の処方箋には，処方目的，クライエントの大まかな状況，症状，禁忌事項，治療方針などが記載されている。OTは，処方箋の情報を把握し，記載内容にわからない点があれば，医師に確認をする。

・診断名，合併症，既往歴，入院回数
・発症経過（現病歴を含む）
・各種検査結果
・精神症状
・治療方針，治療内容（薬物処方の内容も含む）
・作業療法に対する医師の意図（処方理由）

◉看護スタッフから

・クライエントの現在の精神状態や病棟での様子
・日常生活動作（ADL），生活関連動作（APDL）の様子

◉臨床心理技術者から

・心理検査の結果（知能，性格傾向，無意識内容，器質的疾患の有無など）

◉精神保健福祉士（PSW）から

・社会生活状況（仕事，アルバイト等を含む）
・経済状況
・社会資源活用状況（福祉施設など）
・家族状況

（c）プログラム立案の際の留意点

◉情報相互の関係性をとらえる

情報は，収集するだけでは活用できない。単に量の多い情報を用いたり，1つの情報のみに引きずられて判断してしまうことになる。ICFなどの枠組みで整理し，情報相互の関係性を確かめておくことも1つの方法である。また，最終的に作業療法で取り組む問題点に関する情報は，作業療法評価でも浮かび上がってくるはずであるので，他部門とは十分に情報交換を行う必要がある。

◉不要な時間はかけない

先入観の影響を避けるため，情報を入手する前にクライエントに直接会うほうがよいという考え方もある。しかし，情報なしに出会うことで，不必要

131

な時間をかけたり，大きな見落としをするなどのマイナス面もある。情報は常に客観的な検討を要するということを念頭に，事前に他部門から入手可能なものは，早めに入手したほうがよいであろう。クライエントの負担の軽減のためにも，不要な時間は費やさないようにする。

●情報のずれ

自分が実施した評価データよりも他部門からの情報を信用し，その情報に基づいてプログラムを立案しようとすることがある。OTと他部門の一致する情報は確かと考えられるが，一致しない情報は，その違いが情報になる可能性がある。経験の少なさだけが情報のずれに起因するとは限らないので，そうした情報は十分に吟味しなければならない。

●語るための技術

プログラム立案は他部門からの情報と作業療法での評価を総合して進んでいくことになる。作業療法の専門性に基づいた用語を使い，「この人はどういう人で，どのようなことができないので（問題点），どうすればいいか」を記述する（語る）のであるが，そのためには通常の言葉と同様に，文法に相当する論理が必要である。語ることができないことは使えないことを意味するので，本書で紹介する理論に精通しておくことが望ましい。

(石井奈智子)

(2)観察と面接

(a)概要

非構成的評価（unstructured assessment：UA）は，昔からある作業療法評価の方法である。従来のUAの方法には参与観察，作業面接などがある。ここでは，4条件メソッドというUAの方法を紹介する。

■──自由な観察と面接を使う

UAとは，自由な観察と面接を活用し，作業機能障害を捉える方法である。UAは，複数の場面を通して観察・面接し，多角的な観点から作業機能障害を評価する。UAの評価結果は日常言語を使って表記するが，これはOTの臨床的推論を文章化したものである。臨床的推論は，作業療法実施中に絶え間なく行われることから，UAは意識的・無意識的に常に実施していることになる。

■──4条件メソッド

UAの評価結果の質は，4条件メソッドによって担保できる。4条件メソッドは作業中心（occupation-centered）の評価法である。4条件メソッド

では，確かさ（dependability）という基準で評価結果の質を判断する。確かさとは，第三者が評価結果に同意できる程度という意味である。4条件メソッドでは，①評価者の想定した暗黙の前提を，第三者が共有しやすい，②提示された事実は面接や観察から直接得られたもので，作業遂行を通して変化が認められる，③事実の表記は省略が少なく，概念が明確である，④判断は作業有能性に焦点を当てており，論理的に適正で明瞭である，という4つの条件を満たすことによって，評価結果の確かさを担保していく。4条件メソッドを活用したUAでは，この4条件の観点から遂行し，結果をまとめ，その質を吟味していく。

(b)プログラム立案時の使用法

■── 4条件メソッドで評価する

4条件メソッドに基づくUAでは，①評価目的を意識しながら，②クライエントの作業機能障害と作業機能の状態を，自然な観察と面接から把握していく，という仕方で評価を進める。例えば，OTが病棟に行き，クライエントの様子をみながら何気なく会話することによって，クライエントがしたいのにできない作業を明らかにしていくのである。ただし，4条件メソッドは，OTが五感を通して自由にUAを遂行できるようにするために，評価の仕方に具体的な制約を与えていない。OTは最低限，前記の2点を意識しながら，自身の五感を解き放って，臨床勘を活かしながら自由にUAしてほしい。

■── 4条件メソッドで評価結果を記述・吟味する

4条件メソッドに基づくUA最大の利点は，OTの五感を最大活用した評価を，確からしい評価結果として表現し，その質を吟味できるところにある。その技術習得は，以下に例示する問題を解きながら習得できる。『作業療法士のための非構成的評価トレーニングブック』では多数の問題と解答を用意しているため，4条件メソッドを習得したい人はぜひ手にとってほしい。

● 4条件吟味法

以下のUA，評価結果を読み，内容の確からしさに同意できるかどうかを判断し，4条件の観点からその理由を述べよ。

UAの評価結果	統合失調症のあるクライエントは，退院して自宅に戻りたいと希望していた。しかし，家族に対する暴力行為があったため，自宅に戻ることはできなかった。しかも，グループホームなどにも行きたくないと話していた。クライエントは自ら「どうにかしてください」と何度も援助を求めてきた。何回か訴えを聞いていたところ，突然「グループホームに行ってもいい」と言い出した。OTは，クライエントから意欲が出てきつつあると判断した。
同意できる	
同意できない	

● 4条件記述法

以下の各課題文が論理的になるように加筆しなさい。

(a)　クライエントは病棟にいなかった。だから，OTはクライエントが売店にいると判断した。

(b)　今回，クライエントは退院後の生活にストレスを感じていた。そのため，OTはクライエントが再発する可能性が予測されると判断した。

(c)　クライエントは作業中に援助を求めることが増えた。クライエントは作業を難しく感じている可能性があると判断した。

(d)　クライエントは自身が完成させた作品をうれしそうに眺めていた。だから，クライエントは完成作品に対して満足感をもっていると判断した。

（c）プログラム立案の際の留意点

　4条件メソッドに基づくUAは，OTが複数場面で自然な観察と面接を行うことを前提にしている。OTは，クライエントの暮らしに寄り添い，できるだけ自然な状況下で観察と会話を行う必要がある。

（京極　真）

(3)作業面接

(a)概要

　作業療法が開始された初期段階で，クライエントの能力を把握する手段として作業面接を行う場合がある。作業面接は一定の作業をクライエントに提示し行ってもらうことで，実際にクライエントが体験した，またOTと共有体験したことをもとに行われる面接である。作業面接は，通常の面接では得られない具体的な個人の特性がわかり，クライエントと結果を共有しやすく，共通の目標を設定するのに適している方法である。作業は言語コミュニケーションの補助手段としても用いられることが多く，他者との共有体験を促すことなどは，作業療法場面ではよくあることである。

(b)プログラム立案時の使用法

　作業面接では構成的な作業と投影的な作業が用いられる。ここでは作業工程や道具などが決まっていて，材料も比較的可塑性の少ない手芸やタイルモザイク，革細工などの構成的な作業を用いた作業面接の流れを簡単に紹介する。

① 　あらかじめOTが選択した作業を紹介し，オリエンテーションを行う（評価の目的で行うことと，目標設定をするために行うことを説明する）。
② 　実際に用意した作業（1回で完成するもの）を行ってもらう。クライエントの理解力や問題解決のパターンをみる。
③ 　作業終了後に面接を行う。課題はどう感じたか，疲労はどうか，作業しているときに困ったことはなかったか，完成した作品についてどう感じるか，今後やってみたい作業は何かなど，作業を通して体験したことを共有する面接を行う。

　作業を用いた面接のため，比較的緊張せずに行うことができるが，周囲の人や物，課題といった環境に配慮しておくことが大切である。また，1つの作業課題で個人の特性のすべてを評価するのは難しいため，評価したい目的に合わせて作業活動を選択する。面接で聞く事項については必要最小限の事柄を常に心がけておく。あとから聞き逃したことに気づいたとき，フォローできる機会につながるためである。

(c)プログラム立案の際の留意点

　作業面接から得られる情報は，作業遂行の過程で生じるクライエントの主

観的な体験内容を確認，把握することができ，クライエントとOTが共通の目標を立てるのに役立つ。しかし，特に，自由度の高い絵画や陶芸などの投影的な作業では，主観的体験としてクライエントの意識が投影的に現れるかもしれない。クライエントの精神内界にふれることは，その人格特性を知る手がかりにもなるが，精神分析的観点からの解釈は難しい。面接場面で語られたことが，別の場面でも現れるかどうかを確認することや，専門知識をもつ精神科医，臨床心理技術者などの専門職とその評価内容を確認することで，作業療法に利用できる可能性がある。

（石井奈智子）

参考文献

岩崎テル子他編：標準作業療法学，作業療法評価学，第2版．医学書院，2011．
朝田隆他：精神疾患の理解と精神科作業療法，第2版．中央法規出版，2012．
山根寛：精神障害と作業療法，第3版．三輪書店，2010．
冨岡詔子編：作業治療学2精神障害　作業療法学全書，改訂第3版．協同医書出版社，2010．
香山明美：作業療法士のインテーク面接──作業療法士の面接技能を高めるために必要なこと．精神科臨床サービス6（3）：319-324，2006．
京極真：作業療法士のための非構成的評価トレーニングブック．誠信書房，2010．
香山明美他編：生活を支援する精神障害作業療法，第2版．医歯薬出版，2014．

D プログラム立案で利用できるウェポン

4. 構成的評価

- ここであげた評価は，クライエントの情報を収集するために，組織的に開発され，研究されてきた手続きに基づいたプロトコルまたはガイドラインを使用しており，信頼性や得られた情報を解釈する公的な基盤をもつものである。
- クライエントの作業機能状態の全体あるいは詳細な一部を理解するために有益であるので，積極的に活用することを勧める。
- ただ，これらの評価だけでクライエントのすべてが把握できるわけではないので，自己報告や面接での主観的情報と行動観察などに基づく客観的情報を得るために，いくつかの評価を組み合わせて使用することが必要である。

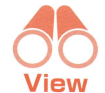

(1) 作業に関する自己評価・改訂版（OSA Ⅱ）

(a) 概要

作業に関する自己評価・改訂版（Occupational Self Assessment version 2.1：OSA Ⅱ）は人間作業モデル（MOHO）とクライエント中心の実践を理論的基盤にして開発された評価法である。クライエントの作業有能性，作業同一性（または価値），満足度，作業適応に関する環境の影響を測定する自己報告様式の評価である。

OSA Ⅱ はMOHOの遂行領域（質問1〜11）11項目，習慣化領域（質問12〜16）5項目，意志領域（質問17〜21）5項目，および環境領域（質問1〜8）8項目の合計29項目からなる4段階のリカートスケールの評価法であり，これらの項目は［表1］に示すようにMOHO構成概念に対応した形式となっている。遂行領域は運動技能，処理技能，コミュニケーションと交流技能，そしてそれらの複合した技能，習慣化領域は習慣と役割，意志領域では興味，価値，個人的帰属を表す項目から，また，環境領域では，空間および対象物

▶ 第Ⅰ部　精神科作業療法におけるプログラム立案の基礎

[表1] 作業に関する自己評価・改訂版（OSAⅡ）

このチェックリストはあなたが作業療法で取り組むことができる問題領域を確かめるためのものです。それらの領域には，自分の身の回りの事柄，個人的な興味と価値，習慣，技能，そして環境という項目が含まれています。ステップにそって実施説明が示されていますので，よく読んで，該当する欄に○をつけて下さい。

氏名＿＿＿＿＿＿＿＿＿＿＿　年齢＿＿＿＿＿　今日の日付＿＿＿＿＿年＿＿＿＿＿月＿＿＿＿＿日

	これをするにはたくさんの問題がある	これをするにはやや問題がある	これは良くやっている	これは非常に良くやっている	これは私には全く大事ではありません	これは私にはそれ程大事ではありません	これは私にはやや大事です	これは私には非常に大事です	変えたいことに順番をつけて下さい	この欄にはそれぞれの文章に対する考えを自由にお書き下さい
自分について ステップ1　下にはあなたが毎日の生活で行う物事に関する文章が書かれています。書かれているそれぞれのことについて，あなたがどのくらいよくやっているのか，該当する欄に○印をつけて下さい。その項目が自分には当てはまらないと思う場合には，その項目に×印をつけて，次に進んで下さい。 ステップ2　次に，それぞれの文章が，自分にとってどのくらい重要か（大事か）を考えてみて，いずれかに○印をつけて下さい。 ステップ3　あなたが自分自身について変えたい項目を，4つ選んで下さい。それらのうち，最も重要なものに1を，2番目に重要なものに2を，3番目に重要なものに3を，4番目のものに4をつけて下さい。									
1．自分の課題に集中する	問題あり	やや問題	良い	非常に良い	大事でない	やや大事でない	大事	非常に大事		
2．体を使ってしなければならないことをする	問題あり	やや問題	良い	非常に良い	大事でない	やや大事でない	大事	非常に大事		
3．生活している所を片づける	問題あり	やや問題	良い	非常に良い	大事でない	やや大事でない	大事	非常に大事		
4．身体に気をつける	問題あり	やや問題	良い	非常に良い	大事でない	やや大事でない	大事	非常に大事		
5．めんどうをみなければならない人を見る	問題あり	やや問題	良い	非常に良い	大事でない	やや大事でない	大事	非常に大事		
6．行かなければならない所に行く	問題あり	やや問題	良い	非常に良い	大事でない	やや大事でない	大事	非常に大事		
7．金銭の管理をする	問題あり	やや問題	良い	非常に良い	大事でない	やや大事でない	大事	非常に大事		
8．基本的に必要なこと（食事，服薬）を行う	問題あり	やや問題	良い	非常に良い	大事でない	やや大事でない	大事	非常に大事		
9．他人に自分を表現する	問題あり	やや問題	良い	非常に良い	大事でない	やや大事でない	大事	非常に大事		
10．他人とうまくやっている	問題あり	やや問題	良い	非常に良い	大事でない	やや大事でない	大事	非常に大事		
11．問題をはっきりと認めて解決する	問題あり	やや問題	良い	非常に良い	大事でない	やや大事でない	大事	非常に大事		
12．くつろいだり楽しんだりする	問題あり	やや問題	良い	非常に良い	大事でない	やや大事でない	大事	非常に大事		
13．やらなければならないことを片づける	問題あり	やや問題	良い	非常に良い	大事でない	やや大事でない	大事	非常に大事		
14．満足できる日課がある	問題あり	やや問題	良い	非常に良い	大事でない	やや大事でない	大事	非常に大事		
15．自分の責任をきちんと果たす	問題あり	やや問題	良い	非常に良い	大事でない	やや大事でない	大事	非常に大事		
16．学生，勤労者，ボランティア，家族の一員などの役割にかかわる	問題あり	やや問題	良い	非常に良い	大事でない	やや大事でない	大事	非常に大事		
17．自分の好きな活動を行う	問題あり	やや問題	良い	非常に良い	大事でない	やや大事でない	大事	非常に大事		
18．自分の目標に向かってはげむ	問題あり	やや問題	良い	非常に良い	大事でない	やや大事でない	大事	非常に大事		
19．自分が重要だと思うことに基づいて決めている	問題あり	やや問題	良い	非常に良い	大事でない	やや大事でない	大事	非常に大事		
20．やろうと決めたことをやり遂げている	問題あり	やや問題	良い	非常に良い	大事でない	やや大事でない	大事	非常に大事		
21．自分の能力をうまく発揮している	問題あり	やや問題	良い	非常に良い	大事でない	やや大事でない	大事	非常に大事		

	これをするにはたくさんの問題がある	これをするにはやや問題がある	これは良い	これは非常に良い	これは私には全く大事ではありません	これは私にはそれ程大事ではありません	これは私にはやや大事です	これは私には非常に大事です	変えたいことに順番をつけて下さい	この欄にはそれぞれの文章に対する考えを自由にお書き下さい
自分の環境について ステップ1　下にはあなたの環境（あなたが住み，働き，学校に行くなどの場所）に関する文章が書かれています。書かれているそれぞれのことについて，あなたが自分に当てはまると思う欄に○印をつけて下さい。その項目が自分には当てはまらないと思う場合には，その項目に×印をつけて，次に進んで下さい。 ステップ2　次に，それぞれの文章が，自分にとってどのくらい重要か（大事か）を考えてみて，いずれかに○印をつけて下さい。 ステップ3　あなたが自分自身について変えたい項目を，2つ選んで下さい。それらのうち，最も重要なものに1，2番目に重要なものに2と書き込んで下さい。									
1．自分が生活して体を休ませる場所	問題あり	やや問題	良い	非常に良い	大事でない	やや大事でない	大事	非常に大事		
2．自分が生産的（仕事・勉強・ボランティア）になる場所	問題あり	やや問題	良い	非常に良い	大事でない	やや大事でない	大事	非常に大事		
3．自分が生活して体を休ませるために必要な物	問題あり	やや問題	良い	非常に良い	大事でない	やや大事でない	大事	非常に大事		
4．自分が生産的になるために必要な物	問題あり	やや問題	良い	非常に良い	大事でない	やや大事でない	大事	非常に大事		
5．自分を支えて励ましてくれる人	問題あり	やや問題	良い	非常に良い	大事でない	やや大事でない	大事	非常に大事		
6．自分と一緒にやってくれる人	問題あり	やや問題	良い	非常に良い	大事でない	やや大事でない	大事	非常に大事		
7．自分が大事にしたり好きな事をする機会	問題あり	やや問題	良い	非常に良い	大事でない	やや大事でない	大事	非常に大事		
8．自分が行けて楽しめる場所	問題あり	やや問題	良い	非常に良い	大事でない	やや大事でない	大事	非常に大事		

（Baron K, Kielhofner G, Iyenger A, Goldhammer V, Wolenski J, 山田孝・石井良和訳：OSAⅡ　作業に関する自己評価使用者用手引き，改訂第2版，日本作業行動研究会，2004．より）

という物理的環境と，作業形態と社会的集団という社会的環境から構成されている。

OSAⅡの実施は，クライエント自身の見方を声に出させ，クライエントが作業療法目標と方略を決める役割を担う機会をもたらす。作業療法士（OT）とクライエントが話し合う機会をもつことは協業であり，クライエントの意志に基づく選択を援助したり，OTがクライエントをみている枠組みについてクライエントに伝えることになる。OSAⅡはクライエント自身の見方，対人交流，遂行について考えさせ，作業療法の目的とその経過のなかにコントロールを得させることができるようにする評価である。

(b)プログラム立案時の使用法

■──実施手順

実施手順は，第1部の「自分について」では，ステップ1（作業有能性）は「非常に良い」（4点）から「たくさんの問題がある」（1点）までの4段階で，またステップ2（作業同一性）は自分にとって「非常に大事」（4点）から「全く大事ではない」（1点）までの4段階で自己評定する。ステップ3は自分自身で変えたい項目に優先順位をつけ，本人のコメントを記す様式である。第2部の「自分の環境について」も同様に回答する様式である。

■──実施後の面接

OSAⅡはOTがこれらの情報に基づきクライエントと面接を行い，具体的な目標を供するクライエント中心の協業的作業療法プロセスを展開していくツールである。各項目に対するその人の作業同一性（ステップ2）とその人の実際の作業有能性（ステップ1）とのギャップを満足度と考えることができる。大きなギャップがあるほど満足度は小さく，変化のための標的とされる領域になる可能性がある。したがって，その後の面接は必須のものであり，面接を実施しなければクライエント中心の実践とはならない。

評価と同一形式のフォローアップ様式が用意されており，成果測定として用いることができる。

(c)プログラム立案の際の留意点

■──ギャップ

OSAⅡの実施により，ギャップとして視覚的に満足度をとらえることが可能になる。臨床上はこの満足度と優先順位に基づいてクライエントと具体的目標を共有するための面接を行うことは問題ない。しかし，各項目で算出されたギャップは，同じ大きさであっても質的に同じとは限らないので，成果

を測定し，統計処理する場合などでは特に注意を要する。

■──使用が難しい場合

　自己報告の形式をとるこの評価法では，集中し，読み，書くという能力を必要とする。書くことを妨げている運動制限をもつ場合は口頭で応答することができるが，それらの能力発揮が不十分な場合はこの自己評価を使用することが難しい。そうした場合は，行動観察による評価である意志質問紙（VQ）や人間作業モデルスクリーニングツール（MOHOST）などの評価を選択することも考える。

（石井奈智子）

（2）作業遂行歴面接第2版（OPHI-Ⅱ）

（a）概要

■──クライエントの作業生活史を探る半構成的面接

　作業遂行歴面接第2版（Occupational Performance History Interview-Second Version：OPHI-Ⅱ）は，生活史の面接として，クライエントの過去と現在の作業適応に関する情報を収集する評価法であり，人間作業モデル（MOHO）を理論的基礎においている。クライエントの作業生活史を探る半構成的面接で，クライエントの作業同一性，作業有能性，および作業行動場面の影響に関する測定をもたらす評定尺度と，作業生活史の顕著な質的特徴をとらえるために作成された生活史の叙述を含む3部構成の評価法である。

　OPHI-Ⅱはクライエントの作業同一性と作業有能性に関する出来事と環境の影響を詳細にし，その人生をどう解釈するかという洞察を提供する。この情報は，クライエント自身が望む生活のためにクライエントとOTが協業して問題に取り組むことにつながる。

（b）プログラム立案時の使用法

　面接は，以下のテーマ領域に構成されている。（　）内は質問の一例。
・活動と作業選択（自分が本当に大切だと考えていることをすることができていますか？）
・重要な人生の出来事（どんな出来事や経験があなたの生活の大部分をかたちづくったり，変えてきたのでしょうか？）
・日課（1週間のなかで，典型的な1日について説明してください）
・作業役割（あなた自身のことについて話してください。現在働いています

か？）

・作業行動場面（職場，学校のことをたくさん話してください。どんな感じのところですか？）

　これらのテーマ領域には，面接用に一連の可能な質問が示されている。面接はOTがその領域をどのような順でも，また，領域を行き来して，柔軟に行うことができるようにもつくられている。面接時間は約45〜60分と考えられる。OPHI-Ⅱは1回の面接で終了できるようにつくられているが，何回かに分けて面接することも可能である。

　面接後には，合計29項目からなる以下の3つの評定尺度で採点する。

・作業同一性尺度
・作業有能性尺度
・作業行動場面尺度

　各尺度は，各項目を作業適応と環境の影響に関するクライエントのレベルを示す4点法で採点する。採点はまず，各項目についてクライエントを説明する基準に注意しながら［表2］に示すように，対応する評点を選ぶことで終了する。3つの尺度のそれぞれは同一性，有能性，環境の影響に関する利点と欠点のプロフィールを提供し，作業療法を計画するために役立つ。

　最後に，面接の質的な情報を報告するために用いる生活史叙述様式を完成させる。この一部としてOTはクライエントの生活叙述をグラフのようにプロットし，それによってナラティブスロープを示す［図1］。このナラティブスロープをクライエントに確認し，共有することが，その後の作業療法プログラムを立案するうえで役に立つ。

(c)プログラム立案の際の留意点

　OPHI-Ⅱは，手引書でこの評価法を実施するガイドラインが示されており，面接過程を支えるためにいくつかの資源を提唱している。うまく面接できると，その面接時間に見合った情報が得られる。しかし，OPHI-Ⅱに限らず，面接による評価は本来難しい評価である。理想的な面接は自発的で，自然で，快適なものであり，よい面接は2人の間で会話がなされているようなものである。OPHI-Ⅱの実施はかなりの練習を積むとともに，面接の目的を十分に理解する必要がある。

　精神障害領域では，精神障害の疾患の症状からOPHI-Ⅱを使用することは少ないようである。しかし，精神障害の複雑さや特徴から多方面的な考え方，援助法が必要で，生活史のような縦断的な見方をもつことは大事なことである。クライエント自身が自分の人生をどのように受け止めているかを知り，作業歴と環境や社会的背景の関係をみていくことで，急性期から回復期，維持期，さらには在宅へと，リハビリテーションの経過を作業療法で実践しながらクライエントの現在を踏まえた今後の予測ができると考えられる。

　作業療法は，クライエントが障害をもちながらも地域に居住し，社会的役割を担うことができるように機能障害の改善や環境の整備を支援する役割を

[表2]　OPHI-Ⅱ尺度の採点の例：作業同一性尺度の一項目

項目	評点	基　準	評定者の記録
個人的目標と計画をもっている	4	☐ ［目標／個人的計画］が，［努力を喚起し／精一杯努力させ／努力を要求し］ている。 ☐ 将来の［目標／個人的計画］に対して［エネルギーを燃やし／興奮し］ているように感じている。	
	3	☐ ［目標／個人的計画］は［長所／限界］に見合ったものである。 ☐ ［問題／挑戦］を克服するために将来に対して十分に望みをもつ。 ☐ ［目標／個人的計画］に取り組むことに動機づけられている。	
	2	☐ ［目標／予想された計画］は能力を［過大／過小］に評価したものである。 ☐ ［目標／個人的計画］に取り組む意欲が十分ではない。 ☐ ［目標／個人的計画／将来］を困難なものと考えている。 ☐ ［約束／興奮／動機づけ］が限られている。	
	1	☐ ［目標／個人的計画］を明らかにできない。 ☐ ［個人的目標／望ましい計画］は，もっている能力では達成不可能である。 ☐ 目標は［長所／制限］と［わずかしか／まったく］関係をもたない。 ☐ 将来への［約束／動機づけ］に欠ける。 ☐ ［相入れない／極端な］［目標／個人的計画］のために，動機づけられていない。	

Key： 4＝きわめて有能な作業機能　　　3＝適切で満足すべき作業機能
　　　 2＝やや作業機能障害　　　　　　1＝非常に作業機能障害的
　　　 ［　／　］内は適切な単語または語句を選択すること。

（Kielhofner G, et al., 山田孝他訳：OPHI-Ⅱ——作業遂行歴面接第2版使用者用手引き. 日本作業行動学会, 2003. より）

[図1]　あるクライエントのナラティブスロープ

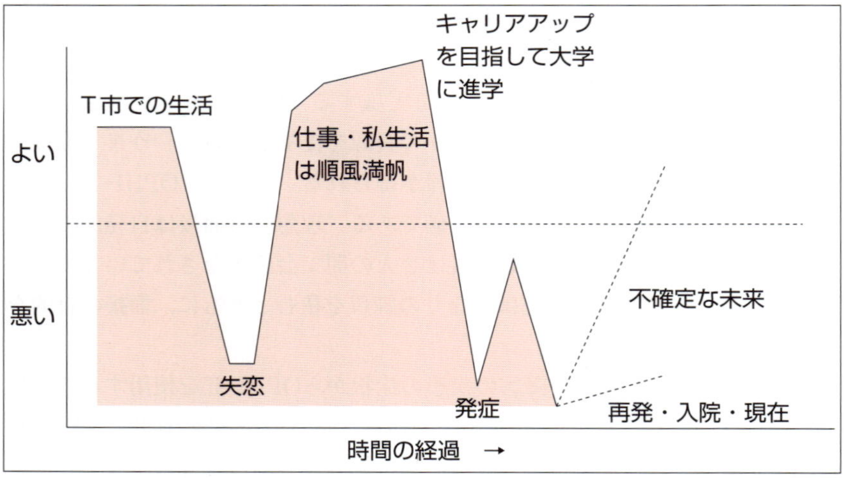

もっている。その人が何に価値をおき，どういった生活を現在に至るまでに送ってきたかという背景を知ることは，生活者としてのクライエントをとらえることになる。クライエントの生活物語を検討することは，作業療法が適切に実施されてきたのかを知ることにもつながる。

（石井奈智子）

（3）カナダ作業遂行測定（COPM）

（a）概要

■──思いの変化を知るための個別測定法

　カナダ作業遂行測定（Canadian Occupational Performance Measure：COPM）は，クライエントにとって意味のある作業を探し，作業療法を行った後で，その作業に対するクライエントの思いに変化があったかどうかを測定するために開発された評価である。作業遂行におけるクライエントのとらえ方の変化を知るための個別測定法であり，作業療法の成果測定法としてカナダ作業療法士協会のガイドライン編纂と並行して開発された。現在，世界の40ヶ国以上で使用されている。年齢・疾患・障害種別による規定はなく，作業療法のサービスを必要とするすべての人を対象とする。

■──作業遂行と結び付きのカナダモデル

　カナダ作業療法士協会はカナダ作業遂行モデル（CMOP）を2007年に作業遂行と結び付きのカナダモデル（CMOP-E）と改定した。COPMはCMOP-Eを理論的基礎とし，クライエント中心の実践と作業遂行に焦点を当てている。したがって，COPMはクライエントをサービスの受け手という受け身の立場から，積極的な役割を果たす立場へと変える。このモデルをクライエントとともに取り組むプロセスに結び付けるために，作業遂行プロセスモデル（OPPM）★1やカナダ実践プロセス枠組み（CPPF）★2が示されている。

（b）プログラム立案時の使用法

　COPMをすることで作業療法の成果が明確になる。また作業療法の最初の段階は治療関係を決めるときでもあり，COPMを使用することで，クライエントが実施するOTのことを自分を担当するOTだと知る機会にもなるので，できるだけ早い段階で実施したほうがよい。クライエントとOTの関心を作業の問題に焦点化させ，クライエントが気にかけている問題の全体像を知ることができる。

◉第1段階：問題の決定

　半構成的面接によってクライエントが経験している作業上の問題をクライエントとOTがともに探す。セルフケア，生産的活動，レジャーという3領域について，クライエントの「したい」「する必要のある」「することが期待されている」活動を尋ね，その後，その活動ができるか，そのやり方に満足しているかを聞く。COPM評価表では，上記の3領域はさらに細かく分けら

Key Word

★1　作業遂行プロセスモデル（OPPM）

クライエント中心の作業療法のためのモデルであり，作業療法のプロセスをクライエントの作業から始めるということを強調し，クライエントの作業遂行に焦点を当てている。そのプロセスは，COPMによる作業の問題の決定，作業療法の方針となる理論選択，問題の原因の評価，利点と資源の特定，目標設定と計画，計画実行，再評価の7段階があり，各段階を行ったり来たりしながらクライエントとOTは協業して進んでいく。早い段階で理論の選択があることが特徴で，自分が採用する理論を明確に意識化することができる（第Ⅰ部D-1-（4）「カナダ作業遂行モデル（CMOP）」参照）。

Key Word

★2　カナダ実践プロセス枠組み（CPPF）

エビデンスに基づいたクライエント中心の実践の枠組みであり，OTはクライエントと協業して作業遂行や作業との結び付きを増やし，目標に到達することを目指している。実践プロセスは，社会的脈絡，実践の脈絡，理論枠組みと8つの行動（開始，設定，評価，目的と計画の合意，計画の実行，経過観察と修正，成果評価，終了）で構成されている。クライエントが家族や集団，コミュニティや組織，住民などの場合にも対応し，クライエントが置かれているさまざまな状況を考慮し，作業療法を実践できる。

れ，例として示されている。

◉第2段階：重要度の評定

作業遂行上の問題が特定されたら，クライエントの生活における重要度を尋ねる。重要度は10段階でつける。

◉第3段階：採点

第2段階の情報を使って，クライエントに重要な問題を5つあげてもらう。そして，それぞれの遂行度と満足度をクライエントに評定してもらう。その後で総スコアを計算する。総スコアは，すべての問題の遂行度と満足度を足して問題の数で割る。

◉第4段階：再評価

再評価では，各問題の遂行度と満足度をクライエントがもう一度評定する。新しいスコアとスコアの変化を計算する。2点以上の変化は臨床上の意味があることを示すとされている。

数字で評定することが難しい人や，精神障害に伴う注意や記憶の問題があり，抽象的な点数化が難しい場合もある。重要度の概念をクライエントに理解してもらうために，どのような言葉でも自由に使ってよい。スコアは必ずつけなければならないものではない。面接の部分だけを選んで行っても，クライエントの作業遂行に関する情報に役立つ。COPM実施上のさまざまな疑問はQ＆A形式でマニュアルに説明が記載されている。

（c）プログラム立案の際の留意点

■──クライエント中心のアプローチ

COPMを実施することでクライエント中心のアプローチかどうかが確かめられる。クライエントとOTが同じ考えであればクライエント中心のアプローチを展開できる。クライエントがあげた問題とOTが観察している問題が違っているときには治療関係が試される。

クライエントの安全やリスクの問題があるときはクライエント中心のアプローチが難しいかもしれない。このような場合は必要な評価を行い，思い込みからクライエントの能力を決めてしまわないことが重要である。作業療法で活動，刺激，話し合い，外出といったさまざまな経験をすることが，自分の生活に必要なことや潜在的な落とし穴，障害物を考えていくことの助けとなるかもしれない。

■──クライエント中心の実践と作業遂行に焦点を当てる意味

COPMに基づく作業療法が有効であるという報告はあるが，社会生活障害の改善については十分な調査がされていない。また，COPMは作業療法目標をクライエントの作業に基づき決定できる評価法であるが，これを用いて実施した精神科作業療法の効果判定の報告も少ない。

「クライエント中心の作業療法」を実践するOTは，COPMの実施でクライ

エントが自分と異なる見解を表明しても驚かず，クライエントの視点を理解しようと努め，今後一緒にどのように進むかを考えるうえで重要な情報を得られたと感じることができる。しかし，クライエントが医療における正しい意志決定能力をもたないと考えるOTは，クライエントの認知障害，洞察力や現実検討能力の低下を理由にCOPMの結果に疑念を抱き，実施することをためらうかもしれない。同様に医療における決定はOTが行うものだという信念をもつクライエントにとっては，COPMを実施することは専門家の役割放棄と映るかもしれない。こうした懸念に対しては，COPMのマニュアルを熟読し，COPMの利点を理解するとともに，クライエント中心の実践と作業遂行に焦点を当てることの意味を確認して対処することが望まれる。

(石井奈智子)

(4)意志質問紙(VQ)

(a)概要

■——動機づけを調べる観察の評価

　意志質問紙（Volitional Questionnaire：VQ）は，意志の概念に代表される動機づけを調べる観察の評価である。言語的に表現できなくても行為を通して自分の意志を表現しているという認識に基づいている。もともとは，意志の表明が困難な精神的に低い機能状態の人々のために開発されたが，軽度から重度の身体的および認知的な機能障害の連続線上にまたがった広範囲の人々に用いられるようになった。精神疾患をもつ患者（例えば，認知症の人や脳障害の人，あるいは環境ストレスや社会的外傷による極度に意志の問題をもつ人）など，自分の意志をうまく表現できない人に対して有効であるとされており，作業行動に対する動機づけなどの情報収集のための評価尺度として用いられる。

　意志とは，人がなぜ日常の作業に就くように動機づけられているのかということに対する説明であり，意志は「行動の選択」を導く行為に対する内発的ニードを含んでいる。そして，意志は人間作業モデル（MOHO）の概念であるため，このモデルを理解することがVQの活用につながる。

(b)プログラム立案時の使用法

■——14項目からなる評価尺度

　VQ［表3］には実施に関する詳細なマニュアルがある。クライエントが仕

[表3] 意志質問紙（VQ）

クライエント氏名＿＿＿＿＿＿＿＿＿＿＿＿＿	施設名＿＿＿＿＿＿＿＿＿＿＿＿＿＿＿＿
年　齢＿＿＿＿＿＿＿＿＿＿＿	セラピスト名＿＿＿＿＿＿　評価年月日＿＿＿＿＿＿
診断名＿＿＿＿＿＿＿＿＿＿＿＿＿	セッション回数（○で囲む）　1　2　3　4　5

評　価　領　域	評定尺度　　　　　　　　　　　コメント				
	P	H	I	S	
	受身	躊躇	巻き込まれ	自発	
1．好奇心を示す	P	H	I	S	
2．行為や課題を始める	P	H	I	S	
3．新しい物事を試みる	P	H	I	S	
4．誇りを示す	P	H	I	S	
5．挑戦を求める	P	H	I	S	
6．もっと責任を求める	P	H	I	S	
7．誤りや失敗を訂正しようとする	P	H	I	S	
8．問題を解決しようとする	P	H	I	S	
9．好みを示す	P	H	I	S	
10．完成や達成のために活動を続ける	P	H	I	S	
11．活動に就いたままである	P	H	I	S	
12．もっとエネルギー，感情，注意を向ける	P	H	I	S	
13．目標を示す	P	H	I	S	
14．ある活動が特別であるとか意味があることを示す	P	H	I	S	
合計得点			P＝1　H＝2　I＝3　S＝4		

コメント＿＿

（目白大学大学院リハビリテーション学研究科山田研究室）

事，余暇または日常生活課題に就いている間に，OTはクライエントを観察し，評価することによってこの尺度を実施する。VQ尺度は，価値，興味，個人的原因帰属を反映する行動を記述した14項目からなる。項目は4点法の評定（受け身的，躊躇的，巻き込まれ的，自発的）で示され，それは個人が示した意志の自発性（対受け身性または支持の必要と励まし）の量を示す。意志を引き出すのに必要であれば，治療セッションで観察評価しているOTは感情的な支援や構造を提供することができる。この特徴は，VQが治療セッションの一部として実施でき，クライエントの意志を強化する環境支援の種類を探索するために用いることができることを意味する。

■──評価尺度と環境様式

　OTは，クライエントを観察する3つから5つの文脈を選び，以下の点を明らかにすることを目的として実施する。

・社会的，物理的環境におけるそれらの要因は，意志に肯定的にも否定的にも最も強い影響を及ぼす。

・意志は環境のなかで，どのように安定し，あるいは変わりやすいか。
・クライエントが典型的に示す動機づけのレベルはどうか。
・個人の意思を強化する環境的支援の種類はどうか。
・クライエントの興味と価値はどうか。

　これらの情報は，OTがクライエントの意志の肯定的な発達を促進する環境的文脈と戦略を決定するのに役立つ。それぞれの観察の後で，OTは環境様式と評価尺度を完成させる。OTが予定した観察を完了したとき，①クライエントの興味と価値，②クライエントが行動を成し遂げるために要求する指示の量と種類，③活動に参加するクライエントの動機づけに対する価値，興味，個人的原因帰属の影響，④クライエントの意志に対する異なる環境の影響を記述する，簡潔な物語を書いて結論とする。

　観察時間は通常およそ15分から30分である。評価尺度と環境様式は10分以内で完了できる。

(c)プログラム立案の際の留意点

　この評価は，直接介入の一部として用いられるため，クライエントのためのカンファレンスや家族との協議で根拠として用いることができる。

　VQは問題行動の一因となる動機づけ的な要因を明らかにすることにも使えるので，そのような行動を少なくするための効果的方略を確認するためにも役立つものである。

　VQの観点（項目）は，時間とともに変化する意志を観察することに役立ち，また，意志への重要な洞察により，クライエントにとって最も意味がある治療的方略を発見するのに役立つことがある。これらの方略は動機づけに取り組むだけではなく，作業参加を増していくなかで作業療法の有効性を高めることにも有益である。

(石井奈智子)

(5)コミュニケーションと交流技能評価(ACIS)

(a)概要

■──作業形態に対する個人の遂行を測る

　コミュニケーションと交流技能評価（Assessment of Communication and Interaction Skill：ACIS）は社会的集団のなかで，ある活動に対する個人の遂行を測るようにつくられた観察の評価法である。コミュニケーションと交流技能は，他者とともに作業を効果的にやり遂げるために必要な最小単位の

行為である。多くの人間は，作業を成し遂げるために必要な運動技能，処理技能と同様にコミュニケーションと交流技能を用いている。この評価法では，OTが日常の作業のなかで他人と交流する際に，クライエントの利点と弱点を決定することができる。

■──対象

　対人交流技能に困難さを抱えていることが多い精神疾患をもつクライエントを中心に使用されてきたが，それ以外の広範囲にわたる障害をもつ成人のクライエントにも用いられるようになった。コミュニケーションと交流がクライエントにとって困難で，またその困難を報告するときにACISが用いられる。コミュニケーションと交流技能に関連する疾患や病気の帰結を測定するために作成されているので，診断名に拘束されない。

(b)プログラム立案時の使用法

■──望ましい観察状況

　OTは，どのような種類の状況が適切であり，クライエントを観察するために意味があるのかを確かめるために，クライエントと面接することから始める。

　ACISの観察は，クライエントの生活にとって意味のある状況のなかで行われる。グループの状況は二者間の交流から大グループでの参加まで多岐にわたるが，ACISは広範囲のグループ状況での観察にも使うことができる。観察状況は，以下の説明に該当するような場面で行うことが望ましい。

① 開かれた状況（open）：非構成的な状況。

② 平行課題（parallel tasks）：同じ仕事空間で，他者がいるなかで，個人的課題に関する仕事をしている。

③ 協同集団（cooperative group）：集団のメンバー全員で，共通目標を達成するために，一緒に仕事をしている。

④ 1対1状況（one to one）：1対1の交流。例えば，OTとクライエント，クライエントとクライエント，クライエントと家族など。

A 自然場面（natural setting）：コミュニケーションと交流は，クライエントの通常の環境でなされる。

B 生活役割のシミュレーション場面（simulated life role situation）：OTは，そのクライエントの生活上の役割を反映するコミュニケーションと交流の状況をシミュレーションしようとする。

C 生活役割に無関係な場面（unrelated to life roles）：クライエントの生活役割と直接的には結びついていないコミュニケーションと交流の状況。

　具体的な観察場面は①〜④とA〜Cの状況に関するマトリックスで，この両者が交わる場面が推奨されている。例えば②とAでは，通常の場での家族との食事，③とBでは，調理グループにおいて，他の人々と一緒に料理を行

うこと，③とCでは，交流を必要とする成人のゲーム等である。

■──3領域20項目を採点

ACISは，身体性，情報の交換，関係というコミュニケーションと交流の3つの領域に分けられ，計20の動詞形で表現された技能項目からなる［表4］。それぞれの技能は良好（4），問題（3），不十分（2），障害（1）の遂行という4点法で採点される。OTは，その人が適切で意味のある社会的文脈に参加するのを観察した後に，コミュニケーションと交流技能のそれぞれの項目に沿ってその人を評定する。

統合失調症のクライエントは，他者との効果的な交流に制限をもつことが多い。ACISを評価として用いることで社会的行為に変化を促し，対人関係上の問題を解決することが報告されている。また，ACISの下位項目は，クライエントと人的環境との関係を理解する視点を導く有効な指標となることも報告されている。ACISはある一定の現象として，コミュニケーションと交流技能が観察されるとき，それが意志，習慣化，遂行能力，環境の相互作用によって構成されたものとして評価するものである。

観察時間は15～45分，評定時間はACISの経験や質的なコメント記載量により5～20分程度であり，全体の実施時間は20～60分である。

(c)プログラム立案の際の留意点

■──原因を探すものではない

ACISはコミュニケーションと交流技能に観察された不足部分に対する基礎的な原因を，直接的に突き止めようとするものではない。例えば，ACISの項目「はっきりと発音する」は，クライエントと交流している他の人が容易に聞き取ることができ，また理解できる話し方をしているのかどうか，そして，このことが進行中の社会的行動にどのように影響しているかを観察し，記録する。もし，はっきりと話すことに問題があるとされても，ACISはその原因を示すものではない。

■──他ツールとの併用

ACISは人間作業モデル（MOHO）を理論的基盤とする評価法であるため，MOHOの他の技能の評価法である運動とプロセス技能の評価（AMPS）を実施することが望ましい。しかし，遂行技能にのみ焦点を当てたプログラムを立案・実行することは，クライエントの意志を無視してしまう可能性があることを注意すべきである。「作業に関する自己評価・改訂版（OSAⅡ）」や「作業遂行歴面接第2版（OPHI-Ⅱ）」のような構成的インタビューを行うことにより，コミュニケーションや交流技能とともに，その人の作業行動の経歴を明らかにすることもできる。

（石井奈智子）

[表4] ACIS採点用紙

患者氏名：			検者名：		
観察場面					
年齢：		性別：		診断名：	
使用機器：			入院：		外来：
人種	白人	黒人	ヒスパニック	アジア系	先住民族

良好（4）　コミュニケーションと交流を支持し，個人間あるいは集団の良好な結果をもたらす有能な遂行。検者は障害の事実を全く観察しなかった。

問題（3）　コミュニケーションと交流を危険にさらし，不確実な個人間あるいは集団の結果をもたらす問題のある遂行。検者は障害の存在に疑問を抱く。

不十分（2）　コミュニケーションと交流を妨げ，好ましくない個人間あるいは集団の結果をもたらす不十分な遂行。検者は軽度から中度の障害を観察する。

障害（1）　コミュニケーションと交流をじゃまし，受け入れられない集団の結果をもたらす障害のある遂行。検者は重度な障害（損傷，危険，怒らせること，個人間の関係を壊す危険性）を観察する。

身体性					コメント
接触する	1	2	3	4	
見つめる	1	2	3	4	
ゼスチャーをする	1	2	3	4	
位置を変える	1	2	3	4	
正しく向く	1	2	3	4	
姿勢をとる	1	2	3	4	
情報の交換					コメント
はっきりと発音する	1	2	3	4	
主張する	1	2	3	4	
尋ねる	1	2	3	4	
かみ合う	1	2	3	4	
表現する	1	2	3	4	
声の調子を変える	1	2	3	4	
披露する	1	2	3	4	
話す	1	2	3	4	
持続する	1	2	3	4	
関　係					コメント
協業する	1	2	3	4	
従う	1	2	3	4	
焦点を当てる	1	2	3	4	
関係をとる	1	2	3	4	
尊重する	1	2	3	4	
コメント					

（目白大学大学院リハビリテーション学研究科山田研究室）

（6）人間作業モデルスクリーニングツール（MOHOST）

（a）概要

■──人間作業モデルの概念を含んだ評価法

　人間作業モデルスクリーニングツール（Model of Human Occupation Screening Tool：MOHOST）は日常生活における作業行動の動機づけ，遂行，組織化に取り組む人間作業モデル（MOHO）の概念に基づいた評価法である。クライエントを包括的にとらえるとともに，MOHOの用語をなじみのある別の用語で置き換え，クライエントや他職種とも評価を共有できるようになっている。資料収集法という点ではMOHOに基づく評価道具のうちで最も柔軟なものであり，OTが，通常の実践の一部として収集する種類の情報を具体化することができる。心理社会的障害および身体的障害をもつ広範囲にわたるクライエントに用いることができる。

　MOHOSTで収集された情報は，クライエントの作業機能状態を明らかにしOTが退院計画や治療計画を立てることや，さらに必要な評価法や介入の領域を明らかにすることを支援する。これは，作業療法への処方の適切性を決定するために，その処方をスクリーニングするうえで役立つと考えられている。

　MOHOSTはクライエントの作業参加（身辺処理，生産性，余暇）を測定し，なぜクライエントが作業参加をするのか，またはしないのかを理解する枠組みを提供する。

（b）プログラム立案時の使用法

■──主な対象

　クライエントが参加している作業場面を観察して評価する。OTはクライエントの作業的生活と遂行に関する基本的情報を十分に知っている必要があるが，情報収集法を結びつけた評価法の特徴を生かして，クライエント，保護者などの代理人，他職種からの面接情報も観察で収集された情報に付加して評定できるように作成されている。したがって，長い面接に耐えることができないクライエント，そして，言語機能に問題があるクライエントなど，自分の能力を表現することが困難なクライエントに対して特に有用である。

■──評定様式

　評定は，MOHOの意志（作業への動機），習慣化（作業のパターン），コミュニケーションと交流技能，処理技能，運動技能，環境の6つの要素に含まれる各4項目，計24項目の観察によって行われる［表5］。その24項目に対して，4点法の尺度により評定がなされる。評定尺度は，適切で，満足である作業参加の状態と，作業参加が危険であるとみなされる状態までの4段階に分けられている。4段階の評定をするにあたって，24項目のそれぞれに評定尺度ごとの判断基準が文章で示されている［表6］。評定様式には，①MOHOST様式，②MOHOST複数様式，③MOHOSTデータシート1回観察様式，そして，④MOHOSTデータシート複数観察様式の4種類があり，開発者は①MOHOST様式を推奨している。

［表5］　MOHOスクリーニングツール（MOHOST）評定様式（日本版）

クライエント氏名：＿＿＿＿＿＿＿＿＿＿＿	評価者氏名：＿＿＿＿＿＿＿＿＿＿＿
年齢：＿＿＿　生年月日：＿＿＿／＿＿／＿＿＿＿	名称：＿＿＿＿＿＿＿＿＿＿＿＿＿＿
IDコード：＿＿＿＿＿＿＿＿＿＿＿＿＿	サイン：＿＿＿＿＿＿＿＿＿＿＿＿＿
民族：日本人 □　韓国系 □　中国系 □	初回面接日：＿＿＿＿＿＿／＿＿／＿＿
□その他：＿＿＿＿＿＿＿＿＿＿＿	評価日：＿＿＿＿＿＿＿／＿＿／＿＿＿
	治療場面：＿＿＿＿＿＿＿＿＿＿＿＿＿
健康状態：＿＿＿＿＿＿＿＿＿＿＿＿＿＿	

評定尺度	F　作業参加を促進する A　作業参加を支持する I　作業参加を抑制する R　作業参加を制限する

利点と限界の分析

（空欄）

評定要約

作業への動機				作業のパターン				コミュニケーションと交流技能				処理技能				運動技能				環境			
能力の評価	成功への期待	興味	選択	日課	適応性	役割	責任	非言語的技能	会話	言語的表現	関係性	知識	タイミング	組織化	問題解決	姿勢と可動性	協応性	力と努力	エネルギー	物理的空間	物的資源	社会集団	作業要求
F A I R	F A I R	F A I R	F A I R	F A I R	F A I R	F A I R	F A I R	F A I R	F A I R	F A I R	F A I R	F A I R	F A I R	F A I R	F A I R	F A I R	F A I R	F A I R	F A I R	F A I R	F A I R	F A I R	F A I R

[表6] MOHOST評定基準の例（運動技能カテゴリー姿勢と可動性）

姿勢と可動性			
		F	安定しており，まっすぐな姿勢で，自立しており，柔軟性があり，良好な範囲の運動（できれば，機敏である）
		A	自立するか補助具で，作業における姿勢と可動性を一般的に維持することができる
安定性 アライメント 姿勢をとる バランス	歩行 手を伸ばす 曲げる 移乗	I	補助具があるにもかかわらずときどきふらつく，スピードが遅いか，または，苦労して取り扱う。
		R	極度に不安定で，手を伸ばしたり曲げたりすることができない，または，歩行ができない コメント：

(c)プログラム立案の際の留意点

　MOHOSTはスクリーニング評価なので，その結果からより詳細なMOHOの特定領域に焦点を当てる評価法を導くことが可能である。しかし，本書で紹介されている作業遂行歴面接第2版（OPHI-Ⅱ）や作業に関する自己評価・改訂版（OSAⅡ）と内容領域は類似しているが，通常，ともに用いられることはない。それぞれの評価特性を生かして評価法を選択する必要がある。新規のクライエントで機能状態のレベルがまだわからないときでも実施でき，作業有能性の概要を素早く把握することができる評価である。

（石井奈智子）

(7)運動とプロセス技能の評価（AMPS）

(a)概要

　運動とプロセス技能の評価（Assessment of Motor and Process Skills：AMPS）は，疾患，障害の有無，年齢（2歳以上），性別を問わず，作業療法の実践領域を超えて共通に用いることができるADL／IADL評価法である。AMPSは作業遂行に必要な技能の有能さに基づき作業遂行の質で遂行能力を測定する。このため，自立度（介助量）の把握だけではなく，多くの精神疾患をもつクライエントの「何だか，だらしない・ぎこちない・不器用・効率が悪い・仕上がりが悪い・問題が起こったときに適切に対処できない」と評される問題に対しても，なぜそのように評されるのか，つまり，どの行為

に問題があるから（どの技能が有能でないから）なのかを具体的に明らかにできる。

AMPSでは，ADL／IADL能力を運動技能能力とプロセス技能能力の2つの側面でとらえる。現在120以上の課題があり，クライエントになじみがあり，クライエントが日常でできるようになりたい，してもよいと思う，簡単すぎない課題を2つ選んで遂行し，それを評価者は観察する。16の運動技能項目，20のプロセス技能項目があり，各項目を有能さに合わせて4点尺度で評定することで，各能力測定値を算出する。

なお，運動技能とは，自分の身体の位置，物の取得と把持，自分や物の移動，身体的疲労などの遂行の維持にかかわる目的指向的行為のことを指し，プロセス技能とは，作業遂行に必要な道具や材料にかかわる知識の適応，作業遂行中の行為や行程をやり遂げる，時間の組織化，空間と物の組織化，問題が起こったときに対処する適応に関する目的指向的行為のことを指している。

(b)プログラム立案時の使用法

プログラムの立案時にAMPSの結果をどのように使用できるかは，OTのアイデア次第である。OTに特別なアイデアがなくても，以下の情報は明確に提供する。

①作業遂行能力を向上させるために介入が必要な行為（技能）と遂行上の長所の把握

作業遂行がうまくできないといっても，すべての行為に問題がある（技能が低い）わけではない。AMPSでは，16の運動および20のプロセス技能項目で評定するので，評価表をみればどの技能（行為）に問題があり，どの技能は有能（長所）であるかが一目瞭然となる。作業遂行能力を向上させる，あるいは作業の可能化のためには，問題のある技能に介入すればよいことになるし，有能感が低いクライエントには，十分に遂行上の長所をフィードバックすることで，作業遂行への意欲を引き出せる可能性もある。

②短期に作業遂行能力を向上させるための適切な介入モデルの選択の指針

AMPSは15万人以上のデータを基に，結果解釈に役立つ統計データを出している。能力測定値から，短期に作業遂行能力を向上させるのに，どのモデル（代償・回復・習得：OTIPM，98頁参照）が適切であるかを判断できる。

③クライエントが習得できる作業

AMPSの課題リストには120以上の課題がある。そのすべての課題に課題難易度が示されている。実際に評価で遂行した課題が，軽度の身体的努力量で，軽度の非効率性はあるが安全に自立して遂行できれば，同じ課題難易度かそれより簡単な課題は，クライエントがこれまで遂行したことがない課題

であっても，練習次第で，軽度の身体的努力量で，軽度の非効率性はあるが安全に自立できる可能性が高いことが容易に判断できる。

④地域で誰の援助もなく1人で生活できる可能性

AMPSではその能力測定値から，地域で誰の援助もなく1人で生活できる可能性を判断できる基準があり，参考にできる。

⑤クライエントの能力と同年代の健常者の能力の違い

AMPSには3〜90歳の健常者のデータがあり，比較可能である。年齢相応にADL／IADL能力が発達しているか，年齢相応の能力があるかを容易に判断できる。

このほか，実際にクライエントに，日常で行う作業を2つ遂行してもらうため，クライエント自身がこれらの作業をどの程度うまくできるかどうかを認識でき，OTが現実検討を促す機会となる。また，クライエントの能力を過大・過小評価している家族や支援者に評価に同席してもらうことで，家族や支援者にクライエントが今どのくらいできるかの適切な認識をもってもらうのに役立つ。

さらに，評価中は，やり方や用いる道具もセラピストは指定せず，クライエントが慣れている道具や材料を用いて慣れている方法で行うので，クライエントのその作業を遂行するときの習慣，道具への慣れの程度，クライエント自身の遂行の工夫の程度なども観察から得られるため，これらの情報も考慮に入れてプログラムを立案できる。

(c)プログラム立案の際の留意点

AMPSの評価環境は，落ち着いた，なるべくじゃまの入らない環境で1人で行われる。クライエントの遂行予定である実際の生活環境が，人と協働して行う場合や気の散る状況である場合には，AMPSの評価と同じように遂行できない可能性がある。AMPSに限ったことではないが，常に，OTは，人の作業遂行は作業―環境―人の相互作用によって変化しうることを忘れずに，評価結果を解釈し，プログラム立案をすべきである。

AMPSでは，どの行為（技能）が作業遂行上問題となっているかが明確となり，どの行為に介入すべきかがみえてくる。しかし，遂行上問題となる行為すべてに，同時に並行して介入するのは非効率といえる。効率よく作業の可能化や作業参加が促される順に介入すべきである。通常は，介助や危険を招く行為に対して介入すべきである。また，ある行為がまずいために，他の行為にも影響が及ぶことも多々ある。この場合，他の行為に影響を及ぼしている行為から介入するほうが効率がよい。このように行為間（技能間）の相互作用にも注目してプログラムの立案をすることも重要である。

（齋藤さわ子）

(8)興味チェックリスト

(a)概要

　興味に関する評価法には，もともとMatsutsuyu JSによって開発された，80の活動項目が記載されたNPIチェックリストがある。その後，数々の改訂版が報告されている。興味チェックリストでは，ある人の全体的な作業に対する興味に関する情報を収集できるが，主な焦点は活動選択に影響を及ぼす趣味的な興味に当てられ，それぞれの人の特有な興味のパターンが何かを明らかにすることができる。

　Kielhofner GとNevill Aによる改訂版興味チェックリストでは，68の作業について，過去・現在・将来の興味の強さと変化を明らかにするようになっている。このチェックリストは，青年期の人々にとって適切なレジャーに関する興味を問うことができる。

　興味とは，作業に楽しみと満足を見出す性質および作業を楽しむという自己認識であり，日常生活のなかに個人の興味と一致した作業があるか否かは，生活の質や満足感に影響すると考えられている。私たちが物事を行って得られる満足は，肯定的な感情的経験をもたらし，自分を行為へと駆り立てることにつながる。本人の興味は欠くことのできない重要な評価項目である。

(b)プログラム立案時の使用法

　クライエントは過去10年間と過去１年間のそれぞれの項目に対する興味のレベルを示し，さらに，その活動に参加しているか，また将来やってみたい潜在的興味があるかどうかを示す。このチェックリスト［表7］を完成させた後に，OTはクライエントと面接して，一緒にこの反応を検討する。このことは，クライエントがある活動からどのような楽しみを経験しているかということに対して障害が及ぼしている影響，あるいは障害が特定の種類の活動に対するクライエントの魅力を変えてしまった意味を把握するのに役立つ。

(c)プログラム立案の際の留意点

　気分障害や統合失調症といった精神障害をもつクライエントのなかには，活動に対する興味が少なくなっていたり示さなくなることがある。このような状態にあるクライエントに作業療法を導入するのは難しいが，作業療法実践の場では，一般に，興味を通してクライエントを引きつけ，作業療法を開

[表7] 興味チェックリスト

D-4 構成的評価

特定の活動への興味のレベル

氏名＿＿＿＿＿＿＿＿＿＿＿　男・女　年齢＿＿＿＿　職業＿＿＿＿＿＿＿＿＿＿

日付＿＿＿＿年＿＿＿＿月＿＿＿＿日

＊やり方：以下に記載されているそれぞれの活動に対して，その特定の活動に対するあなたの興味のレベルを示す欄にチェック（✓）してください。

活動名	興味のレベルはどれですか						今これをやっていますか		将来これをやりたいですか	
	過去10年間			昨年1年間						
	強い	少し	なし	強い	少し	なし	はい	いいえ	はい	いいえ
1．園芸										
2．裁縫										
3．トランプ										
4．外国語										
5．教会の活動										
6．ラジオ										
7．散歩										
8．自動車修理										
9．作文										
10．ダンス										
11．ゴルフ										
12．フットボール										
13．流行歌を聞く										
14．パズル										
15．休日の活動										
16．ペットや家畜										
17．映画										
18．クラシックを聞く										
19．スピーチや講演										
20．水泳										
21．ボウリング										
22．訪問										
23．修繕										
24．囲碁・将棋										
25．バーベキュー										
26．読書										
27．旅行										
28．パーティ（宴会）										
29．レスリング										
30．家の掃除										
31．プラモデル										
32．テレビ										
33．コンサート										
34．陶芸										

Adopted from Matsutsuyu(1967) by Scaffa(1982)

Modified by Kielhofner & Neville(1983) NIH O.T.1983

（目白大学大学院リハビリテーション学研究科山田研究室）

▶ [表7] つづき

特定の活動への興味のレベル（続き）

＊やり方：以下に記載されているそれぞれの活動に対して，その特定の活動に対するあなたの興味のレベルを示す欄にチェック（✓）してください。

活動名	興味のレベルはどれですか						今これをやっていますか		将来これをやりたいですか	
	過去10年間			昨年1年間						
	強い	少し	なし	強い	少し	なし	はい	いいえ	はい	いいえ
35. キャンプ										
36. 洗濯・アイロン										
37. 政治										
38. 麻雀										
39. 家の飾りつけ										
40. クラブ・支部会										
41. 歌うこと										
42. スカウト活動										
43. 服装										
44. 手工芸										
45. ヘアスタイル										
46. サイクリング										
47. 遊びに出かける										
48. バードウォッチ										
49. デート										
50. オートレース										
51. 家の修理										
52. 体操										
53. 狩										
54. 木工										
55. ビリヤード（プール）										
56. ドライブ										
57. 子どもの世話										
58. テニス										
59. 料理										
60. バスケットボール										
61. 歴史										
62. 収集										
63. 釣り										
64. 科学										
65. 皮革細工										
66. ショッピング										
67. 写真										
68. 絵画										

Adopted from Matsutsuyu(1967) by Scaffa(1982)
Modified by Kielhofner & Neville(1983) NIH O.T.1983

（目白大学大学院リハビリテーション学研究科山田研究室）

始させることが行われてきた。

　興味は個人の欲求と極めて密接な関係をもち，さらに生活経験を繰り返すごとに特定の対象や活動に対応する興味が形成されるようになると考えられている。また，興味は個人の有する能力と密接な関係があり，通常，個人の能力にふさわしい活動に対して興味がもたれ，そして興味をもった活動をすることでそれに必要な能力が発達する。したがって，クライエント個々の興味を把握して，その興味に見合った作業活動を提供することが重要になる。

（石井奈智子）

（9）役割チェックリスト

（a）概要

■──生産性の決定要因としての役割

　役割チェックリストは，クライエントが人生を通して作業役割への参加に関する自分自身の認識と，それらの作業役割に自分がおく価値に関する情報を得るために開発された。

　作業行動理論では，生産性の決定要因として，役割が重要視されている。その特性として，役割を担っているという知覚，作業役割の経歴，役割バランス，および役割に対する価値づけ（役割価値）があるといわれている。特に役割価値は，人間作業モデル（MOHO）で作業行動の決定に影響を及ぼし，作業行動に由来する満足感をもたらすような意志の概念を具体化するものである。クライエントは，チェックリストを通して個人の生活を組織化するために果たしている主要な役割と，その人がそれぞれの役割に与える価値の程度を明らかにする。

（b）プログラム立案時の使用法

■──遂行の頻度

　このチェックリストは2部に分かれている（[表8]は第1部と第2部にまとめた様式）。

　簡単な定義をつけた10の役割（学生・生徒，勤労者，ボランティア，養育者，家庭維持者，友人，家族の一員，宗教への参加者，趣味人／愛好家，組織への参加者）とリストにない別の役割を書き込むことができる「その他」の役割があげられている。

　このチェックリストの意図は，個人の日常生活を組織化している役割を明

[表8] 役割チェックリスト

＊このチェックリストの目的は，あなたの生活の主要な役割を明らかにすることです。
＊このチェックリストは2部に分かれており，それぞれ10の役割とその意味が示されています。それぞれのページの指示に従って，該当する欄にチェックしてください。

氏名＿＿＿＿＿＿＿＿　年齢＿＿＿＿＿　日付＿＿＿＿＿＿＿＿＿＿
性別：　男性　女性　　あなたは退職していますか：＿はい　いいえ
婚姻状態：＿独身　既婚　別居　離婚　死別

第1部
＊それぞれの役割の適切な欄にチェックすることで，その役割を過去に行っていたか，現在行っているか，将来行うだろうと思っているかを示してください。それぞれの役割に1つ以上がチェックされる場合もあります。例えば，過去にボランティアをしており，現在はボランティアではないが，将来ボランティアになりたいと思っていれば，過去と未来の欄にチェックすることになります。過去とは，直前の週までの時間を，現在とは，これに記入している日と前の7日間を，将来とは，明日以降を意味しています。

第2部
＊下には，第1部と同じ役割が書かれています。それぞれの役割の欄の次には，あなたにとって，その役割の価値・重要さを示す欄があります。それぞれの役割について該当する欄にチェックしてください。これまでやったことのない役割や将来もやらないだろうと思う役割にも，すべての役割にチェックしてください。

役　　割		第1部			第2部		
		過去	現在	将来	全く価値がない	少しは価値がある	非常に価値がある
学生・生徒	パートタイムやフルタイムで学校に通学する。						
勤労者	パートや常勤で賃金が支払われる仕事に就く。						
ボランティア	病院，学校，地域，政治活動などに対して，少なくとも週1回はサービスを無料提供する。						
養育者	子ども，配偶者，親戚，友人などの他人の養育に少なくとも週に1回は責任をもつ。						
家庭維持者	家の掃除や庭仕事といった家庭をきれいに保つことに，少なくとも週1回は責任をもつ。						
友人	少なくとも週1回は，友達と何かをやったり，一緒に時間を過ごす。						
家族の一員	少なくとも週1回は配偶者，子ども，親などの家族と一緒に何かをやったり，時間を過ごす。						
宗教への参加者	自分の信仰に伴う宗教活動や団体に，少なくとも週1回は参加する。						
趣味人／愛好家	裁縫，楽器演奏，木工，スポーツ，観劇，クラブやチームへの参加など，趣味やアマチュアとしての活動に，少なくとも週1回は参加する。						
組織への参加者	生活協同組合，農業協同組合などの組織に，少なくとも週1回は参加する。						
その他：＿＿＿＿＿＿＿＿＿＿＿＿＿＿＿＿＿＿＿＿＿＿＿＿上にあげられていない役割で，あなたがやってきたことや現在やっているもの，あるいは，将来やりたいことを線上に書いて，該当欄にチェックしてください。							

目白大学大学院リハビリテーション学研究科山田研究室, Based on the Role Checklist, copyrighted 1981 by Frances Oakley, MS, OTR/L Occupational Therapy Service, Department of Rehabilitation Medicine, Clinical Center, National Institutes of Health.

（山田孝他：役割チェックリスト――日本版の検討．作業行動研究6（2）：62－70, 2002. より）

らかにすることなので，遂行の頻度を参照することがそれぞれの定義に含まれている。

　例えば，家族の一員の役割は，配偶者，子ども，親，他の親族などの家族の構成員と一緒に，少なくとも「週に１回」は時間を過ごしたり，何かをすることである。実際には自分を家族の一員とみていてもめったに接触をもつことがない場合は，現在の日常生活をつくりあげることにその役割は利用されていないことになる。

■――第１部

　役割チェックリストの第１部は「過去」「現在」「将来」という時間の流れに沿って，10の役割をチェックしていく。「現在」とはチェックリストを実施する日だけではなく，その直前の週をも含んでいる。「将来」とは明日以後の日（来週，来月，来年）を指す。

　クライエントは過去に遂行してきた，現在携わっている，そして，将来，遂行を計画している役割の適切な欄にチェックするよう求められる。各々の役割に対して，１つ以上の欄にチェックされることがある。ある人が過去にボランティアをやっており，現在はやっていないが，将来はボランティアをすることを予想している場合，その人は「ボランティア」の過去と将来の役割の欄にチェックする。

■――第２部

　第２部では再び，10の役割から自分にとって「非常に価値がある」「少しは価値がある」「全く価値がない」と各々の役割につけている価値を最もよく表している欄にチェックするよう求められる。自分がやったことのない役割や将来もやるとは予想していない役割であっても，すべての役割に回答する。

(c)プログラム立案の際の留意点

　MOHOに準拠して作成された役割チェックリストは，日本版に翻訳され使用されている。翻訳された評価法は用語のなじみのなさなどから，そのままわが国のクライエントに用いるのが困難である場合が多い。この役割チェックリストについても役割名称の翻訳上の問題と対象者の役割定義の理解に関する問題が懸念されていたが，修正を加え使用されるようになった。クライエントの居住する地域的特性を考え，臨床での役割チェックリストの結果を解釈する際には注意が必要との指摘もある。

（石井奈智子）

（10）作業質問紙（OQ）

（a）概要

作業質問紙（Occupational Questionnaire：OQ）は人間作業モデル（MOHO）を理論的基盤として開発され，回答者に時間の使い方を振り返る機会を提供する評価で，自分が平日と週末の各1日の間に行った活動を示すように求める自己報告の形式である。これにより，クライエントの意志的特徴と時間使用の習慣的状態，作業参加を明らかにすることができる。

（b）プログラム立案時の使用法

■———質問の内容

OQ［表9］では，通常の典型的な1日を30分間隔で行ったことと情報を報告するように求める。質問1では行ったことが仕事，日常生活活動，レクリエーション，休憩のどれにあてはまるのかを分類する。次に，質問2でその活動をどのくらいよく行ったか，質問3ではどのくらい重要な活動であるか，さらに，質問4でそれをどのくらい楽しんだかについて選択肢から回答してもらう。

質問2～4は，活動の体験から個人的原因帰属，興味，価値の意志的特徴と習慣パターン（典型的な時間の使い方）と作業参加（現在の生活を構成している仕事，余暇，身辺処理の種類）に関する情報をもたらす。

■———応用法

質問紙は自己報告としてつくられているが，半構成的面接としても実施できる。実際の利用法は作業療法の目的と状況による。例えば，退院間近のクライエントに「退院して一人暮らしを始めたとしたら，何時に起きて，何時に寝ますか。また，その間にはどのようなことをして過ごしますか」といった退院後のイメージを，OQで具体的に描いてもらい，作業療法で取り組む必要のある事柄を一緒に考えるという使い方もある。なお，1回で記入することが困難な場合は，各食後，就寝前などに分けて記入するなど柔軟な方法で対応する。

（c）プログラム立案の際の留意点

作業療法では，クライエントの生活全般をとらえるための評価やそのアプ

[表9]　作業質問紙（OQ）

記入日　　　年　　月　　日
あなたの氏名　　　　　　　　　　生年月日　　　年　　月　　日

代表的な活動名 / この時間から30分間	質問1　この活動は次のどれだと思いますか。				質問2　自分ではこの活動を					質問3　この活動は自分にとって					質問4　この活動をどのくらい楽しみましたか？				
	仕事	日常生活活動	レクリエーション	休憩	非常によくやった	よくやった	ほぼ普通にやった	よくやらなかった	非常によくやらなかった	非常に重要だ	重要だ	残しておくほうがよい	ないよりましな程度だ	時間の浪費だと思う	非常に楽しんだ	楽しんだ	楽しくも嫌でもなかった	嫌だった	非常に嫌だった
5:00 朝	仕	日	レ	休	非良	良	普	不良	非不良	非重	重	残	な	浪	非楽	楽	?	嫌	非嫌
5:30	仕	日	レ	休	非良	良	普	不良	非不良	非重	重	残	な	浪	非楽	楽	?	嫌	非嫌
6:00	仕	日	レ	休	非良	良	普	不良	非不良	非重	重	残	な	浪	非楽	楽	?	嫌	非嫌
6:30	仕	日	レ	休	非良	良	普	不良	非不良	非重	重	残	な	浪	非楽	楽	?	嫌	非嫌
7:00	仕	日	レ	休	非良	良	普	不良	非不良	非重	重	残	な	浪	非楽	楽	?	嫌	非嫌
7:30	仕	日	レ	休	非良	良	普	不良	非不良	非重	重	残	な	浪	非楽	楽	?	嫌	非嫌
8:00	仕	日	レ	休	非良	良	普	不良	非不良	非重	重	残	な	浪	非楽	楽	?	嫌	非嫌
8:30	仕	日	レ	休	非良	良	普	不良	非不良	非重	重	残	な	浪	非楽	楽	?	嫌	非嫌
9:00	仕	日	レ	休	非良	良	普	不良	非不良	非重	重	残	な	浪	非楽	楽	?	嫌	非嫌
9:30	仕	日	レ	休	非良	良	普	不良	非不良	非重	重	残	な	浪	非楽	楽	?	嫌	非嫌
10:00	仕	日	レ	休	非良	良	普	不良	非不良	非重	重	残	な	浪	非楽	楽	?	嫌	非嫌
10:30	仕	日	レ	休	非良	良	普	不良	非不良	非重	重	残	な	浪	非楽	楽	?	嫌	非嫌
11:00	仕	日	レ	休	非良	良	普	不良	非不良	非重	重	残	な	浪	非楽	楽	?	嫌	非嫌
11:30	仕	日	レ	休	非良	良	普	不良	非不良	非重	重	残	な	浪	非楽	楽	?	嫌	非嫌
12:00 昼	仕	日	レ	休	非良	良	普	不良	非不良	非重	重	残	な	浪	非楽	楽	?	嫌	非嫌
12:30	仕	日	レ	休	非良	良	普	不良	非不良	非重	重	残	な	浪	非楽	楽	?	嫌	非嫌
1:00	仕	日	レ	休	非良	良	普	不良	非不良	非重	重	残	な	浪	非楽	楽	?	嫌	非嫌
1:30	仕	日	レ	休	非良	良	普	不良	非不良	非重	重	残	な	浪	非楽	楽	?	嫌	非嫌
2:00	仕	日	レ	休	非良	良	普	不良	非不良	非重	重	残	な	浪	非楽	楽	?	嫌	非嫌
2:30	仕	日	レ	休	非良	良	普	不良	非不良	非重	重	残	な	浪	非楽	楽	?	嫌	非嫌
3:00	仕	日	レ	休	非良	良	普	不良	非不良	非重	重	残	な	浪	非楽	楽	?	嫌	非嫌
3:30	仕	日	レ	休	非良	良	普	不良	非不良	非重	重	残	な	浪	非楽	楽	?	嫌	非嫌
4:00	仕	日	レ	休	非良	良	普	不良	非不良	非重	重	残	な	浪	非楽	楽	?	嫌	非嫌
4:30	仕	日	レ	休	非良	良	普	不良	非不良	非重	重	残	な	浪	非楽	楽	?	嫌	非嫌
5:00	仕	日	レ	休	非良	良	普	不良	非不良	非重	重	残	な	浪	非楽	楽	?	嫌	非嫌
5:30	仕	日	レ	休	非良	良	普	不良	非不良	非重	重	残	な	浪	非楽	楽	?	嫌	非嫌
6:00 夕	仕	日	レ	休	非良	良	普	不良	非不良	非重	重	残	な	浪	非楽	楽	?	嫌	非嫌
6:30	仕	日	レ	休	非良	良	普	不良	非不良	非重	重	残	な	浪	非楽	楽	?	嫌	非嫌
7:00	仕	日	レ	休	非良	良	普	不良	非不良	非重	重	残	な	浪	非楽	楽	?	嫌	非嫌
7:30	仕	日	レ	休	非良	良	普	不良	非不良	非重	重	残	な	浪	非楽	楽	?	嫌	非嫌
8:00 夜	仕	日	レ	休	非良	良	普	不良	非不良	非重	重	残	な	浪	非楽	楽	?	嫌	非嫌
8:30	仕	日	レ	休	非良	良	普	不良	非不良	非重	重	残	な	浪	非楽	楽	?	嫌	非嫌
9:00	仕	日	レ	休	非良	良	普	不良	非不良	非重	重	残	な	浪	非楽	楽	?	嫌	非嫌
9:30	仕	日	レ	休	非良	良	普	不良	非不良	非重	重	残	な	浪	非楽	楽	?	嫌	非嫌
10:00	仕	日	レ	休	非良	良	普	不良	非不良	非重	重	残	な	浪	非楽	楽	?	嫌	非嫌
10:30	仕	日	レ	休	非良	良	普	不良	非不良	非重	重	残	な	浪	非楽	楽	?	嫌	非嫌
11:00	仕	日	レ	休	非良	良	普	不良	非不良	非重	重	残	な	浪	非楽	楽	?	嫌	非嫌
11:30	仕	日	レ	休	非良	良	普	不良	非不良	非重	重	残	な	浪	非楽	楽	?	嫌	非嫌

G. KielhofnerとJ. Hawkins Wattsの協力を得て，N. Riopel Smithによって開発された．(1986)
（目白大学大学院リハビリテーション学研究科山田研究室）

ローチの方向性を検討する必要がある。精神障害者の行動特徴として受け身的な活動が多いことが指摘されており，またOQの使用により，統合失調症者の入院生活活動は，単純で受け身的なものが多いが，入院生活が楽しく満足しているとの報告もある。この特徴が精神障害者の心理的社会的な機能復帰を妨げていることは考慮の必要がある。

OQはまた，次に示す種類の問題に関する重要な情報を，OTに提供してくれる可能性をもっている。

① 毎日のスケジュールのなかで，特にやっかいな時間や活動
② その人の時間使用の非組織的な状態
③ 時間の利用におけるバランスの欠如
④ 日常活動における有能感の欠如，興味の欠如，価値観の欠如といった問題

またOQは，ある日に経験された価値，興味，個人的原因帰属を得点化し，結果をグラフに描くこともできる。例えば，ある領域（仕事，遊び，休憩）に用いた時間が生活空間に占めている部分，価値をおいていないことをするのに費やされている部分などとして描き出すことで，クライエントが物事を行う自分のパターンを検討したり，自分が変えたいとする事柄を明らかにする新しい方法を提供する。

このような方法を用いることは，クライエントとの協業を促進し，作業療法の目標を立てるために役立つ可能性がある。すべての自己報告による評価法と同様に，クライエントとの掘り下げた話し合いをすることで最もよく補われる。

（石井奈智子）

（11）その他の構成的評価

（a）作業機能障害の種類と評価（CAOD）

■──概要

作業機能障害の種類と評価（classification and assessment of occupational dysfunction：CAOD）は，作業機能障害の種類（不均衡，剝奪，疎外，周縁化）を評価できる尺度である[1)2)]。この尺度はOBP2.0を基盤に開発されている。作業機能障害とは，生活行為（仕事，遊び，日課，休息など）が適切に行えない状態である[3)]。作業機能障害はいくつかの種類に分けられるが，概ね4種類で作業機能障害を包含できるとされている。作業不均衡とは，日々の生活行為のバランスが崩れている状態である。作業剝奪とは，外的要因によって生活行為に制限がある状態である。作業疎外とは，生活行為に対して意味を見出していない状態である。作業周縁化とは，意味

を感じる生活行為を周囲から認めてもらえない状態である。

　CAOD［表10］は4因子16項目からなり，各質問項目に回答することで不均衡，剥奪，疎外，周縁化における問題点が抽出される。得点の範囲は16点から112点であり，52点がカットオフ値となっている[2]。CAODは，精神障害領域だけでなく身体障害領域，老年期領域，労働者などで幅広く使用されている。

■——プログラム立案時の使用法

- **質問項目への回答**：クライエントの作業機能障害の種類を同定するために，CAODをクライエントに回答してもらう。クライエントは，2週間の生活をよく振り返り，質問文に「当てはまる」7点から「当てはまらない」1点のいずれかに丸を記入する。
- **得点化**：16項目に回答したら，各因子の合計得点，16項目の合計得点を算出する。
- **プログラム立案**：CAODの合計得点が算出されると，得点が高い因子に焦点化してプログラム立案を行う。立案のポイントは，CAODが高得点だった項目から中心に面接を行う。クライエントが作業機能障害を同定しづらい場合はセラピストから提案することもある。

■——プログラム立案の際の留意点

　CAODでは作業機能障害の種類を評価するが，特に作業疎外は心身機能面の影響から生活行為に意味を見出せない状態であり，クライエントは精神機能面の回復を重視する場合もある。CAODでは作業機能障害を改善し今後豊かな経験を積めるよう支援する。そのため，時期により，薬物療法や保護治療が主体となることもあるが，そういった場合もクライエントのその後の生活を考え，治療に専念してもらうこともある。

［表10］　CAODの評価尺度（一部抜粋）

質問	当てはまる	かなり当てはまる	どちらかといえば当てはまる	どちらともいえない	どちらかといえば当てはまらない	おおむね当てはまらない	当てはまらない
1．忙しくて，生活のリズムが乱れている	7	6	5	4	3	2	1
2．趣味を楽しめる場所がない	7	6	5	4	3	2	1
3．日々の生活に達成感がない	7	6	5	4	3	2	1
4．自分の意見をあまり聞いてもらえない	7	6	5	4	3	2	1

（b）精神科リハビリテーション行動評価尺度（REHAB）

■——概要

　精神科リハビリテーション行動評価尺度（Rehabilitation Evaluation of Hall and Baker：REHAB）は，クライエントの社会機能を評価する尺度である[4]。評価項目は少なく簡便に利用でき，施設の特徴も同時に評価できる利点がある。評価は作業療法介入の前後の変化をとらえることができる。施設の対象者の障害分布を簡便に図示でき，他施設との比較が容易である。

■——評価尺度の使用法

　評価は，クライエントの生活に密着し，1週間の様子を観察することで行われる。1回の評価は23項目（逸脱行動7項目，全般的行動16項目）［表11］に対して回答し，所要時間は10〜20分程度である。逸脱行動は3段階（0＝なし，1＝1回，2＝2回）で評定し，全般的行動は10cmの直線にチェックを入れ，0（普通）から9（最も障害が重い）の10段階のスコアスケールで点数化する。全般的行動の合計得点は0〜144点で，40点以下は社会生活可能，41〜64点は生活が中等度困難，65〜144点は生活が著しく困難とされている。評価基準は1週間以上観察できる環境にいるクライエントに限定される。

■——プログラム立案の際の留意点

　REHABは観察評価のため，クライエントの主観が忘れられがちである。そのため，面接でクライエントが希望する作業の聴取を行うなど，セラピスト本位の評価結果にならないよう注意する。

（c）精神障害者社会生活評価尺度（LASMI）

■——概要

　精神障害者社会生活評価尺度（Life Assessment Scale for the Mentally Ill：LASMI）は，クライエントの生活での障害を評価する尺度である[5][6]。評価は，5つの下位尺度の計40項目で，クライエントの生活能力を測定できる。

［表11］　REHABの評価項目

逸脱行為	1．失禁，2．暴力，3．自傷，4．性的問題行動，5．無断離院，6．怒声・暴言，7．独語・空笑
全般的行動	8．病棟内交流，9．病棟外交流，10．余暇，11．活動性，12．ことばの量，13．自発的言語，14．ことばの意味，15．明瞭さ，16．食事の仕方，17．身繕い，18．身支度，19．所持品の整理，20．助言・援助，21．金銭管理，22．施設・機関の利用，23．全般的評価

観察項目は日常生活，対人関係，労働または課題遂行があり，１年間を通した生活での症状変化をとらえる項目もある。実際の生活場面を観察するため，本人の自己申告に頼られる自記式評価よりも結果に誤差が少ないことが利点である。

■──評価尺度の使用法

まず，評価基準として，セラピストとクライエントの接触期間が最低１か月以上，できれば１年以上必要である。LASMIの評価項目［表12］は，精神障害者ケアガイドラインと関連している５つの下位尺度からなっている。

これらの項目に対して，０（問題なし）から４（大変問題がある）の５段階で，どの程度の助言や援助が必要かを判定する。

■──プログラム立案の際の留意点

LASMIは観察評価であるため，クライエントの生活状況について理解していないと評価できない項目もあり，対象者が限定される側面がある。また観察評価の欠点として，クライエントの主観が反映されないことがある。評価結果はLASMIのみでなく他の評価も取り入れ，総合的にクライエントの生活状況を判断する必要がある。

（寺岡　睦）

［表12］ ▶ LASMIの項目の構成

D（daily living）：日常生活		
1．身辺処理	D－1	生活リズムの確立
	D－2	身だしなみへの配慮－整容
	D－3	身だしなみへの配慮－服装
	D－4	居室（自分の部屋）掃除やかたづけ
	D－5	バランスの良い食生活
2．社会資源の利用	D－6	交通機関
	D－7	金融機関
	D－8	買い物
3．自己管理	D－9	大切な物の管理
	D－10	金銭管理
	D－11	服薬管理
	D－12	自由時間の過ごし方
I（interpersonal relations）：対人関係		
1．会話	I－1	発語の明瞭さ
	I－2	自発性
	I－3	状況判断
	I－4	理解力
	I－5	主張
	I－6	断る
	I－7	応答
2．集団生活	I－8	協調性
	I－9	マナー
3．人づきあい	I－10	発語の明瞭さ
	I－11	自発性
	I－12	状況判断
	I－13	理解力
W（work）：労働または課題の遂行		
	W－1	役割の自覚
	W－2	課題への挑戦
	W－3	課題達成の見通し
	W－4	手順の理解
	W－5	手順の変更
	W－6	課題遂行の自主性
	W－7	持続性・安定性
	W－8	ペースの変更
	W－9	あいまいさに対する対処
	W－10	ストレス耐性
E（endurance & stability）：持続性・安定性		
	E－1	現在の社会適応度
	E－2	持続性・安定性の傾向
R（self-recognition）：自己認識		
	R－1	障害の理解
	R－2	過大な自己評価・過小な自己評価
	R－3	現実離れ

※各項目は0（問題なし）から4（大変問題がある）の5段階で評価される。

引用文献

1）Teraoka M, Kyougoku M：Development of the Final Version of the Classification and Assessment of Occupational Dysfunction Scale. PLOS ONE 10（8）：e0134695. doi：10. 1371/journal. pone. 0134695, 2015.

2）寺岡睦・京極真：医療従事者に対する作業機能障害の種類と評価（Classification and Assessment of Occupational Dysfunction, CAOD）の尺度特性の検証. 作業療法34（4）：403−413, 2015.

3）寺岡睦・京極真：作業に根ざした実践と信念対立解明アプローチを統合した「作業に根ざした実践2.0」の提案. 作業療法33（3）：249−258, 2014.

4）Baker R, et al., 田原明夫他訳：REHAB−精神科リハビリテーション行動評価尺度. 三輪書店, 1994.

5）岩崎テル子他編：標準作業療法学　作業療法評価学. 医学書院, 2005.

6）沖嶋今日太：精神障害者社会生活評価尺度（LASMI）. OTジャーナル38（7）：627−633, 2004.

参考文献

Baron K, Kielhofner G, Iyenger A, Goldhammer V, Wolenski J, 山田孝・石井良和訳：OSAⅡ作業に関する自己評価使用者用手引き, 改訂第2版. 日本作業行動学会, 2004.

Kielhofner G 編著, 山田孝監訳：人間作業モデル──理論と応用, 改訂第4版. 協同医書出版社, 2012.

山田孝他：人間作業モデルに基づく評価の修得と臨床的使用──作業に関する自己評価（OSA）の解説. 作業療法23特別：660, 2004.

京極真・山田孝・石井良和・京極久美・谷村厚子：精神科作業療法における作業に関する自己評価改訂版（Occupational Self Assessment version2, OSAⅡ）日本版の再テスト信頼性. 作業行動研究9（1・2）：11−16, 2006.

京極真・山田孝・石井良和・京極久美・谷村厚子：精神科作業療法における作業に関する自己評価改訂版（Occupational Self Assessment version2, OSAⅡ）日本版基準関連妥当性. 作業行動研究9（1・2）17−21, 2006.

石井良和・山田孝：「作業に関する自己評価・改訂版」の信頼性および基準関連妥当性に関する研究──作業療法学生を対象として. 作業療法27（4）：351−361, 2008.

石井良和・山田孝：「作業に関する自己評価・改訂版」の構成概念妥当性の検討──作業療法学生を対象として. 日本保健科学学会誌11（2）：71−79, 2008.

Kielhofner G, et al., 山田孝他訳：OPHI-Ⅱ──作業遂行歴面接第2版使用者用手引き. 日本作業行動学会, 2003.

山内寿恵他：クライアント中心の作業療法における叙述データの有効性. 日本保健科学学会誌8（2）：98−104, 2005.

南庄一郎：統合失調症困難事例を地域生活再建に繋げることができた精神科多職種協業アプローチの経験. 作業行動研究18（3）：136−142, 2014.

Law M, et al., 吉川ひろみ訳：COPM［カナダ作業遂行測定］, 第4版. 大学教育出版, 2007.

吉川ひろみ・齋藤さわ子編：作業療法がわかるCOPM・AMPS実践ガイド. 医学書院, 2014.

吉川ひろみ：作業療法がわかるCOPM／AMPSスターティングガイド. 医学書院, 2008.

カナダ作業療法士協会, 吉川ひろみ監訳：作業療法の視点──作業ができるということ. 大学教育出版, 2000.

De las Heras CG, Geist R, Kielhofner G, 山田孝訳：意志質問紙（VQ）, 改訂第4版. 使用者用手引書. 日本作業行動学会, 2003.

野藤弘幸他：作業を通してクライエントの意志を評価する──意志質問紙（Volitional Questionnaire, VQ）の有用性. 作業行動研究7（2）：114−119, 2003.

早川麻耶他：統合失調症の長期入院女性患者における化粧の効果. 横浜看護学雑誌6（1）：53−56, 2013.

馬場順子・長雄眞一郎：VQ（意志質問紙）で自分のできる仕事を検討し就労した統合失調症者の1例. 神奈川作業療法研究3（1）：43−48, 2013.

Forsyth K, et al., 山田孝訳：ACIS ──コミュニケーションと交流技能評価使用者用手引, 第4版. 日本作業行動学会, 2000.

山田孝：コミュニケーションと交流技能評価（ACIS）. OTジャーナル38（7）：526−531, 2004.

京極真他：精神科作業療法におけるコミュニケーションの交流異能評価（ACIS）の有能性. 作業行動研究7（2）：104−113, 2003.

Perkinson S, Forsyth K, Kielhofner G, 山田孝監訳：人間作業モデルスクリーニングツール使用者用手引書. 日本作業行動学会, 2007.

野藤弘幸他：人間作業モデルスクリーニングツール（Model of Human Occupation Screening

Tool）の日本版作成における言語的妥当性の検討．作業行動研究12（2）：74−81，2009.

野藤弘幸・山田孝・小林法一・石井良和：日本語版・人間作業モデルスクリーニングツールの信頼性に影響する要因の検討．作業行動研究17（1）：19−25，2013.

岡本幸他：慢性統合失調症の長期入院患者に対する個人作業療法の効果——カナダ作業遂行測定を用いた検討，作業療法26（1）：44−54，2007.

人間作業モデル講習会＜理論と評価・編＞資料

牛島義友他監：教育心理学新辞典，金子書房，1969.

Matsutsuyu JS，山田孝訳：興味チェックリスト．作業行動研究4（1）：32−38，1997.

上島国利・丹波真一編：NEW精神医学改訂第2版．南江堂，2008.

山田孝他：役割チェックリスト——日本版の検討．作業行動研究6（2）：62−70，2002.

Oakley F, et al.，山田孝監訳：役割チェックリスト——開発と信頼性の経験的評価．作業行動研究6（2）：111−117，2002.

竹原敦：役割チェックリストの構造——SD法による役割項目の検討．作業行動研究5（1）：32−37，2001.

中村Thomas裕美他：作業質問紙を用いた保健医療福祉系大学生の作業遂行領域別の生活満足感に関する調査，作業行動研究12（1）：10−19，2008.

上村真紀他：余暇活動にみる慢性分裂病者の楽しみ——作業質問紙を用いて．作業行動研究2（1）：10−17，1997.

Townsend EA, Polatajko HJ編著，吉川ひろみ・吉野英子監訳：続・作業療法の視点——作業を通しての健康と公正．大学教育出版，2011.

D プログラム立案で利用できるウェポン

5. エビデンスに基づいた作業療法

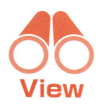

- 最良の作業療法を行ううえで，エビデンスに基づいた作業療法はパワフルなツールになる。
- エビデンスに基づいた作業療法は5つのステップからなるが，柔軟な作業療法プロセスに応じて，行きつ戻りつしながら行うことが必要である。

(a) 概要

近年，作業療法士（OT）は，クライエントや家族だけでなく，他職種や病院・施設組織，政府などからも最良の実践を行うよう期待されている。それに応えるべく登場したのが，エビデンスに基づいた作業療法（evidence-based occupational therapy：EBOT）である。エビデンスはシステマティックレビュー，RCTのほかに，質的エビデンス（クライエント・エビデンス，セラピスト・エビデンス，グランデッド・セオリー・アプローチやKJ法などの質的研究）も原則等価に活用される[★1]。EBOTを用いるOTは，自身の臨床上の疑問に応じてそれらを柔軟に活用していく必要がある。

(b) プログラム立案時の使用法

■──EBOTの実践プロセス

EBOTは，プログラムを立案する理由を補強したいときに使うことができる。使い方は基本的に［図1］で示したとおりである。EBOTの実践は，各Stepを順番にすすめて行うのではなく，作業療法の特性を反映して行きつ戻りつ行われる。ただし，実践の全体的な方向性としてはStep 1から5へと展開していく。

◉**Step 1**

Step 1は特に重要である。EBOTとは，目の前にいるクライエントの作業

> **One Point**
>
> ★1 SCEBP
> あらゆるエビデンスの科学性と一般化可能性を基礎づけるEBMとして，構造構成的エビデンスに基づいた実践（structure-construction evidence-based practice：SCEBP）が提案されている。SCEBPは，最深の超メタ理論である構造構成主義を応用した新しいEBMである。関心のある読者は，SCEBPの情報を公開するウェブサイト（http://kyougokumakoto.googlepages.com/scebp）にアクセスしてほしい。なお，SCEBPを応用したEBOTであるSCEBOTも提案されている。

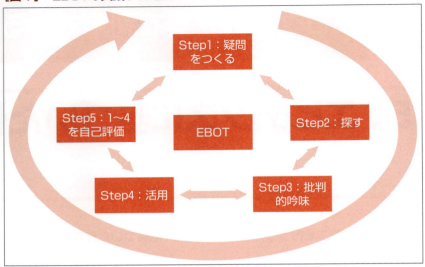

[図1] EBOTの実践プロセス

機能障害に直接関連する疑問を解決する方法であるためである。つまり，ここでつまずけばEBOTは実質的に実践できない。疑問は①対象，②介入・曝露，③比較，④帰結という要素を含むようつくればよい。具体的には，自身の興味を反映した作業を見出せない作業機能障害者に対して，過去に興味のあった作業を提供することは，既存のレクリエーションプログラムに参加することに比べて，作業有能性が高まる可能性はあるか，というようにである。

◉Step 2

疑問を明確にできたら，次にエビデンスを探す（Step 2）。エビデンスはOTseeker（http://www.otseeker.com/），OTDBASE（http://www.otdbase.org/）で探すと作業療法に関連した研究エビデンスを見つけやすい。クライエント・エビデンスに含まれるクライエントの語りをエビデンスにしたい場合，クライエント自身の語りに加えて，Healthtalkonline（http://www.healthtalkonline.org/），DIPEx-Japan（http://www.dipex-j.org/）が役立つだろう。なお，エビデンスは疑問を解決するツールであるため，もし興味のあるエビデンスに出会っても，それが目の前にいるクライエントの疑問に直接関連しないのであれば省みる必要はまったくない。

◉Step 3

エビデンスが見つかったら，次にその質を批判的吟味する（Step 3）。批判的吟味は洗練されたシートが発表されており，それに従って行えばよい。特に，CASP Japan（http://caspjp.umin.ac.jp/）から無料配布されている批判的吟味シートは使いやすいため，必要に応じて活用してほしい。ただし，臨床疫学研究や質的研究といった研究エビデンス以外のエビデンス（クライエント・エビデンスなど）の批判的吟味に，こうしたシートは利用できない。その場合，「クライエント・エビデンスが得られた経緯は開示されているか」「クライエント・エビデンスの内容は了解できるものか」という観点から批判的吟味する。誰がどのようにして得たものかわからなかったり，その内容が論理的に考えても腑に落ちなかったりすれば，使用するに足らないエビデ

ンスであると判断すればよい。

◉Step 4・5

　質のよいエビデンスを入手できれば，そのエビデンスを参照して実践していくことになる（Step 4）。重要なことは，実践はエビデンスのみに依拠するわけではないということである。実践にあたっては，クライエントの意志，OTの専門技術，エビデンスの三要素をブレンドしていく必要がある。ポイントは，クライエントとOTがともに納得して作業機能障害の低減に取り組めるようこれらを活用することである。エビデンスを実践応用した後は，Step 5で次のEBOTがうまくできるようStep 1〜4を内省（批判的吟味）していく。

（c）プログラム立案の際の留意点

　ここでは，①疑問を解決できるエビデンスが見つからない，②EBOTを実践したいがハードルが高くてできない，の2点を述べる。①の場合，良質なエビデンスが見つからないということそれ自体が重要なエビデンスになる。このケースでは，OTはいつもよりも評価結果，クライエントやチームとの協業を重視して，できるだけ確かな事実に根ざした実践を行う必要がある。

　②の場合，少なくとも(a)私の臨床判断（評価・治療）の根拠は何か，(b)その根拠はどの程度確かなものか，という観点で実践するようにしてほしい。それにより，EBOTのはじめの一歩が踏み出せると期待できる。

（京極　真）

参考文献

京極真：新しいEBM——SCEBPがもたらす可能性．看護学雑誌72（12）：1070−1074，2008．

D プログラム立案で利用できるウェポン

6. 作業科学

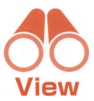

- OTは作業療法において，効果的に"作業"を用いたいと考えているが，そうした作業の影響力，重要性，意味，可能性をどのようにクライエントや他職種に伝え，理解を広めることができるのだろうか。
- 作業科学は，人の作業そのものを深めるために学際的研究に基づいた知識を蓄積している。
- ここで紹介する「ライフスタイルをデザインするプログラム」を参考にして，個々のクライエントのニーズに沿った，またはニーズを引き出す作業療法プログラムにつなげてみよう。

(1) OTが作業科学を学ぶこと

　作業療法士（OT）が作業科学を学ぶことは，人間がどのように作業を行い，どのように健康や社会の発展に影響を与えるのかを知ることである。クライエントにとって重要な作業を行うことにつながる支援をするOTにとって，アイデアや根拠となる知識を得ることのできる学問である。

(2) 作業科学の知見を実践に生かす

　Clark Fらは，健康な高齢者がどのように作業を行い，健康につなげているのかに関する作業科学研究の知見を活用したプログラムを開発し，効果検証に取り組んだ。プログラムの参加者である健康な高齢者は，「ライフスタイル再構築プログラム」と名づけられたこのプログラムを通して，作業をすることを健康につなげるための知識と経験として深めた。その結果，プログラムに参加していない高齢者と比較し，参加者の健康維持への効果が認められたのである。つまり，作業と健康に関する作業科学の知見を実践に応用することで，作業を通して健康を促進する効果的実践が可能となることを実証し

たのである。また，この研究結果は，人間がどのように作業を行い，どのように健康を促進するのかの作業科学の知見が，効果的な作業療法の開発に役立つことを確認するものである。

　近年，作業療法の成果は，個人の能力的変化ではなく，いかに「クライエントにとって健康促進につながる重要な作業につながったのか」という作業的変化に焦点を当てるようになった。しかし，現場において，例えば，「働くことはまだ早いのではないか」というように，クライエントにとって重要な作業が肯定されず，支援が開始されないことが少なくない。OTは，作業科学の知見を得て，「どのようにクライエントが作業を通して思いを実現していくのか，そして健康を促進していくのか」に関する知識を深め，その実践の必要性の説明と実践への取組みに生かすことが可能である。

（3）作業科学の知見からプログラムを作成する

　先述の「ライフスタイル再構築プログラム」の方法を参考に，また加えて，

[表1]　作業科学を応用した精神科領域の作業療法プログラムの一例

プログラム名	ライフスタイルをデザインするプログラム
対象者	ライフスタイル全体を見直すことへ関心をもつ精神障害を有する人
目的	個々の思いをベースに，実際の生活の作業を形づくることにより，健康促進と社会環境の創造につなぐこと
内容	参加者はテーマそれぞれについて以下のことを経験する ・OTが実施する講義を通して参加者は作業と健康について知識を深める ・OTが促進役となり，参加者は情報交換を通して，どのように実際の生活で行うのかを検討する ・OTがリーダーとなり，参加者は実際の経験することを計画し，実行する
テーマ	1　社会や人とつながることと作業 2　必要とされることと作業 3　楽しい作業 4　達成することと作業 5　学ぶことと作業 6　日課・計画・目標と作業 7　健康への配慮と作業 8　空腹・休息・睡眠と作業 9　リラクゼーションと作業
スケジュール	週1回2時間の定期的グループワークを7か月間 　第1回　　　プログラムの説明と作業について 　第2回　　　テーマ1に関する学習会 　第3回　　　テーマ1に関して，参加者による情報交換 　第4回　　　テーマ1に関してアイデアを深める実体験の機会 　第5〜28回　テーマ2〜9について，学習会，情報提供，体験 　第29回　　　プログラム終了とパーティー
フォローアップ	月に1回の個人面接を実施

精神障害を有する人の作業ニーズを調査した作業科学研究を応用し，精神科領域の作業療法プログラムを作成することができる［表1］。

応用する研究論文には，精神障害を有する人が日常的にどのように作業を行い，その作業にどのように意味があるのかに関する知識が詰まっている。クライエントが自らの作業的生活に関心を向け，健康促進や退院などに向けて，実生活の作業を変化させていくことに着手できるよう，OTが目標指向的にプログラムを実施することができる。

（4）「作業」を支援する根拠を深めよう

日本作業科学研究会は2006（平成18）年に設立され，機関誌『作業科学研究』の発行も開始された。また，吉川は作業科学の入門書を出版した。人間がどのように作業を行い健康につなげているのかに関する作業科学論文は，海外の作業科学および作業療法の雑誌に多数掲載されるようになった。すべてのOTが，日常的に作業科学の論文を読み，「作業」を支援する根拠を深め，その知識を社会のさまざまな場面で開花させることを期待したい。

（港　美雪）

参考文献

Clark F, Azen SP, Zemke R, et al. : Occupational therapy for independent-living older adults. A randomized controlled trial, JAMA 278（16）：1321－1326, 1997.（加藤貴行訳：自立して生活する高齢者への作業療法．JAMA日本版19：74－81，1998.）

Minato M & Zemke R：Occupational choices of persons with schizophrenia living in the community. J Occup Sci 11（1）：31－39, 2004.

Leufstadius C, Erlandsson LK, Björkman T, & Eklund M：Meaningfulness in daily occupations among individuals with persistent mental illness. J Occup Sci 15（1）：27－35, 2008.

吉川ひろみ：「作業」って何だろう──作業科学入門. 医歯薬出版，2008.

D プログラム立案で利用できるウェポン

7. 演習：事例から学ぶ評価法
～あなたならどの評価を選ぶ？

　最適なプログラムを立案するためには，クライエントの状態にあわせて適切な評価を選択できる必要がある。ここでは，提示された事例に最も適している評価を選ぶ練習を行ってもらう。読者は事例を読み，それぞれ最も適切と考えられる評価法を１つ選んでほしい（解答・解説は179頁参照）。

事例１　重度の統合失調症の高齢のクライエント。病棟では，看護師の声かけで生活習慣がかろうじて維持されている。作業療法室に来ると，ぼんやり過ごしていることが多い。OTはクライエントの意志を理解したいと思った。

問１　最も適した評価法は？
１）コミュニケーションと交流技能評価（ACIS），２）運動とプロセス技能の評価（AMPS），３）作業遂行歴面接第２版（OPHI-Ⅱ），４）意志質問紙（VQ），５）興味チェックリスト

解答：
理由：

事例２　アルコール依存症のクライエント。これまで何度も入退院を繰り返している。OTが面接に行くと「生きていても仕方ない。私は人の役に立たないゴミと一緒なんだ」と語った。OTは，社会や他者に貢献する以前に，クライエントには生活の基盤として断酒生活が必要ではないかと思った。

問２　最も適した評価法は？
１）カナダ作業遂行測定（COPM），２）作業に関する自己評価・改訂版（OSAⅡ），３）人間作業モデルスクリーニングツール（MOHOST），４）役割チェックリスト，５）作業質問紙（OQ）

解答：
理由：

事例3 初回入院の気分障害のクライエント。入院から2週間後に作業療法が処方された。OTはクライエントの作業機能障害の全体像を迅速に理解する必要があった。

問3　最も適した評価法は？
1）人間作業モデルスクリーニングツール（MOHOST），2）興味チェックリスト，3）精神科リハビリテーション行動評価尺度（REHAB），4）作業に関する自己評価・改訂版（OSAⅡ），5）役割チェックリスト

解答：
理由：

事例4 神経症のクライエント。自宅への退院に向けて，OTはクライエントの作業遂行技能の自立度を評価し，生活支援を行うことになった。

問4　最も適した評価法は？
1）作業質問紙（OQ），2）カナダ作業遂行測定（COPM），3）運動とプロセス技能の評価（AMPS），4）作業遂行における認識の評価法（AAOP），5）精神障害者社会生活評価尺度（LASMI）

解答：
理由：

事例5 外来作業療法を利用するパーソナリティ障害のクライエント。したい作業，するべき作業，することが期待されている作業に対する認識はあるが，うまく焦点化ができていなかった。OTはクライエントが作業療法目標を明確に定められる必要があると思った。

問5　最も適した評価法は？
1）作業に関する自己評価・改訂版（OSAⅡ），2）作業遂行歴面接第2版（OPHI-Ⅱ），3）作業質問紙（OQ），4）カナダ作業遂行測定（COPM），5）興味チェックリスト

解答：
理由：

事例6 軽度認知症の高齢のクライエント。周囲の環境にあわせることはできるが，自分の意思を表示するのが苦手である。OTはクライエントの作業的物語を掘り出し，クライエントとOTで共通目標を立案し，作業に根ざした実践を行う必要があると思った。

問6　最も適した評価法は？
1）作業選択意思決定支援ソフト（ADOC），2）興味チェックリスト，3）役割チェックリスト，4）コミュニケーションと交流技能評価（ACIS），5）人間作業モデルスクリーニングツール（MOHOST）

解答：
理由：

解答・解説

解答・解説を以下に示す．学生用のテキストであるため，解答はさしあたり妥当な1つをあげたが，実際の臨床では，状況と目的によって異なる解答が選択されることもある．この点を留意しながら解答・解説を確認してほしい．

（問1）
解答：4）意志質問紙（VQ）
解説：意志を知るには，クライエントの語りが必要である．それが得がたい場合は，意志質問紙のような観察で意志を評価していく．

（問2）
解答：5）作業質問紙（OQ）
解説：アルコール依存症のクライエントは生活習慣の立て直しが必要であるため，習慣化の内省を促すことができる作業質問紙が適切である．

（問3）
解答：1）人間作業モデルスクリーニングツール（MOHOST）
解説：作業に関する自己評価・改訂版でも作業機能障害の全体像を理解できるが，クライエントの内省に依存している．人間作業モデルスクリーニングツールは，観察，カルテ，他職種からの情報収集でも評価ができることから，作業療法処方がはじめて出たクライエントの作業機能障害を迅速に評価するのに適している．

（問4）
解答：3）運動とプロセス技能の評価（AMPS）
解説：地域生活における作業遂行技能の自立度を判定したい場合は，運動とプロセス技能の評価が適している．運動とプロセス技能の評価とあわせて実施できる評価に，作業遂行における認識の評価法（AAOP）[★1]がある．

（問5）
解答：4）カナダ作業遂行測定（COPM）
解説：したい作業，するべき作業，することが期待される作業を，明確に表明できるクライエントにはカナダ作業遂行測定が使える．そうでない場合，作業に関する自己評価・改訂版などが有益であろう．

（問6）
解答：1）作業選択意思決定支援ソフト（ADOC）
解説：この評価法は認知症のあるクライエントにとって意味のある作業を評価するのに適している．類似した評価法に，認知症高齢者の絵カード評価法[★2]がある．

（寺岡　睦・京極　真）

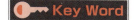

Key Word

★1　作業遂行における認識の評価法

assessment of awareness of occupational performance：AAOP．この評価法は，クライエント中心の実践に基づいており，半構造化面接でクライエントの作業遂行に対する認識の仕方を評価できるものである．AAOPは，OTが観察した作業遂行の状態と，クライエント自身の作業遂行に対する認識の違いを理解するのに役立つ．信頼性と妥当性は確認されており，臨床現場でクライエントの認識を理解したい際に使用できる．

Key Word

★2　認知症高齢者の絵カード評価法

この評価法は，言語表出が困難な認知症高齢者に，イラストが描かれた絵カードを提示して作業選択を促進させるものである．評価は，認知症高齢者にB6サイズの作業場面の絵が描かれたカードを見せ，「とても重要である」「あまり重要ではない」「全く重要ではない」の3カテゴリーに分類してもらう．絵カードを選択する作業を通して語られた認知症高齢者の物語を聴取することで，作業選択を行った背景まで評価でき，介入計画の参考にできる．

E 場の特性と精神障害者の作業療法

1. 精神障害者をめぐる制度とOT

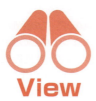
View

- 精神障害者の医療・保護・社会復帰，さらに精神保健予防活動・国民の精神保健の向上などを目的とした法律が，精神保健福祉法である。
- わが国の精神障害福祉施策は，障害者基本法から障害者総合支援法の成立までの流れを知ることによって，現状の福祉サービスをよりよく理解できる。
- 法律や制度の大きな流れは，病院中心の治療（cure）から施設中心のお世話（care）へ，さらに地域住民の相互助け合い（share）に変遷している。
- OTが勤務する場の立ち位置によって，OTと制度との付き合いは変わってくるだろう。

（1）精神障害者をめぐる制度

（a）精神保健及び精神障害者福祉に関する法律（精神保健福祉法）

　精神保健福祉法は，精神障害者の医療および保護を行い，「障害者の日常生活及び社会生活を総合的に支援するための法律（障害者総合支援法）」とともに，精神障害者の社会復帰の促進および自立と社会経済活動への参加を促す。さらに，その名の示すとおり，精神保健予防活動や国民の精神保健の向上を目的とした法律である［表1］。

　現法前の1987年に設定された精神保健法は，「精神病院から社会復帰の促進」を目的とし，社会復帰施設の規定などが設けられていた。1993年の法改正では，グループホームの法制化や社会復帰促進センターなどが設けられ，「社会復帰施設から地域社会への促進」が方向づけられた。しかしその内容は，「医療及び保護」や社会復帰が中心であり，具体的な福祉施策に関しては，障害者基本法から障害者総合支援法成立までの流れを待つこととなる。

[表1] 精神保健福祉法の概要

第1章	総則（1条～5条）
第2章	精神保健福祉センター（6条～8条）
第3章	地方精神保健福祉審議会及び精神医療審査会（9条～17条）
第4章	精神保健指定医，登録研修機関，精神科病院及び精神科救急医療体制（18条～19条の11）
第5章	医療及び保護（20条～44条）
第6章	保健及び福祉（45条～51条）
第7章	精神障害者社会復帰促進センター（51条の2～51条の11）
第8章	雑則（51条の11の2～51条の15）
第9章	罰則（52条～57条）

（b）障害者基本法から障害者総合支援法成立までの流れ

　わが国の精神障害福祉施策は，障害者基本法（1993年）から障害者総合支援法（2013年）の成立までの流れを知ることによって，現状の福祉サービスをよりよく理解できる［表2］。

　国際連合（United Nations）が障害者の啓発活動を行うために定めた国際障害者年（International Year of Disabled Persons，1981年）をきっかけに，わが国の障害者基本法が成立した。その後，精神保健福祉・身体障害福祉・児童福祉の3分野の障害者関係審議会が合同企画分科会を開き，3分野の施策統合化が進められていった。この会の中間報告を受けて，社会保障審議会障害者部会精神障害分会は，今後の精神保健医療福祉施策について，「入院医療主体から，地域保健・医療・福祉を中心としたあり方への転換」を基本的な考え方とする視点を発表した（2002年）。

　その後，障害者基本法に基づいた「新障害者基本計画」と「重点施策実施5か年計画（新障害者プラン）」（2003～2007年）では，国民相互の共生社会の実現を目指した。さらに，社会福祉の基礎的なあり方を見直すとする「社会福祉基礎構造改革」の理念をもとに，支援費制度が施行され，措置制度から利用者による契約制度に改められた。しかし，この個別給付方式の導入は，財源の不足などの事情から転換され，「障害者自立支援法」（2006年）の施行から，障害者総合支援法改正に至っている。

[表2] 精神障害をめぐる一部制度の変遷

◎精神保健及び精神障害者福祉に関する法律（精神保健福祉法）
　精神衛生法（1950）→精神保健法（1987）→現法（1995）
◎障害者の日常生活及び社会生活を総合的に支援するための法律（障害者総合支援法）
　障害者自立支援法（2006）→現法（2013）
◎障害者基本法
　心身障害者対策基本法（1970）→現法（1993）

(c) 障害者総合支援法とサービス体系

　障害者総合支援法のサービス体系の全体像は，個々の障害者の必要とされる支援の度合や社会活動や介護者，居住などの状況を踏まえて，個別に支給決定される障害福祉サービスと，市町村の創意工夫により実施する地域生活支援事業に区別される［図1］。そして，障害福祉サービスは介護の支援を受ける「介護給付」と，訓練等の支援を受ける「訓練等給付」にカテゴライズされている。障害福祉サービスの支給決定の基本的な流れは［図2］を参照してほしい。なお，介護給付を受けるには，市町村を通して利用申請をし，「障害支援区分」の認定を受ける必要がある。

［図1］　障害者総合支援法と支援システム

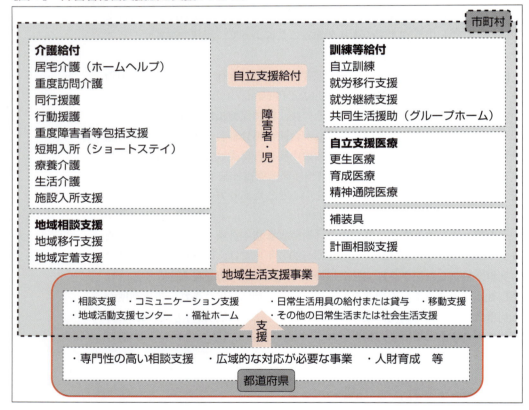

[図2] 障害福祉サービスの流れ

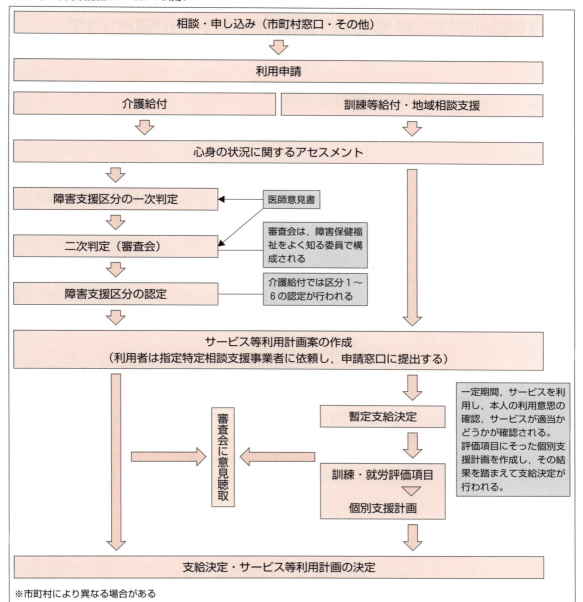

※市町村により異なる場合がある

（2）精神障害者をめぐる制度とわが国のOT

（a）病院勤務のOT

　勤務する場の立ち位置によって，作業療法士（OT）と制度との付き合いは変わってくるだろう。

　わが国で精神障害者にかかわるOTの過半数を占める病院のOTは，制度について深く意識することは少ないようである。それは多くの病院のOTが，「病状を安定させる」医療行為に携わっていることに関連するからであろう。しかし，精神障害者の病状の回復過程は複雑で，多くの人たちが病状を抱えたままの退院となる。今後は，クライエント個々人の地域生活を見据えた作業療法介入が必須であろう。現行の作業療法医療点数制度は，基本的に集団の作業療法としてしか扱えないが，今後は個別の作業療法点数の新設などの改善が望まれる。

（b）デイケア・訪問部門・医療観察法病棟，さらに地域に勤務するOT

　デイケア・訪問部門・医療観察法病棟，さらに地域勤務するOTは，「精神保健福祉士・看護師・臨床心理技術者などといったコメディカルらとふれる機会」や「利用者との個別援助の機会」が多く，そのことが「制度の仕組み」や「利用者と制度関係の重要性」を認識しやすいようである。

（長雄眞一郎）

参考文献

古屋龍太編：精神保健福祉に関する制度とサービス　精神保健福祉士シリーズ7，第2版．弘文堂，2014.

河合美子編：精神保健福祉援助実習　精神保健福祉士シリーズ11．弘文堂，2013.

社会福祉士養成講座編集委員会編：保健医療サービス　新・社会福祉士養成講座17，第4版．中央法規出版，2014.

北九州市保健福祉局障害福祉部障害福祉課：障害者の福祉ガイド（平成27年度版），2015.
（http://www.city.kitakyushu.lg.jp/files/000709951.pdf）

長雄眞一郎：これからの精神科作業療法に期待すること——首都圏精神科作業療法連絡協議会28年の経験から．神奈川作業療法研究1（1）：11-16，2011.

E 場の特性と精神障害者の作業療法

2. 病院と作業療法

- 精神科作業療法においては，病院のなかでクライエントと出会うことが一番多くある。ここでは，開放・閉鎖病棟という違いを中心に，病院における作業療法をまとめる。
- 病院内には多くの医療スタッフがいる。OT，患者・家族はもちろんのこと，他のスタッフにも作業療法の評価や治療内容を的確に伝え，協業を図っていく。
- 作業療法プログラムの立案時には，クライエントの状態にあわせて導入するほか，治療構造にも配慮する。

（1）病院という場の特性

　精神科病院の病棟は，一般に開放病棟と閉鎖病棟に分けられることから，ここでは主にその違いについて説明する。

（a）開放病棟

　開放病棟とは，1日あたりにおける病棟出入り口の施錠が，8時間未満である状態を意味する。一般的に，開放病棟においてクライエントは，日常生活が自己管理できるように援助される。援助の内容は，時間管理，経済管理，栄養管理，身辺管理，健康管理，必要な対人関係など種々の生活上の課題が中心である。また，クライエントがどこに退院するかによって，これら課題の優先順位を決定することになる。

（b）閉鎖病棟

　閉鎖病棟は開放病棟以外の病棟を意味する。つまり，閉鎖病棟は，出入り

口が常時施錠され，病院職員の了承を得られない限り自由に出入りできないのである。行動制限がある閉ざされた空間ということから，精神障害者の人権に配慮がない処遇を思い浮かべるかもしれない。日本の精神科医療は精神障害者を社会的に隔離してきた歴史があり，さらにわが国特有の精神障害者に対する意識もあるので，精神科医療の現場を知らなければ，そのように受けとるのも当然であろう。

しかし，閉鎖病棟には，精神保健及び精神障害者福祉に関する法律（精神保健福祉法）に基づき，状態が悪く自傷他害のおそれのある人，保護が必要な人などが入院しており，人権に配慮された医療を受けられるようになっている。病状によっては，行動や面会・通信の制限が一時的に生じることがあるが，早期から薬物療法をはじめ種々の専門治療が開始され，退院へ向けての治療が進むので，病状の回復とともに処遇も変わっていく。また，閉鎖病棟にいても，クライエントの状態にあわせて，日中は散歩，外出，作業療法への参加が許可され，制限が解除されていく。閉鎖病棟にはより医療的なケアや保護が必要な患者が入院するが，あくまでも一時的で，開放病棟に転棟，あるいは閉鎖病棟内でも一部開放処遇に切り替わり退院へと進んでいくのが一般的である。

とはいえ，精神科の特徴の1つに，本人が入院の必要性を理解できない場合もあるので，日常生活上の制限を設ける処遇が本人の保護と周囲の安全の保障のために，慎重に行われているのが現状である。

(2)チームアプローチ

(a)スタッフとの協業

精神科病院でのチームによるアプローチは，開放・閉鎖病棟を問わず，クライエントの入院治療の方針・目標が関係する医療スタッフの協業によって決定される。病棟主治医制の場合，作業療法士（OT）は病棟カンファレンスで必要な情報を提供し，他のスタッフに作業療法の評価や治療内容を的確に伝える必要がある。口頭のみではうまく伝わらない場合があるので，書面で伝える努力も怠ってはいけない。それぞれの職種がもっている情報は異なるが，状態の悪いクライエントほど病棟での訴えは多く，夜勤帯では不安，焦燥感などを訴えることがあり，一見，作業療法場面では落ち着いて参加しているようであっても，まったく違う病態像をみせていることもある。したがって，それぞれの情報の違いがなぜ生じているかを検討し，クライエントの把握に結びつけたい。他職種の対応の仕方を批判したり，自分の情報が正しいというような非生産的なやり取りは，何の価値も見いだすことができないので厳に慎むべきである。

個別担当主治医制の場合，関係するスタッフが集まる機会は不定期になり

やすく，工夫が必要である。少人数でのカンファレンスであり，方針の決定に時間がかからない利点もあるので，OTがコーディネーターの役割をとれるように意識してかかわりたい。

（b）情報のフィードバック

それぞれの情報交換の場では，作業療法で知りえた情報を簡潔にわかりやすくフィードバックすることが大事である。特に主治医にとっては，症状や障害の影響がどのくらい生活場面や作業場面で影響を及ぼしているか，薬物療法の効果や副作用がどの程度影響しているかを知ることが今後の治療にとって貴重な情報になる。また，他のコメディカルスタッフは，面接などの静的な場面を中心とするかかわりが多いが，作業療法ではクライエントと直接いろいろな場面を通して作業遂行にかかわる情報を把握しやすいので，作業療法場面の情報は他の部門との補完的な関係となる。

（3）作業療法の役割

（a）開放病棟での役割

開放病棟では，退院へのモチベーションが高いクライエントと，モチベーションが保たれていないクライエントに分かれるであろう。

モチベーションの高いクライエントの場合は，①どのような生活がしたいのか，②本人の不安や問題解決能力がどうなのか，③現状の社会資源で利用可能なものは何かなどを評価しつつかかわっていきたい。特に①，②に関しては，本人の隠れたニーズや発揮されていない力を，作業療法のかかわりを通して把握していくことが大切な役割となる。ただし，長期入院中のクライエントは，さまざまな認知機能の低下や知識の不足，社会との断絶，現実検討力の低下などの弊害も予想されるため，心理的，身体的，社会的な準備性を整えることが重要である。

次にモチベーションが保たれていないクライエントの場合，①クライエントが高齢であきらめているなどの当人側の身体的心理的問題，②家族の許可が下りない，受け入れる施設がないなどという社会的問題に分けて考える必要がある。①の場合，作業療法でできることは，じっくり当人と向き合う時間を作業活動のなかでつくり，意欲や関心の向きどころがどこにあるのか，埋もれてしまった希望がどうなっているのかに関心をもちつつ，クライエントの主体性を引き出すかかわりを行っていくことであろう。②の場合，OTとしては他のスタッフとともに家族療法や面接を実施していくことでの協業が可能であろうが，作業療法の独自のアプローチはないため，医師や精神保健

福祉士との綿密な連携が特に必要となる。

（b）閉鎖病棟での役割

閉鎖病棟では急性期と慢性期へのかかわりがある。特に前者の場合，病棟内ホールのようなオープンな構造や作業療法室においてもパラレルな関係が維持できる場の設定と，また参加の意思を最優先にしやすい場の設定であることが望ましい。環境から受ける刺激に敏感であり，自分の感覚や体験が混乱している時期でもあるので，させられている体験に結びつくことがないように，十分に治療の場についての説明がなされていることが条件である。

また，閉鎖病棟の場合，病棟内で作業療法を行うこともあるが，ホールのように共有スペースであると参加の意思がない人たちへの配慮が必要になり，参加の意思確認のために事前のかかわりが重要となってくる。まだ治療に対して本人の主体性が見いだせない時期でも，その場の雰囲気やOTが他のクライエントと何か楽しそうにやっている場面を見てもらうことで，病気になって入院しているのは自分だけではないと思えるような普遍性を感じ，参加してもいいかなというゆるやかな主体性を引き出せる場になりえることがあるので，かかわりとしてはクライエントの意思確認を含めた治療に対する関係づくりを促進することも目的の１つになる。入院早期から作業活動を導入することは，入院によって行うことができなくなった作業活動を速やかに再現あるいは再体験し，入院以前の作業的健康な状態を取り戻すための足がかり的役割となる。

（4）プログラム立案の際の留意点

（a）クライエントの状態にあわせた導入の仕方

クライエントの状態とは回復段階に基づくことが前提であるが，急性期にかかわらず治療的な援助関係が築けているかがポイントになる。そのためには，コミュニケーション機能の１つである言語的能力がどの程度回復しているのか，また，対人関係機能の基本となる二者関係の構築が可能な状態なのかを検討すべきである。前者は，言語的コミュニケーションに気をつかう状態なのか，つかうとすると言葉の意味が十分に伝わっているか，返事は表面的で意を介さないか，言語のやり取りで共通認識がもてるのかなどで，後者は，現実感のある認識ができるか，認識は病気の影響を受けすぎていないかなどがポイントとなる。

（b）治療構造への配慮

　また，OTは治療構造に留意してプログラムを立案すべきである。特に以下の点を配慮すべきである。

◉時間

　時間とは，作業療法の実施時間の長さと1週間に何回行うのかという頻度と期間の設定のことである。当たり前の生活が送れるようになるために細かい時間設定と段階付けが必要となる場合もある。最終的な目標は，クライエントが主体的に時間を管理できるようになることである。

◉集団の形態

　対人関係機能やコミュニケーション機能の状態によって，集団をどのように設定するのか吟味する必要がある。例えば，人がいる空間に慣れる必要があるのか，人からの影響を受けやすいのか，自分のポジションが物理的にも保障されていないと安心できないのか，臨機応変に状況判断をして集団内で振る舞えるのか，人とのかかわり方を再学習する必要があるのかなどによって，集団の使い方が変わってくる。どのような集団が適しているのかを，集団志向集団，課題志向集団，力動的集団から選択し段階付けをしていく必要がある。

◉個人の課題の選択

　作業活動の体験レベルを考慮し，自己決定がどの程度援助なしでできるのか，人との関係のもち方に認識のずれや緊張感，自己嫌悪感，罪業感が投影されていないかなどを考慮に入れて，課題が果たす役割が自己レベルの問題解決・目標達成か，対人レベルか，対集団，社会レベルかによって課題の選択に違いが生じる。課題が主体性を獲得するためにあるのであれば，あえてクライエントが課題を選択するのを待つというかかわりもある。有能感・自信の回復，意欲の回復を図るのであれば，本人のもてる能力よりかなり低めの課題に取り組んでもらうこともある（第Ⅰ部B-原則5-（3）「作業機能障害の種類を理解する」参照）。

◉物理的環境

　活動の種類によって必然的に場所が決定されるが，その場所の条件のなかでも，位置関係，机・椅子の配置，人の出入りなどは，少なからずクライエントに影響を与えるので配慮したい。

◉人とのかかわり

　病院内での家族，スタッフ，学生，他患とのかかわりは，退院後の社会生活を想定する際の参考になるので，さまざまな対人関係のパターンを経験するなかでどのようなときにストレスを生じやすいのか，対象認識の仕方に変化が生じないか，自分から関係をつくっていける人なのかなどを考慮に入れ，プログラム立案に役立てたい。

（河野達哉）

参考文献

冨岡詔子編：作業治療学 2 精神障害 作業療法全書，改訂第 3 版．協同医書出版社，2012．
山根寛：精神障害と作業療法，第 3 版．三輪書店，2010．
香山明美・小林正義・鶴見隆彦編：精神障害作業療法，第 2 版．医歯薬出版，2014．

E 場の特性と精神障害者の作業療法

3. 精神保健福祉センターと作業療法

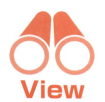

- 精神保健福祉センターは，法改正に伴って名称が変更されてきたという歴史があるが，都道府県の精神保健および精神障害者の福祉に関する総合的技術センターとして中核となる機関である。
- 保健所や市町村の関係機関への「技術指導および技術支援」という間接サービスと，さまざまな複雑困難例への対応を試行して適切な援助方法を提供するという役割がある。
- これらの特性が，自助グループなどの組織育成や地域をエンパワーすることに貢献する。

　精神保健福祉センターの規模は，自治体によってさまざまである。5名程度のスタッフの場合もあり，総合センターとして同一敷地内に病院機能をもち，大規模デイケアを実施している場合もある。センターに勤務する作業療法士（OT）は，デイケアに配置されていることが多い。したがって，センターデイケアと作業療法という視点で考察することも可能であるが，ここでは時代に合わせて，地域精神保健福祉活動のモデルを提示する機関であることを強調し，その具体例として相談援助グループと作業療法を中心に解説する。

（1）精神保健福祉センターという場の特性

（a）精神保健福祉センターの業務

　精神保健福祉センターは，都道府県の精神保健および精神障害者の福祉に関する総合的技術センターとして，文字どおり地域精神保健福祉活動推進の中核となる機関である。1965（昭和40）年の精神衛生法の改正で「精神衛生センター」として規定され（任意設置），法改正を受けて精神保健センター，精神保健福祉センターと名称を変更してきた歴史がある。1992（平成14）年

からは都道府県，政令市に必置とされ，2015（平成27）年現在で全国に69か所設置されている。精神保健福祉センターの業務には以下のようなものがある。

① 企画立案
② 技術指導および援助：コンサルテーション事業
③ 人材育成（教育研修）：各種援助技術に関する研修会，事例検討会等
④ 普及啓発
⑤ 調査研究
⑥ 精神保健福祉相談：複雑困難例の個別相談，相談援助グループ等
⑦ 組織育成：家族会，患者会，社会復帰事業団体への支援
⑧ 精神医療審査会の審査に関する業務
⑨ 自立支援医療および精神障害者保健福祉手帳の判定

　一般的には総務部門，地域精神保健福祉部門，教育研修部門，調査研究部門，精神保健福祉相談部門，精神医療審査会事務部門および自立支援医療（精神通院医療）・精神障害者保健福祉手帳判定部門等の組織からなり，標準的な職員の構成のなかにOTが示されている。

（b）精神保健福祉センターの役割

　精神保健福祉センターという「場」を理解するには，2つの役割に焦点を当てる必要がある。

■――間接サービスという役割

　まず1つめは，地域精神保健福祉活動の最前線とされる保健所および市町村を，「技術指導および技術支援」という形でバックアップする，間接サービスという役割である。具体的には，保健所や市町村が行う相談事業，訪問事業さらには社会復帰相談指導事業（いわゆる保健所デイケア等）について，その地域のニーズや文化などを考慮しながら，どのように実施すればよいかを助言したり，コンサルテーションを行うことなどである。

　精神保健福祉センターの実施要領においては，診療機能やデイケア，障害者総合支援法に規定する障害福祉サービス等のリハビリテーション機能をもつことが望ましいとされ，そういった直接的なサービスも行われているが，それらの事業の目的には，スタッフが学んだことを保健所や市町村に伝えることが含まれている（Column「直接サービスと間接サービス」参照）。

■――複雑困難例への対応

　次に，保健所や市町村が対応に苦慮するような「複雑または困難な事例（以下，複雑困難例）に対する精神保健福祉指導および相談」を担当するという役割である。複雑困難例とは，単純に病気や障害が重いということではない。地域の相談・医療機関などではまだ十分な体制が整っていないため，適切な援助を受けられず，本人，家族あるいは関係者が困っている事例と理

解すべきである。

この複雑困難例の相談は，個々の問題解決のみが目的ではなく，いずれ身近な地域でサービスが提供できるよう，どのような援助方法が適切なのかを模索し，具体的に提案することが求められている。

精神保健福祉センターが設置された当初は，複雑困難例の代表は統合失調症の慢性期であり，障害をもつ本人に対してはデイケアという方法論が試され，保健所デイケアという形で広まっていった。その後は職業リハビリテーション，平成に入ってからは青年期のひきこもり，最近では広汎性発達障害，高次脳機能障害，遷延性のうつ病等がクローズアップされ，統合失調症に対する援助技法を応用した，相談援助グループという形で試行されてきている。なお，現在では数多くの精神科医療機関がデイケアを開設しており，精神保健福祉センターや保健所は，デイケアを中止，縮小する傾向にある。

（c）病院・施設との違い

精神保健福祉センターにおける治療，リハビリテーション活動は，現在もしくは近い将来における地域の課題をいち早く見つけ出し，それに対する相談援助活動のモデルを提示するパイロットスタディと考えることができる。最近では，自殺予防・自死家族支援や薬物やアルコール依存症に関する問題，ひきこもり等が焦点となっている。その意味で，精神保健福祉センターという「場」は，病院や，福祉サービス施設等と大きな違いをもっている。

（2）チームアプローチ

■──相談援助グループ

複雑困難な個々の事例への対応の積み重ねから，一定の共通テーマが見いだされ，クライエント同士のグループ交流が可能と判断された場合，新しい相談援助グループを立ち上げることがある。このグループでは，集団精神療法的に言語交流を基本としつつ，さまざまなプログラムを臨機応変，柔軟に運用応用し，適切な方法論を探っていくこととなる。したがって，多職種による多様な理論，技術を総動員するチームアプローチが不可欠になる。

しかし，全職種がかかわるグループを設定することはマンパワー的に不可能であり，また利用者（メンバー）より援助者が多くなるようではグループを設定する意味がない。現実的には2〜3職種で対応することがほとんどである。したがって，折に触れて事例検討を行い，相互にスーパーバイズしあうことがチームアプローチそのものといえる。そういった日常的な検証が，保健所や市町村への技術支援を行う際のトレーニングとなり，事例から将来的な地域精神保健福祉サービスを創出するという視点につながっていく（Column「精神保健福祉センターと自助グループ」参照）。

Column
直接サービスと間接サービス

✛──間接サービスを提供する人たち

間接サービスとは，保健医療および福祉において，クライエントに直接的に提供されるサービス以外の総称です。病院であれば医療費の請求にかかわる人や施設を管理する人がいなければ，OTのサービスはクライエントに届けることができません。チームアプローチを意識するとき，こういった間接サービスを行っている人たちのことを忘れてはなりません。

✛──スーパーバイザーとしてのOT

また，教育研修システムやスーパーバイズが受けられる体制がないと，良質なサービスを提供し続けることは困難であり，技術指導や技術支援を行う機関も必要となります。今日では都道府県保健所には住民への直接サービスという役割はほとんどなくなり，市町村や関係機関への指導や援助という間接サービスが重要視されています。したがって保健所で働くOTにも各種事業の企画や，事例検討におけるスーパーバイザーとして間接サービスの提供者として機能することがよりいっそう期待されています。

作業療法はいわゆる業務独占ではなく，OTでなくても作業を通した介入ができるとされています。多くの専門職，非専門職が作業を活用した援助を行う場面があると思われます。そのとき，OTが上からの目線ではなく適切なスーパーバイズやアドバイスを行う…，つまり間接サービスを行うなら，より多くの障害者を元気にして，地域をエンパワーする具体的な実践になるはずです。

（3）作業療法の役割

（a）自尊心・努力の尊重

本意ではないにせよ，病者として治療やリハビリテーションを自ら利用している場合や，障害をもって生きるという新たなアイデンティティを獲得し，障害者総合支援法に規定される障害福祉サービスを上手に活用しているならば，原則として精神保健福祉センターの相談事例とはならない。

対象となるのは，不安や怒りという感情とともに，混乱し，あるいは疲弊しやっとの思いで来所する人々である。また，複雑困難例とされるクライエントは，患者，障害者と位置づけられることに強い抵抗をもっている場合も多い。OTに限らずすべての援助者は，彼らの自尊心や精神保健福祉センターに来るまでの，彼らなりの努力を尊重しなければならないだろう。

(b)相談援助グループにおけるOT

相談援助グループにおいて，新しいテーマでグルーピングをしたとき，またメンバーが新しくなり再スタートした場合などは，不信や不安，過度の期待，未分化なニーズの渦巻くなかで，おそるおそるグループが始まっていく。この時期は「場」の安全が最も優先されるべきだが，医療や援助を受けることにメンバーが抵抗がある場合，援助者による意図的，操作的なかかわりによってもたらされる安全は，必ずしも「安全」とはいえない。援助者の言葉や振る舞いを中心に場が一見安定し，笑顔もみられ，まとまった雰囲気のなかでセッションが終了したが，次回は参加者が極端に少なくなるという失敗を，筆者は経験したことがある。

多くのメンバーは，能動的に何かをするということに失敗のイメージを抱いており，作業プログラムを嫌う可能性がある。OTは「作業」をいかようにもコントロールし，成功体験へ導く力があるとしても，この段階ではOTらしく「作業」の魅力を伝えようとする必要はない。

グループが少しずつ動いていったとき，メンバーが「作業」を望むことがある。OTは，そのときに，「今，本当に導入するべきなのか」「メンバーの力に見合った適切な作業なのか」をグループにフィードバックし，小さな成功体験が新たな作業への挑戦につながるよう，正のスパイラルへ転換していけるように援助することが大きな役割となる。

(4)プログラム立案の際の留意点

(a)柔軟なプログラムの修正

筆者が経験した，ひきこもり青年グループでは，「何を話してもよい」という決め事に加え，「何をしてもよい」という提示を行ったところ，「西日がまぶしい」「部屋が殺風景」という意見から，「カーテンを自分たちでつくってかけよう」と話が進んでいった。「今までこの部屋で行っていたデイケアの雰囲気が強くて，自分たちの場所という感じがしない」といったことが裏のテーマだったのかもしれない。実際は，ミシンを借りてきたり，布を探してきたりといった行動があったが，結局カーテンはつくられなかった。しかし，これを契機に深いテーマによる話し合いが行われたり，家庭菜園のような小さな農場を手掛けたり，季節のイベントを企画するといった動きとなっていった。このときのメンバーは，グループ終了後に精神障害者の職親企業へのアルバイト就労や，作業所での福祉的就労を選択していった。

ひきこもりの青年のなかには，統合失調症の発症という形になったメンバーも，広汎性発達障害のメンバーもおり，その障害もニーズも一様ではな

かった。また先駆的取り組みであればこそ，他に参考となる実践も多くなく，手探りで進んでいった。そういった実践においてプログラムを立案するとき，（2）「チームアプローチ」の項に既述したように，あらゆる理論や方法の可能性を検討すべきであり，作業療法的なプログラム立案ということにとらわれる必要はない。集団精神療法的な言語交流を大切にしながら，メンバーのニーズが次第に固まったり変化するなかで，例えば作業療法に期待ができる時期，例えばSST（social skills training：社会生活技能訓練）が求められる時期，というように，やるべきものがみえてくる。その時点でプログラムを柔軟に変えていけばよいはずである。

（b）常に終了を意識する

しかし，グループと作業との関係をきちんと判断し，そのプログラムが適切かどうかを判断できることはやはりOTの役割である。作業が治療や成長促進の手段として機能しているのか，作業が目的そのものとなっている時期なのか，作業が問題を先送りにしたり，むしろ成長を阻害していないかと常に吟味し，適切にグループにフィードバックできるからである。

精神保健福祉センターの相談援助グループは，理想的には，未分化であったメンバーのニーズを明確化し，次の方向へ押し出すべきである。したがってプログラムは，常に終了を意識して進めることが大切である。

（奥村宣久）

Column
精神保健福祉センターと自助グループ

✥──組織育成

精神保健福祉センターの役割のなかで，組織育成は非常に重要です。デイケアや相談援助グループを経験した障害者，家族が，自分と仲間の力を信じ，自助グループをつくることがあります。北海道立精神保健福祉センターからは「すみれ会」

「ヨベル」という精神障害回復者クラブが生まれ，特に「すみれ会」は全国精神障害者団体連合会においてリーダーシップをとっている団体の1つです。精神保健福祉センターが彼らから信頼されていることは，「浦河べてる」のような，障害者と専門職，地域住民が協働する新しい展開に無関係ではありません。

参考文献
杉橋桃子・田辺等他：北海道の保健所における集団支援の現状──社会復帰学級などの実態調査から．東北・北海道精神保健福祉センター研究協議会プログラム，pp 9 −12，2009．
全国精神保健福祉センター長会：http://www.zmhwc.jp，2015．

E 場の特性と精神障害者の作業療法

4. 地域活動支援センターと作業療法

- 地域活動支援センターを包括する障害者総合支援法の地域生活支援事業は，障害者（児）が地域で安心して生活できるように，一般の福祉サービスでは届かない「個別支援」と「地域との関係」に力点を置いている。
- また，地域生活支援事業は市町村事業と都道府県事業とに区別されている。市町村の事業は，必須事業と任意事業に分かれており，地域活動支援センターは前者で機能強化事業として位置づけられている。
- OTが勤務あるいは関与しているところはまだ少ない。しかし，生活機能を専門とする作業療法の性質上，今後OTが地域で活動していくうえで重要な拠点となると考えられる。

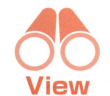

（1）地域活動支援センターという場の特性

　地域活動支援センターは，2005（平成17）年に制定された障害者自立支援法（現・障害者総合支援法）において，地域生活支援事業に位置づけられたものである。障害者（児）が地域において自立した日常生活および社会生活を営むことができるよう，障害者等を通わせ，創作的活動または生産活動の機会の提供，社会との交流の促進などを行う施設である。障害者自立支援法以前にデイサービスを行っていた事業や小規模作業所などが，地域活動支援センターに移行するものと想定されている。

　地域活動支援センターは，創作的活動，生産活動，社会との交流の促進等を「基礎的事業」として行うが，事業の機能を強化する場合，その内容に応じて，Ⅰ～Ⅲ型に分類される。

● Ⅰ型

　専門職員（精神保健福祉士等）を配置し，医療・福祉および地域の社会基盤との連携強化のための調整，地域住民ボランティア育成，障害に対する理解促進を図るための普及啓発等の事業を行う。なお，相談支援事業を併せて実施しているか，委託を受けていることが要件とされる。基礎的事業による

職員（基礎的事業における職員配置は2名以上とし，うち1名は専任者とする。以下同じ）のほか1名以上を配置し，うち2名以上が常勤である必要があり，1日当たりの実利用人員がおおむね20名以上とされている。

◉Ⅱ型

地域において雇用・就労が困難な在宅障害者に対し，機能訓練，社会適応訓練，入浴等のサービスを行う。基礎的事業による職員のほか1名以上を配置し，うち1名以上が常勤である必要があり，1日当たりの実利用人員がおおむね15名以上とされている。

◉Ⅲ型

小規模作業所等（おおむね5年以上の実績を要する）によって，地域の障害者のための通所による援護事業を行う。基礎的事業による職員のうち1名以上を常勤とする必要があり，1日当たりの実利用人員がおおむね10名以上とされている。

(2)チームアプローチと作業療法の役割

(a)現状

地域活動支援センターの機能は，「障害者の日常生活及び社会生活を総合的に支援するための法律に基づく地域活動支援センターの設備及び運営に関する基準」（平成18年厚生労働省令第175号）によると，その基本方針として，創作的活動・生産活動の機会の提供，社会との交流の促進，日常生活に必要な便宜の供与等を行うこととし，また地域および家庭との結び付きを重視し，市町村，障害福祉サービス事業者，保健医療サービス提供者等との連携に努めなければならないとされている。

精神障害者の「障害と疾病を併せもつ」という特性を踏まえると，ライフステージに応じた当事者ニーズに沿った地域活動支援センターの役割は，「症状が安定した後の病院や自宅から地域への入り口の場」「働くことまでを視野に入れた日中生活の充実の場」「症状の再発・再燃時における医療・保健・福祉の連携と支援ネットワーク」「ひきこもりがちな人や高齢者の地域自立生活の維持・継続」「地域住民への普及啓発」など，多岐にわたる。

精神障害者や家族等からの相談を，相談だけに終わらせることなく，地域活動支援センターにつなげることが大切になる。当事者は，さまざまなプログラムをスタッフと協働することで，自分の求める生き方が理解でき，次々にステップアップしていける。家族や地域住民等との新しい仲間づくりもでき，相談支援と併せた包括的活動も可能である。

しかし，やりたいこと，やれること，やれないことを整理して，「うちのセンター」らしさを確立していかないと，スタッフもバーンアウトしてしまい，地域性と成り立ちに似合った丁寧で行き届いた当事者支援は難しくなる。

(b)チームアプローチ

　地域活動支援センターの実施・運営主体は市町村であるが，市町村は適切な事業運営を行うことができると認める法人格を有する者に地域活動支援センター事業を委託することができる。当然のことながら，この事業はそれらの機関に所属する医師，保健師，看護師，精神保健福祉士（PSW），ボランティア等の人々が行うのである。残念ながら現在は作業療法士（OT）はその任を得ていない。今後はOTの職域を拡大する必要がある。前述した地域活動支援センターの事業内容や設置目的からしても，作業療法の必要性は歴然としている。事実，OTが中心となって活動している地域活動支援センターもあり，実績をあげている。

(3)プログラム立案の際の留意点

(a)利用者の生活の流れを理解する

　地域での生活支援は，発病・入院のときからの一連の流れのなかで考える必要がある。必ずしも生家で生活するのが適切ではないこともある。一人暮らしをすることが，生活リズムを維持したり，自立心を高めたりするのに有用なこともある。また，発病してからの生活だけでなく，生育歴の理解が不可欠である。利用者の行動パターンは，病名や症状から理解されがちであるが，生育歴によって理解が深まることがある。特に，就業支援では，利用者が幼いときに体験したことを知ることが有用である。また実際に，生育歴のなかで培われた能力を利用者が発揮することは多い。

(b)連携の盲点に留意する

　多様な機関が連携しながら利用者の生活支援をする際に，必ずしも地域活動支援センターが中心にならない場合がある。利用者は，機関や役割を中心に行動するのではなく，信頼関係や有用な人を見極め，そこにケアマネジメントを求めるものである。逆に，サービスの提供者が機関や業務を中心に考えると，利用者のニーズとの間にギャップが生じる。そうすると，連携しているようでも，実質的な責任者が不在となる。その狭間で利用者は苦悩し，サービス提供者からニーズが把握されず，地域のなかで孤立してしまうことになる。

第Ⅰ部　精神科作業療法におけるプログラム立案の基礎

Key Word

★1　ケアリング

caring。本来は，「注意を向けること，何かに対して責任をもつこと，世話をすること」などといった意味がある。専門化が進む医療下では，人を包括的に見ずに細分化する傾向にある。そこで，患者との人間的なかかわりを強調するために注目されてきた概念をケアリングともいう。看護理論としてLeininger MMらが唱えている。Leiningerは，ケアは現象であり，ケアリングは行為を指すとしているが，このほかにも諸説がある。

(c)地域全体へ目を向ける

　ボランティアやセルフヘルプグループの育成の根底に必要な理念は，ノーマライゼーションとケアリング★1である。支援する者が，利用者にだけ注目していたのでは，地域での生活支援にはつながらない。地域活動支援センターやグループ活動を支援するボランティアだけを育成するのではなく，例えば，地域の新聞配達店，郵便局，クリーニング店，銀行，日用品の商店など，すべての場所で働く人々に，また子どもから高齢者に至るまで，あらゆる人々にボランティアマインドを育てることが重要である。地域で生活するということは，限られた空間ではない。どこで誰に会い，かかわりあうかもしれないということである。ボランティア育成は，まさに地域の人づくりである。地域の人々の思いやりや気遣いというケアリングを育てていくことが，ボランティアの育成である。このことによって，今後の障害者本人を支える新たな地域生活支援ネットワークは醸成されていく。

(4)おわりに

　地域活動支援センターは，地域での「憩いの場」としての機能が最も大事になると考えられる。すなわち，地域主導でさまざまな「文化活動などの機会」を提供する場でもある。

　長い療養生活によって地域での生活が途切れてしまった人が，仕事や趣味や友人との交流などさまざまな社会関係を，もう一度結ぶための場でもある。地域にあるそうした「社会資源」を，たんに一覧表だけで把握するのではなく，できるだけ顔を合わせて話ができる関係をつくっていける，連携づくりの基礎の場である。

　あくまでも，主役は本人も含めた地域に住む住民であり，「誰かが誰かにしてやる」といった治療（cure）や世話（care）ではなく，互いの分かち合い（share）の精神が必要となる。地域経済疲弊の折，今後の発展が望まれる。

（佐藤大介・長雄眞一郎）

参考文献

精神保健福祉白書編集委員会：精神保健白書2009年版．p63，中央法規出版，2008.

藤本豊・高橋一・林一好：コメディカルスタッフのための精神障害Q&A．pp110－113，148－149，中央法規出版，2007.

近藤友克・楜田佳生：障害者自立支援法における就労継続支援A型と地域活動センターⅢ型への取り組み．精神障害とリハビリテーション13（1）：53－59，2009.

中根順子：精神障害者地域生活支援センターでの取り組み——作業療法士は何ができるか．OTジャーナル39（10）：993－998，2005.

伊藤義尚：精神障害者地域生活支援センターの現状．OTジャーナル35（3）：266－267，2001.

腰原菊恵・山根寛：地域生活支援センターにおけるADL支援の連携——OTの視点から．OTジャーナル37（6）：576－579，2003.

寺谷隆子：精神障害者の相互支援システムの展開．pp153－168，中央法規出版，2008．
野口美樹・増田美和子・荻原喜茂：精神障害者地域支援センターの活動を通して．日本作業療法士
協会編：第40回作業療法学会プログラム．p140，2006．

E 場の特性と精神障害者の作業療法

5. 共同生活援助（グループホーム）と作業療法

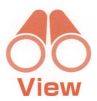
View

- グループホームは4～6人程度の利用者が介護や福祉等の支援を利用して，家庭的な共同生活を地域で可能にする居住サービスである。単に居住場所としてだけではなく，個として利用者が生活を再び，多くは初めて体験する場でもある。
- 私的生活の場としての特性を損なわないようにすることは重要である。しかし，治療や療養上必要な働きかけとして，服薬やストレスケア，生活リズムの維持の必要性から管理的かかわりにならざるを得ないこともある。
- OTはさまざまな場面で相談や援助を通してかかわりをもつことが必要である。そのなかで，リアルな生活の技術やコツを利用者とともに探す，あるいは困難を一緒に耐えることなどが求められる。

　共同生活援助（グループホーム）は市町村が行う給付の「障害福祉サービス」の1つとして規定され，訓練等給付に属する。制度としては，障害者自立支援法後の障害者総合支援法によって2014（平成26）年4月より，従来の共同生活介護（ケアホーム）は共同生活支援（グループホーム）に一元化された。これは，グループホームの機能（生活支援，支援計画作成）を基本として，それぞれの施設や利用者の状況に応じてケア機能を付加するシステムである。それにより，利用者の支援程度（障害程度）の基準枠がなくなり，提供されるサービスの制限が緩和され，より多様で柔軟な支援のあり方が求められるようになった。作業療法としては，外来の患者やデイケアのメンバーの生活の場として，また入院患者の退院先として，そして訪問の対象としてかかわりを多くもち，時には世話人としてかかわることとなる。そこでここではグループホームを，生きた生活の場で対象者とかかわる作業療法の実践の場としてとらえ，作業療法（士）の役割について考えてみたい（**Column**「精神科作業療法の場」参照）。

Column
精神科作業療法の場

　精神科特殊療法としての「精神科作業療法の場」は，施設基準から有床の精神科病院の施設内に限定されます。その意味では，現在の脱施設化─地域化の方向性は，精神科作業療法の衰退，縮小を意味することになります。しかし，作業療法はそれぞれの場に応じて展開されるものです。「精神障害領域の作業療法」は，そのような枠を超えた作業療法にも応えることを目指しているのです。今後，ますますACTをはじめ，地域（病院外）で作業療法を展開していかなければならない時代となりました。諸外国はすでに精神医療の場が病院外にある現状をみると，わが国もそのような方向に向かうことが期待されます。しかし，その一方で，

2014（平成26）年の時点で政府の安定的で良質な精神医療の確保に関する審議会で，入院の短期化等に伴う余剰病床の居住施設への転用が検討されています。それにより，絶対的に不足している地域の受け皿を補うことができると考えられます。そして，もしそれが実現すると，まだ「精神科作業療法の場」は，病院内として維持されることが考えられます。しかしそのような場合でも，1つの地域生活の形として利用者を支援していくことが，作業療法を含めて関連職種には求められるでしょう。今後の展開に対して，いかようにも対応できるように準備することが求められる時代になっているのです。

（1）グループホームという場の特性

（a）入居者の特性・傾向

　グループホームは相談程度の援助で日常生活が送れる障害者（支援区分1以下）から日常の身辺処理に介護を受けることで，就労や地域活動支援センター等の通所や，その他の日中の一般的生活が可能になる障害者（支援区分2以上）を対象とし，4〜6人程度が1つの共同生活住居の入居者数とされる。

　従来より日本では，精神障害者を対象としたグループホームの入居者の傾向として，長期入院後の退院者が多い。これは，急速な脱入院─地域化により院内寛解，社会的入院といわれる人たちの受け皿として使われているためである。よって，新たな入居者では，社会生活機能やさまざまな作業遂行機能に低下や未獲得がみられる。また，長期入院後の中高年齢者であることが多い。このような人たちにとって，グループホームは居宅であるが，未知の世界，あるいは今まで知らなかった自分に出会い，人生を改めて生き直す自己実現の場でもある。

　また現在では，入院期間の短縮化に伴い，家庭での療養が何らかの理由で困難な発症からの年数の少ない若年層での世帯分離としての意味も含めた利

用も増えている。そのため，年齢構成が若年と老年の二極化することも多くみられる。その他，長く家庭内で暮らしてきた障害者が，親の老齢化で家庭内での維持が難しくなり，入所に至るケースも増えている。

（b）場を構成する実施主体，運営主体，制度，形態

　狭義の実施主体は市区町村であり，適当と認められた事業者が補助を受けながら運営を行う形となっている。

　運営主体の内訳は，医療法人が約半数を占め，残りを社会福祉法人，当事者や家族会によるNPO法人等が占める。医療法人系の場合，職員も元病院職員が同一法人内で異動して働いていることも多い。ここに，人間の基本的人権を守るための居住福祉としてのグループホームに医学，医療的要素が優勢になる素因がある。

　これは，本来，個として自己の責任と判断による主体的生活を援助するためのものが，庇護，愛護，時に管理といった姿勢に傾きやすく，個人的生活の場が病院治療の外延的場と感じられ，ここにある種のジレンマを利用者，職員ともに感じることにつながることは施設の性格上避けがたいことである。グループホームを入居者にとって通過施設とするか終の住処とするかは，判断や評価を含めた実施主体と運営主体，そして利用主体としての入居者との合意において変わる場の性格といえる。

　2015（平成27）年現在も，東京都では施設の性格を明確化し通過型と滞在型に分け，通過型では病院等からの退院先として障害者を受け入れ，3年をめどに入居期間を区切り，その間に地域での単身生活の準備性を高める就労を含めた支援を行う取組みが行われ，それに伴い事業者報酬に「通過型加算」が上乗せされる施策がとられている。

　また，特殊な例ではあるが，病院等とは関係をもたずに全くの民間アパートとして入居者に精神障害者を積極的に受け入れて経営し，実質的にはグループホームとしての機能を担っている場合などもある。その場合は，施設の外延的場としての性格は弱まると考えられる。

　なお，グループホーム本体の複数人が生活する施設の周辺に，個別に居住施設をサテライト的に設置する形態も認められている。これは，集団処遇を極力避け，地域のなかで個別的に生活することや，都市部の施設確保に即した対応となっている。

（c）地域生活の場，共同生活の場，憩いの場

　入居者の1日の生活としては，世話人による様子確認を兼ねての朝の声かけで起床し，朝食をとり，身支度を整えてそれぞれの日中の居場所（仕事場，デイケア，地域活動支援センター等）へと出かける。昼食はそれぞれの場所でとり，夕方ホームに戻り，自室で食事をとり，その後はそれぞれの部屋で

一人で過ごしたり，共同スペースで世話人やメンバーと雑談したりして就寝時間（概ね10時ぐらい）まで過ごす。その後は部屋に戻り就寝する。人によっては服薬の援助を受けている場合もある。また，月に何度かは夕食会や季節の行事やお誕生会，バス旅行などが折々にホーム全体で行われ，それに何らかの役割をもちながら参加する。

このように，認可要件としてホームの設置場所は，日中の活動を行うのに通勤，通所等に便のよい所とされ，サテライト型はいくつかの住居が1つの施設として地域に散在している。これは，できるだけ地域のなかで溶け込んだ形で生活することを意図してのことといえる。当然，地域住民との接触が多く生じる。利用者が個人として，例えば町内会の行事に参加することは少ないが，施設として，お祭り等の行事に参加することは多い。ここに生活の現実味として，不特定の人たちとの即応的対応の必要性が生じる。そして，多くの利用者にとって最も苦手とする日常生活上の不意打ち的出来事を体験することにつながる。また，利用者によっては，病院の外来やデイケアとホームを往復するだけで地域との接触をもたずに生活することもあり得る。

このように，さまざまな刺激や，働きかけに無統制に利用者が接するところは，入院環境とは大きく異なることは言うまでもない。予期せぬ来訪者（訪問販売，勧誘等）があり，インターネット環境が整った場所では，いつも思わぬ情報（善い悪いともに）にさらされる。また，食行動の乱れ，嗜好品やレジャー（パチンコやギャンブル）での乱費を生じて生活に支障をきたす例もある。これらは健常者にとっても多くみられることであり，地域で生活するうえでは避けられないことでもある。しかし，その影響の大きさは，やはり障害者ではより大きい場合が多い。

利用者は独立した居室をもつが，共有スペース等の管理など共益的役務を分担するなど共同生活の場として体験され，それらに伴い利用者間に自然と広い意味での役割分担が生じ，世話人も含めて，他の利用者と生活を共にすることにさまざまな意味が生まれる。そして，そこに訓練的意味が付与されやすいが，本来的に居住サービスとしては日中の緊張状態からの解放に重点が置かれ，さまざまな生活上の役割をいかに楽しみながら行えるようにするかが援助者にも求められる。あくまで憩いの場としての性格が中心になる。

その他，利用者にとってのグループホームの大きな意味は世話人が常駐することで，いつでも，どんなことでも相談や援助を求められる場であるということがある。そのために世話人には多彩な資質，技能が時には過重に求められ，疲弊を招きやすい。世話人はアパートやマンションの管理人とは違い，その業務に明確な規定はないが，場を構成する重要な要件であり，非常に人的に高い資質，技能が求められる（**Column**「治療共同体とグループホーム」参照）。

(2)チームアプローチ

　1つのグループホームは基本的には職員は世話人のみであり，それも多くは一人職場であることが多い。基本的には外部サービス利用型では，職員は管理者1名と利用者30人に対しサービス管理責任者1名，利用者10名に対し世話人の1名（包括型では6：1）の人員配置が基本となる。その意味で公式のリーダーは管理者であり，実際の業務ではサービス管理者を中心としたチームを構成することが多く，その他にも多職種の人員によって常務は行われており，その意味で緩やかなチームアプローチといえる。

(a)チームの構成と主な役割

　チームを構成する人員としては，以下のようなものがあげられる。
・利用者：受け身的な対象者ではなく，生活主体として，共同生活者として
・家族：利用者にとっての強いつながり，よりどころ
・世話人：入居者間の調整者，具体的援助者（食事の提供，健康管理，相談等）
・サービス管理者：サービス内容の管理，チームの連絡調整，その他上限管理等
・管理者：事業所の全体的管理
・生活支援員：食事，入浴，排泄等の介護，夜間支援
・ボランティア：多様な援助の提供（話し相手，外出の同伴等）
・訪問看護師・保健師：看護，保健指導（服薬，栄養，衛生等）
・医師・薬剤師：かかりつけ，医学的管理，病状把握，薬剤管理，服薬管理・指導
・ケアワーカー・ホームヘルパー：日常介助・介護夜間支援
・ケースワーカー：多くは病院での福祉的および医学的援助相談
・行政の福祉担当者：各種手当等の手続き，制度等の情報提供・説明
・民生委員：公的な地域のなかでの相談者
・近隣の住民：よき隣人，話し相手，世話やき
・ピアサポーター：困難を共有できる理解者，第一相談者
　その他，食事の宅配サービスを受けている場合の調理部門，日中の活動の場である地域活動支援センターやデイケア，職場の職員などが，連携をとりながら利用者の生活に益するよう努めている。

(b)チームアプローチの留意点

　先にも述べたが，チームといっても緩やかなものであるため，中心となる

リーダーが時として不在であり，その形も時々で変化する。いわばリゾーム状の有機体をイメージさせる。チームとしての定義はされていなくても，各メンバーがリーダーであり，フォロアーである意識が重要である。それに伴う留意点を列挙すると，以下のような点があげられる。

・それぞれが感じた問題点や，情報をできうる限り共有する
・各メンバーの業務状況を知るように努力する
・自分が行っている業務やアプローチを他メンバーに知らせる
・問題を一人で抱え込まない
・他のメンバーの意見，評価を聞く
・オーバーケアにならないようにする

　特にオーバーケアに関しては，現実的生活の体験者として利用者をとらえると，失敗しないことより回復可能な失敗をすることが重要であり，それは利用者の1つの権利ともいえる。そのなかでそれぞれの生活を築く援助をすることが重要である。

（3）作業療法の役割

　作業療法士（OT）が常勤で勤めていることはまれである。その意味で，チームアプローチにおいてのOTの役割を述べることは難しい。OTが関与，参画する場合は常勤の世話人としてより，非常勤のオブザーバーやアドバイザーとしてかかわることが多いように思われる。また先に述べたように，外来患者としてかかわっていることも多く，その意味で，OTがチームのメンバーとして期待されることも多い。そのなかで，作業療法としての役割を以下に列挙する。

・日常生活上のさまざまな困難，問題の評価
・就労支援に関する評価と援助方法の発案，実施
・趣味，余暇活動の援助，開発
・医学的知識に基づく利用者のさまざまなサインの感受と特に身体面を含めた評価
・評価等によって得た情報の世話人等への提供
・利用者との関係形成と相談
・集団としての利用者間の調整
・実際の生活場面での共同遂行者

　これらは，世話人の役割に重複するところも多いが，作業機能の障害として現れる問題点にかかわる部分は，他メンバーから作業療法に特に求められる部分である。実際の例としては，次のような役割を担うことが期待される。

・共同生活上の役割（共有スペースの掃除等）遂行の援助：基本的な生活経験の不足や病気，薬の副作用などから遂行が障害されていることも多い。それらを把握し，指導，より容易な遂行方法の開発や習慣化の援助を行う。
・調理や清掃といった身辺活動の援助

・生活リズムの乱れへの対処：日常の時間構造の不安定さから生活リズムが乱れることは多い。日常に作業活動を組み入れることでリズムの安定につなげる。
・さまざまなことに影響されて生じる問題（悪徳商法に騙される，好きなものにお金をつぎ込んで生活費がなくなる等）への対処：生活の全体的計画を立てる金銭管理の方法を考える，危機回避の方法を考える，事後的対処の方法を考える
・過剰に防衛的であるあまり，極端にお金を使わないことでの生活の貧困：必要な経費と，不必要な経費の弁別に関する援助
・全体での行事の立案や実施の援助：週1回の茶話会や食事会，ミーティング，お花見や小旅行などを企画，実施する際の助言や援助を行いながら，メンバー間の感情調整等を行う。

(4)プログラム立案の際の留意点

　　プログラム立案の留意点としては，繰り返しになるが，利用者の特性として対人的場面での脆弱性や不用意な出来事による病状の不安定性，慣れの獲得の遅さといったものは，共通の留意点として注意する必要がある。

　　また，利用者が感じる生活上の問題や生活のしにくさは，実は解決が困難で，多くの場合，耐えるほかないことも多い。その場合のやり過ごし方や耐え方を共に考え，耐えることも重要である。改善や向上を主眼におきすぎると，訓練的要素が多くなり生活としての余裕を損なうことにもなりやすい。利用者の怠け方の練習をすることが現実的には必要なこともある。

　　最後に忘れがちだが重要な問題として，援助者やチームの精神衛生に対しては自身を含め常に留意する必要がある。日常的に密なかかわりが多い反面，知らず知らずに反作用としての疲労が心身に蓄積していることも多く，いわゆる「燃え尽き」や判断や役割遂行の質的低下を招きやすい。世話人としての役割の場合は特に，何よりも安定した「存在性」そのものが重要で，居ることそのこと自体に意味があり，がんばりすぎて短期間での役割交代や人の交替はあまり好ましいことではない。そのためにも，余裕をもてるようチームのメンバー各々が常に心がけることも重要である。

（坂本豊美）

Column
治療共同体とグループホーム

✛──治療共同体論

　精神医学の歴史に興味のある人や，ある程度年配の人では，グループホームに関連して，反精神医学の治療共同体論を連想する人もいるのではないでしょうか。ヨーロッパ，特にイギリスにおいて1960年代に行われ，現在もその系譜が続く治療形態です。精神障害を医学化せずに，人間的な魂の遍歴としてとらえ，その魂を現世に如何に帰還せしめるかを問うた治療実践であったとされています。そのためには，「患者－治療者」の非対称的構造は破棄され，あくまで同等の関係のなかで共同生活を行い，「治療－回復」を図るといった概念だと筆者は理解しています。歴史的には70年代に入って，反精神医学は急速に衰え，実際あまりに構造化を放棄したため，初期の治療実践は施設や人員の運用に支障をきたし継続が困難になっ

たといわれています。

✛──治療的な相互影響

　現在のグループホームはそのような治療的モデルとは違う，援助モデルをもとに形成されており，その意味で全く系統を異にする活動です。しかし，本当にそうでしょうか。全く，治療共同体としての要素を抜くことが可能でしょうか。筆者自身，日々の精神科作業療法の臨床にいて，場面の力動や患者間の相互関係に神経をはたらかせ，より治療的な相互影響がもたらされないかと考えることは多いものです。ましてや複数の対象者が生活場面をともにする場合は，内なる治療欲求や治療幻想を如何に意識して統制するかは重要なことであり，そのことが同じ轍を踏まずにより実り多い実践につながるものと思います。

E 場の特性と精神障害者の作業療法

6. 就労移行・就労継続支援事業と作業療法

- 就労移行支援事業，就労継続支援事業は，これまで作業所や授産所と呼ばれていた事業所などが，障害者自立支援法（現・障害者総合支援法）の施行に伴い，支援事業の選択肢として活用できるようになったサービスである。
- OTの役割は，すべての利用者がニーズに合った働く機会をもてるように支援し，そのための根拠と具体案を提示することである。
- 働くこと，すなわち作業と健康の関連を社会（支援関係者）へ発信することは，OTの使命でもある。

（1）就労移行・就労継続支援の現状とOTの役割

　就労移行・就労継続支援事業は，障害者総合支援法に定められた障害福祉サービスである。就労移行支援は，企業での実習や事業所での経験などにより，知識と能力の向上・職場探し・適性に合う職場への就労と定着などを支援することが目的とされている。就労継続支援A型は，利用者との雇用契約に基づき，最低賃金を上回る就労機会を提供し，就労継続支援B型は非雇用の働く機会を提供して支援する。障害福祉サービス事業所から一般雇用への就職は3.6％であること，B型の全国平均工賃は176円／時間であること，一般とは別の場所で働くこと，A型事業所が増加していることなど，精神障害を有する人の豊かな働く機会の促進に向け，さまざまな課題が報告されている。

　一方，一般就労の現場に，障害をもちながら働くための「合理的配慮の提供」が2016（平成28）年4月より義務化されることになった。さらに，一般の働く場において，市民が互いに支え合いながら共に働く社会を構築しようとするインクルージョンの理念も広がりつつある。障害をもちながら「働きたい」という当事者の想いを肯定し，すべての就労を希望する人が地域の人々と共に働くことをかなえるために，どのような「合理的配慮」が必要であるのか，その具体化に向けた議論がスタートする。

　就労移行・就労継続支援において，作業療法士（OT）は当事者の就労ニー

ズの実現に明確に照準を合わせ，当事者のニーズ，健康促進，自己選択，自分に合う働き方，地域の選択肢や調整可能な状況をつくる職場開拓などに視野を広げ，個々に必要な合理的配慮の内容の具体化も含め，これまで以上に目標指向的な実践を展開することが期待される。

(2)「働く」という作業について理論を通して説明する

　就労支援のネットワークを構築するうえで，OTは自らの実践において何を考え，何を目指し，何をしているのかについて，支援の関係者へわかりやすく説明することが必要である。

　OTは，「働く」という作業に焦点化した，例えば人間作業モデル（MOHO）やカナダ作業遂行モデル（CMOP）など，作業に焦点化した理論を通して，支援の考え方や内容を説明することができる。しかし，時には，体調悪化や再発の心配という理由からすべての利用者への就労支援へ疑問をもつ関係者がいるかもしれない。そのようなときには，OTは，「働くことを健康につなげる」という見方を丁寧に説明することが求められる。例えば，[図1] は筆者が作業に焦点化した研究を通して理解した「働く」という作業について，「どのように働くことが健康を促進するのか」をモデルとして図にしたものである。[表1] には説明を記載した。「なぜ，意味ある作業は健康へとつながるのか」といった，作業と健康に関する疑問に答える知識を就労支援の関係者へ提供しながら，働くことを希望するすべての利用者の「働く」という作業について説明し，支援につなげたい。

　また，理論を通して説明することは，就労支援の方法と未来の予測を支援者間で共有し，時には役割分担を確認し，さらに実践を深め，結果を振り返り，調整案を検討することが可能になるはずである。OTが常に理論を通し

[図1]　どのように働くことが健康を促進するのか

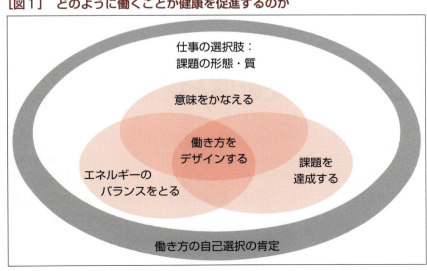

[表1] 概念の説明

1. 意味をかなえる
   ・仕事の選択へ作業的健康観*を反映させること
   ・仕事への思いを仕事の選択に反映させること
   ・仕事の選択または仕事をすることを通して意味をかなえること
2. エネルギーのバランスをとる
   ・身体的，精神的エネルギーの使用，節約，安定，充電を管理すること
   ・エネルギーの節約につながるように仕事と他の作業の選択をすること
   ・エネルギーを安定させるように仕事と他の作業の選択をすること
   ・エネルギーを充電することにつながるような仕事と他の作業の選択をすること
   ・仕事と他の作業をすることを通して，エネルギーを節約すること
   ・仕事と他の作業をすることを通して，エネルギーを安定させること
   ・仕事と他の作業をすることを通して，エネルギーを充電すること
3. 課題を達成する
   ・仕事をすることを通して仕事の課題を達成すること
   ・仕事の課題を達成する技能を高めること
   ・仕事の選択に関する技能を高めること
   ・仕事の課題の達成につながるような仕事を選択すること
4. 働き方をデザインする
   ・個人的な意味をかなえ，エネルギーを管理し，課題達成することにつながる働き方を当事者がデザインすること
5. 仕事の選択肢
   ・すべての人が，個人的な意味をかなえ，エネルギーのバランスをとり，課題達成することにつながる働き方をデザインすることを可能にする仕事の選択肢
   ・課題の形態としての仕事の選択肢
   ・課題の質としての仕事の選択肢
6. 働き方の自己選択の肯定
   ・意味をかなえ，エネルギーを管理し，課題を達成することにつながる働き方の自己選択を肯定すること

*作業的健康観：どのような作業的生活が健康的であるのかに関する考え方

て作業療法を説明すること，そして理論を深め，理論を開発する，そういった取組みが今，求められているのではないだろうか。

（3）「作業的公正」に向けた戦略と挑戦

　　近年，障害のある人への就労支援は，わずかながらにも前進していると評価されるようになった。しかし，その支援はすべての希望者が働く機会のある社会の実現に向けた方向性をもっているのだろうか。近年，OTから，「作業が健康促進に役立つのであれば，その機会はすべての人にあるべきではないか」という，「作業的公正（Occupational Justice）[1]」が主張されるようになった。また2006年，WFOT（世界作業療法士連盟）は，声明書を通して作業的権利と公正に関する考えやOTの社会的な行動に関する戦略について

提示した。働くことは権利でもあり，また健康につながる意味深いニーズでもある。就労支援という作業の支援事業において，OTが見えにくい「作業的不公正」を社会に見えるようにしながら，作業的公正やインクルージョンを促進するために，独自性を十分に発揮した戦略をもち，その問題の解決に向けた実践に挑戦することは，OTにとって喜びであり，また社会的な使命なのではないだろうか。

(港　美雪)

引用文献

1) Wilcock A & Townsend EA : Occupational Justice. Crepeau EB. et al.（eds），Willard & Spackman's Occupational Therapy, 11th ed. Lippincott Williams & Wilkins, pp192－199, 2008.

参考文献

山根俊恵・中川俊彦他：精神障がい者の就労支援に関する研究――就労継続支援B型から一般就労をめざす利用者支援のあり方．日本精神科看護学術集会誌57（2）：219－223，2014.

Giles GM : Stress management, In Crepeau EB. Cohn ES. Schell BB（eds），Willard & Spackman's Occupational Therapy,10th ed. Lippincott Williams & Wilkins, pp637－650, 2002.

Minato M, Zemke R : Occupational choices of persons with schizophrenia living in the community. Journal of Occupational Science 11 : 31－39, 2004.

港美雪：すべての「働きたい」を肯定する地域をつくる――作業科学に基づく概念枠組みの探求と実践．田島明子編著：存在を肯定する作業療法へのまなざし――なぜ「作業は人を元気にする」のか．三輪書店，pp64－81，2014.

E 場の特性と精神障害者の作業療法

7. デイケア，ナイトケア，デイナイトケアと作業療法

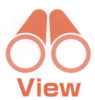

- デイケア，ナイトケア，デイナイトケアは，医療行為と密接に関係して発展してきた。保健所や精神保健福祉センターで行われていたデイケアは，各地精神医療の啓発活動の任を終えている。近年では精神科クリニックにおけるデイケアが増加しており，ここでもこれを中心に述べる。
- デイケアにかかわるOTは全国に多くいる。当初の役割は専門職から離れデイケアスタッフとして活動していたが，近年OTたちの実績から，運営管理者としての責任業務も多くなっている。
- デイケアの利用は進んでいるが，新たな施設化を生んでいる側面もある。あくまでも，治療の中間施設であることも忘れてはならない。

(1) デイケアという場の特性

(a) 変遷

　日本の最初のデイケアは，1953（昭和28）年の大阪・浅香山病院でのデイケア・グループ活動の試みといわれており，デイケアが診療報酬に算定化されてから30年以上が過ぎた [表1]。

　デイケアの形態は，病院敷地内型，精神科クリニック，保健福祉センター，精神保健福祉センターにおいて実践されてきた。ただし，近年の市町村の予算削減，医療費削減の余波をうけて，外来治療の一端を担ってきた保健所デイケアと精神保健センターは回数が削減され，その機能を失うところが出てきた。代わりに，1988（昭和63）年に精神科クリニックにおいてもデイケアが実施できるようになって，その数は飛躍的に伸びてきている。

　精神科クリニックの特徴として，街の中心部にありアクセスがしやすい点から，これまでの治療対象のメインであった統合失調症以外の疾患も対象としている。機能分化が進み，うつ病，重度認知症，摂食障害，パーソナリティ

[表1] デイケアに関する出来事や診療報酬改定

	出　来　事	内　　　容
1963年 (昭和38)	国立精神衛生研究所にてデイケアが開始	
1967年 (昭和42)	精神保健福祉センターにてデイケアが開始	
1968年 (昭和43)	川崎市で保健所（現：保健福祉センター） デイケアの試行	
1974年 (昭和49)	精神科デイケア，ナイトケアの診療報酬点 数化	
2004年 (平成16)	デイケア通院回数制限導入化	3年以上通院者は週5日を限度として算定。
2006年 (平成18)	精神科ショートケアのスタート	
2010年 (平成22)	早期加算，食事提供加算の廃止	算定開始日から起算して1年以内または精神病床を 退院して1年以内に実施される場合に算定できる。 食事提供加算は本体報酬に包括化された。
2012年 (平成24)	入院中の患者に対する評価	退院予定の入院患者に対して精神科デイケアおよび ショートケアを行った場合，入院中1回に限り算定 できる。
2014年 (平成26)	疾患別等診療計画加算	患者の状態像に応じた疾患別等プログラムを実施し た場合の加算。デイ・ナイト・ケアに関しては他職 種が共同して疾患別等診療計画を作成した場合に加 算できる。
2015年 (平成27)	デイケア通院回数制限の見直し	1年以上通院者は週5日を限度として算定。

障害圏，アルコール依存症および各種依存症に対象を限定したデイケアが出
現している。

(b)現状

　2004（平成16）年以降，外来通院機関であるデイケア，ナイトケア，デイ
ナイトケア（以下，デイケア）を取り巻く状況はめまぐるしい [表1]。デイ
ケアの機能分化や精神科クリニックの台頭があるものの，利用者がステップ
アップできない，明確なデイケア終了時期がないなど，エンドレスな意味合
いがあり，新たな施設化を生み出している。
　2009（平成21）年9月の「精神保健医療福祉の更なる改革に向けて（今後
の精神保健医療福祉のあり方等に関する検討会報告書）」では，デイケアは，
①多くは再入院・再発予防，慢性期患者の居場所，生活リズムの維持が実施
目的，②障害福祉サービス施設同等の精神障害者の退院後の生活支援の受け
皿の機能，③デイケアの効果については治療的なエビデンスが確立されてい
ない，と評価されている。
　また，今後のデイケアの重点課題として，①急性期や回復期に適切なアセ

スメントを行い，対象・利用期間・実施内容を明確にすること，②認知行動療法・心理教育等を一定期間重点的に行うなど医療機能強化，③対象者・利用目的・実施内容が福祉サービスと重複しているデイケアについては障害福祉サービスの利用を促し充実等を図る，④長期利用者，長時間の利用について漫然とならないように促す，ことを掲げている。

　平成30年度には精神障害者も障害者雇用率の算定基礎の対象に含まれるようになり，うつ病のリワーク支援や就労支援が，一層デイケアの医療機能に期待される。

(c)携わる職種

　病院をはじめとする精神科作業療法の現場と異なり，デイケアの臨床現場では地域医療の視点が必要とされる。携わる職種として，作業療法士（OT）以外に，精神保健指定医，看護師，精神保健福祉士，臨床心理技術者が基本である。臨時講師や非常勤講師として，プログラムに必要な特殊技能をもったスタッフ（陶芸家や画家，音楽家など）が入っている場合もある。

　ただし，施設基準が定められていること，経営の方針などでOTがいないデイケアも存在する。また，トップ（管理職）がOTかそれ以外の職種かで，プログラム内容やデイケアの運営方針も変わってくる。

Column
デイケアの施設化

✥──施設神経症

　Barton Rは，施設に長期間収容されると，無気力，自発性の欠如，自分の将来や自分とは関係のない事象に関する関心の喪失，受動的服従，将来への実践計画を立てる能力の欠如，身だしなみや日常的習慣の喪失，没個性などになることもあり，この症状のことを「施設神経症」と唱えています。

✥──ホスピタリズム

　集団的収容生活が心身に及ぼす影響をいいます。Bender Lが，早期に乳児院に預けられ母親の愛情や接触のなかった小児では，発育遅滞，衝動性，感情不安定，人格発達の障害がみられたと

指摘して以来，施設での養育の心身に及ぼす影響が重視されるようになっています。長期入院者にみられる意欲低下，依存傾向，退行現象など，精神障害者のいわゆる荒廃現象なども，本症に起因することが多いと考えられています。

✥──収容施設

　ここでは，施設化，施設神経症，ホスピタリズムという言葉について，同義語で使用しました。デイケアという環境が長期間利用されることで新たな収容施設になっている，という解釈です。利用者は長期間収容されることで心身に影響があると考えられ，無気力，興味・関心の喪失，将来を考える能力の欠如などの症状がみられます。

（2）精神科クリニックにおけるデイケア

　筆者は，統合失調症者を主な対象とした精神科クリニックにおいてデイケアを運営していた。現在でもデイケアの利用者は統合失調症がメインであるため，クリニックにおける統合失調症者のデイケアを例に解説をする。

（a）治療導入まで

　デイケアの登録者を「メンバー」という。退院者，外来通院をしている者が対象である。メンバーとなり，参加するまでには，[表2] のような手順が必要となる。

[表2]　参加までの流れ

主治医の診察⇒デイケアの処方箋⇒スタッフによるインテーク面接⇒スタッフによる受け入れ会議⇒場面見学（見学参加，1週間ほど）⇒参加

　医療機関スタッフからの相談だけではなく，保健師や福祉事務所のケースワーカーからの相談の場合もある。インテーク段階から，誰かの紹介なのか，本人にかかわる関係者が誰なのかをはっきり把握すべきである。インテーク面接は，本人だけではなく，その家族や関係者に一緒に来てもらい，受入体制を整えたほうがよい。担当者やスタッフが直接，家族や関係者と顔を合わせて情報交換する。そして，通院目的をはっきりとさせて，治療契約を結ぶ。このことがはっきりしないことには，メンバーにとっても治療者にとっても治療目的が曖昧になってしまい，通院が途絶えたり，延々とデイケア通院を継続することになる。

　精神科外来通院患者の治療中断の可能性については，田近らが入所時の目標が曖昧であること，次に通所手段が複雑や通院場所が遠距離であることを報告している[1]。

（b）「慣れる」ということ

　新規導入者がデイケア通院するということは，とても大変である。デイケアの性質上，代わり映えのしないメンバー，出来上がった集団のところへ飛び込むということは，受身的で注意や関心の幅が狭い，状況の変化にもろく不意打ちに弱い，容易にくつろぐことができず緊張感をもっている病者にとっては，難しい作業であろう。林らは，デイケア医療中断者が初期1～3週間に多いと報告している[2]。彼らがその集団内での役割や存在を見いだし，通院する意味を見いだすまでは混沌として，もがき，悩んでいるだろう。

筆者の経験則では，インテーク時の段階で担当者を1人つけて，デイケアに慣れるまでは，マンツーマン対応して窓口をはっきりと示すようにしていた。また見学参加時には，食事代やプログラムにかかる費用を負担してもらった。これも治療の動機づけの1つで，デイケアが治療の場であり，治療には費用がかかることを意識づける狙いがあったためである。

古賀は，統合失調症患者が安定した地域生活を送るためには，ルーチン化した日常生活の習慣と，その習慣を実行できる遂行能力，安心して援助希求できる環境が必要，と述べている[3]。上原らは，精神科デイケアの初期利用中断に着目して，「初期適応質問紙」臨床版を開発して，デイケア利用者の初期適応の目安として医療中断防止を図ろうとしている[4]。

(3)チームアプローチ

各々のメンバーに担当者を1人つけることが必要である。治療が長期化して曖昧になってしまうことを防止することになる。

例えば，「最近デイケアへの出席が少なくなってきたメンバー」への対応として，担当者であれば，そのメンバーに電話を入れ，訪問することを考える。次に，メンバーに関わっている主治医，訪問看護師，地区担当保健師，担当福祉事務所など各関係各所へと連絡を入れることを考える。自分自身が見えないところを放っておかずに，他職種と情報を共有することで補う努力をする。メンバーの状態や状況によっては，合同面接やカンファレンスを開催したり，診察時に立ち会う（同意を取ったうえで）という臨床判断が必要である。

(4)プログラム立案の際の留意点

まずは，治療者自身が「デイケアは治療の場」であることを認識する必要がある。プログラム立案は，対象者の年齢，疾患，人数，スタッフ体制によって異なることを心得て，編成や難易度を考える。内藤のライフサイクルによる目的を参考にするとよい[5]。

なぜそのプログラムを実施するのか，その目的，方法を検討する。ラジオ体操1つとっても，「どうしてそこからデイケアがスタートするのか」ということを，スタッフはメンバーに説明する義務がある。

次に示すものは，デイケアで実施されているプログラムの一部である。

・健康推進プログラム：体操，身体測定（血圧・体温・体重など），体力測定など

・趣味的プログラム：音楽，絵画，園芸，ボランティア講師の利用など

・課題遂行型プログラム：レクリエーション企画・運営・実施，調理，文集

づくりなど
・体力づくりのプログラム：フットサル，ランニング，太極拳，ゴルフ，ヨガ，ウォーキングなど
・教育志向プログラム：生活テーマごとミーティング，スタッフによるレクチャー，服薬指導，疾病管理，健康指導，パソコン教室，社会資源見学，就労支援など

　その他，デイケアにて実践されている「フリー」「自主活動」といわれるプログラムがある。これは，各メンバーが課題や自分の活動を選択していくプログラムである。勉学や趣味に励む人，スタッフと雑談，面談をする人などさまざまある。欠点として，治療枠が曖昧になり何もすることなく時間を経過する人も出てくる。それを防ぐために，同じ趣味ややりたいこと・やってみたいことを通じてのメンバー主体の自主グループ（クラブ）というものもある。

　1人ではできないこと，やりたいけど躊躇してきたことなどをもつ人たちにとっては，デイケアという集団に属することで，諦めないで，緊張感をもたずに新たな経験ができたり，未知な体験や知識に触れたり，同じ立場にある者をみることで自分を振り返ることができる。

Column
あるデイケア通院者の変化

　Wさん（30歳代）は高校を卒業して，社会に数年出た後，十数年ひきこもり生活を送っていました。実家暮らしでしたが，自室はゴミ屋敷で，糞便まみれという不潔状態でした。地区担当保健師から筆者らのデイケアに依頼があり，まずは受診とデイケアスタッフとの面談をすることになりました。Wさんに明らかな精神症状は見られないので入院レベルではありませんでしたが，明らかに生活は乱れており，社会とのネットワークは保健師のみでした。そこで，まずは社会との接点をもつという目的で，デイケアに通院することになりました。

　見学参加してからのスタートでしたが，開始早々に欠席連絡を母親が入れて欠席続きでした。筆者は母親に，「本人に電話をかけさせてください。それも治療の一環ですから」と何度かかけあったうえ，ようやくWさん本人から連絡が来るようになりました。筆者が電話対応の中で，しつこく欠席理由を聞くので，やがて契約日にきちんと来るようになりました。

　Wさんは無口で，デイケア内では集団になじめず，プログラムに参加しないことが多かったのですが，欠席はしないようになりました。苦手だったと思いますが，OT学生が担当してプログラム参加を促しました。筆者らは6か月後ごとの振り返りと契約更新を行っていたので面談したところ，1年後には一人暮らしをして，将来的には印刷所で働きたい（過去に印刷工場勤務経験あり），そのためにデイケアを利用したいと希望を述べました。このことを家族や保健師にも伝えて，周囲からも励ましてほしいと伝えました。

　その後，Wさんはデイケアを身体疾患等の理由がない限り欠席せず，1年後にグループホームへの入居が決定しました。契約年数を経たあと，次には念願の単身アパート生活を送ることができました。

デイケアは治療の中間施設の役割をもつ。この施設で何かを学び，生活の糧となるものを得て，新たな道を目指すということが目的であり，スタッフはメンバーを導くことができるように準備する必要がある。

(5)作業療法の役割

デイケアは集団治療がベースにあるため，治療者は集団をコントロールする能力が求められる。関は，「デイケアの診療報酬は時間・人員・面積など施設基準に対する評価であり，プログラムやそのアウトカムに対する評価でない」と述べている[6]。このことは，デイケアの開設後は，そこにいるスタッフに委ねられるということである。スタッフの知識や技術，判断力，治療観がプログラムを左右する。

OTは，1対1の治療をベースにしながらも，集団を対象とする場合が多い。教育背景として，「作業（活動）」が対象者に与える影響を取り扱ってきたからには，デイケアにおける集団特性の把握だけでなく，その集団を構成する個人の特性に目を向ける必要がある。所属する集団のなかに自然と個人の特性が表現される。その人の物事に対する取り組み方，趣味・嗜好，苦手な局面での行動パターン，コミュニケーションスキル，ソーシャルスキル，認知機能などが見え隠れする。多くの精神障害者は認知機能障害のために，生活や人生を損なっている。集団治療のなかでみえてきたストレングス（長所）や短所をとらえて，個人にフィードバックしていくことがOTの役割である。加えて，作業の特性を考慮した1週間のプログラムの構成，1つのプログラムの構成を考えることがOTの役割といえる。

筆者はプログラムの開始・終了時に，「今日は何を考えてデイケアに臨んでいるのか」「今日1日何を感じたか」ということを述べてもらう時間を設定した。一人ひとり発言することで，他者との交流機会をつくったのである。そうすることで，憶測（表情や雰囲気）だけでそのメンバーを判断する機会が少なくなった。発言のなかにキーワードがあり，何らかのサインが隠れている。無口だったメンバーが文章レベルで話すようになったり，他者の話を聞いて笑うようになったり，変化が生まれた。

(6)ナイトケア

ナイトケアを利用するメンバーは，退院して間もない人，食事を用意できない人，夜の時間の過ごし方に課題がある人（一人じゃ寂しくていられない，夜更かしをしてしまう，服薬を忘れるなど）たちである。おそらく「食事」「服薬」「入浴」「居場所」が主な目的になる。1日の流れを考えると，夜はスタッフにとっても一段落したい時間帯でもあり，メンバーと一緒にテレビ

を見たり，麻雀をしたり，団らんするひとときになる。担当するスタッフは流動的なことが多いため，担当をつける必要はない。

欠席しがちのメンバーや酒臭がするメンバー，デイケア通院中であれば，デイケア時と様子が変わった人，病状が安定しない人には注意する必要がある。実施前後の申し送りを大切にして，メンバーの状態を観察評価する。

プログラムは，変化に富むもの，互いに労力を要するものを避けて，安心感をもって通院できることを第一とする。

デイケア通院が安定するまでには，時間がかかる。通院が安定する前に，その人自身の生活の安定が前提とされる。生活が安定・習慣化した後に，その人自身のなかに通院の意味や目的，社会での役割や生きがいをもつことを，治療者とともに試行錯誤していくことになる。

（古賀　誠）

引用文献

1）田近亜蘭・杉山祐夫・福島正人・村上貴栄・服部裕子他：デイケア中断に関する要因の検討．最新精神医学10（4）：409－416，2005．

2）林瑾瀅・栗栖栄子・佐々木雄司・寺谷隆子：私立精神病院における10年間のデイケア利用者について（その1）──利用者の背景・参加状況．臨床精神医学18（2）：243－251，1989．

3）古賀誠：統合失調症患者が地域生活を送ること──精神科デイケア利用者からみえてきたことを中心に．健康科学大学紀要11：119－129，2015．

4）上原栄一郎・山田孝・石井良和：精神科デイケア「初期適応質問紙」臨床版の開発──精神科デイケア利用者の臨床試用版データの項目分析．作業行動研究17（4）：221－229，2014．

5）内藤清：日常生活への援助と目標設定．精神障害リハビリテーション1（1）：25－30，1997．

6）関健：デイケアは治療法か治療の場か．ケア実践研究18（1）：8－15，2014．

参考文献

精神科医療情報総合サイト「e－らぽ～る」：www.e-rapport.jp/law/other/mental_hospital/mental_hp.pdf.：144－149

厚生労働省：「精神保健医療福祉の更なる改革に向けて」（今後の精神保健医療福祉のあり方等に関する検討会報告書）http://www.mhlw.go.jp/shingi/2009/09/s-0924-2.html：36－49．

村上貴栄・吉村匡史・木下利彦：精神科デイケアのこれからと役割．最新精神医学20（2）：99－105，2015．

野中猛：特集　精神科デイケアにおける効果の検討．OTジャーナル30（10）：799－804，1996．

JHC板橋会：ピアカウンセリングマニュアル．コロニー印刷，1998．

E 場の特性と精神障害者の作業療法

8. ACTと作業療法

- ACTとは，訪問での包括型生活支援プログラムである。ここでいう包括型とは，医療，生活，就労支援などが包括的に提供されることを指している。
- 欧米に発したサービス提供モデルであるが，わが国でも千葉県市川市の「ACT-J」をはじめとして，各地に独自な展開をみせている。
- OTは専門領域に固定されることなく，ACTのケースマネジャーとしてACTチームに参加している。

(1) ACTの概要

(a) ACTが生まれた歴史的背景

　欧米では1950年代より，精神医療・保健・福祉分野での脱施設化が進められ，障害者の支援が病院から地域へと移行されるようになった。アメリカでは1960年代以降，脱施設化に対応するために，居住プログラムや通所型のサービスが整備され急速な広がりをみせたが，重い障害をもつ人のなかには，これらの地域資源の活用が難しく入退院を繰り返さざるを得ない人たちが少なくなかった。また，サービスが断片化していてケアの責任の所在が曖昧となり，サービスからこぼれ落ちた障害者の多くがホームレス生活を余儀なくされるなどの厳しい状況が生み出された。これらの新たな課題に対応する，サービス提供モデルとして生まれたのがACT（Assertive Community Treatment）である。

　ACTは1970年代頃から，アメリカをはじめとした諸外国において普及してきた，アウトリーチ（訪問）での包括型生活支援プログラムである。ここでいう「包括型」とは，医療，生活，就労支援などが包括的に提供されることを指している。ACTは，特に重い精神障害をもつ人たちを対象としたEBP（evidence-based practices：科学的根拠に基づく実践）の代表的なプログラ

Column
日本におけるACTの展開

わが国では，2003（平成15）年5月より千葉県市川市の国府台地区において，国立精神・神経センター（現・国立精神・神経医療研究センター）が初のACTプログラム（ACT−J）を研究プロジェクトとして開始しました。アメリカの標準モデルをもとにACTチームをつくり，統合失調症や双極性障害を中心とし，頻回な入退院を繰り返すケースを主な対象として支援を行いました。RCT研究（Randomized Control Trial：無作為化比較研究）では，エントリー前後で入院日数がコントロール群に比べ有意に減少，サービス満足度が有意に高いなどの結果が出ています。ACT−Jは2008（平成20）年3月の研究事業の完了後，訪問看護ステーションの機能を活用し民営での事業を継続しており，地域のシステムに位置づくACTを目指しています。そのほか，行政が試みたACTとして岡山県精神保健福祉センターの「ACT−おかやま」，民間で始めたACTの代表的なものとして京都市の「ACT−K」などがあります。

日本ではACTは制度化されていないため，診療報酬や障害者総合支援法の制度を組み合わせて運営されています。2009（平成21）年には，ACTの普及や制度化を目指し，ACT全国ネットワークが設立されました。この組織では日本型ACTの基準を定め，2015（平成27）年度からは，ACT認証基準により組織加入のACTチームを，認証ACTおよび准ACTとして登録しています。

ムとして，整備が進められてきている。

（b）ACTの特徴と提供されるサービス

ACTの意義は，サービスを利用することによって再入院を回避でき，地域生活のスキルが向上し，地域での生活が安定することである。これらの実現に欠かせない要素が，ACT実践の蓄積から明らかにされており，ACTの標準モデルに反映されている。ACTの特徴は，①看護師，作業療法士（OT），精神保健福祉士，精神科医などの多職種で構成されるチームアプローチ，②ケースマネジャー対利用者数比は1：10以下，③24時間の対応で，危機介入にも対応，④生活の場でのサービス，⑤柔軟な支援を提供，⑥利用者のケアはチームで分担，⑦利用の期限を定めない，などである。DACTS（Dartmouth Assertive Community Treatment Scale）をはじめとする適合度評価尺度（フィデリティ尺度）があり，ACTプログラムが標準モデルに沿って適切に運営されているか，忠実度を測ることができる。

［表1］にACTで提供されるサービスの一例をあげた。ACTでは利用者のニーズに応じ，実に多彩なサービスを提供する。日本では，病気をもつ人を家族が支えることが多いため，利用者が地域生活をよりよく続けていくには，家族への心理教育のほか，家族が担ってきた役割をACTに移行し家族の負担を軽減することも重要となる。また，入院中も地域生活に向けたACTの支援

[表1] ACTで提供されるサービス

・薬の処方とデリバリー，通院支援，受診同行，往診
・ストレス場面への対処の仕方をともに考える
・心理教育
・危機介入
・日常生活の支援
・身体的健康に関する支援
・日中の過ごし方，趣味へのかかわり
・住居に関する支援
・社会参加や地域での人間関係の回復や維持のための支援
・経済的な問題への支援
・入院中の継続支援
・家族支援
・就労支援

が途切れることなく行われ，連続性のあるケアマネジメントが実施されることが重要である。

（c）ACTの対象者と加入基準

ACTでは，チームごとに多少の違いはあるが，利用者の加入基準が示されている。①統合失調症や双極性障害などの主診断をもち，重度の精神症状や機能障害を長期にわたり継続的に体験している，②年に複数回の入院や精神科救急の頻回利用，③医療中断，自傷他害のおそれ，ホームレス状態など，社会生活を維持することが困難な人たちが対象となる。

（2）チームアプローチ
──チームの1日，1週間の流れ

多職種でのチームアプローチは，ACTの重要な特徴である。ACTでは多職種で1つのチームを構成しており，支援者は自分の職種の専門性に加え，これまでの人生や仕事の経験を生かし，多面的な理解と解釈をアセスメントに反映させることが求められる。訪問の情報は朝のミーティング［図1］によりチームと共有され，議論と問題解決を図りながら支援方法が検討される。ケアプランの立案（（4）「ケアプラン立案の際の留意点」参照）は，利用者とACTチームの協働作業で行われ，職域を超えた立場でアイデアを出し合い，幅広い支援を臨機応変に提供することになる。このようなチーム形態を，専門的には「超職種チーム」という。

チームは利用者1人に対し2〜3人の担当者を決める。これをITT（Individual Treatment Team：個別援助チーム）と呼ぶ。利用者を個別で担当するのではなくチームが責任をもつことで，支援の提供が滞ることなく，

連続性のある支援が可能である。また，利用者のケアを１人で抱え込むことがないため，支援者の燃え尽きを防ぐことも期待される。

ACTの１週間の流れを［図1］に示す。朝のミーティングのほかに，ケースカンファレンスやチームの運営会議を設定する場合が多い。情報の共有から多様な発想や対応が生まれるため，業務のなかにミーティングを確保する工夫と努力が必要である。

［図1］　週間スケジュール（ACT－Jの例）

	月	火	水	木	金	土・日・祝
午前	朝のミーティング					オンコール体制
午前	ITTミーティング					オンコール体制
午前	アウトリーチ　ケア会議		チームミーティングorケースカンファレンス	アウトリーチ　ケア会議		オンコール体制
午後	アウトリーチ・ケア会議					オンコール体制
午後	宅直への申し送り					オンコール体制
午後	夜間から翌朝まで，オンコール体制					オンコール体制

・ケースマネジャーが交代で，オフィスでのシフト業務を担う。利用者からの電話対応，急な予定変更の調整等，全体状況の把握。
・連休が３日以上のときは，状況に応じてアウトリーチ体制を組む。

Column
ACTの目標と重要な概念 "リカバリー"

ACTの目標は，利用者が疾患や障害を抱えていても，個々人が希望する充実した価値のある人生を，地域社会で送ることができるようになることです。つまり，「リカバリー」の過程への支援であり，利用者のニーズを中心に据えた支援を目指す支援者の姿勢が求められます。「リカバリー」は日本語では「回復」と訳されますが，病気の治癒を直接的に意味するものではなく，病気や障害の有無にかかわらず，自分の人生を価値あるものと思えるまでの，きわめて個人的なプロセスです。

（3）作業療法の視点

ACTのケースマネジャーは，個々の専門領域で役割が固定されることはない。プランニングの一連のプロセスにかかわるとともに，利用者の生活に必要な支援を幅広く提供するジェネラリストとしての役割を担うことになる。

作業療法の視点は，生活の場を訪問し利用者と多くの活動をともにする際，さまざまな場面で発揮される可能性がある。生活の場である住まいには，その人を知る手がかりがあふれており，支援の糸口が見つかる場合も少なくない。住空間のレイアウトから生活の動線を思い描くことができるかもしれないし，混乱している精神状態を把握することも可能かもしれない。作業能力のアセスメントからは，別の場面で応用できる能力の予測や，就労に生かせる長所を見いだすかもしれない。

作業療法を含め，各職種の専門性は，ACTチームがもつ総体的なスキルとして，利用者への支援に反映されてこそ，その意義を果たすことを忘れてはならない。また，コミュニケーションや対人関係のスキルなど，専門性を超えたスキルも含め，スタッフそれぞれがもつ力を最大限生かしあうチームであることが望まれる。

（4）ケアプラン立案の際の留意点

ACTの支援はケアマネジメントの方法論に基づいている。利用者をよりよく理解し支援を進めていくために，まず，利用者と一緒に活動しながら包括的アセスメントを完成させていく。アセスメントはさりげなく行われ，かつ必要な情報を適切に得られるようなスキルが支援者には求められる。利用者から得られた情報はチーム全体の情報として共有され，利用者を総合的に理解し，プランの実現を後押しする要素となる。利用者が実現したい生活の姿を明らかにし，その生活に必要な支援に臨むことが，当面のニーズとなる。そして，ニーズの実現に向けてケアプランの立案を進め，利用者とともに実

Column
地域の精神保健システムにおけるACTのあり方

地域全体を見渡したとき，そこには幅広いニーズが存在し，ACTは地域生活支援システムの一部として機能しています。重い精神障害をもつ人たちの地域生活を支えるためには，ACTのような医療も含めた包括的な支援が必要ですが，ACT単体での援助の限界は当然あります。なかでもクライシスハウス（家族と一時的に距離をおきたいときや，近隣との関係から一時的に家を離れたいときなどに利用できる宿泊場所），地域での単身生活を体験できる住居など，多様な住居プログラムの有

無は，新たな入院に至らず，利用者が地域で暮らし続けられるかどうかを左右するでしょう。

ACTへのニーズが解消されたときに，より密度の薄い地域サービスへと移行することは，利用者の生活が一般社会に統合されていくうえでも大切な視点です。ニーズに応じたサービスが地域で適切に提供されるためには，地域での支援の継続性を保障するケアマネジメントのシステムが必要とされます。

Column
精神障害者アウトリーチ推進事業

2011（平成23）年から3年間，「精神障害者アウトリーチ推進事業」がモデル事業として実施されました。精神科病院等に多職種アウトリーチチームを設置し，未治療や治療中断している精神障害者等に，一定期間アウトリーチを行うことにより，新たな入院や再入院を防ぎ，地域生活が維持できることを目指したものです。「課題の解決を入院という形にたよらない」という考え方が軸になっています。

事業終了後の2014（平成26）年度診療報酬改定において，「精神科重症患者早期集中管理料」が新設され，長期入院後や入退院を繰り返す患者で重度なものだけを対象に，退院直後から6か月，多職種チームでのアウトリーチが診療報酬化されました。

行に移していくことになる。

支援への満足度，支援者との信頼関係の深まりや，状況の変化などから，得られる情報やニーズは変化する。定期的なケアプランの見直しが重要である。プランを見直すことで，利用者の努力やこの期間で得られた成果を確認し共有する。もちろん，症状の悪化や環境の変化などでニーズが高まったときには，迅速にプランの修正を図る必要がある。反対に，生活が安定しACTのような濃厚な支援が必要なくなったときには，サービス量の縮小や他社会資源の活用，終了も含め，プランの見直しを行うことになる。

（足立千啓）

参考文献

西尾雅明：ACT入門──精神障害者のための包括型地域生活支援プログラム．金剛出版，2004．

大島巌編著：ACT・ケアマネジメント・ホームヘルプサービス精神障害者地域生活支援の新デザイン．精神看護出版，2004．

厚生労働科学研究補助金（こころの健康科学事業）「重症精神障害者に対する包括型地域生活支援プログラムの開発に関する研究」平成17−19年度総合研究　報告書（主任研究者：伊藤順一郎）．2008．

伊藤順一郎：チームによる地域生活支援（ACT）．松原三郎編：専門医のための精神科臨床リュミエール4　精神障害者のリハビリテーションと社会復帰．中山書店，2008．

アメリカ連邦保健省薬物依存精神保健サービス部（SAMHSA）編，日本精神障害者リハビリテーション学会監訳：第2巻I　ACT・包括型地域生活支援プログラム：本編アメリカ連邦政府EBP実施・普及ツールキットシリーズ，特定非営利活動法人地域精神保健福祉機構（コンボ），2009．

アメリカ連邦保健省薬物依存精神保健サービス部（SAMHSA）編，日本精神障害者リハビリテーション学会監訳：第2巻II　ACT・包括型地域生活支援プログラムツールキット：ワークブック編アメリカ連邦政府EBP実施・普及ツールキットシリーズ，特定非営利活動法人地域精神保健福祉機構（コンボ），2009．

三品桂子：重い精神障害のある人への包括型地域生活支援──アウトリーチ活動の理念とスキル．学術出版会，2013．

第**Ⅱ**部

精神科作業療法の
プログラム立案の
実際

1. 統合失調症の作業機能障害とプログラム立案のコツ

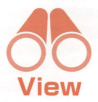

- 統合失調症の基礎知識では，ライフサイクルに関連する経過と転帰，症状再燃の理解に役立つ「脆弱性―ストレス」モデルなど，作業機能障害に影響する最小限度の統合失調症の知識を示してある。
- この基礎知識をもとにして，クライエントの時間軸に沿った縦断的理解に，現在の症状を中心とした横断的理解を組み込むようにすることがプログラム立案の基礎となる。
- 統合失調症の作業機能障害では，統合失調症の認知特性および行動特性をICFの領域にあてはめた昼田の私見とMOHO概念の対応を試みたので，MOHOを治療モデルとする際の参考にしてほしい。

(1) 統合失調症の基礎知識

(a) 概説

統合失調症が精神障害および精神科リハビリテーションの中核を占める疾患であることは今も変わりがない。その概念もいまだ確立されたものはないが，「思春期から成人期にかけて発病し，特徴的な思考障害，自我障害，およびそれに伴う行動異常を示し，多くは慢性的に経過し，自発性や対人接触が低下し，社会生活に困難をきたす疾患」とされる。出現頻度には男女差はなく0.7%～1%程度といわれ，慢性的経過をとることが多く［図1］，精神科病院では患者の大多数を占めることから，近年では統合失調症者の高年齢化も問題となっている。15歳頃の思春期から35歳頃の成人期までに発病することが多く，発病年齢がその後の社会生活に影響を及ぼす可能性がある。

(b)「脆弱性―ストレス」モデル

病因については諸説あるが，今日最も支持されているものとして「脆弱性―ストレス」モデルがある［図2］。このモデルは，社会，家族，認知機能といった環境因子と神経伝達物質，遺伝といった生物学的因子の交互作用によって脆弱性が形成され，それに身体的あるいは心理・社会的ストレスが加わって急性の精神病性代償不全を起こすと考えられている。症状の再燃や再

[図1] 統合失調症の経過と転帰

		頻度 1940年	1965年	
I	単純な経過			
	1) 急性・荒廃型	5〜15%	—	
	2) 慢性・荒廃型	10〜25%	5〜10%	
	3) 急性・欠陥型	5%以下	約5%	
	4) 慢性・欠陥型	5〜10%	15〜25%	
II	波状な経過			
	5) 波状・荒廃型	5%以下	5%以下	
	6) 波状・欠陥型	30〜40%	20〜25%	
	7) 波状・治癒型	25〜35%	35〜40%	
III	その他	約5%	約5%	

(Bleuler M：Lehrbuch der Psychiatrie. Springer, Berlinより)

[図2] 統合失調症の「脆弱性―ストレス」モデル

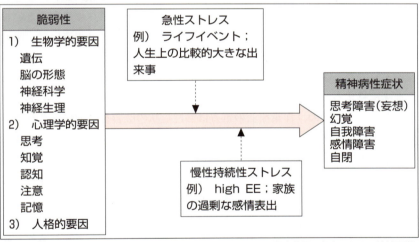

(阿部裕：統合失調症，統合失調型障害および妄想性障害．太田保之・他編：学生のための精神医学，第2版．p88，医歯薬出版，2006．より)

発を防止するうえで，社会，家族へのかかわりや，種々のストレスへの対処・配慮が必要であることを示しているが，作業療法を実施するうえでも考慮されるべき事柄である．

（c）治療法

　現在の治療は薬物療法が中心であり，最近では陰性症状にも有効で錐体外路症状等の副作用が少ないとされる非定型抗精神病薬が使用されるようになっている。非定型抗精神病薬に対する期待は陰性症状への作用のみならず，神経栄養因子への従来型の薬物とは異なる作用をもつため，精神的および身体的な学習に関連する作業療法にとって，その相乗的効果は大きいものと考えられる。

（2）統合失調症の作業機能障害の特徴

（a）関連障害と関連問題

　統合失調症の発症は，急性期には幻覚（幻聴、幻視など），妄想，思考の障害（洞察力の欠如，支離滅裂な言語など），強いイライラ，激しい興奮といった陽性症状が現れ，病気の発症後，徐々に感情の鈍麻，興味の喪失，ひきこもり，意欲の低下，身だしなみや衛生面への無関心，食事への無関心といった陰性症状が目立ってくることが多い。2つの症状のタイプの違いは，陽性症状は「本来あるべきではないことがある」，あるいは「一見すると派手に見える」もので，陰性症状は「本来あるべきことがない」，あるいは「一見すると地味に見える」ものであるが，陰性症状のほうが統合失調症の中心的な症状になる。そのため，作業療法の処方は陰性症状の改善を目的になされる場合が多いが，いずれにしても，これらの症状により本人が苦しんでいるという理解から作業療法は始まる。

　統合失調症の場合，どの作業機能レベルで障害のきっかけとなる症状が発現するかはわからないし，その経過と転帰も［図1］に示されているようにさまざまである。慢性の統合失調者は入退院を繰り返していたり，地域での生活がうまくできなかったりという体験を何度かしていることが多く，社会的に孤立させられていたり，家族との交流も最小限にとどまっている。そのため，低学歴であったり，わずかな仕事の経歴しかもたなかったり，両親の高齢化などから経済的にもマンパワーという点からも貧困な背景をもっていることも多い。これらのことは，発症した個人の問題のみならず，家族にとっても入退院の繰り返しは否定的なメッセージを送りやすい家庭環境をもたらす可能性が生まれ（high EE（high Expressed Emotion）説）[1]，退院しても慢性的なストレス状況下に置かれることや，社会の側にある差別や偏見などから就業のしづらさといった影響があることも意味する［図3］。

🔑 Key Word

★1　high EE 説

家族の感情表出のこと。批判的コメント（例：仕事もしないで、駄目な奴だ），敵意（例：いっそ、この子がいなければいいのに），情緒的巻き込まれ（例：この子は病人だから，私がいてあげないといけない）といった，身近な家族が示すさまざまな感情の表し方がある。本人に対して強い感情表出が向けられることを「高EE」（high Expressed Emotion）といい，再発の危険性を高めるとされ，これには家族への心理教育が有効とされる。

[図3] 統合失調症に関連する問題の相互作用

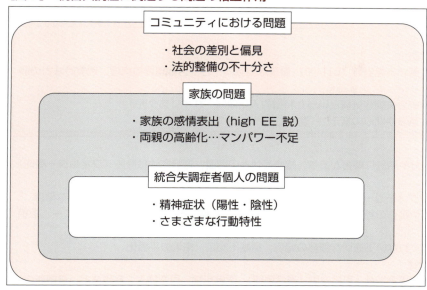

(b) 国際生活機能分類と人間作業モデルからみた作業機能障害

　ここでは統合失調症者の作業機能障害を理解するために，昼田の示した国際生活機能分類（ICF）活用の私見を中心に，人間作業モデル（MOHO）第4版で示されているICFとの対応を参考にして説明を試みる。MOHOの概念の前提は「作業療法で取り組む」という文脈であるので，厳密には一致しない点も多いが，医療・福祉職にとっての共通言語である「ICF」という包括的な説明モデルとの対応は参考になる。また，臨床実習ではICFを用いて問題点を整理することも多いので，問題と対応するアプローチを考えるうえで参考にしてほしい。

■──心身機能・構造（認知特性）[図4]

　MOHOは意志，習慣化に焦点を当てた概念であるため，遂行能力の客観的構成要素である認知機能に相当する説明は少ない。ただ，症状の中核となるところであるので，医療職として最低限の知識を有していることが求められるし，以下の行動特性を理解するための前提でもある。また，認知能力障害モデルや認知行動療法など，他の実践モデルと組み合わせた作業療法を考える場合には必須の知識となる。昼田はICFの適用に際して，構造はとりあえず無視してよい項目と考えているので，ここでは取り上げていない。

■──活動と参加（行動特性）[図5]

　活動とは課題や行為の個人による遂行であり，参加とは生活や人生のさまざまな場面へのかかわりであると定義される。MOHOでは行為を3つの入れ子レベルでとらえているので，作業参加，作業遂行，作業技能が混在して示されているが，すべての遂行は多くの技能が発揮されてなされるので，厳

[図4] ICFの心身機能に相当する認知特性とMOHO

第1章 精神機能

（1）全般的精神機能
意識機能（b110）：過覚醒状態
見当識機能（b114），自己に関する見当識（b11420）：重篤な自我同一性や自我境界の病理，現実吟味力の弱さ，病識の欠如
気質と人格の機能（b126）：統合失調症気質といった特徴的人格傾向，ハイリスク児
活力と欲動の機能（b130）：意欲や関心の低下 → 意志

（2）個別的精神機能
注意機能（b140）：注意の配分や持続に障害があり，陰性症状との関連，選択的注意機能（フィルター機能）の障害 → C&I
記憶機能（b144）：ワーキングメモリー（作業記憶）の障害が顕著で，学習機能や実行機能に大きな障害
精神運動機能（b147）：反応や動作の鈍さ（精神運動抑制），興奮と激越，不自然な姿勢，カタトニー，拒絶症，反響言語など
情動機能（b152）：場にそぐわない不適切な情緒の発現，情緒不安定，感情の平板化
知覚機能（b156）：幻覚，幻聴
思考機能（b160）：思考途絶，思考散乱，思考逸脱（連合弛緩），思考伝播，思考挿入，妄想など．言語新作，失文法表現，述語優位の言語など
高次認知機能（b164）：観念の抽象化，組織化と計画，時間管理，認知の柔軟性，洞察，判断，問題解決など実行機能の障害 → 処理技能

黒字：ICF，→色字：MOHO　　＊C&I：コミュニケーションと交流技能

密にいうと，遂行のきめ細やかな説明である技能と比較しうるICF概念はない（第Ⅰ部B-原則2の［表1］「MOHOとICFの記述されている取組みの共通部分」参照）。

■──環境の阻害因子 [図6]

MOHOでは，作業遂行を，「作業形態を行うこと」というNelsonの考えを取り入れている（第Ⅰ部B-原則2-（2）「作業参加，作業遂行，作業技能」参照）。したがって，その作業形態または課題と呼べるものは，自分という個人的（内的）構成要素ではないので，外的構成要素，つまり環境に位置するものと説明されている。作業形態はICFの環境には概念上含まれていないが，作業療法実施のうえでは当然考慮されるべきである。作業療法室の環境，入院中の外泊，退院後の生活空間，デイケアなどの中間施設にクライエントが移行していく場合には，最大限の配慮が必要な領域である。

■──個人因子 [図7]

個人の人生や生活の特別な背景であり，健康状態や健康状況以外のその人の特徴からなる。ICFに分類して含まれないが，世界作業療法士連盟（WFOT）による「2002年改訂版・作業療法士教育の最低基準」では，作業療法とICFの重要な相違点の1つで，「作業療法は，健康と福祉の問への人々の経験に影響する個人的要因（因子）に特に取り組んでいる」としており，個人因子に分類される可能性のある事柄が，作業療法にとって重要な概念と

［図5］　ICFの活動と参加に相当するMOHO概念の対応

第1章　学習と知識の応用→処理技能
目的をもった感覚的経験（d110−d129），基本的な技能の習得（d1550），複雑な技能の習得（d1551），知識の応用（d160−d179）：思考（d163）と意思決定（d177）に制限や制約．学習した知識を応用する場面での制限や制約
問題解決（d175）：活動の制限

第2章　一般的な課題と要求→習慣化，処理技能，作業有能性，C&I
複数課題の遂行（d220）：複数の仕事への優先順位づけや，並行処理が苦手
日課の遂行（d230），ストレスへの対処（d2401），危機への対処（d2402）：情動的負荷の高い家庭（high EE）では再発率が高く，外目には結婚や進学といったおめでたい出来事（ライフイベント）を契機に破綻することがある

第3章　コミュニケーション→C&I
コミュニケーションの理解（d310−d329）：話の脈絡や常識などの間接的な手がかりや，非言語的な手がかりをメッセージの解読に利用することが困難
コミュニケーションの表出（d330−d349），会話（d350）：会話の文脈から離れた話を唐突にするといった行動が見られる．二人以上の会話活動は苦手な人が多い

第4章　運動・移動→運動技能
運動・移動を制限する粗大な障害はないが，動作や反応がのろく不器用，背を丸め手も振らずにのろのろと歩く姿が目をひく

第5章　セルフケア→作業遂行
自分の身体を洗うこと（d510），身体各部の手入れ（d520），更衣（d540）：身だしなみや自己の清潔や衛生管理に制限や制約がみられる
食べること（d550），飲むこと（d560）：偏食や過食による肥満，水や炭酸飲料などの過剰摂取による水中毒
健康に注意すること（d570）：勝手に薬をやめてしまい，再発入院を繰り返す例が少なくない

第6章　家庭生活→作業遂行，作業有能性，作業同一性，処理技能，運動技能，C&I
必需品の入手（d610−d629）：長期入院を経ての院外生活の場合，かなりの部分はケースワーカーなどの支援が必要になる
調理（d630）：冷蔵庫の中に腐った食品が乱雑にあったり，インスタントラーメン，コンビニ弁当，お菓子などの嗜好品といった極端に偏った食事も多い

第7章　対人関係→C&I，作業同一性
一般的な対人関係（d710−d729）：基本的な対人スキルが十分身についていない人が多い．挨拶ができない，場にふさわしい態度をとれない
特別な対人関係（d730−d779）：長期入院により，患者を除いた形で家族が再編されているので，退院しても家族関係の中に再び参加していくことが難しい

第8章　主要な生活領域→作業遂行
教育（d810−d839）：統合失調症の発病や再発は，学生では学業の急激な落ち込みや不登校というサインで現れることが多い
仕事と雇用（d840−d859）：受け入れ先の職場が少なく，ジョブコーチなどのマンパワーや就労支援の仕組みも不十分である

第9章　コミュニティライフ・社会生活・市民生活→作業参加，作業有能性，作業同一性
コミュニティライフ（d910）：町内会などの企画への参加
レクリエーションとレジャー（d920）：仲間集団のデイケア，作業所などでの活動への参加

黒字：ICF，→色字：MOHO

[図6]　環境にみられる阻害因子

環境因子
第1章　生産品と用具（e110−e165） ・経済的資産の貧困（e165） 第2章　自然環境と人間がもたらした環境変化（e210−e260） ・人口・住民の特徴（e215）→物理的環境（物&空間）

第3章　支援と関係 　　　（支援システム）（e310−e360） ・病院，中間施設，地域における支援施設，家族など支援提供システムの充実度→社会的環境（社会的集団）	第4章　態度 　　　（支援システムの態度）（e410−e465） ・病院，中間施設，地域における支援施設での作業療法士など支援を提供する者の態度，high EEの家族→社会的環境（社会的集団）

第5章　サービス・制度・政策（e510−e595） ・住宅供給サービス，労働と雇用サービス制度政策，保健サービス制度政策，社会保障サービス制度政策，一般的な社会支援サービス制度政策の未成熟による住環境の不足，仕事のなさ，自立支援システムの不十分さなど→政治的状況・経済的状況

黒字：ICF，→色字：MOHO

考えられている。MOHO概念の多くがここに相当するものと考えられる。

　前述した慢性の統合失調症の作業機能障害の特徴（第Ⅱ部1-（2）-（a）「関連障害と関連問題」参照）を把握するためには，個人因子のなかでも特にライフスタイル，習慣，生育歴，困難への対処方法，社会的背景，教育歴，職業，過去および現在の経験，全体的な行動様式などが注目される。後述する治療仮説（第Ⅱ部1-（3）-（c）「クライエントの作業機能障害の構成要素別」参照）で示される価値や興味のある作業が，個人の心理的資質に相当する。

[図7]　ICFの個人因子に相当するMOHO概念の対応

性別，人種，年齢，その他の健康状態，体力，ライフスタイル，習慣，生育歴，困難への対処方法，社会的背景，教育歴，職業，過去および現在の経験（過去や現在の人生の出来事），全体的な行動様式，性格，個人の心理的資質，その他の特質など →意志（興味，価値，個人的原因帰属），習慣化（役割，習慣），主観的遂行能力，作業同一性，作業有能性

＊社会的・文化的に大きな相違があるため，ICF（黒字）では分類されていない。対応するMOHO（色字）は筆者が加筆した。

（3）プログラム立案のポイントと留意点

（a）クライエントの作業機能障害の回復状態別

　厳密に回復段階をクライエントに当てはめることは難しい場合もあるが，一応の目安として考えるには有用である。

■——急性期（入院後1，2か月）

　この時期は，初発もしくは再発後，医療保護下で救命・安静が必要な状態（要安静期）と，安静を要する急性状態離脱後の不安定状態もしくは疲弊状態（亜急性期）である。要安静期は，入院に至るような不安，不眠，興奮，精神症状を呈する時期であり，十分な睡眠と安静が必要となる。また，これらの治療を優先した薬物療法が主であり，作業療法に処方されることはまれかもしれない。ただ，可能であれば作業療法士（OT）として顔合わせと挨拶をし，作業療法が処方される次の時期につなげることは重要である。この時期の作業機能状態は，重篤な症状によってのみ判断されるべきではない。発症前の作業機能レベルを家族などの情報からある程度予測しておくとよい。

■——回復期前期（入院後3〜6か月）

　この時期は，現実検討や生活適応技能の指導・訓練に至る前であり，基本的な心身の機能回復を必要とする状態である。この時期に作業療法の処方が出されることが多い。疲弊状態から回復してくる時期であり，現実感を取り戻してくるにつれて，不安や焦りなども出現してくるかもしれないが，十分な睡眠と休息を保障しながら生活リズムの回復を促すようなかかわりが中心となる。自らの作業機能状態の変化に対する認識はまだないかもしれないが，入院という環境の変化がもたらす病前の作業機能状態への復帰に対する不安や焦りを受容しながら，家庭や仕事環境におけるキーパーソンから，復帰に向けての治療に専念できるよう調整する。

■——回復期後期（入院後6か月〜1年）

　この時期は社会生活に向けて現実検討や生活適応技能の指導・訓練を行うことが可能な状態である。実際的な諸技能の改善に向けた目標設定がなされた作業療法を行う時期であるが，症状の変動により必ずしも順調な回復をみせないこともあるので，OTとしては柔軟な対応が要求される。ここでのかかわりは，入院の場合や，外来作業療法，デイケアなど退院後の場合もある。いかに順調な回復をみせていた場合でも，発症から半年も経過していると，実際の技能を発揮させる機会から遠ざかっているため，作業機能状態は病前よりは低下していることが予想されるので，より配慮された環境の調整が必

要である。

■──施設内維持期

この時期は機能を維持しながら生活に視点をおいた援助が必要な状態であり，医療による保護的環境下で生活の質を維持する。復帰する環境が整っていなかったり，明らかに作業機能障害的であるために，保護的環境である病院内での適応ということが多く目標で掲げられるかもしれない。しかし，ここに至るには長期入院に伴う病院環境が強く影響していることも確かであり，病院環境での習慣パターンを変えるには，医療スタッフの強力な支援が必要となる。

■──社会内維持期

この時期は機能を維持しながら生活に視点をおいた援助が必要な状態であり，通院治療を受けながら地域での生活を維持する。ここでのかかわりは，グループホームや地域活動支援センターなどである。社会とのかかわりをもつようになるので，環境からの刺激，要求，期待は増大する。うまくそれらの刺激を処理し，要求に応えて適切に行動できると，作業機能状態の変化が期待される。

(b)作業機能障害をもつクライエントのライフサイクル

第Ⅰ部B-原則2-(5)「発達段階」で述べたように，ここでいうライフサイクルとは，個人の作業（仕事，遊び，日常生活活動）が一生を通じて転換される変化のことである。それは社会的に確立され，文化的に定義された生涯にわたる仕事，遊び，身辺処理のパターンなので，発達のなかに反映された作業参加の連続性に影響を及ぼす。15歳頃の思春期から35歳頃の成人期までに発病することが多い統合失調症者を対象とする場合，発症時期がどの段階であり，入退院はどの程度の頻度であり，それぞれの入院期間と退院期間およびその期間にどのように過ごしていたのか，現在の担当OTである「私」と出会ったのは何歳でどの段階にいるのかという，時間軸に沿った作業機能状態を把握してプログラムを考えていく（第Ⅰ部B-原則4-(3)「事例からみるライフサイクルと作業機能障害」参照）。

■──青年期

この時期は統合失調症の好発年齢に相当する。中学校，高校，大学，大学院教育などの学歴や，それぞれの学生時代に将来どのような仕事に就きたいと思っているのかという情報が担当OTには重要な情報となる。中学校または高校時代で発症した場合は，将来像が明確になっていなかったり漠然としていることがある。20歳という年齢の区切りや就業ということが一人前の社会人と考えられる日本文化のなかで，社会に参入する前での発症は作業同一性の形成が十分でないと，以後の作業参加に影響を及ぼす。この時期に影響

をもつ社会的集団は家族，特に両親の存在は大きいので，再発防止のために
も両親を含めた将来への対応を共有するようにかかわる。学校教育の途中で
の発症では，復学が目標とされることが多いが，その場合には学校環境にお
けるストレス対応などが配慮される。

■——成人期

　成人期の境界は，その人の仕事と生活が密接に結びついている。この時期
に，典型的には，多少なりとも永続的になる常勤の仕事あるいは他の生産的
作業に就くことから始まり，引退で終わる人生で最長の期間である。成人期
前期は，依然として新しい能力を身につけつつあるので，仕事経験は作業同
一性に寄与する。障害を抱えながらも働くことや社会に出ていくことの重要
性が理解されているので，OTと現実的な目標を共有できる可能性が高いが，
退院後に性急に働いて失敗することを繰り返している場合には，その理由を
明らかにした対応が必要となる。例えば，仕事のストレスで再発したと思っ
ているクライエントもいるが，そのストレスは仕事仲間・上司といった社会
的集団によるものか，仕事復帰後の探索段階にもかかわらず仕事課題（作業
形態）が難しいものであったり，多すぎたりしていることによるものか，と
いう環境からの情報が必要である。どの時期でもいえることであるが，再発
を防止して，1日でも長く作業的生活を送ることができるようにあらゆる配
慮をすべきである。

■——老年期

　老年期は，能力の衰えなどの生物学的変化と仕事からの引退等の社会的慣
習の両者によって定義される。一般には加齢に伴い，生活物語を構成するこ
とと語ることが重要となる。また，自分がもっている時間を最大限に活用し
たいというニードと，自分が生きてきた人生に意味づけるというニードも重
要になる。例えば，この時期のクライエントが働くことが目標であると主張
した場合，担当OTはどのような理解をしてプログラムを立てようとするだ
ろうか。若いOTにとっては未知の領域である。

（c）クライエントの作業機能障害の構成要素別

　前記のライフサイクルは，意志，習慣化，遂行能力，作業同一性と作業有
能性がどのように人生の経過にまたがる変化に寄与し，変化を経験するのか
を考える見方を提供するものであった。われわれの行為は，社会的に確立さ
れ，文化的に定義された，つまりライフサイクルに示された作業パターンで
あるので，それは現在の自分にとってどれほど重要なこと（作業同一性）を
どの程度うまくやれているか（作業有能性）という2つの側面によって作業
機能の状態が示される。つまり，行為の帰結が作業機能の状態である。第Ⅰ
部B-原則2の［図1］（「作業適応の過程」）を逆にみていくと，その作業機能
障害の状態が理解できるし，どこに焦点を当てたアプローチが妥当なのかを

OTに教えてくれる。環境は常に作業機能の状態に影響を及ぼすものである。

変化の基本原理は，作業機能障害をもたらす悪性の循環と，作業機能状態へと変わっていく治療的な良性の循環の両方を説明できるものである（第Ⅰ部B-原則2-(4)-(a)「変化の基本原理」参照）。[図8] は治療的な良性の循環によってその作業機能障害からの変化を説明する治療仮説である。

OTは，どの発達段階への復帰を想定するのかを念頭に置き，作業機能の状態を評価するために，クライエント自身が重要と考える行為の遂行度を尋ねるなかで，意志，習慣化，遂行能力および環境についての自己認識を把握・理解して目標を設定する。設定された適切で実現可能な課題（作業形態）が，クライエントが技能を発揮して遂行されることを行為の創発という。ただし，その際に遂行できるための技能を有しているかどうかについては，運動とプロセス技能の評価（AMPS）やコミュニケーションと交流技能評価（ACIS）などの構成的評価やフローモデルで示されている感情状態（没頭感，不安，退屈）の観察による注意が必要である。そして，創発された行為が十分に繰り返されることで，意志，習慣化，遂行能力は新しい内部組織に向けて融合する。これが首尾一貫した環境条件と持続的に交流することで，新しい安定した考え，感情，行為のパターンが維持される。統合失調症のクライエント

[図8] 趣味人としての役割変化を説明する治療仮説

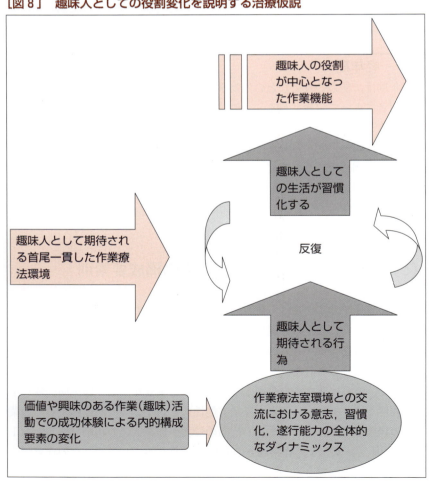

の場合においても，こうした原則は例外なく当てはまる。ただし，「脆弱性—ストレス」モデルや生活臨床，行動特性において述べたこと等を配慮したかかわりが必要であり，それがOTとクライエントの協業である。さらにいうと，作業療法に参加したクライエントは，まったく発症前あるいは再発前の状態に戻るというものではなく，そうした作業療法と出会うことによって，別様の生き方を習得した者として生きるという強さを自覚してもらうことが，作業療法の終結である。

（石井良和）

Column
生活療法

　1952年に抗精神病薬のクロルプロマジンが発見されたこと，国民皆保険制度により入院が長期化するようになったこと，精神科病院の急増に伴うマンパワー不足などの背景から，1950年代中頃から小林八郎医師によって「生活療法」が提唱されるようになりました。生活療法（くらし療法）とは，表にある3つの概念（療法）を総合したものでした。これら3つの概念は作業療法でいう仕事・生産的活動，遊び・余暇活動，日常生活活動に相当し，それらを総合して生活としています。ただ，生活療法に一生懸命に取り組んだ病院のなかには，病院運営上必要な仕事を治療と称して行った

り，ランクづけされた仕事をクリアしなければ退院が延びたり，基本とされる生活指導が「しつけ」ということで合理化されるといったことが起きました。また，仕事という意味での狭義の作業療法は，その付加価値として金銭に換算されるものを生み出しますが，それらを搾取しているのではないかという批判が，安保闘争等の学生運動といった時代背景のもとに噴出しました。ただし，現代の作業療法では，ここでいう狭義の仕事のみを作業と考えているわけではなく，作業療法の考え方と共通することが多くあります。

表　生活療法の概念

レクリエーション療法（あそび療法）recreational therapy　遊び，スポーツ，芸能的活動（映画・音楽など）のレクリエーションを介して患者に働きかける	作業療法（はたらき療法）work therapy　木工，農作業，裁縫，陶芸，動物飼育などの特定の作業を介して患者に働きかける
生活指導（しつけ療法）habit training　基本である洗面，更衣，食事，買い物などの生活に伴う日常的な諸行動。患者が自立的に行えるよう働きかけることをいう	

参考文献

小林八郎：レクリエーション療法．日本医事新報第1662号，1956．

臺弘：生活療法の復権．臺弘他編：続・分裂病の生活臨床．pp289−300，創造出版，1984．

石川信義：心病める人たち──開かれた精神医療へ．岩波新書，1990．

Column
生活臨床

生活臨床とは，1958年，群馬大学の「分裂病再発予防5ヶ年計画（その後「予後改善計画」と改名）」に端を発する考え方であり，その理念は，一人の生活者としての統合失調症者の生活破綻防止・自立援助です。「本人が生活経験に学ぶこと」が本質であり，治療者は患者が自らの経験によって生活行動のくせを会得し，その後の生活がより健康な方向になされるように導くというものになります。長期の社会生活の観察（縦断面）から，患者を生活類型により能動型と受動型の2つのタイプに分類できることを示し，また，生活の横断面の観察から，生活破綻の起こり方に特徴があることを示しました。

● 能動型：現在の生活に満足できないで自分から変化と拡大をつくりだそうとする暮らし方をする

● 受動型：人まかせ的で周囲から設定された場面や一定の枠から逸脱しようとしない

生活類型は社会に対する態度のパターンともいえるものであり，評価としての作業歴（occupational history）の重要さを示唆し，生活特徴は異性，金，名誉に関係するストレス脆弱性を示唆するとも考えられます。そのため，本人や家族，およびカルテなどから入院，再入院時の様子を把握することが必要であり，作業療法場面，デイケア場面におけるトラブル（患者―患者間，患者―治療者間）を問題視するだけでなく，患者と治療者が問題を認識する（治療的）介入のチャンスと考えられています。

参考文献

宮内勝：分裂病と個人面接——生活臨床の新しい展開．金剛出版，1996．

（4）実践事例①長期入院していたが，なじみの作業を行うことで生活リズムを回復した慢性統合失調症患者[2]

One Point

★2 患者・クライエント
本書中では，作業療法の対象となる人について，主に「クライエント」として表記しているが，事例タイトル中では紙面の都合上，簡潔に「患者」と表記していることをお断りしておく。

学習目標

● 統合失調症の病態と作業機能障害を理解し，クライエントの全体像を理解できる。

● 統合失調症をもつクライエントに対する評価と介入の計画を立案できる。

● 統合失調症をもつクライエントとOTの関係性を理解できる。

■——基本情報

Ａさんは60代前半の男性で，家族構成は妻および息子との同居で，学歴は

尋常小学校卒業である。30歳頃に上京して家具職人として働く。30代後半に発症し，精神運動不穏状態のため，約半年間入院し，その後も入退院を繰り返し，外来通院していたが，60歳頃に独語，空笑，徘徊，奇声が出現したため，当院に入院となった。特に症状が改善されたわけではないが，妻が仕事をやめたことで，家庭に受け入れられる環境が整ったため，1か月後の退院を前提としてデイケアに処方された。

> **Focus question**
> ・入院時は，どのような病態ですか？
> ・ライフサイクルの観点からは，Aさんの作業機能障害をどのように理解しますか？

■──医師からの処方

幻聴，電波体験，妄想体験は依然として持続しているものの，薬物療法により改善傾向にある。片足で床を踏みならす動作とともに，「ウッ」とうなるような奇声を発する。基本的には慢性欠陥状態で，非活動的で自閉的な生活を送っており，対人交流は乏しい。目標は年齢的なこともあり，幻覚妄想状態の再燃および認知症化の予防を第一とし，日常生活活動の改善を図ることで自分の世界への閉じこもりを防ぐこととされた。なお，仕事への復帰は困難であろうとのことであった。

> **Focus question**
> ・オリエンテーション時に考えられる留意点は何ですか？
> ・どのようにオリエンテーションを行いますか？

■──オリエンテーション

退院までの1か月間をデイケア試行期間（週に4回の参加頻度）として参加してもらうことを伝えた。60代前半という年齢相応にみえ，穏やかでおとなしそうな印象であった。話が途切れるとうつむいて居眠りをしているような状態となることが多く，また，「神様に殺されたり，生き返らされたりする」という幻覚・妄想体験も本人から語られた。妻からの情報では，家には木工道具一式が揃っているので，以前には日曜大工のように行っていたことをやってもらえるようになってほしいという希望があった。

> **Focus question**
> ・Aさんの言動をどう理解しますか？
> ・今後，どのような治療関係を構築しますか？
> ・どのような評価目的を設定しますか？
> ・目的を達成するために，どのような評価が必要ですか？

■──評価

デイケア試行期間中には，主に1／10のスケールで家具類の図面を引くこ

[図9] 作業療法のリーズニングからみたAさんの作業機能障害の発生機序

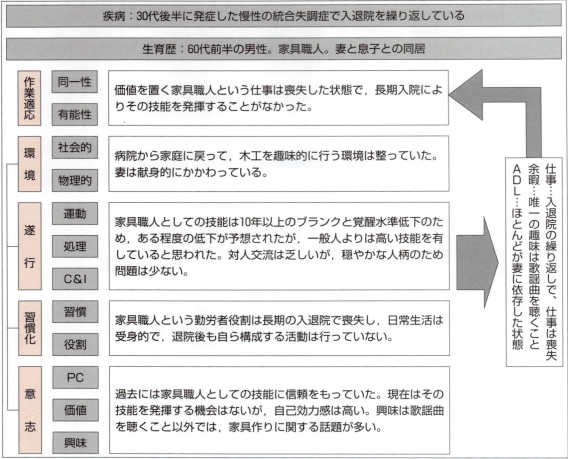

※C&I：コミュニケーションと交流技能，PC：個人的原因帰属

と（製図）と，歌謡曲を聴くことやカラオケを歌うことが行われた。家具類のできあがりのイメージを伝えようと試み，また，頭の中にはまだいっぱいつくりたいもののイメージがあると話す。木工に対する興味が示され，趣味レベルの遂行が可能な技能は残されているものと思われたが，確認されてはいなかった。病的体験は依然として残されており，目を閉じて眠そうにしている場面が多くみられ，唯一みられた積極的行動は歌謡曲のカセットテープを聴くことであり，病棟環境のなかでは患者としての役割しかもっていなかった［図9］。

> **Focus question**
> ・家具職人というAさんの作業同一性は，どのような状態になっていると考えられますか？
> ・Aさんへの介入の目的は，どうしますか？
> ・目的を達成するために，どのような介入を計画しますか？

■——参考にしよう！——介入計画と経過のサマリー

　Aさんの作業機能障害は統合失調症に起因するとはいえ，現在までに習得していた家具職人としての技能を発揮する機会がなく，職場はすでに退職しており，作業役割は崩壊した状態であることから，家具職人という中心的な作業が剥奪された状態によるものと考えられた。そのため，目標は，これまで慣れ親しんでいた木工という作業活動を通して活動性の改善を図り，それを生活上では趣味として位置づけることによって，楽しみを再獲得することとした。

　退院後に自宅に戻り，週に１回のデイケア参加となった。２か月ほど経過し，木工への本格的導入として，ホームセンターに行って木材や木工道具などを一緒に見て，２種類の組立キット（コーナースタンドと鉢植えを入れる花車）を購入し使用した。OTの基本的態度は，Aさんが接着剤や釘を打って組み立てるのを補助しながら，木工の基本的作業（知識）を質問し，教えてもらうこととした。木工の各工程においてブランクを感じさせない手際のよさが確認された。その後は，マガジンラックやスリッパ入れを自ら設計し，木材の切り出しから組立作業へと発展していった。この時期には「さあ，やりましょうか」とOTを誘ったり，自発的に会話する回数が増加し，眠そうにしている場面が減少した。参加時には，自宅から使い慣れた木工道具や作業療法室にはない用具を持参したり，参加の前日には妻と作業療法に関することを話題にした会話がもたれるようになるといった変化がみられた。また，昼休みにはほとんど何もせずに過ごしていたが，付き添いの妻と卓球をする姿もみられるようになった。

　ケース会議では，週に１回の作業療法参加でも，睡眠覚醒リズム（生活リズム）によい影響があるようだとの意見が主治医から聞かれた。

（石井良和）

（5）実践事例②早期に作業療法を導入したことで短期間で社会復帰した，20代の統合失調症患者

学習目標

● 急性期の統合失調症の病態と作業機能障害を理解し，クライエントの全体像を理解できる。
● 統合失調症をもつクライエントに対する評価と介入の計画を立案できる。
● 統合失調症をもつ20代のクライエントとOTの関係性を理解できる。

■——基本情報

Bさんは20代の男性で，高校卒業後，美容師になるために上京し美容院に見習いとして就職した。美容師の通信教育（通信教育3年目）を受けながら美容師の業務を行っていたが，上司との人間関係を契機に落ち込むことが多くなり，帰宅後に包丁で自分の左腕5か所と腹部を数か所切った。その後，帰省して夜間に当院へ救急受診し，抑うつ気分，意欲低下，不眠，思考制止等を認めた。入院が必要な水準であったが家族が入院を同意せず，外来にて通院治療していた。数日後に再び職場へ戻ろうとしたが，途中で精神的に不安定となり，母親に連絡して迎えに来てもらった。その後，自宅にて「俺を殺してくれ」等の発言が続き，家族が対応困難となり，両親同伴で当院の外来を受診した。外来では頭を抱えこんでじっとしていたかと思うと，急に涙ぐむなど精神面の不安定さが認められた。入院治療が必要だったが「入院は嫌だ」という強い拒否があったため，父親の同意により医療保護入院となった。

> **Focus question**
> ・Bさんはどのような作業歴がありますか？
> ・Bさんは美容師という仕事に，どのような価値をもっていそうですか？

■——医師からの処方

病棟に入ってからは精神面が少し落ち着いたが，周囲で起こる物事に神経質になっていた。さらに精神年齢の幼さ，思考のまとまりの欠如も認められ，ゆっくり静養するように医師が本人に説明した。その後，薬物療法，点滴を施行するが自己抜去し，「自分は電車を止めたはずだ，人を殺したはずだ」とまとまりのない言動をみせ，疎通不良であった。少しずつ自らの交友関係のことや仕事のことについて話せるようになったが，話のまとまりに欠けていた。

その後も「食事をすると泥棒をしている気がする」「人を殺した気がする」「テレビで泥棒や人殺しと言われている気がする」などの罪業妄想が認められた。また，自分の考えていることが他人に知られている感じがするという考想伝播もみられ，担当医師は統合失調症の診断を確定した。薬物療法として非定型抗精神病薬（リスペリドン），ベンゾジアゼピン系睡眠薬（ニトラゼパム，フルニトラゼパム），抗不安薬（エチゾラム）が開始された。

薬物調整，急性期病棟内の静養を経て，徐々に疎通性も良好となって精神面も安定し，作業療法が処方となった。

> **Focus question**
> ・どのようにオリエンテーションを行いますか？
> ・オリエンテーション時に考えられる留意点は何ですか？

■——オリエンテーション

はじめて作業療法室を訪れた際，Bさんは20代前半という年齢相応にみえ，

挨拶なども丁寧な対応であった。しかし，オリエンテーションの間は終始表情が硬く不安そうであった。

オリエンテーションでは，OTが作成した治療目的やスケジュール，活動種目の例を記載した説明同意文書を用いて作業療法の概要を説明した。さらに説明を行った後，BさんとOTの間で作業療法目標を立て合意し，作業療法プログラムを開始した。

Bさんの作業療法目標は，①職場復帰に向けた社会生活技能の向上，②手指の操作性向上，③気分を安定させることであった。いずれもBさんの「職場に復帰したい」というニードからあげられた目標であった。この期間に選択した活動は，ビーズを用いたアクセサリーやプラモデルの作成であった。1つ1つの工程の理解にはOTの口頭指示や見本の提示が必要であり，Bさんが自ら問題解決できない場合にはOTに依存的になる傾向があった。また，元々美容師として巧緻動作を要する作業をしていたBさんにとって，薬物療法の影響による手指の振戦が気になる様子であったが，作業療法の時間内は集中して取り組んでいた。作業療法を開始して3日後には，顔なじみの参加者に対して挨拶をするなど，より社交的で表情にも笑顔がみられるようになった。

作業療法を開始して1週間後にはOTに対する依存的な対応も少なくなり，課題遂行に対して自主性がみられるようになった。また，当初Bさんが気にしていた手指の振戦は次第に軽減し，活動に対してより意欲的に取り組むようになった。この期間はBさんの意欲向上に合わせて難易度の高いビーズ手芸やプラモデルとともに，スポーツや共同作業などの集団形態を利用した活動へ段階的に促していった。

しかし，Bさんの意欲や技能の向上に反して，他の参加者に対して過干渉になる傾向が観察された。他の参加者に対する身体的接触が多く，他の参加者の作品を批評するなど他者に不快感を与えるような言動が度々みられたため，OTによる助言や修正が必要な状態であった。また，病棟内の生活においても同室者とトラブルになることが多く，担当医師や病棟スタッフによる介入が必要であった。

Focus question
・Bさんの言動の変化をどう理解しますか？
・今後，どのような治療関係を構築しますか？
・どのような評価目的を設定しますか？
・目標を達成するために，どのような評価が必要ですか？

■——評価

当初は「職場へ復帰したい」というBさんのニードに合わせて，①職場復帰に向けた社会生活技能の向上，②手指の操作性向上，③気分を安定させることを目標としてあげ，治療プログラムは，①より緻密な個別活動から集団活動へと段階的に促していった。しかし，活動範囲の拡大に伴う意欲や技能の向上に反して，過干渉な対人交流がみられるようになった［図10］。職場での人間関係により発症したという経緯を踏まえると，以下の2点が重要になる。

[図10] 作業療法のリーズニングからみたBさんの作業機能障害の発生機序

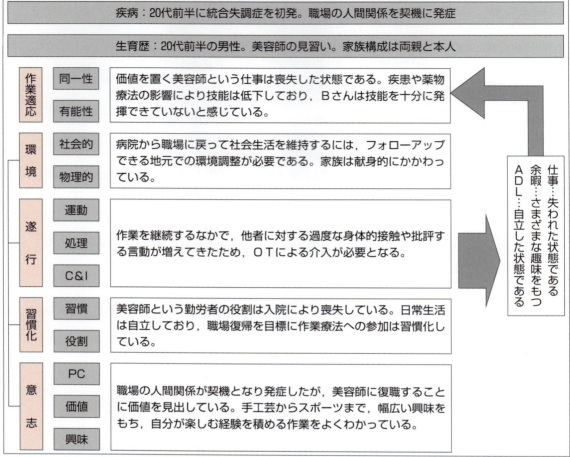

① 退院後の新たな人間関係のトラブルを契機に再発する可能性があるため，適度な距離を保った対人関係が必要である。
② 対人関係をコントロールすると同時に，職場復帰に向けた技能を獲得する。
　したがって，Bさんの治療プログラムは前記の2点を踏まえて修正する必要がある。

Focus question
・どのような作業機能障害が生じていると考えられますか？
・病態と作業機能障害の関係はどうなっていますか？
・Bさんの介入の目的は，どうしますか？
・目標を達成するために，どのような介入を計画しますか？

■──参考にしよう！──介入計画と経過のサマリー
◎介入計画
　主治医，看護師より作業療法以外の日常生活の情報収集を行った後，担当

OTはBさんと面接を実施した。治療プログラム開始時に担当OTはBさんに，作業療法目標についてフィードバックし，その目標を相互に確認した。Bさんは作業療法目標を振り返り，「指先の感覚がだいぶ元に戻ってきた」「さまざまな活動に挑戦したい」と話した。またBさんは，「周囲の人から落ち着くように注意される機会が増えたこと」について，やや疑問があるような表情で語りはじめた。その際に担当OTはBさんに，作業療法場面の様子を説明して相互に確認した。その後，新たな作業療法目標として，①過干渉な対人交流を自らコントロールすること，②職場復帰に向けた技能を向上することをあげた。さらに，Bさんの過干渉な対人交流が観察された時点で担当OTが介入することを相互に合意した。

◎経過

新たな作業療法目標が設定された後，病棟や作業療法場面で他者への過干渉が目立った際には担当OTが定期的に介入した。その結果，Bさんは「これがいけないですね」と話し，自己修正する様子がみられた。初期より実施していたビーズ手芸やプラモデルなどの個別活動はその後も継続され，「友人や両親へのプレゼントにしたい」と目的をもって活動に取り組む様子がみられた。また，集団活動は病院内中心から院外散策，近くの公民館を利用したスポーツ，花見など院外活動へと活動範囲を拡大した。対人交流をコントロールしながら個別活動では集中して取り組み，スポーツや共同作業といった集団活動では参加者と活発に楽しむなど，より円滑な対人交流が習慣化していった。そして，同時期には自宅への外泊や両親との外出が随時行われるようになった。

2週間後には病棟内の生活において落ち着きがみられ，Bさんおよび両親の希望により主治医と面談を行い，退院が決定した。入院から2か月間，作業療法開始から1か月半の短期間で退院となった。

◎作業機能障害

Bさんの作業機能状態は，入院から2週間という早期から作業療法が開始されたため，役割行動（仕事）や生活歴に関連した技能と興味が維持されていた。また，担当OTとの初回面接を通じて，作業療法を社会復帰につながる場として動機づけがなされ，習慣化されていった。参加，遂行，技能において良好に機能していると推測されたが，活動を通した技能向上や興味の拡大に反して対人交流において問題が生じた。他者へ過干渉になることが多くなり，そのことが作業遂行の妨げとなっていた。さらに，職場の人間関係を契機に発症したことを考えると，この時期のBさんは作業機能障害の状態にあると考えられた［図10］。Bさんの「職場に復帰したい」というニードが，作業療法を進める上で重要なポイントとなった。

Bさんの作業機能障害は，遂行の運動，処理，C＆I（コミュニケーションと交流技能）が変化したことにより生じた。Bさんは作業療法開始時の意欲減退の状態から1週間経過する頃には興味も拡大したが，過度な身体的接触や他の参加者の作品を批評するなどC＆Iに問題が生じた。そのなかで担当OTがBさんの活動範囲を拡大したことによって，BさんのC＆Iの問題をより助長させた。さらに，C＆Iに問題がある状態の行動パターンが作業遂行への妨げとなり，Bさんは結果的に技能を十分に発揮できていない状態であった。これらのことから，Bさんの初期の作業療法は，作業機能障害を改善するような作業的治療環境ではなかったと考えられる。したがって，担当

OTは，技能向上，興味の拡大のみに注目していた作業療法プログラムを修正する必要があった。

◎担当OTとBさんの協業の過程

　Bさんは定期的な面接およびフィードバックを実施することによって，担当OTと協業して治療方針を立てることになった。Bさんの治療方針は，①対人交流において過干渉になりやすい状態を自己コントロールすること，②職場復帰に向けた技能を向上することの2つを設定し，この2点を踏まえた行動パターンが習慣化されていった。Bさんは一貫した行動パターンの習慣が形成されることで，個別活動では自分の活動に集中し，集団活動では興味のあるスポーツをはじめ，散策や花見などの院外活動において参加者と一緒に楽しむという対人交流のメリハリがついてきた。さらに，病棟内の生活においても落ち着きがみられるようになった。

　このBさんへの教育の流れとして，担当OTは面接のなかで作業療法の概要を説明して初期の目標を設定し，同意書への署名をもって作業療法開始とした。Bさんが対人交流において問題が生じた際には再度面接を実施し，Bさんの治療方針を担当OTと一緒に再確認した。定期的に実施される面接では，どのような活動をしていたか，そのときどのような人とどのように交流していたかを具体的に例示した。その後，作業療法目標がどの程度達成されたかについて，Bさんは自己評価を実施した。その自己評価に対して担当OTはBさんにフィードバックし，目標の再構成が必要な場合は新たにBさんと十分に話し合ったうえで設定し，作業療法を再開した。これらの過程を対人交流において問題がみられた時点で担当OTがBさんに声をかけて実施し，作業療法目標を再び共有した。この担当OTとBさんの協業の過程は，作業療法の場面のみならず，Bさんの日常生活に意味をもたらすものと考えられる。

◎短期間で社会復帰できた要因

　Bさんは20代と若い年齢で，入院から約3か月の短期間で社会復帰した。この短期間で社会復帰できた要因として，1つは統合失調症が初発であり治療が早期に実施されたことがあげられる。入院から約2週間で作業療法が開始され，社会生活技能に大きな低下がなく，病前のBさんの価値や興味は保たれた状態であった。また，「職場に復帰したい」という仕事の役割に価値を置き，スポーツを中心にさまざまな興味をもっていたため，作業療法への参加の動機づけがすぐに形成された。この早期の作業療法に対する動機づけの形成は，その後の作業療法の習慣化や担当OTとの信頼関係を構築する要因になったと考えられる。

　もう1つは，Bさんの物理的環境，社会的環境が整っていたことである。入院中のBさんに対するチームケアは，Bさんの両親（家族），医師，看護師，OT，精神保健福祉士，臨床心理士で実施された。チームケアの各構成員の役割は，Bさんの家族は自宅外泊や外出時のBさんの状態に関する情報提供，医師は薬剤調整，看護師は入院生活のケア，OTは社会復帰に向けた社会生活技能の向上，精神保健福祉士は退院の手続きの調整，臨床心理士は心理カウンセリングを行った。これらの構成員の情報は，Bさんが入院する病棟に集約される形がとられた。この集約された情報はカンファレンスのなかでさらに共有され，Bさんのチームケアが「社会復帰」に向けた治療であるとした一貫した対応がなされた。そして，特にBさんの家族は退院後も自宅で支援をしていくことを積極的に行い，献身的な態度でBさんに介入した。そ

の後，Ｂさんの「職場復帰したい」というニードを地元のなかで調整し，最終的に家族の知人の美容院へと就職した。このＢさんのニードについて，入院生活という環境は価値を置く美容師としての役割は喪失した状態であり，退院後も周囲の疾患に対する理解がなければ以前の役割（仕事）の再獲得は困難であった。しかしながら，Ｂさんは献身的な家族や新たな職場などの物理的および社会的環境が整っており，Ｂさんが短期間で社会復帰できた１つの要因であると考えられる。

◎退院後のフォローアップ

担当ＯＴによる退院後のフォローアップは，外来作業療法を継続的に実施できる環境を整えること，定期診察の際にＯＴと面談する場を設定することであった。外来作業療法や面談の際には，日常生活のこと，新しい職場のこと，趣味活動などの現在の生活の状態を話し合った。

Ｂさんが統合失調症を発症する契機となったのは，職場の人間関係によるものである。Ｂさんの取り巻く環境が整備されたとしても，美容師という仕事はあらゆる年代および性別の人々と交流する技能を要し，さらなる困難とともにＢさんの作業機能障害は再燃することが予想される。その後もＢさんは再燃することなく地域のなかで生活を継続しているが，早期に社会復帰する場合には，万が一生じる作業機能障害の克服のために地域支援を充実させる必要がある。その地域支援の調整には，精神保健福祉士と家族，家族とＢさんの職場の間で継続的に実施され，疾患の再発の予防と対策が図られていくこととなった。

（久米　裕）

（6）実践事例③ＯＳＡⅡを使用したことで生活が変化していった，女性統合失調症患者

学習目標

● 統合失調症の病態と作業機能障害を理解し，クライエントの回復状態に合った課題を理解できる。
● 統合失調症をもつクライエントに対する評価と介入の計画を立案できる。
● 統合失調症をもつ女性クライエントとＯＴの関係性を理解できる。

■──基本情報

Ｃさんは40代前半の女性である。三人姉妹の長女で反抗期もなくいい子として育つ。高校卒業後，上京して銀行に勤務中不安定になり，１年で退職した。その後，地元で結婚するが離婚し，水商売に就く。疲れ気味となり無断

欠勤し，果物ナイフで左胸を刺しているところを発見され当院に入院し，その後は入退院を繰り返す。状態は，抑うつ的となり自殺念慮を呈し，改善したかと思えば脱抑制，躁的となる。退院時は自宅で自閉し，低め安定で過ごしていた。今回は結婚して家を出ていた妹が子どもを連れて戻り，居場所がなく疲労と不満がたまり，生活リズムが乱れて入院に至った。

> **Focus question**
> ・入院時は，どのような病態ですか？
> ・入院してから現在まで，どのような経過をたどりましたか？
> ・Cさんはどのような回復状態にありますか？

■――医師からの処方

当院への入院は5回目であり，今回もこれまで同様に抑うつ的症状を訴え，自閉する期間が1〜3週間続くときもあり，病状に左右された入院生活を送っていた。入院から2か月が経過した頃，自宅への退院を目標として作業療法が処方された。

> **Focus question**
> ・オリエンテーション時に考えられる留意点は何ですか？

■――オリエンテーション

生活リズムが崩壊しており，「つらい，何もしたくない，死にたい」と話す。安定しているときでも，「今はよくても，また下がってしまうのではないか」という不安を示し，調子が崩れることをおそれて，具体的な目標を立てることが困難な状態であった。

> **Focus question**
> ・Cさんの状態をどう理解しますか？
> ・今後，どのような治療関係を構築しますか？
> ・どのような評価目的を設定しますか？
> ・目的を達成するために，どのような評価が必要ですか？

■――評価

作業療法参加は断続的で，藤細工や編み物を行うが，問題解決能力，集中力，耐久性の低さが顕著にみられた。日常生活では，無理に日課を行おうとし，調子を崩すといったことが繰り返された。作業療法開始から6か月が経過した頃，本人から，「今の状況を何とかしたい。生活目標を決めて生活したい」というニードが聞かれた［図11］。

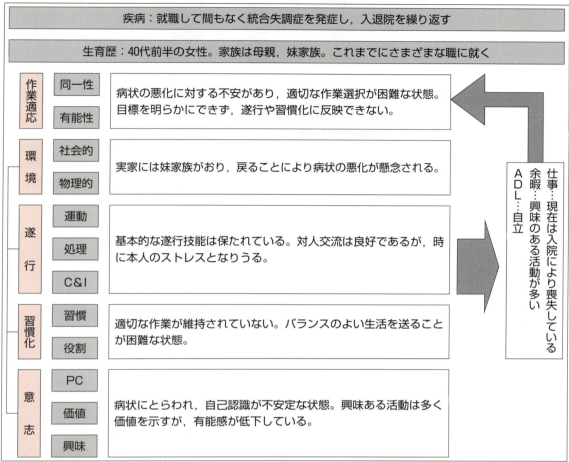

[図11] 作業療法のリーズニングからみたCさんの作業機能障害の発生機序

※C&I：コミュニケーションと交流技能，PC：個人的原因帰属

> **Focus question**
> ・どのような作業機能障害が生じていると考えられますか？
> ・介入の目的はどうしますか？
> ・目的を達成するために，どのような介入を計画しますか？

■──参考にしよう！──介入計画と経過のサマリー

　作業療法開始当初のCさんは，病状に左右され，安定した自己認識が低下している状態であり，適切な作業活動を選択し行うことが困難という作業機能障害が認められた。Cさんの作業機能状態とそれらを改善する目標を共有するため，作業に関する自己評価・改訂版（OSAⅡ）を導入することとした。OSAⅡは協業をテーマに開発された評価であるが，施行する過程でクライエント自身が作業機能状態を振り返り，結果をもとに問題点や治療目標を具体的に共有することで，クライエントの治療参加を促す手段として有用である。作業療法を実施するなかでCさんの状態や環境に変化が見られたときはOSAⅡを実施し，目標や活動内容を変更させていくとした。

◎Ⅰ期（約3か月間）

OSAⅡ1回目。「調子に波があるので生活リズムが崩れやすく，何とかしたい」と述べる。目標を生活リズムの再構築と維持とし，行動計画は無理せず実行できる範囲で立てることにした。同時に1日のスケジュール表を作成し，生活時間を見直した。活動は徐々に自分のペースで進めることができるようになっていたが，決めたスケジュールを無理に遂行しようとする面がみられ，OTより，「自由度をつけて気楽に取り組んでは」と助言する。

◎Ⅱ期（約5か月間）

OSAⅡ2回目。作業療法への参加が安定してきた。「大きく調子を崩すことなく経過できている」と自己評価する。目標は，現状の生活リズムを維持しつつ退院後のイメージをつかみ，作業療法場面で生活指導を行い，自分のニードに合った作業選択を進めるとした。活動の工程の理解，スキルも良好で，達成感を得ることができていた。

◎Ⅲ期（退院まで～約3か月間）

OSAⅡ3回目。グループホームへの退院の話が出ていた。「退院を目の前にして要求水準が高まっている」と述べる。目標はグループホームへの退院とし，生活リズムの維持と体力づくりを進めるためさまざまな活動を実施することにした。生活指導では，「今は下がっても必ずよくなると信じることができる」「やりたいことはたくさんあるが，焦らずに時期を待つ」といった言葉が聞かれた。グループホームへの入居が決まり，今後は通院作業療法に通い安定した状態の維持に努めることとし，退院を果たした。

◎まとめ

作業機能状態を整理し共有するため，OSAⅡを導入した。治療目標に近づき，環境にも変化がみられた際は，OSAⅡを使用して再評価し，目標を変更，発展させた。当初はスケジュールに無理に自分を押し込め，疲労して調子を崩したり，ゴール設定への焦りがみられたが，具体的な目標を共有し達成するという首尾一貫した環境が，安定したパターンへの変化を生み，適切な自己評価へとつながった。

（鈴木ひろみ）

（7）実践事例④作業の参加に消極的で処遇困難な統合失調症患者

学習目標

● 統合失調症の病態と作業機能障害を理解し，クライエントの全体像を理解できる。

● 処遇困難な統合失調症のクライエントに対する評価と介入の計画を立案できる。

● 処遇困難な統合失調症のクライエントとOTの関係性を理解できる。

■──基本情報

　Dさんは40代中頃の男性で，当院へは通算4度目の入院中。途中で6か月間の退院をはさみ，通算15年以上入院している。大学受験に失敗し，自宅で浪人しながら就職するも長続きせず，その後，職を転々としながら過ごしていた。20代前半に3度の入院を経験した。弟とけんかし，親に注意されても聞き入れず，昼夜問わず奇声を発したり，暴言暴力行為があった。弟の首に包丁を突きつけ「殺してやる」と言ったり，父親を突然なぐるという暴力行為があった。他人が頭の中に入ってくるなどの訴えがあり，状態が落ち着かず，家人に連れられ，入院となった。これまで病棟職員による作業への働きかけに顕著な反応を示さず，病院では，対応に苦慮する患者と考えられていた。

> **Focus question**
> ・入院時は，どのような病態ですか？
> ・ライフサイクルの観点からは，Dさんの作業機能障害をどのように理解しますか？

■──医師からの処方

　空想的な「UFO」や「宇宙人」の話が主で，妄想的会話が多い。空笑もあり，奇異的行動（自分のコップがあるにもかかわらず，蛇口から水を直接飲む。蛇口の開閉を何度も行う。ライターの点火を繰り返す）が目立ち改善されない。幻覚，妄想，自閉状態である。妄想は著しく，衝動性が高い。気分安定薬，下剤，糖尿病薬を服薬している。作業療法処方の目的は，現実検討能力の改善である。家族は病気に関する理解に乏しい。

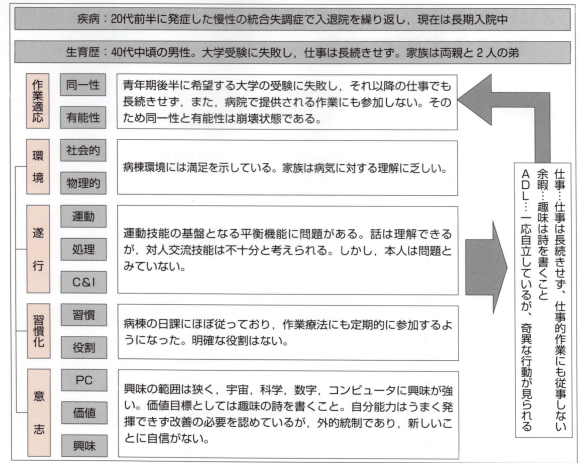

[図12] 作業療法のリーズニングからみたDさんの作業機能障害の発生機序

※C&I：コミュニケーションと交流技能，PC：個人的原因帰属

> **Focus question**
> ・オリエンテーション時に考えられる留意点は何ですか？
> ・どのようにオリエンテーションを行いますか？

■──オリエンテーション

　作業歴取得の面接では，初回入院時のことを「麻酔を打たれて入院した」と述べるなど，日時や状況の記憶は極めて良好だった。その頃の自分は「45％が異常で，55％が正常だった」，現在には不満は「ない。毎日，快適だ」と述べ，「病気はどこまで治っているのかわからないところがあります」「この15年間，父さん，母さん，弟と打ち解けて話すこと，会話がなかった。最近，そうしたいと思うようになりました」と述べるなど，真剣な表情で臨み，自分をよく語ってくれた。最後に，Dさんの状態を理解できたことと，作業療法の意義と内容を伝え，協力して生活の再建を目指そうと提言し，Dさんの同意を得た。

> **Focus question**
> ・Dさんの言動をどう理解しますか？
> ・今後，どのような治療関係を構築しますか？
> ・どのような評価目的を設定しますか？
> ・目的を達成するために，どのような評価が必要ですか？

■──評価

　身体機能的評価は，サッカーボール蹴り，風船バレー等を行うなかで実施した。当初は，ボールを足で止めたり蹴るときに，瞬間的にも片足立ちがとれず転倒することがあった。風船バレーでは，風船を見失ったり，降りてくるタイミングを計れずに空振りしたり，前方へ突けなかった。興味チェックリストでは，将来やりたい活動として絵画とコンピュータがあがった。役割チェックリストの結果は，過去には5つの役割があったが，現在は家族の一員，趣味人・アマチュアの役割すらないと考えており，将来は趣味人・アマチュア以外の過去の4つと家庭維持者の役割を担いたいとした。また，全ての役割を非常に価値があるとした。OSA改訂前の版である作業機能自己評価★3の結果，「自分の能力がうまく発揮されている」「自分で決めることができる」という意志の項目に改善を必要と認識している反面，問題と思われる対人交流とコミュニケーションは改善の必要がないとした。環境，特に病院環境には満足を示していた［図12］。

> **Focus question**
> ・どのような作業機能障害が生じていると考えられますか？
> ・Dさんへの介入の目的は，どうしますか？
> ・目的を達成するために，どのような介入を計画しますか？

■──参考にしよう！──介入計画と経過のサマリー

　Dさんの作業機能障害は大学受験失敗に始まり，その以降の仕事でも長続きせず，社会への参入時期での発症が絡み合った長期入院によるものである。
　糖尿病の既往があることからも，集団レクリエーションの形での感覚統合的アプローチには比較的興味を示した。Dさんは週1回の活動に，最初は誘われてしぶしぶの参加であったが，徐々に誘いに即答するようになり，ほぼ毎回参加した。当初から比べて，ボールを足で止めたり蹴るときの転倒もなくなり徐々にバランスがよくなった。風船バレーでも徐々に追視★4により見失うこともなくなり，運動技能は改善した。
　これらアプローチに加え，行動上の改善を図るために強い興味の活動を導入した。コンピュータに興味があることから，お茶の時間にワープロに誘ったが，「オレにはできない。難しすぎる」との反応であった。何度か誘ううちに「やってみるか」とワープロの前に座った。最初はうまくできずイライラしていたが，反復練習と指導により熟達してきた。興味はあるができないと考えていたワープロに取り組み，成功を収めたことは，本人の「自分の能力に見合った活動をしていない」という思いを修正し，技能の獲得をもたらし，さらに高機種ワープロに取り組むという良性の循環への転換をもたらし

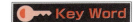

Key Word

★3　作業機能自己評価
1986年にBaronらにより作成された評価で，現在のMOHOの意志，習慣化，遂行能力，環境に相当する27項目からなる。日常生活上の機能について，自分の良い点(利点)か改善したいと思っている点かをチェックしてもらい，自分で変えたいと思う項目を3つ選んでその優先順位を書いてもらう形式である。

Key Word

★4　追視
日常生活において物を扱うときに，目と手を協調させて行うことが多いが，追視は注視，輻輳などとともに，動いている物を見る目の動きに関する重要な要素である。

た。この背景には，身体運動的レクリエーションへの参加があった。その後，
医師から退院の話が出された。

（山田　孝・石井良和）

（8）実践事例⑤思いつきで行動してしまう，デイケア通所中の統合失調症患者

学習目標

● デイケアにおける作業療法について理解できる。
● 言動にまとまりを欠くクライエントに対する評価と介入の計画を立案できる。
● クライエントのストレングス（強み）に目を向けることができる。

■──基本情報

　Eさんは50代半ばの女性で，診断名は統合失調症である。10代後半（専門学校在学中）に発症し，精神科病院を転々としながら10回以上入院する。定職についたことはないがアルバイトの経験はある。結婚歴はなく，家事援助を受けながら単身生活をしている。

　40代後半で作業所通所を開始した。病状が悪くなると，些細なことが気になり相手や時間にかまわず頻回に相談を求める，口調が攻撃的になり他者を責めるなどがみられていた。そのため他者から嫌われ，本人も作業所が嫌になり，約３年間続けていたにもかかわらず自ら退所する。その約４か月後に入院している。

　約２か月の入院中に「日中過ごす場所がほしい」という本人の希望があり，退院と同時に病院に併設されているデイケアを開始した。

Focus question
・病状悪化時の行動パターンはどのようなものでしょうか？
・Eさんのストレングスは何でしょうか？

■──医師からの処方

　言動にまとまりを欠き，多弁となったため入院。今回，退院となったが，不安感と確認行為は残っている。デイケア依頼の目的は，対人交流の維持と規則的な生活の維持。

[図13] 作業療法のリーズニングからみたEさんの作業機能障害の発生機序

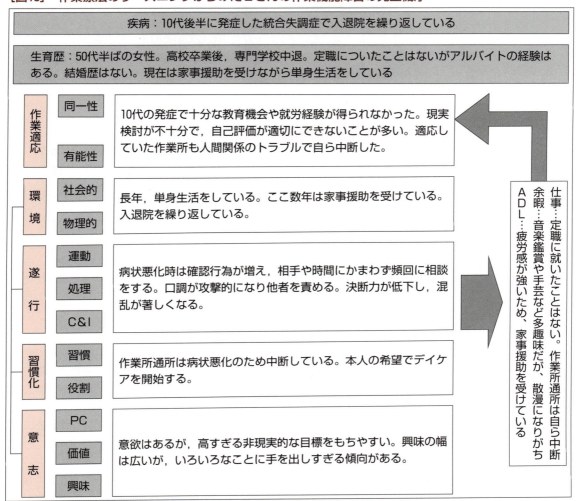

※C&I：コミュニケーションと交流技能，PC：個人的原因帰属

> **Focus question**
> ・不安感と確認行為のあるクライエントのオリエンテーションで予測されることは何でしょうか？

■──オリエンテーション

細かい質問や確認を繰り返す。「ピアノを教えてほしい」「パソコンを教えてほしい」など，思いついては要求することを繰り返す。話題が突然変わり，面談に時間がかかる。

> **Focus question**
> ・言動にまとまりを欠くクライエントの評価をどのようにしますか？
> ・今後，どのような治療関係を構築しますか？

■——評価

手芸の最中に，他のメンバーが将棋をしているのを見て「私もしたい！」と言う。OTが相手をしたが，着手が決められない，やり直しを要求する，相手の駒を動かそうとするなど決断力の低下と混乱がみられ，序盤で「疲れたからやめます」と言う［図13］。

> **Focus question**
> ・混乱のあるクライエントには，どのような作業活動が適切ですか？
> ・決断力の低下しているクライエントには，どのような対応が望ましいですか？
> ・Eさんのストレングスをどのように生かしますか？

■——参考にしよう！——介入計画と経過のサマリー

デイケア内では現実検討や状況判断ができずに，やみくもに活動参加を要求し，スタッフが振り回されていた。帰宅後も「朝食がパンでは昼までにお腹がすかないでしょうか？」など，疑問があるとすぐにデイケアスタッフに電話で質問していた。

しかし，ストレングスとして，①活動に対する意欲の高さ，②物事への興味の強さ，③問題解決に向けての行動力，④過去に作業所に3年間通いながら単身生活を維持した経験，などがあげられた。以上より介入目的を，本人の能力を信じ過剰な手助けをせずに意思決定を促すこと，とした。介入方法は，①アドバイスすることを極力控え，本人の意思決定を促す，②相談窓口を担当OTに一本化し混乱を防ぐ，③退院直後は経験のある活動を勧める，とした。

介入計画立案直後，「靴はどこで買ったらいいですか？　あまり踵が高くなくて，はきやすい靴はどこに売っていますか？」と質問があった。「Eさんは，きちんと1人で生活していた経験があるので，ご自分で店を見つけることができると思いますよ」と返答すると，「そうですよね。うふふ」と笑顔を見せた。この会話により，意思決定を促すことが間違っていないと確信した。その後，質問があるたびに「Eさんは，どのようにお考えですか？」「Eさんは，どうしたいと思いますか？」などと確認すると，多くの場合，本人

Column
作業所

正式には「精神障害者小規模共同作業所」といわれます。昭和50年代から，精神障害者の地域における貴重な受け皿として機能していましたが，障害者自立支援法が施行された2006（平成18）年

4月以降，「就労継続支援」「就労移行支援」に移行した施設も多くみられます。とはいえ，当事者や現場スタッフは，変更後も「作業所」と呼び続けていることが多くあります。

の意向（しかも現実的な考え）があった。ときには「○○か△△で迷っているんです」「どうしていいかわからないです」と言うこともあったが，いきなりOTの考えは言わず，一緒に悩みながら，Eさん本人の意思決定を尊重し続けた。

　デイケアスタッフにも介入目的を伝え，相談を受けても，まずは担当OTを通すことを徹底した。そしてデイケアが多職種で構成されている強みを生かし，その都度，適切な職種のスタッフと一緒に対応した。

　活動の選択も「最初は無理をせず，経験のあることから取り組みましょう」と声かけをし，Eさんも同意した。その結果，ピアノやパソコンの要求はなくなり，手芸の時間に刺し子をする，好きな歌をカラオケで歌うなど，負荷が少ない活動を自ら選択し，落ち着いて取り組めるようになった。

　その後，手芸では少しずつ難易度を上げ，レース編みのコースターを完成できるところまで回復した。確認行為は減少し，以前のように相手や時間にかまわず電話することは，ほとんどみられなくなった。デイケア内で一緒に過ごす特定の友人もできている。

（中村直子）

参考文献

Leff J, Vaughn C, 三野善央・牛島定信訳：分裂病と家族の感情表出．金剛出版，1991.

Csikszentmihalyi M, 今村浩明訳：フロー体験──喜びの現象学．世界思想社，1996.

Kielhofner G, 山田孝監訳：作業療法の理論，原書第3版．医学書院，2008.

徳竹いづみ・小林正義・杉村直哉他：精神科長期入院患者と合意される作業療法目標の特徴．作業療法27（1）：38−46，2008.

山田孝：協業Collaborationとは何か．作業行動研究6（1）：1−6，2002.

山田孝・石井良和訳：作業に関する自己評価者手引書．日本作業行動研究会，1999.

山田孝：作業における協業とクライエント中心の実践．秋田作業療法学研究7：22−29，1999.

石井奈智子・鈴木ひろみ・石井良和・佐藤文泰：作業に関する自己評価（OSA）の有用性に関する検討──統合失調症患者に対する作業療法の経過から．秋田大学医学部保健学科紀要12（2）：121−128，2004.

太田保之・上野武治編：学生のための精神医学，第2版．医歯薬出版，2006.

障害者福祉研究会編：ICF 国際生活機能分類──国際障害分類改定版．中央法規出版，2002.

昼田源太郎：改訂増補　統合失調症患者の行動特性──その支援とICF．金剛出版，2007.

Kiehofner G編著，山田孝監訳：人間作業モデル──理論と応用，改訂第4版．協同医書出版社，2012.

香山明美・小林正義・鶴見隆彦編：生活を支援する精神障害作業療法──急性期から地域実践まで．医歯薬出版，2007.

日本作業療法士協会編：日本作業療法士協会ガイドライン．2006.

2. 気分障害の作業機能障害とプログラム立案のコツ

- 気分障害と一言で表しても，その内実は多様であるため，さまざまな病因を踏まえて考えておく必要がある。
- 気分障害の作業機能障害は，うつ状態と躁状態によって変わるものである。初学者は，病相との対比を通して作業機能障害の理解を深める。
- 作業療法で主たる対象となるのはうつ状態の患者であるため，うつの作業機能障害を理解しておくと，学生や新人OTは対応しやすい。

(1) 気分障害の基礎知識

(a) 概説

　気分障害は，気分または感情の障害を主症状とし，同時に意志や欲動の障害を伴う。また，それらを背景に思考も障害され，躁病エピソードとうつ病エピソードとして表出される。Kraepelin Eにより，早発性痴呆（統合失調症）とともに「躁うつ病」として，2大内因性疾患として位置づけられてきた。アメリカ精神医学会（APA）の精神疾患の診断基準であるDSM-Ⅲ以降は，典型的なものだけではなく，さまざまな気分あるいは感情の変調がみられる非定型うつ病[★1]にまで概念が広がってきた。2000年以降，うつ病患者は3.5倍に増加していることが示されているが，過剰診断や過剰治療，軽症化と多様化がその要因であるといわれている。また，2013年のDSM-5への改訂では「気分障害」という分類は削除され，「双極性障害」と「抑うつ関連障害」に大別されている[1]。ここでは，主に抑うつ関連障害（うつ病）について概説する。

Key Word

★1　非定型うつ病
近年は自己愛的，回避的傾向の強い「逃避型抑うつ」や「未熟性うつ病」「ディスチミア親和型うつ病」などのパーソナリティの問題との結びつきの強いものや，発達障害に起因するものなども増えてきている。また，「血管性うつ病（vascular depression）」や「軽微双極性障害（soft bipolar）」などの広がりをみせている。

(b) 気分障害の分類

ICD-10およびDSM-5による分類がある［表1・表2］。

[表1] ICD-10による分類

F30-F39	気分[感情]障害 Mood[affective]disorder
F30	躁病エピソード
F31	双極性感情障害＜躁うつ病＞
F32	うつ病エピソード
F33	反復性うつ病性障害
F34	持続性気分「感情」障害
F38	その他の気分「感情」障害
F39	詳細不明の気分「感情」障害

[表2] DSM-5による分類

双極性障害および関連障害群
双極Ⅰ型障害
双極Ⅱ型障害
気分循環性障害
物質・医薬品誘発性双極性障害および関連障害
他の医学的疾患による双極性障害および関連障害
他の特定される双極性障害および関連障害
特定不能の双極性障害および関連障害
抑うつ障害群
重篤気分調節症
うつ病(抑うつエピソード含む)
持続性抑うつ障害
他の特定される抑うつ障害
特定不能の抑うつ障害

(c) 気分障害の成因

　気分障害の成因については諸説あり，遺伝生物学的研究から近年の形態学的・神経化学的研究までさまざまな研究が報告されている。特にうつ病については，それらの諸説を統合し，総合的に説明・理解しようとしている。素質として遺伝や神経伝達機構の脆弱性，間脳の低格性が推定される。このような素質をもつ者に対して，人格的傾向や認知の歪み，心理社会的状況，身体状況が加わることによって，脳神経伝達機構の失調・破綻をきたし，気分あるいは感情を主症状とした精神症状・身体症状が生じる [図1]。「生き方」そのものが病因として関与していることも否定できず，作業療法を実施するうえでも考慮するべきことである。なお，双極性障害は，単極型うつ病よりも発症に誘引が関与するケースが少なく，素因規定性が強いことが経験的に

[図1] 気分障害の発症モデル

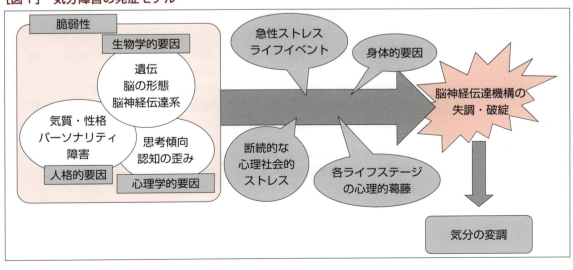

知られている。

■──人格的要因

人格的要因としては，循環気質（Kretschmer），執着気質（下田），メランコリー親和性性格（Tellenbach），マニー型（Tellenbach），自律型パーソナリティ・依存型パーソナリティ（Beck），未熟型性格，自己愛性パーソナリティ障害的傾向，抑うつ性パーソナリティ障害などがある。

■──心理学的要因

心理学的要因としては，認知の歪み（Burns DD）があげられる[2]。例えば，全か無か思考，一般化のしすぎ，心のフィルター，マイナス思考，レッテル貼り，独断的推論（結論の飛躍），拡大解釈と過小評価，感情的決め付け，すべき／せねばならない思考，自己関連づけなどである。

■──心理社会的状況（誘因）

誘因の存在率は，誘因となった可能性のある要因まで広義に捉えると70％を超える[3] ［表3］。人生の出来事（ライフイベント）が関与しているケースが多いが，ライフイベントそのものよりも，そのイベントをその人がどのような意味にとらえるかが重要である。どのような意味にとらえるかは人格的要因が影響している。また，思春期や更年期，老年期などライフステージにおける心理的葛藤も大きく影響している。

■──身体的要因（身体的疾患との一次性・二次性合併）

身体的要因としては，脳器質性疾患，代謝性疾患，内分泌疾患，自己免疫疾患，ウイルス性その他感染症，悪性腫瘍などがある。

■──生物学的要因

セロトニン，ノルアドレナリンが主に関与するとされ，モノアミン欠乏仮説

［表3］　気分障害の発症に関係する誘因ないし状況

個人・家族に関係する出来事	職業などに関係する出来事
近親者，友人の死亡・別離	職務の移動（配置転換，転勤，出向，転職など）
子女の結婚・遊学	
身体疾患（病気）・事故	昇進，左遷，退職，定年
家庭内不和	職務に関係した情勢の変動（不景気など）
結婚，妊娠，出産，月経，更年期	
転居（引っ越し）	職務に関係した困難（自分でコントロール出来ない要因）
家屋・財産などの喪失（火災など）	
目標達成による急激な負担軽減	職務内容の変化
定年	職務上の失敗
仕事の過労	昇進試験
家庭の経済問題	病気による欠勤と再出勤
	研修

（大熊輝雄：現代臨床精神医学，改訂第11版．金原出版，2008．より）

に始まり，これまで受容体感受性仮説，セロトニン仮説，情報伝達系障害仮説などから説明されることが多い。また，脳形態学的変化として，うつ病では両側の海馬の萎縮があるとされ，前頭葉・側頭葉・大脳辺縁系の血流が低下しているとの報告が多い。

（2）気分障害の作業機能障害の特徴

（a）関連障害と関連問題 ［図2］

　気分障害は，自殺に関連した問題として取り上げられることが多い。自殺の原因としてはさまざまな要因があるが，サポート体制が少なく，孤立無援の状況も大きな要因の1つとしてあげられている。また，うつ病は再発率[★2]も高い疾病であるが，本人にも周囲にも再発の徴候や誘因は気づかれにくく，見逃しやすい。高齢者の喪失体験に関連する問題，ひきこもりや登校拒否といった青年期との関連も指摘されている。

　また，気分障害に共存症[★3]が非常に多いことはよく知られている。大うつ病の59％に気分障害以外の何らかの共存が認められたとの報告もある[4]。精神疾患では，不安障害，アルコール依存症，パーソナリティ障害，認知症との共存，身体疾患では，脳血管障害や内分泌系をはじめとした疾患との共存

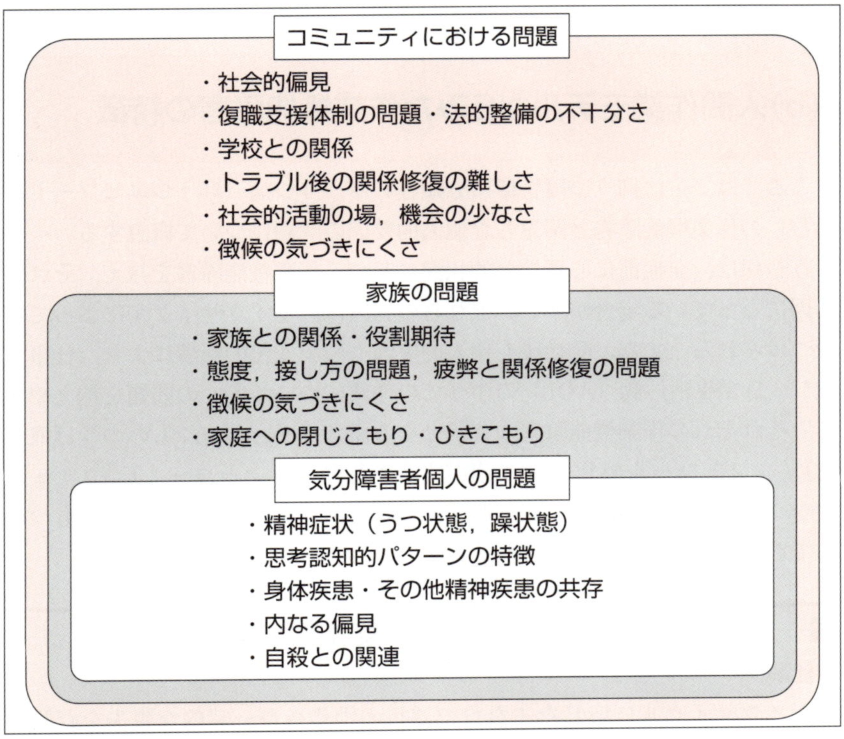

Key Word

★2　うつ病の再発率

米国のうつ病の再発率に対するある調査では，初発後は50〜60％，2回目発症後は70％，3回目発症後では90％にまでなることが報告されている。2004年度においては，「心の病」による1か月以上の休職者は7割近くの企業に存在し，もっとも多い精神疾患は「うつ病」である。

Key Word

★3　共存症

comorbidity。同時に存在するが互いに無関係な疾病がある状態のこと。通常，疫学で，2つ以上の疾病の共存を指すのに用いる。合併症（complication）は，ある疾病そのものに起因するか，これと無関係な原因によるかを問わず，経過中に生じる，その疾病の本質部分でない病的経過または事象をいう。

[図2]　気分障害関連問題と相互作用

コミュニティにおける問題
・社会的偏見
・復職支援体制の問題・法的整備の不十分さ
・学校との関係
・トラブル後の関係修復の難しさ
・社会的活動の場，機会の少なさ
・徴候の気づきにくさ

家族の問題
・家族との関係・役割期待
・態度，接し方の問題，疲弊と関係修復の問題
・徴候の気づきにくさ
・家庭への閉じこもり・ひきこもり

気分障害者個人の問題
・精神症状（うつ状態，躁状態）
・思考認知的パターンの特徴
・身体疾患・その他精神疾患の共存
・内なる偏見
・自殺との関連

Column
自殺関連問題

　自殺は，2014年では2万5427人（内閣府自殺対策推進室・警察庁生活安全局生活安全課統計）と，減少傾向にありますが，近年の社会問題であることに変わりはありません。自殺の背景には，程度の差はありますが，うつ病が存在していることが多いと考えられ，自殺全体の50〜70%にうつ病が関与しているともいわれています。著名人の自殺報道のなかにも「うつ」の存在が見え隠れしているようです。近年，うつ病は「こころの風邪」と表現され，ともすれば軽症なイメージをもたれる

ような印象を受けます。しかし，再発率や自殺などの問題をみると，決してそればかりではないことがわかるでしょう。うつ病は気づかれにくいといった特徴をもっています。ストレス社会といわれる今の社会におけるメンタルヘルスへの取組みは，職場や地域でも積極的に行われています。メンタルヘルス領域で活躍するOTも数多くはありませんがいるようです。メンタルヘルスなどの予防的な活動においても，作業療法の理論は十分に活用できるように思います。

が認められる。

　職場のメンタルヘルスにおいては，「抑うつ状態」で休職するケース，復職しても再休職するケースが増加している。休職中に「試し出勤」「リハビリ出勤」と称して企業が業務遂行レベルを見極める制度の導入も進んでいるが，復職のハードルはこの10年間をみても確実に上昇している[5]。そのような背景のなか，復職支援（リワークプログラム）★4も目覚ましい広がりをみせている。

Key Word

★4　復職支援（リワークプログラム）
休職者に対し，再休職を予防するためのプログラムである。生活リズムの回復や疾病教育，集団プログラム，自己分析（病気と休職の関連性，職場でのコミュニケーションパターンや対人葛藤の特徴など）で構成されている。

（b）人間作業モデルからみた作業機能障害の特徴

　ここでは，主に抑うつ障害群に分類される，うつ病（抑うつエピソードを含む）の作業機能障害と関連した個人的要因の問題について概説する。

　うつ病は，発症前に心理社会的状況に基づく作業機能障害を抱え，それが誘因になっている場合が多い。それらの誘因は，ライフサイクルによって特徴づけられる。また，発症後も個人的要因や環境変化の影響により，仕事，遊び，日常生活活動（ADL）のすべての作業について多くの問題を抱えやすい。それぞれの作業機能障害の背景となる認知（cognition：ものの受け取り方），コントロール感覚（control：感情や行動のコントロール），コミュニケーション（communication：人付き合い）の3つの"C"[6]の特徴もつかんでおきたい。

■──作業の分類からとらえた作業機能障害の特徴
●仕事
　ライフサイクルに応じた主な役割遂行の困難さや一時的な喪失を経験す

る。職域の領域だけではなく，学生や家庭維持者，趣味人としての生活役割の問題を抱える。主に学習・仕事の能率低下，複雑・複数の課題遂行の困難さ，職場や学校，家庭生活における対人関係やストレス対処（問題解決）の困難さ，意思決定や選択の困難さなどが特徴である。

若年層に増えている非定型うつ病は，余暇は楽しく過ごせるが，仕事や学業に対して抑うつ的で回避する傾向が強い。

●余暇

趣味的作業や遊びに対して楽しみが見いだせなくなり，回避する傾向が強くなる。また，高い遂行能力が求められる趣味的作業はうまく遂行することができなくなり，自己否定感情につながりやすい。その結果，社会や人とのつながりの希薄さや生活範囲の狭小化（閉じこもり）などの問題にもつながりやすい。非定型うつ病は，余暇の遊びなどに対する活動性は保たれやすい。一方，リワークにおいては，余暇に対する認識が高く，積極的に取り組むほうが職業における疲労や抑うつが低い傾向にあることも報告されており[7]，遊びは仕事との関係性も高い。

●ADL

入浴や更衣，整容に対する億劫感，食欲の低下など，気分や思考障害，認知機能障害の程度に応じて，遂行の困難さや回避，無頓着といった問題を抱えやすく，身体的・精神的な安寧の確保が困難となる。ADL遂行は，発症前よりも要領が悪くなり，行為の効率性も低下し，「質」が低下しやすい。

■──作業機能障害に関連した個人的要因

●意志（作業に対する動機）

自己否定感情の強さから，自分の身体的・認知的・社会的能力を過小評価し，自己効力感が低下する（個人的原因帰属の低下）。一般性自己効力感に加えて，作業に対する課題特異的な自己効力感[★5]も低下しやすい。興味・関心も狭小化し，楽しみや喜び，快適さの問題が生活に対する活力や気分の維持の困難さにつながりやすい。また，自分が何をすべきか，時間をどのように使うかという個人的確信や義務を見失いやすく，自分の価値を必要以上に引き下げてしまいやすい。これらの意志の問題が作業遂行に対する動機の低下や生活課題の回避などにつながりやすく，作業機能障害と生活の悪循環の中核的な問題になるケースが多い。

●習慣化（日常生活のパターンと行為のパターン）

抑うつ気分や作業に対する動機の問題から生活パターンが受動的になりやすく，作業的生活を自分でデザインすることが難しくなる。また，元来もっている人格的要因も相まって，作業バランスも義務的意味づけに偏りやすい。思考障害や遂行機能の問題から，病前の効率的な行為のパターンも損なわれ，作業に対する疲労感やエネルギーの消耗，生活ストレスの増大につながりやすく，自己否定感情の増強といった悪循環も形成されやすい。

発達的な問題や心理的，環境的問題から効果的・効率的な役割遂行パターンが身につきにくい場合には，職場や学校での役割遂行に問題を抱え（対人関係や問題解決技能など），それがうつ病の誘因になるケースも少なくない。

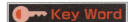

★5 一般性自己効力感と課題特異的自己効力感

特定の対処行動に対する自己効力感を特異的自己効力感，生活全般にわたる自己効力感を一般性自己効力感という。

発症後も，遂行能力の問題を基盤とした生活役割の困難さや一時的な喪失につながりやすい。

●遂行能力（精神および認知機能障害）

　抑うつ障害群に共通する特徴は悲しく，虚ろな，あるいは易怒的な気分が存在し，身体的および認知的な変化を伴って，個人が機能するうえでの資質に重大な影響を及ぼすことである[1]。情動および気分の障害として，抑うつ気分や自己卑下感・自責感，不安・焦燥感，希死念慮などがみられる。思考障害の問題も大きく，思考制止・抑制，自責感・悲観的・無価値感が強化され，罪業妄想や心気妄想，貧困妄想が特徴である。また，認知面の問題では元来もっている「認知の歪み」（前述）に加えて，遂行機能や注意機能をはじめとした，主に前頭葉機能の問題を抱えやすい。これらの問題を基礎とし，意欲の低下や食欲・性欲・快感の減退，睡眠障害や易疲労感・全身倦怠感，自律神経症状などの身体症状がみられる。

(3)プログラム立案のポイントと留意点

(a)クライエントの作業機能障害の回復状態別

　ここでは，主に作業療法の対象となる「うつ病」について，回復の状態を早期，回復期，維持期に分類し，基本的な作業療法介入の目的とプログラム立案の際のポイントについて述べる。また，近年注目されている復職支援（リワークプログラム）の視点も含めた。

■───早期（作業療法の導入）

　急性期は，薬物療法と休息が何よりも大切である。早期の作業療法は休息がとれた時期から開始することになるが，クライエントは疲弊し，思考・動作も抑止・静止した状態である。個人的原因帰属が低下した状態で，以前との比較から自己否定感情につながり，悪循環に陥っている状態といえる。

　この時期は，「休息」につながるための作業に取り組み，ひきこもりの防止や不安・焦燥感から解放し，回復を支援することになる。1対1あるいはパラレルな場から開始する。ベッドサイドから始めてもよい。また，この時期のクライエントは，自ら作業を選択し決定することが難しいので，その援助も重要になる。なじみのある得意とする作業よりも，目新しい作業のほうが，以前の自分との比較を防止するうえでも効果的である。思考障害や認知機能障害に配慮し，簡単で構成的，繰り返しの多いもの（自己判断の少ないもの）で，生産的なものを選択する。直接的な満足感が得られやすく，1回の作業療法のセッションで完成できる程度のものがよいが，子どもじみたものになり過ぎないように注意する。言語交流が少ないものが「作業への閉じこもり」を可能にし，一時的な不安や焦燥感からの解放につながる。なじみの作業を

希望した場合には，自責感，劣等感，自己卑下感といった感情を引き起こさないように慎重に扱う必要がある。自己洞察や自身の振り返りなどについての協業は，負担が大きすぎるため避けたほうがよい。また，必要以上の励ましも避ける。活動時間や疲労度も考慮しながら進めていく。

多くは回復しうる病であることや服薬の必要性，休息の必要性などの心理教育プログラムは，後の疾病自己管理能力にもつながり，作業療法士（OT）も関与できる部分である。また，自殺に関しても「自殺念慮は病的気分から生じたもので病気が治れば消える」ことも伝え，自殺しないことを約束するためのかかわりも大切である。復職支援の場合も，ADLを含めた生活リズムを取り戻すことが優先されるが，この時期にしっかりとした治療的な契約を結んでおくことが，回復期以降の関係性やかかわりの鍵となる。

■───回復期前期

ある程度まとまったことができるようになり，生活のリズムやセルフケアも回復するが，億劫感は残っている時期である。この時期は，無理をしなくても受け入れられる体験のなかで自信を回復し，元の生活に再び戻っていくための基盤をつくる時期であるため，無理や焦りにつながらないように活動と休息のバランス★6をとることが大切である。OTはクライエントについて，以前との比較をするのではなく，今できていることに対して肯定的にフィードバックし，段階的な個人的原因帰属の増大を図る。

この時期の作業は，なじみの薄いものから，少しずつナラティブに沿った作業へ展開していく。生活に対する自信や主体性の回復につなげていく意識で，作業を通した探索→有能性→達成というプロセスを支援する。1対1あるいはパラレルな場から，段階的に集団での作業への導入も可能である。作業を通したくつろぎ楽しめる体験は，ゆっくりすることは悪くないとの体験的理解を促す。息抜きや気分転換の方法について一緒に考えていくことが，間接的な「生き方」の見直しにもつながる。

人生における重要な事柄（復職・転職や退職，退学，離婚など）については急いで決めようとせず，病気が回復するまで延期したほうが適切な判断ができるのではないかということも伝えるべきである。

■───回復期後期

これからの生活を具体的にイメージして，元の生活に戻っていくための準備を行う時期である。今までのライフスタイルや仕事への取り組み方などを見直し，無理をしない「いい加減」な生き方を見つけることになる。

この時期は，行動や生活のペースを調節し，再発パターンを回避できるようなセルフモニタリング，セルフマネジメント力を身につけていく支援を，認知行動療法的なかかわりを通して提供する。集団を利用しながら他者と作業を共有し，そこで経験した感情や取り組み方について協業していく。集団のなかで感じる自分の生きづらさや「困ったっこと」などの問題等を見逃さず，一緒に検討していく。自分の人との付き合い方や作業への取り組み方などの問題に直面化しながら，自身の発症のメカニズムを理解し，再発を予防

💡 One Point

★6　活動のペース配分

身内や近親者が相次いで亡くなり，葬儀の世話などもあって疲弊して，うつ病を発症した60代後半の女性がいたが，薬物療法や作業療法で少しずつ回復し，夏祭りのバザー作品づくりという，彼女のナラティブに合った作業への取組みでさらに元気を取り戻した。ノルマなどはなかったが，がんばり過ぎると気分が落ち込むこともあり，作業療法を休むこともあった。回復していく過程にあるときほど，活動量のペース配分への配慮が必要である。

One Point

★7 作業療法場面での内省的な会話

気分障害, 特にうつ病は, 初期には抑うつ状態や不安などから発症した要因として, 自己の振り返りをすることが困難である。しかし, 回復し, 普段の作業療法の場面で発症前の事柄などが話題に出てくることがある。そのタイミングを見逃さず, がんばり過ぎていた自分, 休めていなかった自分のこと, いい加減な生活配分, 気持ちのもち方などを, 状況を見極めながら一緒に考えていくと, クライエントとの信頼関係も一層深まる。

する生活や生き方を考えていく。本人が目を向けたくないところへの直面化でもあるので, 本人の回復状態を確認しながら進めることも大切である。また, そのような内容を協業できる治療的関係をつくることができているかが鍵となる。退院後の職業や役割に関連する具体的な作業遂行や状況における, 自己の行動や思考パターンの振り返り, 自分のペースと許容範囲や「がんばり過ぎている」ときのサインの発見と気づきについても協業する★7。さらに, ゆとりのもち方, 趣味や余暇時間の過ごし方, 楽しみ方の発見を通して, 無理のない, 60〜70%ぐらいで生活を維持する生活スタイルをつくり上げていく。以前の生活と比較すると, 活動量やペースを落とした生活になる。受け入れるまでには悲哀を伴うので, 支持的受容的に同じスタンスで見守ることが重要である。

また, 復職や家庭復帰に向けて焦りが生じやすい時期でもある。活動量や頻度, ペースが上がり過ぎる傾向があるので, 作業量・難易度の調節のしやすいものを提供し, 休息は早めに促し, 過度な期待をかけないようにかかわる。作業は退院後の生活に必要な具体的な作業だけでなく, 休息や気分転換につながるような作業も組み合わせて提供する。退院後, 家族や近親者とともに楽しめるような作業を見つけると, 再発予防や家族の本人に対する具体的なかかわり方への援助としても効果的である。

自殺についても注意が必要で, 自殺をほのめかす言動や将来に対する絶望感, 自分を責める発言などはサインであり見逃さないようにしたい。逆に, 訴えや発言が急に減って, ひきこもってしまう状況も要注意である。クライエントとともに, 再発の身体的・精神的徴候を発見し, 具体的な対応行動を協業していくことも重要である。

復職支援の場合も, 自分の仕事の仕方や職場での対人関係上の特徴に直面化しながら, 復職準備性を高めていく。企業側が求める水準に達していれば, 復職のタイミングではあるが, 再発・再休職につながらないように継続的な支援が必要である。復職がゴールではなく, スタートであることを, 本人, 家族, 企業側とも確認しておく必要がある。

■───維持期

具体的な生活や職場復帰に向けて, 地域で取り組んで行く時期でもある。主婦や高齢者など, 復職ではなく, 元の家庭に戻る場合には, 家庭内の役割や日中の過ごし方など家族の意向も含めた生活のコーディネートに関わる。退院前の作業バランスを見直し, 無理のない, 仕事─余暇─ADLの作業バランスを一緒に検討していくと, 本人のセルフモニタリング, セルフマネジメント力につながる。デイケアやデイサービスなどの日中の活動の場やコミュニティのサークル活動, ボランティアなども利用できる。退院後, すぐに元の生活パターンを取り戻すことは難しいので, 段階的に調節することが大切である。退院後も, 精神科訪問看護などを通して継続的に作業バランスを見直しながら, 無理のない生活パターンの定着を支援する。

家族に対する心理教育も, 再発を予防する上では有効であり, 「うつ病への理解の問題」「家族の接し方の問題」「コミュニケーションの問題」「再発の予

防法やストレス対処法の問題」などについて理解を促すことも大切である。

近年は，OTもリワークプログラムを通して復職支援するケースも増えてきている。連携が可能であれば，クライエントの職場や上司，産業医と連携しながら進める。転職に関しても精神保健福祉センターやハローワーク，障害者職業センターなどとの連携も視野にいれて取り組むとよい。多くはないが，職場健康管理システムや障害者職業センターの職場復帰支援等も展開されている。デイケアなどを利用した復職支援も可能である。

復職後は，長期的に仕事を続けていくために，仕事の優先順位や体調に応じた仕事の組み立て方，仕事と休息のバランス，職場でのストレスへの対処や気持ちとの折り合いのつけ方などを一緒に考えながら支援する。職業準備訓練等の就労・復職準備については，「退院してから」などの取り決めは特にないが，回復期後期から維持期にかけて本人の状況に合わせて行う。

(b)作業機能障害をもつクライエントのライフサイクル

気分障害の好発年齢は20〜30代にピークがあるが，児童期や思春期にも存在し，不安障害や注意欠陥多動性障害（ADHD），行為障害などと並存することも多い。また，更年期から老年期にかけても存在し，ほぼすべてのライフサイクルに存在する疾病としてとらえられる。主に，児童期／思春期，成人期，老年期に区別し，ライフサイクルによる気分障害（うつ病）の作業機能障害の特徴と課題について述べる。

■——児童期／思春期（青年期）

両親の離婚，転校や転居，友人との別れなどの喪失体験がきっかけになることもあるが，発達的な問題による作業機能障害が背景となっている場合も少なくはない。クライエントの作業遂行の構成要素について情報収集し，気分の変調の背景や作業機能障害をもたらす悪性の循環を整理し，包括的な発達的アプローチを行うことが重要である。クライエントの大部分は，家族の援助を受け生活しているので，家族に対する心理教育的アプローチや学校も含めた支持的環境づくりも重要である。ライフサイクルに特有な心理的葛藤から，回復と「揺れ」が併存する時期でもある。自殺の防止にも注意が必要である。

●児童期

抑うつ気分など定型的な形で出現することは稀であり，多動，攻撃性，夜尿，強迫行為，不登校，問題行動，非行，頭痛などの身体症状が前景となることが多い。可能な限り安心感を与えながら関係を構築していくことから始める。休息をすすめ，干渉的・洞察的にならないように寄り添い，症状を確認しながらこれまでの状況を理解し，焦らずに展開する。作業同一性や作業有能性，意志，習慣化といった作業遂行の構成要素の発達を支えていく。遊びや認知行動療法の要素を効果的に使いながら，作業有能性，自尊感情（self-esteem）を育て，基本的信頼感の回復を図る。その繰り返しによって作業参

加（学校，遊び，日常生活活動）のパターンをつくり上げていく。それが再発の予防にもつながっていく。

●思春期

不安や孤独感が前景に現れることが多い。イライラ感や怒りっぽさ，自傷行為や衝動性，反社会的行為，アルコールやタバコ，薬物に依存していくことも少なくない。仲間との関係性不良，逆に無気力になり，何もしなくなり，不登校となることもある。抑うつ気分を中心とした症状は言語化されないことが多い。この時期は将来像が明確でないことが多く，作業有能性や作業同一性の形成が不十分だと焦燥感や不安を助長することになる。

この時期には，気分の回復や不安・焦燥感からの解放はもちろんであるが，気分をコントロールする対処法，自己の有能性や効力についての気づきを具体的な作業を通して促し，将来に向けての作業有能性と作業同一性を形成する。作業は近い将来の文脈や，興味，価値などに基づいた作業を利用する。

■──成人期

仕事や家庭内役割などに関連した事柄が密接に関係していることが多い。原則，気分障害を発症した生活環境に戻ることが予測される。意志，習慣化，遂行能力という構成要素と環境との相互作用が，気分障害の発症につながるような作業遂行パターンを形成していることが多い。作業機能障害をもたらす悪性の循環から良性の循環への変化を促す必要がある。再び悪性の循環に戻ってしまわないように，作業を通して意志，習慣化，遂行能力を再構成しながら，無理のない，ゆとりをもった生き方，作業遂行のパターンとペースへと生活を見直していく。再発予防の視点から，家庭や職場環境への働きかけ（家庭内役割の転換，転職，服薬やかかわり方など）も重要である。回復してくると，将来への見通しから自殺を図るケースも少なくないので十分に注意する。

■──老年期

老年期には，心身機能をはじめさまざまな喪失体験が背景にある。また，気分の変調が起こると，老化などによる心身機能の低下や身体的疾患の併存が，抑うつ気分の加速と身体機能・精神機能に悪循環をもたらしやすい。また，老年期のうつ病は，心気性（心気的愁訴），強い不安・焦燥，妄想形成（心気・罪業・貧困・被害妄想），せん妄（意識障害）が特徴で，しばしば，認知症との鑑別が困難なことがある。また，自殺率も高く，自殺予防が臨床上，大きな課題でもある。

この時期は，社会的・家庭内役割の変化・喪失や近親者との死別，子どもの独立など，社会的関係を失っていることが多い。このような喪失体験が作業遂行の構成要素に悪い影響を与えていることが推察される。ナラティブを重視し，人生の語りから導かれた作業を提供する。クライエントが自己の能力を探り，有能性を再び取り戻すような作業における成功が鍵となる。家庭内や地域社会などクライエントが作業を遂行するための環境に大きな問題がある場合が多い。クライエントが効率よく安全で，自立して作業を遂行する

ために必要な介入を包括的に実践することが大切となる。作業療法環境や施設内で再獲得した作業遂行を，実生活のなかにどのように織り込んでいけるかも重要である。これがもっとも難しいことかもしれない。それだけに，環境への働きかけと，クライエントだけでなく家族などとの協業もより重要になる。

(c) クライエントの作業機能障害の構成要素別

うつ病は，本人の認知や思考パターン，処理技能，コミュニケーション（C＆I），作業遂行のパターンやペース，社会的・物理的環境との関係性のなかで発症する。個人的原因帰属感，役割期待に対する自信（作業有能性）が著しく低下する。元の生活や職場，学校に戻りたいという作業同一性は維持されやすいが，入院の長期化，退職や離婚などのライフイベントが重なると，今後の生活に対する作業同一性は混乱し，作業機能障害の悪循環に陥っていくのが特徴である。社会や家庭において，適度なペースでの作業遂行（役割期待）に対する自信と安心を取り戻すこと，また，生き方そのものの見直しが作業療法では期待される。

作業機能障害の悪循環から抜け出すためには，「意味のある作業」への従事

[図3] 永続的変化に必要な要素（気分障害の例）

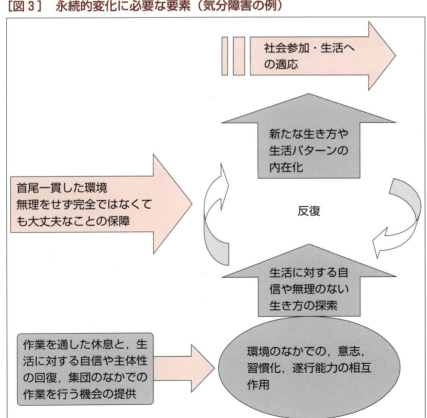

Column
躁状態に対する作業療法のポイント

躁状態（躁病）に対する作業療法の最大の目標は，「自他共に"完全"でなくていいこと」「融通性や柔軟性を育て，生き方にゆとりを取り戻すこと」を通して，病前の落ち着きと生活を取り戻すことです。早期には，明確な枠組みのなかでの作業を通して，動のコントロールと活動・休息のバランスをとることが回復につながります。過剰なエネルギーを社会的に受け入れ可能なものに置き換えて発散するのです。このとき，あまりにも攻撃性が強すぎる作業は逆に躁状態を加速させてしまう危険もあるので，注意が必要です。あらかじめ約束事を決め，社会的規範・決めた約束に基づいて，首尾一貫した態度できっぱりと対応します。

指示や指導が必要なときは，頭ごなしにならない程度に，短く頻繁に行うのが効果的です。クライエントと同じテンションで付き合わず，落ち着いた態度で関わります。ただし，命令口調・対立姿勢は，クライエントの自尊心やプライドを傷つけてしまうので避けます。

日々の生活や作業場面，対人関係において落ち着きを取り戻してくると，うつ病と同様に社会復帰の準備を少しずつ始めていきます。集団への導入も段階的に行い，人との付き合いや作業を通して，「いい加減」な生活を送るための自己理解を支えます。それが，再発予防や慢性化の回避へとつながっていくのです。

と成功による個人的原因帰属の増大が鍵となる。うつ病では，疾病の特徴から，初期にはクライエントの役割や興味，価値から導かれたなじみのある作業は用いにくい。しかし，それらを情報源にした，新たな作業への従事と成功に導く。無理をせず，完全ではなくても大丈夫なことが保障された首尾一貫した作業療法環境のなかで，作業を通した意志，習慣化，遂行能力の相互作用による新たな考えや感情，さらに行為は育まれる。

これらの反復と協業を通して，これまでの生活に再び戻り，適応的で健康的な作業遂行パターン（適度なペースでの作業遂行）へとつながっていく［図3］。さらに，地域での健康パターンを維持するためには，家族や職場の調整も含めた地域ネットワークといった環境が重要になる。

（青山克実）

（4）実践事例──対人関係の敏感さやトラウマから症状が悪化する気分障害（非定型うつ病）患者

学習目標

● 気分障害の病態と作業機能障害を理解し，クライエントの全体像や環境の影響を理解できる。
● 非定型うつ病のクライエントに対する評価と介入の計画を立案できる。
● 非定型うつ病のクライエントとOTの関係性を理解できる。

■──基本情報

　Ｆさんは30代前半の女性。小学校でいじめの経験があったものの離婚問題を抱えていた親には言えないでいた。その後，優秀な成績で大学を卒業し，大企業への就職を機に実家を離れて単身生活を行っていた。仕事ぶりは極めて優秀で，男性が中心の職場において20代後半の若さで，ある支店のリーダーに抜擢されるなど順調な仕事ぶりであった。しかし，30代になり大きなプロジェクトを任され本社に転勤となった頃から，身体のだるさを感じ，仕事でもミスが目立つようになった。その頃には，「普段気にならないことが気になってどうしようもない」状態で，夜も寝付けなくなっていた。夜中には悪夢で目が覚め，「どうしようもない焦燥感に襲われる」ことが繰り返され，このことを忘れるために飲酒やリストカットを繰り返す毎日だった。さらに，自分がチームの足を引っ張っているように感じ，「役に立たないと思われているのではないか」と職場の上司や同僚の目が気になり出社できなくなった。

　一方で，「調子のいい」ときには学生時代の友人と深夜まで飲みに行ったり，ストレス発散にとカラオケではしゃいだりしており，気分の浮き沈みが激しい状況であった。しかし，そのようなことは次第に減少し，部屋にひきこもるようになった。そのことを心配した上司や母の勧めにより，実家に戻り精神科病院を受診することとなり，抑うつ状態との診断を受け入院となった。

> #### Focus question
> ・入院時は，どのような病態ですか？
> ・Ｆさんが自分を保つために必死に行っていた対処行動は，どのようなものですか？
> ・Ｆさんは，どのような作業機能障害を体験していそうですか？

■──医師からの処方

　作業療法処方の目的は，安定した生活リズムの獲得とストレスのサインへの気づき，そして不安定な情動のコントロールであった。医師からは，まず症状を落ち着け，その後リワークプログラムを導入する予定であることが伝

えられた。

> **Focus question**
> ・どのようにオリエンテーションを行いますか？
> ・オリエンテーション時に考えられる留意点は何ですか？
> ・オリエンテーションを行うために，どのような準備が必要ですか？

■——オリエンテーション

　オリエンテーションの際，Fさんは時間通りに来室，ノックをして入室し，丁寧に挨拶をするなど礼節は保たれているが，ノーメイクでジャージにサンダル姿などアンバランスな感じだった。また，OTの話には，チャーミングな微笑みで相槌を打つなど過剰に合わせている感じがあった。一方で，今後の生活について聞くと，「どうせ，何をやってもダメです」と憂いをもった表情で，自嘲気味に笑いながら吐き捨てるように言い，続けて「気分の浮き沈みが激しくて，しんどいです。何にもできなくなった。もう，楽になりたい」と部屋の隅を見つめながらつぶやいた。

> **Focus question**
> ・Fさんの発言をどう理解しますか？
> ・今後，どのような治療関係を構築しますか？
> ・オリエンテーションを通してあなたは何を感じていますか？
> ・どのような治療目的を設定しますか？
> ・目標を達成するためにどのような評価が必要ですか？

■——評価

　入院後，Fさんは作業療法に参加せず，外出を繰り返していた。しかし，たまに参加した際には，車いすの高齢者が困っていると素早く駆けつけ看護師を呼ぶなど，お世話をしていた。また，同世代の患者との話に夢中になり，作業に集中できないことや周りの迷惑となることもあった。一方で，病棟では「何もできない。しんどい。この苦しみはわかってもらえない」という訴えを繰り返していた。そこで，OTはプログラムの見直しも含めて話し合うため，再度面接を実施することにした。面接では，「仕事には復帰したいけど，無理だと思う」「リハビリは必要だと思うけど，作業療法の意味がわからない。こんなことをしても無駄」「身体さえ楽になれば，またやれるはず」「もう私には，戻るところはない」「何をしても楽しくない，生きる意味がわからない」「何か自分が自分じゃないみたい」などとイライラしたり，ときには自嘲的になりながらも，最後には涙ながらに語った [図4]。

[図4]　作業療法のリーズニングからみたFさんの作業機能障害の発生機序

2　気分障害の作業機能障害とプログラム立案のコツ

> 疾病：非定型うつ病。対人関係での傷つきやすさやトラウマ体験があり，激しい行動化，気分の浮き沈みがある

> 生育歴：大学卒業後，大企業に就職し，仕事ぶりも認められていた。家族は，母のみ

作業適応	同一性	有能な社員でリーダーの役割も任されていたが，発症後は仕事でのミスも増え，焦燥感や周囲に対する被害感や不信感から，職場に行けなくなり，日常生活もままならない状態になっていた。将来への希望も失っていた。
	有能性	
環境	社会的	業務の忙しさや本人の仕事上の役割から，会社の人間関係では浮いた存在となっていた。また，本人は自分らしく落ち着いて過ごせる環境を確保できないでいた。一方で，治療開始後からは，上司や母は治療に協力的であった。
	物理的	
遂行	運動	身体のだるさや頭重感などの症状から，集中力（注意機能）に著しい低下がみられていた。さらに，高いコミュニケーションスキルをもちながらも，孤独感や周囲への不信感，焦燥感を起因としたいらだちなどから，C＆Iも重度に障害されていた。
	処理	
	C＆I	
習慣化	習慣	不規則な睡眠や飲酒や行動化の影響により，習慣化の枠組みがしっかりとしておらず，会社員という役割が破綻したことから，作業的生活が保てなくなった。
	役割	
意志	PC	膨大な仕事量をこなしていた過去の自分と比較することで自信を喪失し，仕事上のすべてに価値を見いだせないでいた。苦悩から逃れることのみを求め，刹那的な快楽や行動化などその場をしのぐためだけの非適応的な行為（作業）を繰り返していた。一方で，ショッピングやクラブ通いなど興味があることはできていた。
	価値	
	興味	

仕事…失われつつある状態である
余暇…好きなことはできているが刹那的である
ADL…一部自立した状態であり，日によって変動が激しい

※C＆I：コミュニケーションと交流技能，PC：個人的原因帰属

Focus question
- どのような作業機能障害が生じていると考えられますか？
- 病態と作業機能障害の関係はどうなっていますか？
- Fさんの介入の目的はどうしますか？
- 目的を達成するために，どのような介入を計画しますか？
- Fさんのストレングスは，どのようなものだと思いますか？

■——参考にしよう！——介入計画とサマリー

　Fさんの作業機能障害は，抑うつによる身体症状や生活リズムの破綻による気分の波の激しさ，頻繁な非適応的行動による周囲との衝突，刹那的な快刺激を求める行動をした後の虚無感などによる現実感の喪失から生じていた。そのため介入の目的は，「現実感を取り戻すこと」をテーマに，「少しでも楽に生きる方法を見つけること」とした。介入方法は，①Fさんの身体的

疲労を取る，②苦しいときに後でつらくならない対処法を手に入れる，③母や上司，主治医に自分の状態や努力を適切に伝え，理解を得る，④あるがままの自分を受け入れる練習をする，⑤職場復帰を目指してリハビリテーションを行う，とした。そのうち，①を短期目標とし，②③④を中期目標，⑤を変更もありうることを保証したうえでの最終ゴールとした。

経過では，頭慣らしとして計算や漢字，記憶，パズル，タイピングなど認知機能のトレーニング，身体慣らしとしてスポーツや筋力トレーニングなどの体力づくり，心慣らしとして心理教育やヨガなどの知識の向上やリラクゼーション，人慣らしとして合唱やイベント企画など対人交流が必要なグループで行うプログラムに取り組んだ。また，作業を通してマインドフルネスを意識することを提案した。当初は，「暇だから来ているだけ」「作業療法に出ないと退院させられるから」と発言していたが，作業を通して「何かしていると落ち着く」「夜眠れるようになってきた」「何かないと寝すぎてしまう」「身体のだるさが取れてきた」「ストレス発散になる」といった発言に変化し，「何かあるとすぐに反応して行動していたけど，我慢できるようになった」「あるがままですね」「リハビリを続けます」「母が変わったねって言ってくれた」「でも，再発が怖い」などと，より前向きな発言になり，退院となった。その後，リワークデイケアで就労準備性を高め，通勤時間の短くて済むマンションに引っ越すことや職場調整，職場近くの通院先の確保などの環境調整の後に職場復帰につながった。

（織田靖史）

引用文献

1）日本精神神経学会日本語版用語監，高橋三郎・大野裕監訳：DSM-5　精神疾患の診断・統計マニュアル．医学書院，2014.
2）Burns DD，野村総一郎他訳：Feeling Good——The New Mood Therapy（いやな気分よ，さようなら）．星和書店，1980.
3）大熊輝雄：現代臨床精神医学，改訂第11版．金原出版，2008.
4）宮崎誠樹・野村総一郎：「うつ」の精神症状と身体症状．臨床精神医学35（7）：919－924，2006.
5）五十嵐良雄・飯島優子・福島南：抑うつ状態のために休職する患者への復職支援プログラム．J. New Rem&Clin 63（6）：971－975，2014.
6）大野裕：「うつ」を治す．PHP研究所，2000.
7）鈴木淳平・中村真樹・松岡洋夫：職業性ストレスと余暇が疲労蓄積度，抑うつ症状に及ぼす影響の検討．臨床精神医学40（12）：1653－1660，2011.

参考文献

融道男・小見山実・大久保善朗・中根允文・岡崎祐士訳：ICD10　精神および行動の障害——臨床記述と診断ガイドライン．医学書院，2005.
大坪天平：双極スペクトラムと現代うつ病．分子精神医学15（2）：132－133，2015.
障害福祉研究会編：ICF　国際生活機能分類——国際障害分類改定版．中央法規出版，2002.
上島国利他編：気分障害．pp37－45，317－325，医学書院，2008.
平井孝男：うつ病の治療ポイント——長期化予防とその対策．創元社，2004.
中山和彦・小高文聰：双極性障害100年の歴史を振り返る——双極性障害，非定型精神病，統合失調症．臨床精神医学35（10）：1391－1394，2006.
朝田隆・中島直・堀田英樹：精神疾患の理解と精神科作業療法．pp108－139，中央法規出版，2005.
香山明美・小林正義・鶴見隆彦編：生活を支援する精神障害作業療法——急性期から地域実践まで．医歯薬出版，2007.
Kielhofner G編著，山田孝監訳：人間作業モデル——理論と応用，改訂第3版．協同医書出版社，2007.

小嶋秀幹・中村純：病休・休職者の動向とうつ．臨床精神医学35（8）：1047－1051，2006．
島悟：復職後うつ病再発の問題．臨床精神医学35（8）：1053－1057，2006．
秋山剛・富永真紀他：復職をめぐる職場健康管理システムの問題．臨床精神医学35（8）：1069－1078，2006．
伊藤雅之・本田知之他：復職デイケアの可能性．臨床精神医学35（8）：1079－1083，2006．
吉田靖子：病休・休職中の生活の送り方と家族の役割．臨床精神医学35（8）：1079－1083，2006．
関健：うつ病・自殺対策への取り組み．精神医学51（4）：347－354，2009．
神庭重信・狩野力八郎・江口重幸他：うつ病のプロトタイプは変わったか．臨床精神医学37（9）：1091－1109，2008．
坂野雄二・前田基成編著：セルフ・エフィカシーの臨床心理学．北大路書房，2002．
松田匡弘：うつ病 復職支援における作業療法──バックアップセンター・きょうとでの取り組みを中心に．大阪作業療法ジャーナル27（1）：14－22，2012．

3. 境界性パーソナリティ障害の作業機能障害とプログラム立案のコツ

- 境界性パーソナリティ障害の作業機能障害は，極端に不安定な感情，思考，アイデンティティ，欲求不満耐性の欠如などによって，コミュニケーションと交流技能の低下，習慣化と意志の崩壊という形で顕在化する。
- プログラム立案のポイントは，OTは中庸のスタンスを維持すること，クライエントとOTの間で治療構造を取り決めること，クライエントの極端な言動の背景にある本心をすくいあげることである。
- 境界性パーソナリティ障害の作業機能障害は，悪化と改善を繰り返しながら一進一退の様相を呈することが多く，忍耐強いかかわりが求められる。

(1) 境界性パーソナリティ障害の基礎知識

(a) 概説

　境界性パーソナリティ障害（borderline personality disorder：BPD）とは，感情，思考，行動が二分法的で，物事には多面的な側面があることをしっかり了解できず，極度に不安定な状態を示す障害である。BPDをもつクライエントは，暴力行為や自殺行動を繰り返す，情動がうまくコントロールできず些細なことで激怒する，常に見捨てられるのではないかという強い不安を抱えている，自信やアイデンティティを失っている，自己愛が傷ついているなどの特徴を示す。この障害の有病率は一般人口で2％，精神科外来患者で10％，精神科入院患者で20％程度であり，そのうち約75％が女性である[1]。

　BPDにおける「境界」という概念は，もともとはこの障害が精神病と神経症の間に位置づけられてきたことを表している。1950年代までは，BPDは統合失調症が基盤にありながら，神経症の様相を呈する障害であると理解されてきた。この頃，BPD（当時は境界性神経症，潜在性統合失調症などと呼ばれていた）は治療を混乱させることから，治療対象として積極的にみなされなかった。この状況を打破する契機をつくったのが，Knight RPであった。Knightは境界状態というキーワードを提示し，BPDとはストレスに曝されると現実検討能力が低下してしまう状態であるととらえ，それをサポートしていけば治療的になりうる可能性を示した[2]。その後，1960年代になると，

Kernberg OFが境界人格構造というキーワードを示し，BPDが非適応的なパーソナリティ構造から引き起こされる障害であることを明示した[3]。これにより，BPDは単なる精神病と神経症の間にある境界例としてではなく，特異的で独立した障害としてとらえる今日的な基礎が与えられた。

(b)原因

BPDの原因としてはさまざまな説が唱えられている。先のKernbergはBPDの原因として，生得的要因を重視した[3]。つまり，BPDは生まれもった気質（高い攻撃性，低い不満耐性）によって引き起こされると考えたのである。他方，Masterson JFは子どもに見捨てられ不安を持続的に体験させるような母親の養育態度が原因になりうるとして，母子関係を重視した[4]。つまり，BPDは本人と養育環境の交流の結果として生じたものと考えたのである。近年では，セロトニンの異常がBPDの衝動行為や自殺企図に関連することが明らかとなり，BPDの原因として生物学的要因が注目されつつある[5]。また，個人の経験が承認されない不認証環境がBPDの原因になりうるとして，環境要因を考慮に入れる必要性も指摘されている[6]。以上からわかるように，BPDの原因は1つに特定されているわけではなく，いくつもの要因が相互に影響し合って原因を形成していると考えておく必要がある。

(c)診断

BPDの診断は，ICD-10やDSM-5を用いて行われる。DSM-5によるBPDの診断基準は次のようになっている[7]。

1）現実に，または想像のなかで，見捨てられることを避けようとするなりふりかまわない努力（自殺行為または自傷行為は含まない）
2）理想化とこき下ろしとの両極端を揺れ動くことによって特徴づけられる，不安定で激しい対人関係の様式
3）同一性の混乱：著明で持続的に不安定な自己像または自己意識
4）自己を傷つける可能性のある衝動性で，少なくとも2つの領域にわたるもの（例：浪費，性行為，物質乱用，無謀な運転，過食）（自殺行為または自傷行為は含まない）
5）自殺の行動，そぶり，脅し，または自傷行為の繰り返し
6）顕著な気分反応性による感情の不安定性（例：通常2～3時間持続し，2～3日以上持続することはまれな，エピソード的に起こる強い不快気分，いらだたしさ，または不安）
7）慢性的な空虚感
8）不適切で激しい怒り，または怒りの制御の困難（例：しばしばかんしゃくを起こす，いつも怒っている，取っ組み合いの喧嘩を繰り返す）
9）一過性のストレス関連性の妄想様観念または重篤な解離症状

診断に際しては，以上のうち，特に1）〜3）が重視されるが，一見するとBPDに類似した障害像を示す例（例えば，統合失調症，気分障害など）があるため，鑑別診断には注意を要する。

(d)治療法

BPDの治療では，外来治療，入院治療（特に自殺行動があるとき）を使い分けて実施される。以前，BPDの治療は薬物療法と個人精神療法が中心であった。最近ではそれらに加えて，家族療法，社会療法，集団療法などが適応される。BPDの治療では，基本的に多職種が連携し合ってチームでアプローチしていく。その際，作業療法は，家族療法，社会療法，集団療法の1つの手段として位置づけられる傾向にある。

近年，特に注目されている治療として，Linehan MMの弁証法的行動療法（dialectical behavior therapy：DBT）がある[6]。DBTは，薬物療法以外でランダム化比較試験によって有効性が確認された，はじめてのBPDの治療法である。特に，BPDをもつクライエントで問題になる自殺行動や衝動行為の低減に対して効果があることが確認されている。標準的なDBTは1年間の外来治療であり，①個人精神療法，②スキルトレーニング，③24時間対応の電話コンサルテーション，④治療者に対するコンサルテーションとスーパービジョンからなる。DBTでは，これらに通底してマインドフルネスと弁証法的思考という技法が重視される。日本では標準的なDBTの実施は困難であることから，日本の風土に合ったやり方への応用が試みられており，今後の展開に注目しておく必要がある。

また近年になって，作業療法士（OT）の織田らがマインドフルネス作業療法（mindfulness based occupational therapy：MBOT）の構築を進めている[8]。MBOTはちぎり絵，貼り絵，フィンガーペインティングといった作業活動を用いて，クライエントがマインドフルな状態になれるように促進する。7名の感情調整困難患者（境界性パーソナリティ障害など）を対象にしたシングルシステムデザインを用いた研究では，治療継続性が高まり，衝動行為の発生率が著しく低下し，クライエント自身が効果を体感できることが明らかになった[8]。またMBOTは，マインドフルネスと同等かそれ以上の効果があることが示唆された。MBOTは現状の診療報酬制度のもとで実施できるため，DBTよりも汎用性に優れているという特徴がある。境界性パーソナリティ障害に対する作業療法を行うOTには，MBOTを臨床に取り入れることが期待される。

(e)予後

BPDをもつクライエントの予後は，複数の研究で加齢とともに障害が改善していくことが確認されている。BPDをもつクライエントの予後で特に問

[表1] クライアント−OTの間で示される感情表出の例

　作業療法室に来たBPDをもつクライアントが，OTに泣きながら自身の苦しみを訴え，「私の気持ちをわかってくれるのは先生しかいない」と言った。OTは共感を示すために「つらい気持ちなんですね」と言った。しかし，その途端，急激に態度が変わり，「人ごとだと思っていい加減なことを言うな！　何様のつもりだ！」と怒鳴り，罵詈雑言を浴びせてきた。その日は病棟に帰ってもらい，次の日に改めて作業療法室に来たときは一転して，「先生しかいない」と依存的な態度を示した。ところが，作業療法実施中に，同じ場所に居合わせた他のクライエントとOTが笑顔で話していると急激に態度を変え，OTに向かって「私のことなんてどうでもいいんでしょ！　もう二度とここには来ません！」と言い放ち，敵意むき出しの目でじっとにらみつけてきた。

題になるのは自殺である。自殺はBPDの治療でも重要なテーマになるが，予後においても退院後約15年以内に，7〜9％の自殺率が確認されており，これをいかに予防するかがかかわりのテーマとなる[9]。BPDが加齢によって（時間の経過に伴って）改善していくことを踏まえれば，自殺の完遂をいかに防ぐかが，予後の改善にも結びつくものと考えられる。

(f)感情表出・行動化

　BPDをもつクライアントとのかかわりで特徴的なのは，BPDの激しい感情表出や行動化によって，本人だけでなく，周囲の人たちも苦しむことがあげられる。特に，治療者がBPDをもつクライアントの激しさに動揺し苦手意識をもってしまうと，治療全体の有効性が低下してしまうため注意が必要である。[表1] では，OTがBPDをもつクライアントとのかかわりのなかで体験する感情表出を例示したが，BPDの基礎知識として，誰もがこうした場面に遭遇するかもしれないと認識し，適切に対処していく必要がある。

(2)境界性パーソナリティ障害の作業機能障害の特徴

(a)関連障害と関連問題

　BPDの関連障害としては，気分障害，薬物障害，摂食障害，PTSD，注意障害，多動性障害，その他のパーソナリティ障害（反社会性パーソナリティ障害★1，演技性パーソナリティ障害★2など）があり，しばしば合併している。BPDだけでなく，その他の障害の診断基準も満たすようであれば，複数の診断がつくことになる。そうした場合，BPDと他の障害の共通する特徴をおさえると同時に，各々で異なる特徴があることも忘れず鑑別することが求められる。

Key Word

★1　反社会性パーソナリティ障害

社会のルールにうまくあわせられず，他人を傷つけたり，義務を果たさなかったり，嘘をつくなどの言動を反復して起こす状態を示す。男性に多い。

Key Word

★2　演技性パーソナリティ障害

他人の注意を引こうとして芝居がかった言動や情緒を示す。女性に多い。

(b)国際生活機能分類と人間作業モデルからみた作業機能障害

BPDはさまざまな作業機能障害を引き起こすと同時に，作業機能障害がBPDを引き起こすこともある。例えば，BPDの原因としてあげられる不認証環境は，概念上，作業機能障害の種類である作業周縁化，作業剥奪，作業的不公正などと重なるところが少なくない。BPDの作業機能障害は，作業遂行中の依存と自立という揺れ動きと，そのいずれの状態でも伴う慢性的な無意味感，虚しさ，退屈さといった特徴として示されることがある。また，気まぐれな作業従事は，この障害の典型的なパターンとして認められる。以下では，BPDの作業機能障害という側面に重点を置いた記述を行うが，BPDと作業機能障害のその一部は入れ子構造になっていることを忘れてはならない。

■——心身機能障害

作業機能障害に関係するBPDの心身機能障害には，極端に不安定な感情と思考，欲求不満耐性の欠如，不安定なアイデンティティなどがあるとみられる。心身機能障害が顕著に認められても，作業技能のうち運動技能，処理技能の欠陥は顕在化しないことがある。他方，BPDの心身機能障害はコミュニケーションと交流技能に対しては欠陥を引き起こすことが多い。一例をあげれば，BPDのクライエントのなかには，職場の同僚に突然「明日からの仕事はすべてキャンセルして，しばらく一緒に旅行に行こう」などと言い出し，それが受け入れられないとわかると急に激怒し出すことがある。こうした問題行動の背景には，極端に不安定な感情という心身機能障害，およびそれによって低下したコミュニケーションと交流技能上の問題があるといえ，そうした障害が人々と協力しながら作業をやり遂げることを困難にしていると理解できる。ここでは一例のみ示したが，BPDの心身機能障害は作業機能障害の発生に強く影響している。

■——活動と参加制限

作業機能障害に関係するBPDの活動制限には，心身機能障害を背景とした極端に不安定な人間関係，激しい衝動的行動（代表的なものとしては自殺，暴力など），場当たり的で不安定な作業遂行（日常生活，仕事，遊び）などがある。ここでみられる作業機能障害は，BPDの非常に不安定な感情，思考，行動によって日常作業の安定した習慣化が形成されないという特徴がある（例えば，習慣化の枠組みとして重要な学業や仕事を，突然退学したり，退職することで失ってしまうことがある。それにより，日常生活の維持がさらに困難な状態に陥る）。

また，BPDには，何らかの作業に強い興味を示すと同時に，無関心を呈するという均衡を欠いたところがあるため，適応的な楽しみを見いだしたり，自信の源となりうる探索的な作業遂行が行えないことが多い。また，活動と参加で示される作業目標は，クライエントの作業技能では到底達成できないと予測されるものを示したり，絶望に支配されて未来志向の目標を示すこと

ができないこともある。

以上のようなBPDのクライエント個人の問題は，その極端に衝動的で，移り気な特徴に振り回されて，クライエントの周囲にいる人たちが消耗してしまったり，拒絶してしまうことによって参加制限を生じることがある。つまり，BPDの活動と参加制限は，クライエント自身の作業適応の自律的崩壊とそれに伴う周囲の人たちの日常作業の崩壊という形で生じる。

■───環境の阻害因子

BPDのクライエントで問題になる環境因子には，問題のある家庭環境（育児放棄や虐待，過保護），しっかりした構造をもたない社会的環境，不安定な社会情勢，希薄な対人関係，不認証環境などがあるとみられる。こうした環境の阻害因子は，BPDのクライエントの問題行動の維持や激化を引き起こしかねないものである。

また，BPDのクライエントは環境からの要求の変化に対応するのが難しい。この障害が青年期で表面化しやすいのは，この期を取り巻く環境が，人々の役割の増大と変化を求めるからである。環境の変化に対応しがたい理由としては，この障害をもつ人たちが環境をうまく探索する方法をもたないことがあげられる。環境の変化という阻害因子は，BPDのクライエントの作業有能性の著しい低下と作業同一性の崩壊を導く。なお，作業療法プログラムにおいては，BPDのクライエントの作業適応を促すあまり，現状を否定する不認証環境を再現してしまったり，枠組みが不明瞭な治療構造をつくってしまわないように注意する必要がある。

■───個人因子

BPDのクライエントにおける個人因子では，性別，年齢，ライフスタイル，習慣，生育歴，困難への対処方法，社会的背景，過去および現在の経験（過去や現在の人生の出来事），全体的な行動様式，性格，個人の心理的資質などに注目する必要がある。BPDは若いときに発症するほど問題が深刻で，回復に時間を要する傾向があることから，年齢，生育歴などは経過の予測にも役立つ。また，BPDと一言で表しても，生じる問題には個性があることから，困難への対処方法，過去および現在の経験（過去や現在の人生の出来事），全体的な行動様式を理解しておくことは，作業療法プログラムの立案と運営に役立つ。人間作業モデル（MOHO）の観点から個人因子を読みとけば，個人の心理的資質に一部対応するMOHOの意志サブシステムの崩壊が特徴的である。この問題は，作業従事でみられる全面的依存と全面的自立，あるいは強い無力感と強い達成感の間の二分法的な揺れ動きとして認められる。

また，BPDのクライエントは役割の達成が困難であるため，役割が習慣を持続的に構成する機能を果たせず，安定した日常生活が維持されない。BPDのクライエントの個人因子に含まれるこうした作業上の問題は，この障害をもつクライエントのよりよい作業適応の妨げとなるものである。

（3）プログラム立案のポイントと留意点

　以下では，回復状態，ライフサイクル，作業機能障害の構成要素の観点から，プログラム立案のポイントと留意点を述べていくが，岡田によれば，いずれの観点でも共通して基本的に重視することがあるという[10]。岡田の議論を作業機能障害の回復という観点から読めば，次の3点が重要であると思われる。すなわち，BPDのクライエントの作業機能障害の回復を促すためには，①クライエントがどのような状態を示しても中庸のスタンスを維持し続けること，②作業療法プログラムをスタートするときに，クライエントとOTの間でルール（治療構造）を取り決めること，③OTはBPDのクライエントの言動の背景にある本心を推察してすくいあげるようにすること，である。

■──中庸のスタンス

　BPDのクライエントの回復は，とても時間がかかる。その過程では，OTが熱心にかかわったとしても，クライエントは自殺を企図したり，暴力行為に及んだり，これまでの治療的信頼関係を台無しにするかのようにして罵詈雑言を浴びせかけてくることが繰り返される。長い間，そうした状況に向き合っていると，OTのなかには次第に熱心にかかわれなくなってくる者もいるが，BPDのクライエントは根底に自己愛の喪失や見捨てられ不安などがあることから，OTのかかわり方のムラは，BPDのクライエントの回復を促進するものにはならない。そうした問題に陥らないようにするためには，BPDのクライエントを担当したOTは，過度に熱心になりすぎたり，過度に冷静になりすぎないよう中庸のスタンスを保っておく必要がある。それが長い目でみれば，BPDのクライエントの自己愛を満たしたり，見捨てられ不安を払しょくすることにつながり，回復を助けることになる。なお，初めてBPDのクライエントを担当するOTは，「これから長い間，同じスタンスでかかわり続けることができるか？」という観点から，自身の態度をチェックしていくようにすればよい。

■──ルール（治療構造）

　BPDのクライエントは，しっかりした構造をもたない環境によって作業機能障害を悪化させる。作業療法プログラムの最初に，協業によって首尾一貫したルール（目的や方法など）を取り決めておくことで，BPDのクライエントの回復を阻害する因子を制御することができる。また，BPDのクライエントとOTの間でルールを了解しておくことは，BPDのクライエントが激しい行動化に出たときに，互いのシェルターにもなる。

　他方で，BPDのクライエントがこのルールを主体的に守ることはほとんどないということも理解しておく必要がある。例えば，この障害をもつクライエントは，OTの本心を確かめるかのごとく，作業療法プログラムを拒否したり，当初の約束事とは異なる言動を行ったりすることがある。しかしその背

景には，不安定な環境によって生み出された強い不安や自信のなさ，社会的役割に応えるアイデンティティの欠如などの情動的苦痛がある。作業療法プログラムのルールがしっかり決められていないと，介入場面で不安定な環境が生じることとなり，耐えがたい情動的苦痛からBPDのクライエントを救い出せなくなる。ルールが破られることを前提にしつつ，それでもなおルールを決めなければ作業療法プログラムによる回復は望みがたいと腹をくくって取りかかるようにする。

■──クライエントの背景にある本心

BPDのクライエントは極限までコントロールを失った言動や絶えず揺れ動く振る舞いが全景に出やすいため，OTはそれに目を奪われて背景にある意図を見失ってしまいがちである。BPDの発生に持続的な不認証環境が影響しているという指摘にもあるように，BPDのクライエントは心の底にある想いを汲み取られる経験が欠如しているために，基本的な安心感や自信を育むことができていない。BPDのクライエントは二分法的な言動を行い，周囲はそれに振り回されがちになるが，OTはその背景にあるクライエントの情動的な苦痛を推察し，しっかり汲み取っていくよう心がけておく必要がある。そうしたかかわりを持続的に行うことによって，本来の安心と自信を取り戻すことができ，より適応的な作業機能の獲得に向けた変化を導きやすくなる。

（a）クライエントの作業機能障害の回復状態別

■──急性期

BPDのクライエントは，急性期では自殺行動，暴力行為，薬物中毒，危険なセックスなどの問題を引き起こすことが多い。外来治療で対応しているのであれば，そうした行動が生じたときにどうするか（例えば，主治医に連絡し，入院してもらう）を，あらかじめクライエントとの間で取り決めておく。また，入院治療で対応している場合も，作業療法プログラム中に自殺行動や暴力行為が生じたときにどうするか（例えば，作業療法プログラムを一時的に中断する）を，あらかじめ決めておくとよい。OTは，こうした激しい行動化が起こったときは，本人の言い分は聞いても，それに対して過剰に心配したり，驚いたり，叱りつけるなど感情的反応は極力しないようにする。OTの感情的反応それ自体が，激しい行動化に対するポジティブフィードバックとして作用してしまうおそれがある。

■──回復期

上記の例のような状態の極端な悪化から一応脱した回復期になってから，作業療法プログラムが開始（あるいは再開）されることが多い。ただし，この時期でも，BPDのクライエントは作業療法プログラム中に改善と悪化を繰り返し，一進一退の様相を呈することが多い。作業療法プログラム開始当初

は，通常，BPDのクライエントは心身ともに疲弊しきっている傾向にある。一見すると，元気を持て余しているようにみえることもあるが，背景では主に遂行能力（心身機能障害）と意志（自信，興味，価値観など）の障害が進んでいる可能性があるため，しっかり評価しておく。

　この頃の作業療法プログラムは，ルールを明確にしつつ，探索の発達を固めていくことに重点を置くとよい。探索は新しい物，場所，社会的集団に遭遇したときに生起しやすいため，作業療法プログラムはBPDのクライエントがそうした環境に触れられる機会を担保し，楽しみや満足が得られる作業を選択，決定していけるよう設定しておく。もちろん，BPDのクライエントがその設定に素直にのることはまれで，作業療法プログラムを壊すような言動に出ることが多いが，持続的に機会が担保された環境との交流がきっかけとなって探索がはじまる可能性はあり，希望を捨ててはならない。最初はゆっくりでも，探索がきっかけとなって作業に取り組みはじめ，その連鎖が起きはじめると，自信を取り戻す経験や見捨てられ不安を低減する経験などを積むことができる。

　ただし，留意すべきは，BPDのクライエントがうまくプログラムにのりはじめると，たいていのOTは「峠は越した」と思って関心の向け方を緩めがちだが，BPDのクライエントがそれを察知すると，まるでOTの関心を自分に向けさせようとしているかのごとく，再び作業療法プログラムに参加しなくなったり，暴言を吐いたり，その一方でOTに全面的に依存したり，万能視したりし出すことがある。OTがそれに巻き込まれると，BPDのクライエントの回復を促すことは難しくなるため，最初に決めた作業療法プログラムのルールを確認しつつ，安定したかかわりの距離を保ちながら対応していく必要がある。そうした持続的で安定したかかわりが，徐々に変化を生み出していく土壌づくりとなる。

■───維持期

　一進一退の状態を呈しながら少しずつ回復に向かいはじめたら，探索から達成に向かって適応的な習慣化を整えていく必要がある。いきなり多くの役割や習慣を遂行するのは，BPDのクライエントの負担になりすぎて，状態の悪化を引き起こすことがあるため，本人の主体性を尊重しながら急がず取り組んでいくとよい。協業しながら日々従事する習慣（日課）と役割を定め，作業的生活を構成する作業形態の要所を確認しながら遂行していく。

　ポイントは，作業を完全にやり遂げることを求めないことである。日々の作業は妥協と葛藤の連続であり，完全な達成でもなく破滅的でもない中庸の作業体験を積んでいくことが，二分法的世界観に縛られたBPDのクライエントにとってほどよい介入となる。ルールが明確にされ枠組みがしっかりした作業療法プログラムは，BPDのクライエントに安心して作業に取り組める機会を提供し，極端に不安定な人間関係や気分のコントロールを学ぶ機会になりうる。

　回復が進んでいけば，BPDのクライエントはアイデンティティを安定させ，些細なことで激怒しにくくなってくる。ただし，このように比較的症状

が安定した維持期になっても，BPDのクライエントは環境の変化などによってしばしば不安定で激しい情動の変化，衝動的な行動化，自殺行動，暴力行為などの問題が起こりうる。BPDのクライエントの状態が安定してくるには，ある程度の人生経験を積んでいくことが必要になるためである。なお，作業療法プログラムとは関係ないところで，自分が存在できる場所を見つけてうやむやのまま介入が終わることも少なくない。

OTは，BPDのクライエントの回復状態のサポートには困難さがつきまとうことを念頭に置き，安定したかかわりを持続的に続け，回復の希望を捨てないことが求められる。

（b）作業機能障害をもつクライエントのライフサイクル別

一般に，青年期以前（10代ごろから）にBPDを発症したクライエントほど取り巻く環境に問題があり，ライフサイクルを通して長い間BPDに苦しむことが多い。他方，老年期にBPDが発症することはまれである。つまり，ライフサイクルという観点からBPDをみれば，発症は成熟過程に位置する思春期，青年期，成人期のいずれかに当たることになる。なお，近年は，発症の低年齢化が進む一方で，全体としては高齢化しつつあるようである。

プログラム立案のポイントであるが，通常であれば発達過程に応じた作業選択を行い，適応的な作業役割を内面化していけるようなかかわりを行うことになるだろうが，BPDの場合は，そうしたライフサイクルという観点にはじめからあまりしばられる必要はない。作業療法プログラム開始時から，「成人期だからこれぐらいできたほうがいい」などの外的な基準をプログラムに持ち込むと，それがきっかけとなってクライエントは「私のことなんてどうだっていいんだ」などの反応を引き起こし，かえって作業療法プログラムが混乱しかねない。

むしろ，作業療法プログラムでははじめ，協業を通して設定されたルールのもと，いずれのライフサイクルでも探索を通して意志に働きかけ，規則的な生活習慣の構築をサポートしていくよう心がけておけばよい。いく度かの試練を経て回復が進みはじめ，社会参加の支援まで行えるようであれば，各ライフサイクルに応じた作業適応を促していく。BPDのクライエントが直面している作業上の課題を踏まえつつ，例えば思春期，青年期であれば学業，成人期であれば仕事を考慮する。もちろん，学校や職場に直接復帰するのが困難なようであれば，デイケアや外来作業療法などで持続的にサポートしていけばよい。

重要なことは，こうした作業にベストを尽くす必要はなく，「ベター」でよいのだということを，BPDのクライエント自身が了解できるよう支援することである。BPDのクライエントは自信を失っていることが多く，ベストを目指すと理想と現実のギャップに傷つき，回復を遅らせる可能性があるためである。具体的な方法として，BPDのクライエントが作業結果に対して「まだまだ不十分です」と言えば，「ここはよくできている」と認め，他方，「完璧

にできた」と言えば，「もう少し手を抜いてもうまくいったと思う」と伝える
ようにする。これは一例に過ぎないが，BPDのクライエント自身が中庸に気
づけるような対応を持続的に行い，適当なサジ加減を覚えてもらうとよい。
BPDのクライエントは成功と失敗，善と悪の二分法的な判断基準をもち，そ
れによって苦しんでいるため，ベストよりもベターという観点から間（中庸）
のあり方を理解してもらうことは，成熟したライフサイクルに入っていくた
めに重要である。

（c）クライエントの作業機能障害の構成要素別

　BPDのクライエントは，自信とアイデンティティが著しく低下しているた
め，作業有能性と作業同一性の改善を目指す必要がある。また，二分法的で
はない中庸の作業適応を再構築する必要がある。作業療法プログラムでは協
業を通して環境の枠組み（ルール）を明確にし，BPDのクライエントが探索
で見いだした現実的な作業経験を通して，少しずつ成功体験を積み重ねてい
けるよう支援していく。BPDのクライエントは失敗に気が向きがちである
ため，失敗よりもほどよい成功を見つけて具体的なフィードバックを行って
いくとよい。また，適応的で新たな作業技能の習得を指導してもよい。作業
有能性の回復はすぐには現れないが，成功につながる作業経験の持続的な機
会が作業有能性の改善に役立つものになる。BPDのクライエントは，他人か
らみたら非現実的な推論を行ってパニックに陥りがちだが，現実的な作業経
験に根ざした持続的なかかわりは，その回復の機会にもなる。

　作業技能に見合った作業を適度にやり遂げる経験を積み重ね，社会的環境
（家族，友人，医療従事者など）からも自身の作業経験が認められ，それら
がBPDのクライエント自身に内面化されるようになると，自分らしさを感じ
られる作業のあり方が定まってくるようになる。持続的に自分らしさが感じ
られる作業経験が，作業同一性の改善に役立つものとなる。BPDの症状が落
ち着いていないときには行わないが，過去から現在に至る作業的ナラティブ
に踏み込んでいくことが，作業同一性が再構築されるきっかけとなることも
ある。作業同一性の回復はすぐに現れるものではないが，作業同一性が改善
していけば自分の立ち位置がはっきりしてくるため，他人に対して極端に攻
撃的になったり，暴力を振るったりせず，以前よりもまろやかな態度が芽生
えてくることがある。

　中庸の作業適応を果たすには，「（b）作業機能障害をもつクライエントの
ライフサイクル別」でも述べたが，ベストよりもベターを理解してもらうこ
とが必要である。BPDのクライエントは，物事を一面的にとらえる傾向が強
い。それが情動の極端な不安定さとあいまって，衝動的な言動に走りやすく
してしまう。そのため，作業療法プログラムでは，現実の作業には多面的で
複雑な側面があることを伝えていく。「（b）作業機能障害をもつクライエン
トのライフサイクル別」であげた例に加え，例えば作業療法プログラムでOT
も個人で創作作業を行い，部分的に失敗した作品を完成させて「うまくいっ

たところもあれば，失敗したところもある。あなたの作業はどうだった？」と投げかけてみてもよい。一般的に，BPDのクライエントは失敗と成功などの二分法的な言動パターンに陥っているため，OT自身が中庸の作業適応のあり様をモデル提示することが，多面的な現実のあり方に気づくきっかけになることもある。

ただし，これまでも繰り返してきたように，BPDのクライエントが短期間の作業療法プログラムで劇的に回復することはまずない。それに加えて，作業療法プログラムは当初の目的を達成することなく中断に追い込まれることも少なくない。OTは，BPDのクライエントの作業適応を中庸の状態にもっていくには，いく度もの挫折があったうえでそれでもなおあきらめずに続けたときに訪れるものだと認識しておくとよい。BPDは時間がたてば落ち着いてくることもあり，あきらめずに一定の距離感を保ったままかかわっていくことで作業機能障害の回復も見込めるようになる。[図1]では，BPDのクライエントの変化の一例を図式化したので参考にしてほしい。

[図1] BPDのクライエントの作業機能障害の変化の例示

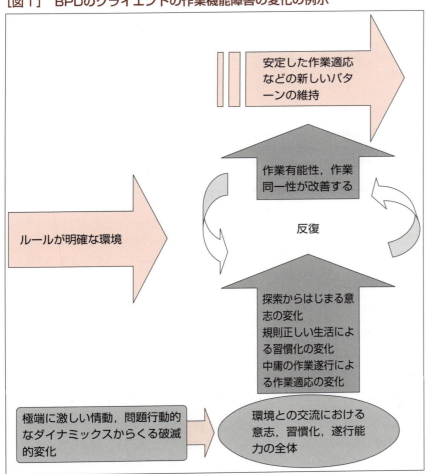

（4）実践事例──自分で考えて行動することで情動のコントロールができるようになった境界性パーソナリティ障害患者

学習目標

● BPDの病態と作業機能障害を理解し，クライエントの全体像を理解できる。
● BPDをもつクライエントに対する評価と介入の計画を立案できる。
● BPDをもつクライエントとOTの関係性を理解できる。

■──基本情報

Gさんは30代後半の女性で，就職2年目に不意に涙が出て止まらなくなったり，自責の念から日中でも夫のいる職場にたびたび電話しはじめ，受診したところ，境界性パーソナリティ障害と診断された。Gさんは計5回の入退院を繰り返し，今回も激しい行動化（自殺企図など）を統制できず入院治療となった。

Focus question
・入院時は，どのような病態ですか？
・予測される作業機能障害は何ですか？

■──医師からの処方（入院から1か月後）

作業療法処方の目的は，不安定な情動をコントロールできるようになることであった。医師からOTに，Gさんの激しい行動化は治まりつつあるが，情動の極端な不安定さがみられること，Gさんが情動のコントロールをうまくできるようになったら退院すると知らされた。

Focus question
・どのようにオリエンテーションしますか？
・オリエンテーション時に考えられる留意点は何ですか？

■──オリエンテーション

Gさんに作業療法室に来てもらうと，最初は緊張した面持ちであるものの落ち着いて過ごしていた。しかし，他のクライエント同士が談笑している様子をみると，急に「イライラするから部屋に帰る」と訴え，「もう作業療法には二度と来ませんから」と言い残して病棟に帰った。しかし，次の日には，何事もなかったかのように作業療法室に来て，部屋の片隅みで音楽を聴いて過ごしていた。

> **Focus question**
> ・この言動をどう理解しますか？
> ・チームとの連携はどう工夫しますか？
> ・今後, どのような治療関係を構築しますか？
> ・評価の目的は, どうしますか？
> ・目的を達成するために, どのような評価が必要でしょうか？

■──評価

OTはGさんの作業療法プログラムをつくるという目的を明確に伝えて, 面接（非構成的評価）を行った。面接でGさんは,「明日がどうなるのか不安です」「人がたくさんいるところは苦手です」「とにかく穏やかな気持ちで過ごせるようになりたい」「何かしようと思うけどイライラしてそれどころではない」と語った。今後については「考えられない」「病棟で何もすることなくこのまま過ごすのはよくないと思う」「人がいてもイライラしないよう, 自分の居場所を見つけられるようになりたい」と希望した。面接中の様子は, 笑顔で語るときもあれば, 急に目つきが鋭くなり目を合わせようとしないと

[図2] 作業療法のリーズニングからみたGさんの作業機能障害の発生機序

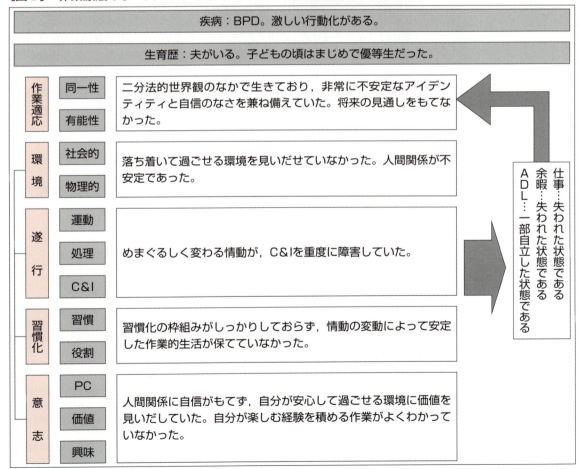

※C&I：コミュニケーションと交流技能, PC：個人的原因帰属

きもあるなど，非常に不安定であった［図2］。

> **Focus question**
> ・どのような作業機能障害が生じていると考えられますか？
> ・作業機能障害と病態はどう関連していますか？
> ・Gさんの介入の目的は，どうしますか？
> ・目的を達成するために，どのような介入を計画しますか？
> ・予想されるリスクには何がありますか？

■──参考にしよう！──介入計画と経過のサマリー

　Gさんの作業機能障害は，感情コントロールができないために生じていた。そのため介入の目的は，感情に振り回されずに過ごせる作業を見つけてできるようにすること，とした。介入方法は，①Gさんが居心地がよいと感じられる環境を相談して一緒に見つけだすこと，②Gさんの探索行動を通して自身が意味を見いだせる作業を見つけだすこと，③上司のOTからOTとGさんの治療的信頼関係に対するスーパービジョンを必要に応じて受けること，とした。①と②は，Gさんにも伝えて了解を得た。③は，OTがスーパービジョンを受けることをGさんに伝えたら，上司のOTも一緒にGさんの激しい行動化の対象になると考えて伏せることにした。

　経過では，カレンダーづくり，料理，外出といった作業に取り組んだ。作業中は「イライラする」と訴えたり，「どうしていいかわからない」と戸惑った様子をみせることがあったものの，徐々に感情的に不安定になることなく参加できるようになった。また，上司からスーパービジョンを受けることで，OTはGさんと比較的安定した治療関係を構築できた。最終的に，主治医もGさんが感情コントロールできるようになったと判断し，退院することになった。退院してから3か月が経過したが，時折抑うつ状態に陥っているものの，自宅でひどく荒れることもなく過ごしている。

（京極　真）

引用文献

1）American Psychiatric Association, 高橋三郎・大野裕・染矢俊幸訳：DSM-Ⅳ-TR　精神疾患の診断・統計マニュアル，新訂版．医学書院，2003．
2）Knight RP：Borderline State. Bull Menninger Clin 17：1－12，1953．
3）Kernberg OF：Borderline Personality Organization. J Am Psychoanal Assoc 15：641－685，1967．
4）Masterson JF, 作田勉・眞智彦・大野裕・前田陽子訳：青年期境界例の精神療法──その治療効果と時間的経過．星和書店，1982．
5）守屋直樹・平島奈津子・桑門由佳・上島国利：境界性人格障害の薬物療法．精神療法29（3）：20－28，2003．
6）Linehan MM, 大野裕・阿佐美雅弘・岩坂彰・井沢功一朗・松岡律・石井留美訳：境界性パーソナリティ障害の弁証法的行動療法－DBTによるBPDの治療．誠信書房，2007．
7）日本精神神経学会日本語版用語監，高橋三郎・大野裕監訳：DSM-5　精神疾患の分類と診断の手引．医学書院，pp301－311，2014．
8）織田靖史・京極真・西岡由江・宮崎洋一：感情調節困難患者へのマインドフルネス作業療法の効果　検証──シングルシステムデザインを用いて．精神科治療学30（11）：1523－1531，2015．
9）牛島定信編：境界性パーソナリティ障害──日本版治療ガイドライン．金剛出版，2008．

10）岡田尊司：境界性パーソナリティ障害. 幻冬舎新書, 2009.

参考文献

遊佐安一郎・山崎さおり・向坂裕子・川口さとみ・伊藤則子：弁証法的行動療法スキル訓練グループを日本の精神科入院治療に応用してみる. こころのりんしょう26（4）：621−629, 2007.
Kielhofner G編著, 山田孝監訳：人間作業モデル──理論と応用. 協同医書出版社, 1990.
山根寛：精神障害と作業療法, 第3版. 三輪書店, 2010.
朝田隆・堀田英樹・中島直：精神疾患の理解と精神科作業療法, 第2版. 中央法規出版, 2012.
日本作業療法士協会：作業療法治療学2　精神障害, 改訂第3版. 協同医書出版社, 2010.

4. 神経症の作業機能障害とプログラム立案のコツ

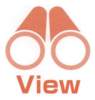

- 神経症は人と環境の間で生成されることから,同じく,人と環境の関係性に左右される作業遂行に影響を与える。
- 作業療法では,人の障害だけでなく,環境の問題についても評価し,個人のストレス対処技能に加えて,作業遂行をサポートしうる環境になるよう介入する。

(1) 神経症の基礎知識

(a) 概説

　神経症は,「疾病及び関連保健問題の国際統計分類」(International Statistical Classification of Diseases and Related Health Problems:ICD) の第9版 (ICD-9, 1977) において,次のように定義された。「神経症的障害は明らかな気質的基盤をもたない精神障害で,患者はかなりの洞察力と十分な現実検討能力をもち,ふつう自分の病的な主観的体験と外界の現実を混同することはない。行為にかなり問題があるときも,社会に受け入れられる範囲にとどまり,人格の崩れはみられない。おもな症状には,過度の不安,ヒステリー症状,強迫神経症,抑うつ状態が含まれる」[1]。ただし,現行の第10版 (ICD-10, 1992) では,神経症という診断名は採用されておらず,神経症とみなされる障害は,抑うつ神経症を除いて「神経症性障害,ストレス関連障害および身体表現性障害」(F40-48) というひとまとめのカテゴリーになった[2]。

(b) 主な障害

　神経症性障害,ストレス関連障害および身体表現性障害のカテゴリーの主な障害について,以下にまとめる。

■——恐怖症性不安障害

　恐怖症性不安障害は,通常危険ではない状況あるいは対象によって不安が誘発される。その結果,これらの状況あるいは対象を回避しようとする。

例えば，広場恐怖症には，開放空間だけではなく，群衆がいる状況や，安全な場所へすぐに逃げ出すことができない状況など，空間に関連する状況による恐怖がある。したがって，これには家を離れること，雑踏や店，公衆の場所に赴くこと，列車，バス，飛行機に1人で乗ることなどに対する恐怖も含まれている。このような状況を回避するために，家から一歩も出られなくなることがある。これは女性に多い。

社会恐怖症は，比較的少人数の集団内で他の人々から注視される恐怖が中心で，そのために社会的状況を回避するようになる。これは男女同程度にみられる。

特異的恐怖症は，特定の動物への接近，高所，雷，暗闇，飛行，閉所，公衆便所での排泄，特定の食物の摂取，特定の疾患（近年ではエイズが多い）の罹患など，極めて特異的な状況に限定してみられる恐怖症である。通常，小児期あるいは成人前期に生じる。

■──他の不安障害

特別な周囲の状況に不安の発現が限定されないものをいう。例えば，パニック障害は，特別な状況あるいは環境背景にも限定されず，予知できない反復性の重篤な不安（パニック）発作である。主要症状に個別性があるが，動悸，胸痛，窒息感，めまい，非現実感の突発が共通している。そこで，死，自制心の喪失，発狂への二次的な恐怖が存在する。パニック発作におそわれると，恐怖と自律神経症状が次第に高まっていくのを体験するが，発作の持続は通常数分間である。発作が頻回に起こる場合は1人になることや公衆の場に赴くことを恐れ，また発作が起こるのではないかという持続的なおそれが，しばしばパニックの後に生じる。特定の状況でパニック発作が起こるとその状況を避け，さらに進行すると広範な状況を回避し生活活動の範囲が狭まり，極端な場合には家から一歩も出られなくなり，広場恐怖となる。

全般性不安障害は，全般的で持続的な「自由に浮動する」不安である。主要症状はさまざまであるが，絶えずイライラしている，振戦，筋緊張，発汗，頭のふらつき，動悸，めまい，心窩部の不快などの訴えがよく認められ，自分か身内の病気や事故に対する恐怖が他の心配事や不吉な予感とともに口にされる。女性に多く，しばしば慢性の環境的ストレスと関連している。

混合性不安抑うつ障害は，不安症状と抑うつ症状がともに存在し，重症ではない。いくつかの自律神経症状が存在する。

■──強迫性障害

強迫性障害は，反復する強迫思考あるいは強迫行為が本質的病像であり，ICD-10では，①強迫思考あるいは反復思考を主とするもの，②強迫行為（強迫儀式）を主とするもの，③強迫思考と強迫行為が混合するものに分けられている。強迫思考は，常同的な形で繰り返し心に浮かぶ観念，表象，あるいは衝動であり，暴力的か，わいせつか，無意味なものであるため，苦悩をもたらす。また本人は，しばしばその思考に抵抗し打ち消そうとするが成功しない。しかし，強迫思考は，本人の意志に反したものであるにもかかわらず，

自分自身の思考として認識される。強迫行為あるいは強迫儀式は，何度も繰り返される常同行為で，本来愉快なものではないのに加え，有用な課題を達成するものではなく，自分にとって有害な出来事や客観的には起こりそうもない出来事を防ぐために行われる。本人は，この行為を無意味で効果がないと認識し，やめようと抵抗する。強迫性障害は，男女で同頻度にみられ，著しい抑うつ症状なしに慢性化しがちである。

■──重度ストレス反応および適応障害

急性ストレス反応を引き起こすような，ストレスの非常に多い生活上の出来事，あるいは適応障害を引き起こすような，持続的で不快な境遇をもたらす著しい生活変化の2つのどちらかが原因になる障害で，これらの原因なしでは起こらないと考えられるものである。

例えば，急性ストレス反応は，例外的に強い身体的または精神的ストレスに反応して数分以内に発現し，通常数時間か数日間以内でおさまる著しく重篤な一過性の障害である。典型的な症状は，意識野の狭窄，注意の狭小化，刺激の理解不能，失見当識の出現に加えて，抑うつ，不安，激怒，絶望，過活動，ひきこもりなどである。外傷後ストレス障害（post-traumatic stress disorder：PTSD）は，自然災害や人工災害，犯罪の犠牲になるなど，例外的に著しく脅威的あるいは破壊的なストレスの多い出来事や状況に対する反応として遅延あるいは遷延し，6か月以内に生じる。典型的な症状は，無感覚と情動鈍化，周囲の人からの離脱，周囲への鈍感さ，アンヘドニア（快感消失），外傷を思い出させる活動や状況をずっと回避しているのに生じるフラッシュバックがあげられる。自律神経の過覚醒状態，強い驚愕反応，不眠，不安，抑うつを伴い，自殺念慮もまれではない。

適応障害は，重大な生活の変化，あるいは，重い身体の病気などの生活上のストレスに対して，順応が生じる時期に発生する苦悩と情緒障害の状態である。症状は，抑うつ気分，不安，心配，現状のなかで対処し，計画したり続けることができないという感じ，日課の遂行障害などである。

■──解離性（転換性）障害

解離性（転換性）障害は，過去の記憶，自己の同一性と直接的感覚，および身体運動のコントロールの間の正常な統合が部分的あるいは完全に失われることである。解離性健忘は，最近の重要な出来事の記憶喪失であり，解離性遁走（フーグ）は，解離性健忘のすべての病像を備え，明らかに意図的に旅に出て行方不明になることである。解離性昏迷は，最近起こったストレスの多い出来事，あるいは対人関係上の問題や社会的な問題などが心因になって生じた昏迷状態であり，トランスおよび憑依障害では，自己同一性の感覚と十分な状況認識の両者が一時的に喪失し，症例によっては，他の人格や霊魂や神などに取り付かれているかのようにふるまう。

運動および感覚の解離性障害では，運動機能の喪失，あるいは感覚の喪失が認められ，症状を説明できるような身体疾患がないのに身体的障害があるように訴え，解離性運動障害は，1つあるいはいくつかの四肢の全体あるい

は一部を動かす能力の喪失である。解離性けいれんは，てんかん発作によく似ているが，咬舌，転倒による打撲傷，尿失禁はまれであり，意識消失はない，あるいは昏迷やトランスの状態がみられる。解離性知覚麻痺および感覚脱失では，皮膚の感覚脱失領域の境界は医学的知識よりも身体機能に関する観念と関連していることが明らかであり，解剖学的には説明できない身体の機能単位に従う感覚脱失が起こる。

■───身体表現性障害

　主な病像は，診察や検査所見は繰り返し陰性で，症状には身体的基盤はないという医師の保証にもかかわらず，さらなる医学的検索を執拗に要求するとともに，繰り返し身体症状を訴えるものである。例えば，身体化障害では，疼痛，悪心・嘔吐などの消化器症状，掻痒感，灼熱感，うずき，しびれ，痛みなどの皮膚感覚，できものといった多数の身体症状，性や月経に関する内容を繰り返し訴え，その症状は変わりやすい。心気障害は，1つ以上の重篤で進行性の身体疾患に罹患している可能性への頑固なとらわれであり，執拗に身体的愁訴，身体的外見へのとらわれを示す。

■───他の神経症性障害

　主要な病像が精神的な努力の後に疲労が増強するという訴えであり，しばしば作業の遂行の能率低下と結びつく，あるいは努力の後の身体的肉体的な衰弱や消耗が強調され，筋肉の鈍痛と疼痛とくつろげない感じを伴う神経衰弱や，自分自身の精神活動，身体または周囲が非現実的で，疎隔され，あるいは，自動化されているかのように，質的に変化していると訴える離人・現実感喪失症候群などがある。

（2）神経症の作業機能障害の特徴

（a）関連障害と関連問題

　神経症の不安障害，強迫性障害，解離性障害，身体表現性障害などは，個人の不安がそのままかいろいろと形を変えて表現されたものと考えられる。その不安は，個人の生命や存在がおびやかされるストレスといった個人の外部の要因，あるいは，理想の自分と現実の自分の葛藤のように，個人の内部の要因で生じる場合がある。これらの障害によって個人の日常生活や社会生活は阻害され，手を何時間も洗わないではいられない，家から一歩も外に出ることができない，といったことが起こる。一方，家族は神経症をもつ個人の介護や対応に追われ，コミュニティには個人に分担した仕事が滞るといった問題が浮上してくる。また，これらの障害は，神経症になりやすい性格，つまりは欲求不満・ストレス耐性が低い，その対処能力が低い，といった個

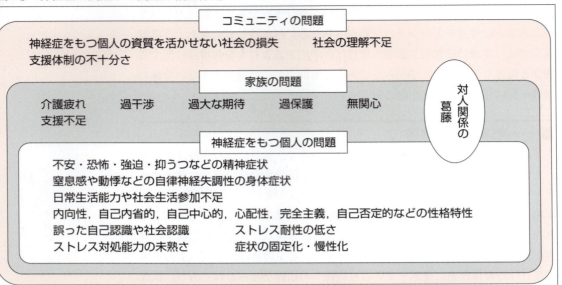

[図1] 神経症に関連する問題の相互作用

　人の要因と，主として家庭，職場，近隣などの対人関係の葛藤といった環境の要因の双方によって起こるともいえ，神経症になりやすい性格は，親の養育態度が過保護や過干渉であっても形成されやすい。

　[図1] は，神経症に関連する問題の個人・家族・コミュニティの間における相互作用を表したものである。作業遂行は個人と環境の間でなされるが，神経症はまさに個人と環境の間に起因し，個人が価値をおく作業の遂行にまで影響する。作業療法では，環境と個人の問題の双方を評価し，環境調整と個人のストレス対処方法の再構築および対処能力の向上，個人が価値をおく作業の遂行を支援する。

(b) 国際生活機能分類と人間作業モデルからみた作業機能障害

　神経症の作業機能障害を理解するために，神経症の問題を国際機能分類（ICF）に沿って分類し，人間作業モデル（MOHO）の概念と対応させて説明する。厳密には一致しない概念も多いが，作業療法の臨床実践理論であるMOHOと保健医療福祉職にとって共通言語であるICFを対応させて問題を理解することは，作業療法アプローチを考え，他職種と連携協働するうえでも役に立つ。

■——心身機能

　神経症の諸症状，神経症になりやすい性格特性は，ICFの「第1章　精神機能の各領域」に分類されるが，そのうち気質と人格の機能（b114）や活力と欲動の機能（b130）は，MOHO概念の意志に，個別的精神機能（b140－b189）は，処理技能，コミュニケーションと交流技能（communication and interaction skills：C＆I）に対応する。神経症の場合，上記のような性質をもった心身機能が，後述する活動と参加，環境の阻害因子，個人因子と相互作用し，作業機能障害にかかわってくる。

なお，パニック発作の動悸，胸痛，窒息感，めまい，非現実感といった症状は，心因だけでなく神経系における化学物質の不均衡によって引き起こされるといった仮説がある[3]が，ICFに適切な分類を見いだせなかった。

■——活動と参加

神経症の問題は，ICFの活動と参加の全般にわたって存在し，そのなかでも中核といえるストレスに対処する技能と対人関係の葛藤に対処する技能は，ストレスとその他の心理欲求への対処（d240），「第3章 コミュニケーション」「第7章 対人関係」に分類される。これらは，MOHO概念のC＆I，処理技能，習慣化，作業同一性，作業有能性に対応し，クライエントの努力と環境の調整で改善・向上する可能性があるため，クライエントと協業しながら作業療法目標として取り上げることができ，作業療法アプローチの対象ともなりうる。

■——環境の阻害因子

前述したように，神経症の症状は，環境の要因によっても大きく影響される。神経症のクライエントを取り巻く環境の阻害因子には，ICFの環境の「第1章 生産品と用具」「第2章 自然環境と人間がもたらした環境変化」に分類される恐怖，不安症状の対象，個人のストレスになるような変化や多大なストレス，「第4章 態度」に分類される家族，親族，友人，支援者の過干渉あるいは支援不足，「第3章 支援と関係」「第5章 サービス，制度，政策」の充実度がある。これらは，MOHO概念の物理的環境（物＆空間），社会的環境（社会的集団）・文化，政治的状況・経済的状況に対応している。環境は，クライエントの症状の起因となると同時に，回復するために必要不可欠な因子でもある。クライエントが職場，学校，近隣といった環境と交流をもつとき，当然感じるであろうストレスを適切に段階づけるような環境の調整と精神的なよりどころとなる支援が必要である。

■——個人因子

個人因子には，「第Ⅱ部1 統合失調症の作業機能障害とプログラム立案のコツ」であげられているように，性別，人種，年齢，ライフサイクル，習慣，生育歴，困難への対処方法，社会背景，教育歴，職業，過去および現在の経験，全体的な行動様式，性格，個人の心理的資質などがあるが，神経症の問題を把握するためには，特にライフサイクル，習慣，困難への対処方法，社会背景，教育歴，職業，過去および現在の経験，全体的な行動様式が注目される。これらは，MOHOの概念の意志，習慣化，主観的遂行能力，作業同一性，作業有能性に対応する。

前述したように，神経症の症状は，個人の要因によっても大きく影響する。これらの個人因子によってクライエントの考え方とそれが形成された経過，

理想とプライドの高さ，興味，価値，個人的原因帰属，役割，生活上の作業効率と負担感の程度などが理解でき，クライエントの内部の葛藤の要因，人間関係の葛藤の要因が予測できる。

（3）プログラム立案のポイントと留意点

（a）クライエントの作業機能障害の回復状態別

クライエントによって回復過程が異なるため，一律に回復段階を当てはめることには無理があるが，目安とするには有用である。今回は，急性期を症状が出現し増悪する時期，回復期前期を症状が軽減に向かう時期，回復期後期を症状が軽減あるいは消失する時期，社会的維持期を社会生活における症状軽減あるいは消失を維持する時期とした。

■──急性期──症状が出現し増悪する時期

この時期には，薬物療法中心で症状の軽減を図り，十分な睡眠や休息が必要である。外来で治療する場合も多いが，症状が重篤であれば入院加療が必要となる。早めに症状が消失してしまえば，作業療法士（OT）がかかわらないうちに退院となり，治療を終えて日常社会生活に復帰していくが，解離性運動障害のために歩行困難が継続するなど，重篤な症状が長引く場合は，病棟でOTがかかわる機会がある。OTは，この時期に顔見知りになり，作業療法が処方される次の時期につなげることが重要である。

■──回復期前期──症状が軽減に向かう時期

この時期には，作業遂行を可能にするために症状の安定軽減を図る。作業療法では，作業を用い，適度な心理的距離を保ちながら自然に関係ができるようにしていく。クライエントは，何かの機会に興味をもち，最初からプログラム参加を希望することもあるが，通常，初めは遠巻きに眺めるだけのことが多い。クライエントのペースで取り組めるように，興味のあることには支援すると伝えるが，促しや無理強いはしない。プログラム中の葛藤場面で，同じことを何度も確認するといった強迫行為や左上肢が脱力して動かないなどの解離性運動障害などの症状がみられることがあるが，症状には直接触れず，自然に生産的な行為に誘導しながら，本人の努力の成果を適切にフィードバックすることで自己効力感を高める。関係ができてくると，この関係が信頼するに足るのか確認するために，依存や競争，支配といった揺さぶりをかけるような言動がみられることもある。OTは，振り回されずに中立で受容的で安定した態度で対応する。ただし，解離性障害，身体表現性障害といった症状に隠れて，身体疾患が実際に存在した場合に見過ごされることのないよう留意する必要がある。

■──回復期後期──症状が軽減あるいは消失する時期

　この時期には，作業機能状態を目標に，ストレスや対人関係の葛藤に対処する方法を再構築し，対処能力を向上する。クライエントは，自分の状態に対する現実的な認識ができ，症状に対処しようとする。また，集団プログラムのなかで役割を果たせるようにもなり，これがまた自己効力感を高める。「人付き合いが苦手でまじめに考えすぎるから，不安になって家から出られなくなる」「人にどう思われるか怖いから，隙をみせないようにいつも緊張してイライラしてしまう」「自分で自分の病気をつくってしまっている」といったように，自分から自己の病理について語ることもみられるようになる。

　作業療法ではクライエントと協業して，症状につながるような本人の思い込みを修正し，症状に対処する方法，症状が起こる前の段階でストレス，対人関係の葛藤に対処する方法を構築し，集団プログラムのなかで練習し，葛藤場面の解決を経験するといった認知行動療法的なかかわりをする。併せて，クライエントが社会に復帰し社会生活を継続していくためには，クライエントが住む環境のストレス調整も必要である。

■──社会維持期──社会生活における症状軽減あるいは消失を維持する時期

　この時期には，社会生活における作業機能状態の維持を目標とする。クライエントは，社会生活でさまざまなストレスや対人関係の葛藤を経験することになるが，作業療法では，その対処や問題解決を支援する。外来，デイケア，地域活動支援センターなどのかかわりで，家庭，学校，職場などにおける問題や将来の相談を受けることが多い。

(b)作業機能障害をもつクライエントのライフサイクル

　神経症の作業機能障害は，ライフサイクルのどの時期で発症するかによって大きく変わる。これからいろいろな社会経験を積み，自立の手段を身につける必要のある青年期に発症する場合と，仕事・生産的活動の場で活躍し，職場，家族，地域社会などでさまざまな役割を果たす成人期で発症する場合では，作業機能障害の様相が異なり，その影響を受ける周囲の状況も異なる。

■──青年期

　青年期は，神経症のなかでも社会恐怖症の好発時期である。また適応障害がある場合は，攻撃的あるいは非社会的行動が現れることがある（ちなみに小児期は，強迫性障害の好発時期であり，適応障害の場合は，退行現象が現れることがある）。青年期の発症は，不登校や学業不振，ひきこもりにつながり，仕事・生産的活動を選択し社会のなかで自分の価値を確立していく妨げとなる。また，興味を広げ，興味のある事柄を楽しみ，作業同一性を洗練する妨げにもなる。

これらの作業機能障害を改善し，将来への悪影響を最小限にするためには，学校などの社会的環境において交流経験を積み，コミュニケーションと交流技能を向上していくことが目標となる。この目標を達成するためには，OTは，面接や観察評定などでクライエントのコミュニケーションと交流技能を評価し，家庭や学校などの環境で，何が本人の葛藤となって不安を喚起し，社会恐怖症や解離性（転換性）障害などの症状を引き起こすのかクライエントと協業して同定する。苦手な対人場面を設定してロールプレイを用い，実際の場面に至るまで段階づけしながら練習することも効果的である。また，作業療法の集団のなかで，課題を達成するために役割を果たすことができたという経験は，クライエントの自己効力感を高め，自信となり，より社会的な環境で対人交流しようとする動機を高める。加えて，家庭や学校などの社会的環境のストレス要因の調整も重要であり，必要に応じて実際場面を評価し，親や学校などの関係者へアプローチする。この時期に大きな存在である親の協力は不可欠である。

■───成人期

　成人期早期は，神経症のなかでも広場恐怖症や強迫性障害の好発時期である。成人期は，社会のなかでさまざまな役割を果たしているため，例えば会社の中間管理職として部下との間・上司との間，夫婦間，子どもとの間，年老いた親との間などといった対人関係の葛藤が多い。また成人期中期以降は，環境の変化や自分の遂行能力の衰えによって，今までの価値の転換を迫られる。成人期の発症は，就労する，仕事に行く，家事をする，子どもを養育する，親の介護をするなどといった，社会的責任の遂行に妨げとなる。青年期から症状が継続した場合は，青年期の課題も積み残されていることになる。これらの作業機能障害を改善するためには，自分と周囲の人々に対する高すぎる理想を，現実的ではあるが意味のある満足できるものに変えていくといった価値の転換が必要である。また，その意味のある満足できる作業の遂行を実現するためには，コミュニケーションと交流技能の洗練が必要である。OTは，面接や作業療法場面の観察などを通して，症状へ対処する方法と，クライエントの価値と周囲の状況のどのようなギャップが強迫性障害や不安障害などの症状を引き起こすのか，クライエントと協業して同定する。その後，ギャップを埋めるためには，クライエントがどのように自分の価値を転換していけばいいのか，あるいは問題の多い周囲を変えていくために，どのように周囲に対するコミュニケーションと交流技能を向上させていけばいいのか相談に乗り，実践のために支援する。

■───老年期

　老年期の初発はまれである[2]とされているが，わが国には「心気的」な老年期のクライエントが数多く存在するという印象がある[4]。老年期は，遂行能力の衰えと健康に不安を感じ，加えて，能力を使う機会と社会的役割を失い，孤独を経験することがある。老年期では，神経症は成人期から症状が継続し，症状にのみ固執している場合，より症状が先鋭化した場合などがある

が，このときクライエントは自分の時間を有効に使用しておらず，自分の生きてきた人生を肯定的にとらえることができない。これらの作業機能障害を改善するためには，自分の時間を有効に使えるような作業に従事して効力感を感じ，価値を再構築する必要がある。

　OTは，クライエントの心気的な訴えがあったときにはそのつらさを受け止め，クライエントの症状に影響された言動に対して，中立で受容的で安定した態度で対応する。その過程で，夢中になって取り組めて自分の時間を有効に使える作業と，そのような作業に従事できる環境をクライエントと協業して見つけていく。

（c）クライエントの作業機能障害の構成要素別

　神経症をもつクライエントの作業機能障害とは，内向性，自己内省的，自己中心的，心配性，完全主義，自己否定的などの神経症になりやすい性格特性と対人関係の葛藤で生じた不安障害，強迫性障害，解離性障害，身体表現性障害などの症状により，作業，すなわち仕事・生産的活動，遊び・余暇活

[図２]　適切に自己主張する能力に対する有効感の変化を説明する仮説

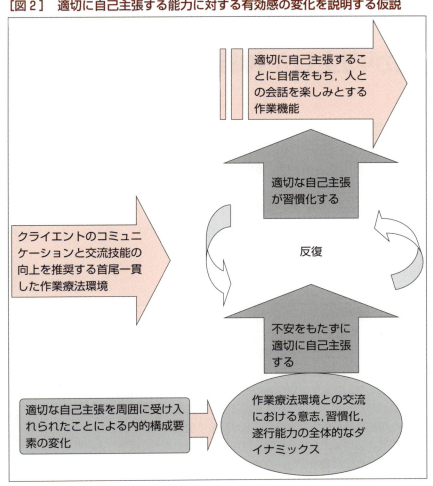

動，日常生活活動ができていない状態である。言い換えると，神経症をもつクライエントの意志，習慣化，遂行能力の問題と社会的環境の問題により，クライエントが環境と交流しても，あるいは，交流することができず，適切な作業同一性と作業有能性を生み出せていないという状態である。

　神経症をもつクライエントの作業機能障害を改善するためには，クライエントが適切な作業同一性と作業有能性を生み出せるような課題（作業形態）を遂行し，十分に繰り返すことが必要である。つまりは，作業療法によってそれまでの作業機能障害をもたらす悪性の循環を断ち切り，作業機能状態をもたらす良性の循環へ変化させることである。例えば［図2］は，適切に自己主張する能力に対する有効感の変化を説明する仮説である。これは，神経症をもつクライエントが，コミュニケーションと交流技能の向上を推奨する首尾一貫した作業療法環境で，適切な自己主張を周囲に受け入れられた経験をしたことで，作業療法環境下で自分の意志，習慣化，遂行能力を駆使して不安をもたずに適切に自己主張するようになる。その感情と行為は反復され，新たなパターンが融合されて適切な自己主張が習慣化する。さらに，適切に自己主張することに自信をもち，人との会話を楽しみとする新たな安定したパターンを維持するものである。

（4）実践事例──適切に自己主張する能力に対する有効感が向上した神経症患者

学習目標

● 神経症の病態と作業機能障害を理解し，クライエントの全体像を理解できる。

● 神経症をもつクライエントに対する評価と介入の計画を立案できる。

● 神経症をもつクライエントとOTの関係性を理解し，OTのとるべきスタンスを検討することができる。

■──基本情報

　Hさんは，30代前半の男性で，診断名は不安神経症である。3人姉弟の2番目で中学生の頃から対人緊張が強かった。高校卒業後，職を転々とし，25歳時に美容師を養成する専門学校に入学。卒業後，美容室に勤務し，29歳時に結婚した。2年前に勤務先の美容室を変えたことを契機に発症して出勤できなくなり，約1か月間家にひきこもり，入院となった。退院後は，外来診療を継続しながら自宅療養し，2か月後に復職したが，3か月ほどで再び症状が悪化し休職。3か月休職したが，症状の目立った改善がみられず，現職復帰をあきらめ退職した。退職後，妻との関係が悪化し，妻が2人の子ども

の養育権をもって離婚となった。外来診療時に，主治医から当デイケアを紹介されると，「社会のなかで生活できるようにリハビリしたい」と希望し，このたびの通所となる。現在は，父親が亡くなっており，母親と同居。姉弟は家庭をもち，同じ県内で生活している。

> **Focus question**
> ・ライフステージのどのような段階にあると考えますか？
> ・デイケア開始当初はどのような病態ですか？

■——医師からの処方

抗不安薬と抗うつ薬を処方しているが，思った効果が得られないため，現在調整している。対人不安，抑うつ症状が強く，性格は小心だがまじめで完璧主義である。外来診療と家にひきこもっているだけでは症状の劇的な改善は期待できないため，対人面の練習の場としてデイケアを処方した。また，退職したが，本人の就労への意欲は強い。症状が落ち着けば，最終的には就労が目標となるであろうとのことであった。

> **Focus question**
> ・どのようにオリエンテーションを行いますか？
> ・オリエンテーション時に留意すべき点は何ですか？

■——オリエンテーション

OTがデイケア導入面接をHさんに実施した。Hさんは緊張した表情で視線を合わせず下を向いて話していた。OTはHさんに対して，まじめだが，どこか他人のことを話しているような印象を受けた。Hさんは，経済的な問題と「集団での行動が苦手で社会復帰できるのか不安」ということを主訴としていた。将来の目標を漠然と「仕事に就きたい」とし，「せっかちなところがあるので，今回は慎重にいきたい」と述べた。しきりに母親への申し訳なさと姉弟や前妻，子どもたちの心配を口にしていた。

OTが作業に関する自己評価・改訂版（OSAⅡ）を実施したところ，ほとんどすべての項目が「問題あり」とされた。そのなかで，変えたい項目として「めんどうをみなければならない人をみる」「行かなければならない所に行く」「他人とうまくやっている」「自分の能力をうまく発揮している」「自分が生産的になる場所」「自分と一緒にやってくれる人」を選択した。OSAⅡの結果を踏まえ，Hさんと協業して短期目標を「対人技能を向上する」「生活リズムを整えて就労の準備をする」とし，長期目標を「就労する」とした。プログラムは選択種目を本人が選び，[表１]のようになった。

デイケア開始後３週間は，Hさんはまじめに通所していたが，緊張感が強く，メンバーのなかで存在感がなかった。２か月目に入った頃には，少しずつ慣れてきたのと適応しようとする努力がなされ，デイケアの一員として過ごせるようになった。「人のなかにいる訓練」としてプログラムをこなし，「苦手なことを克服するためのデイケア」として休まずまじめに通っていた。冗談を言うようにもなり，周りへの配慮もみられたが，女性メンバーと２人

[表1]　Hさんのデイケアプログラム

	月	火	木	金
午前	音楽 （選択種目）	SST （選択種目）	グループ ミーティング	スポーツ
午後	デイケア 利用者会議	創作 （選択種目）	パソコン （選択種目）	就労準備 プログラム （選択種目）

で話すときや女性OTに近すぎる不適切な対人的距離を取ることもあった。集団場面では緊張した面持ちで発言をほとんどせず，話題を振られると答えていた。SSTでは，ロールプレイは希望しなかったが，メンバーから課題が提示されずスタッフが困っているのをみると，自分から課題を提示した。創作では木彫を選択し，彫刻刀の使い方を一度教わると器用に用いることができた。薔薇の模様を丁寧に彫り進め，繊細な作業を好んだ。不眠が続き，疲れていると空き時間にソファで横になっていることも多いが，昼休みにデイケア備品のギターを弾き，好きな音楽を再び楽しめるようになっていた。

> **Focus question**
> ・面接時の言動をどのように理解しますか？
> ・今後，どのような治療関係を構築しますか？
> ・Hさんの評価の目的をどのように設定しますか？
> ・目的を達成するために，どのような評価が必要ですか？

■──評価

　3か月後にデイケア祭が開催されるため，デイケア利用者会議でその仕事分担を決めていた。Hさんは，デイケア祭看板作成班のリーダーとして数人の利用者から推薦を受けた。Hさんは快諾したものの，この日から緊張した面持ちで過ごすようになり，休みがちになった。かろうじて通所した日にOTから声をかけ，面接した。面接では，Hさんは，デイケア祭の看板はつくりたいのだが，リーダーとしての自信はなく，また看板はエントランスに設置するため，見栄えよくつくらなくてはならないと責任を感じて重荷となっていると話した。さらに，思うようにデイケアで成果が上がらないと言及し，一家の長である自分の立場，前妻への想い，子どもへの責任，今は亡き父親に対する感情，父親のようになれなかった自分を語り，「人が怖いんじゃない，精神病・神経症と思われるのが怖い。人に弱みをみせたくない」と語った［図3］。

> **Focus question**
> ・どのような作業機能障害が生じていると考えられますか？
> ・Hさんの介入の目的はどのように設定しますか？
> ・目的を達成するために，どのような介入を計画しますか？

[図3] 作業療法リーズニングからみたHさんの作業機能障害の発生機序

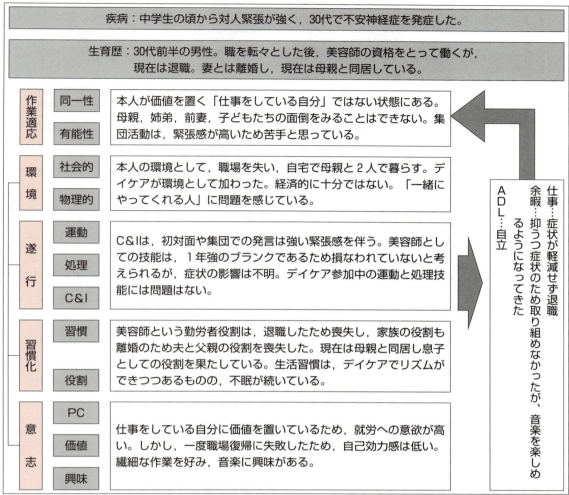

※C&I：コミュニケーションと交流技能，PC：個人的原因帰属

■──参考にしよう！──介入計画と経過のサマリー

　Hさんの作業機能障害は，自分に対する理想と現実のギャップ，初対面や集団場面における強い対人緊張によって生じていた。そのため，OTは介入の目的をHさんが適切に自己主張できるように，対人関係の葛藤時の対処方法を一緒に考え，その方法を実行するきっかけをつくることとした。

　経過では，OTは，面接で看板作成班のリーダーに対するHさんの真意を確認し，今後について話し合った。次週のデイケア利用者会議で，OTはデイケア祭の各役割の進捗状況を話題にし，Hさんの発言のきっかけをつくった。Hさんは申し訳なさそうに「看板作成班のリーダーは大役で，考えすぎて具合が悪くなってしまった。でも，せっかく推薦していただいたので，私はサブリーダーになりたい。どなたか，リーダーをやっていただけませんか？」と適切に自己主張した。Hさんのこの主張はデイケアメンバーに受け入れられ，看板作成班のリーダーは，前年の経験があるYさんが立候補のうえで引き受けた。

この日からHさんはデイケアを休まなくなり，看板作成班リーダーのYさんを補佐して販売店と材料の値段交渉をするようにまでなった。また看板作成場面では，班のメンバーにその能力を認められ，看板作成中は，少しずつ班のメンバーの前でも「つらい」「大変だ」とこぼし，人に弱みをみせるようになった。

デイケア利用者会議のような大集団場面では，OTに発言のきっかけをつくってほしいと頼んでくることもあるが，小グループでは，相手に配慮した言葉を選んで自信をもって自己主張できるようになった。Hさんは，もう少し症状が落ち着いたら具体的に就労を考えたいと希望している。

(谷村厚子)

引用文献

1) 朝田隆・中島直・堀田英樹：精神疾患の理解と精神科作業療法．中央法規出版，pp140-175，2005.
2) 融道男・中根允文・小見山実・岡崎祐士・大久保善朗監訳：ICD-10　精神および行動の障害──臨床記述と診断ガイドライン，新訂版．医学書院，pp143-182，2005.
3) Barman CW, 郭哲次監訳：パニック障害100のQ＆A．星和書店，2008.
4) 中村敬：不安障害──精神療法の視点から．星和書店，pp277-289，2007.

参考文献

坂野雄二・丹野義彦・杉浦義典：不安障害の臨床心理学．東京大学出版会，2006.
障害者福祉研究会編：ICF　国際生活機能分類──国際障害分類改定版．中央法規出版，2002.

5. 摂食障害の作業機能障害とプログラム立案のコツ

- 摂食障害とは，何らかの理由で食事を拒否したり，発作的に過食をしたり，無理に排出したりすることが起こり，その行為が慢性化したものである。
- 人が食するということは，生命の維持に直結した問題であることなどから，作業療法で扱う場合は，他部門との協業が必須の条件である。
- 生命の維持のための身体治療を中心に，食行動の改善を図りつつ，徐々に心の治療を進めていくことになる。身近な作業を通じての生活への参加は，病院での生活のみならず，健康な地域生活を維持していくのに重要な役割を担っている。

View

(1) 摂食障害の基礎知識

(a) 摂食障害の典型例

摂食障害（eating disorder）の典型例としては，神経性無食欲症（anorexia nervosa）と神経性大食症（bulimia nervosa）がある。

米国精神医学会のDSM-5（Diagnostic and Statistical Manual of Mental Disorder 5th Version）では，神経性無食欲症の病型特定を排出行動（食べ物を体外に出す行為）の有無で，「摂食制限型」と「過食・排出型」とに区別している。排出行動とは「自己誘発性嘔吐，または緩下剤・利尿薬，または浣腸の乱用」を指している。同じく，神経性大食症も「排出型」「非排出型」に区別するが，臨床の場では医師の考え方により神経性無食欲症の排出型を「過食症」と呼ぶこともあるので注意がいる。診断した医師への確認が必要である。

■──神経性無食欲症（神経性やせ症）

神経性無食欲症のDSM-5診断基準では，①低体重[★1]，②体重増加または肥満になることへの強い恐怖，③体重および体型に関する自己認識の障害などの症状があげられているが，このほかにもしばしばみられる症状がある［表1］。

One Point

★1 低体重と体格指数
DSM-5では，カロリー摂取は，年齢，性別，成長曲線有意，身体的健康状態によるが，カロリー制限による有意に低い体重とは，「正常の下限を下回る体重で，子どもまたは青年の場合は，期待される最低体重を下回る」としている。その重症度は，体格指数（BMI：body mass index）「体重kg÷身長mの2乗」で表している。軽度：BMI≧17kg／m²，中等度：BMI 16〜16.99kg／m²，重度：BMI15〜15.99kg／m²，最重度：BMI＜15kg／m²。ただし，臨床症状，能力低下の程度，および管理の必要性によって上がることもある。

[表1] 神経性無食欲症にしばしばみられる症状

1 運動強迫：体重が減りはじめる時期にみられる。食事の制限のみでなくカロリー消費のための過重な運動を行う。男性事例に運動強迫が多いといわれている。
2 食欲：食事のみのイメージに固執するため，他のことに集中できなかったりする。
3 身体感覚の鈍さ：体調不良や極端な倦怠感の自覚の欠如がみられる。
4 否認：自分の今おかれている状況を否認（denial）する。低体重のときほどこの傾向が強いといわれている。周囲は「うそ」ととらず，自分の身を守るための防衛機能と解釈する必要がある。

(Strober M, Freeman R, Morrell W : The Long-term Course of Severe Anorexia Nervosa in Adolescents : Survival Analysis of Recovery, Relapse, and Outcome Predictors over 10−15 Years in a Prospective Study. Int J Eat Disord 22 : 339−360, 1997. を参考に作成)

■───神経性大食症（神経性過食症）

神経性大食症のDSM-5診断基準では，①反復する過食エピソード，②体重増加を防ぐために不適切な代償行動を反復する★2，③過食や不適切な代償行動が少なくとも3か月間にわたって週1回，④自己評価は体型および体重の影響を過度に受けている，⑤障害は神経性無食欲症のエピソード期間のみに起こるものではないなどの症状があげられている。この他によくみられる症状を[表2]にまとめる。

[表2] 神経性大食症にしばしばみられる症状

1 気分変調：体重の変動によって自己評価（個人的原因帰属）が変わる。
2 不快気分と過食嘔吐の悪循環：イライラが積もり，過食嘔吐した結果，自己嫌悪に陥るといった悪循環になる。クライエントはこの悪循環から脱したいと思っているが，我慢が重なると，その後に爆発的な過食になりやすい。

(Strober M, Freeman R, Morrell W : The Long-term Course of Severe Anorexia Nervosa in Adolescents : Survival Analysis of Recovery, Relapse, and Outcome Predictors over 10−15 Years in a Prospective Study. Int J Eat Disord 22 : 339−360, 1997. を参考に作成)

(b)摂食障害に合併する精神疾患

摂食障害に併存する精神疾患には，気分障害，不安障害，薬物乱用，パーソナリティ障害などがあげられる。合併する疾患と摂食障害の関連性を詳細に把握する必要がある。

■───気分障害

大うつ病，気分変調症，躁うつ病などがある。気分変調症は大うつ病よりも軽いレベルをいい，神経性無食欲症で低体重が慢性化すると，気分変調も合併してくることがある。物事に対して悲観的になり，対人関係では不信感が出てくる。

One Point

★2 神経性大食症の重症度

DSM-5では，重症度は不適切な代償行動の頻度に基づいている。軽度：エピソード平均1〜3回／週，中等度：エピソード平均4〜7回／週，重度：エピソード平均8〜13回／週，最重度：エピソード平均14回以上／週。ただし，臨床症状，能力低下の程度，および管理の必要性によって上がることもある。

■──不安障害

摂食障害との関連では，社会恐怖や強迫性障害が多いとされている。実際には，体重や体型に関する不安のほかに，「他人からどう見られているか」などの対人関係上の不安や，学生の場合は成績に関しての不安がある。いずれにしても自己評価を高め，ひきこもりにならないようにする必要がある。

■──薬物乱用

臨床上の印象であるが，神経性大食症に多いとされている。すなわちアルコール・ドラッグ乱用，盗癖，自傷行為の傾向，衝動的傾向に加えてパーソナリティ障害傾向などが強くみられる。摂食障害は嗜癖（addiction）問題との親和性があるので留意がいる。

■──パーソナリティ障害

パーソナリティ障害は，クラスター（cluster：群）A，B，Cに区別される場合がある。摂食障害に関連が強いのは，B，Cである。クラスターBは不安感情を表出する「演技性パーソナリティ障害」や「境界性パーソナリティ障害」が問題になり，クラスターCはBと違って，不安が強く自己主張がしにくいタイプで「強迫性パーソナリティ障害」や「回避性パーソナリティ障害」などである。

(c) 摂食障害と身体症状

摂食障害を作業療法で扱う場合，身体症状との関連は最も重要な観点の1つである。ここでは西園[1]にならい，QOLに与える重要なものとして，「低栄養によるもの」「過食嘔吐によるもの」，さらに急激な栄養摂取による身体

[図1] 摂食障害でみられる身体症状

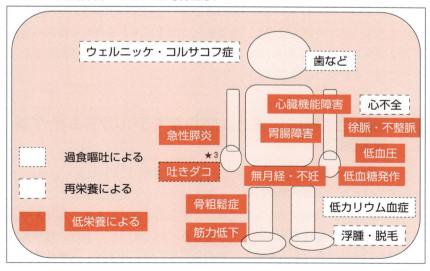

Key Word

★3　吐きダコ

摂食した食物を，手指を使い嘔吐する行為を繰り返すことによって手指に独特の皮膚痕跡が残ることを吐きダコという。2指や3指の背部にみられることが多い。このような異常行為をする原因には心理的な観点から諸説があるが，悪しき習慣が固定化している事実には変わりない。嘔吐そのものが目的になっている患者もいる。

トラブルが起きる「再栄養によるもの」とに区別して載せている［図1］。

（d）回復・予後

Strober Mらは，体重と月経の回復がみられた者を「部分回復」（partial recovery），体型や体重に関する感じ方など心理面も回復している者を「完全回復」（full recovery）としている。Stroberらが神経性無食欲症患者95例の予後調査を行っている［表3］。

この表からは，入院重症例は，「回復者の多くは，部分回復を経て完全回復に向かう」「回復には長い期間を要する」という2点があげられる。このことは，神経性無食欲症の予後のアフターケアが非常に重要であることを示唆している。また再発についての対策もいる。

［表3］　神経性無食欲症患者95例の予後調査結果

予後（年）	2	4	8	10	15
部分回復（%）	10	33	75	84	87
完全回復（%）	0	9	63	77	87

（2）摂食障害の作業機能障害の特徴

（a）関連障害と関連問題 ［図2］

人は食することによって身体をつくり，活動し，何よりも生命を維持しているのである。何らかの理由で食事を拒否したり，発作的に過食をしたりすることが起こり，慢性化したものが摂食障害である。生命の維持に直結した問題であるだけに，地域でのネットワークや病院内の各科の連携（コンサルテーション・リエゾン精神医学★4）が必要となる。作業療法の場合は，作業部門のみでのクライエントへのかかわりが多くなる傾向があるので注意がいる。主治医の基本方針を留意し，作業療法での出来事を看護師や臨床心理技術者などへも報告する。それには，クライエントの関連障害と関連問題をしっかり把握する必要がある。

（b）国際生活機能分類と人間作業モデルからみた作業機能障害

作業機能障害の内容は，ICFに準じて，①機能障害，②活動制限と参加制約，背景因子である③環境の阻害因子，④個人因子として説明する。ここで注意すべきは，①〜④は独立するものではなく相互依存関係にあることであり，また今回は，健康関連にネガティブとなる点に焦点を当てており，健康面からの視点に言及できなかったことに留意してほしい。加えて，人間作業モデ

Key Word

★4　コンサルテーション・リエゾン精神医学

consultation - liaison psychiatry。現代医学は専門分科され，疾病中心の追究になってきている。そこで，人の心身を包括的な観点からとらえる医療体制が必要となった。精神科医師が，各科の患者が抱える精神的な問題に対処して，その科の医療スタッフとの相談（コンサルテーション）と連携（リエゾン）にあたることをコンサルテーション・リエゾン精神医学という。摂食障害の場合は生命にかかわることから，当初の治療は内科スタッフ中心で行われるが，精神科スタッフも参加して今後の患者の身体的・心理的・社会的（家族も含む）回復に協業してあたる。

ル（MOHO）の視点と関連づけている。

■——機能障害

重症度が増すにしたがって，心身機能（body functions）・身体構造（body structure）は深刻さを増してくる。［図1］を参考にしてほしい。

これらの障害は，MOHOの意志・習慣化・遂行能力などに関連する。

■——活動制限と参加制約

作業遂行の特徴は，異常な食行動の影響に大きく左右される。一方，異常行動がないときは作業遂行に問題はないが，そんなときでも行動体力や感染からの防衛体力の低下が予想され，普段の日常生活以上のセルフコントロールへの関心が要求される。抑うつ症状や他の精神疾患との合併症状がかさなると，活動や参加の障害がさらに複雑多岐にわたる。これらの障害は，MOHOの習慣化・遂行能力（処理技能，コミュニケーションと交流技能，運動機能）・意志（個人的原因帰属）など，ほとんどの概念に関連する。

[図2]　摂食障害の関連障害と関連問題

┌───┐
│　　　　　　　　　　コミュニティの問題　　　　　　　　　│
│　・本人の引き起こす事故の影響や被害　　　　　　　　　│
│　・学校や職場の病気に対する無理解　　　　　　　　　　│
│　・本人ないしその家族へのサービス（健康，福祉）のためのマンパワーと│
│　　経済コスト　　　　　　　　　　　　　　　　　　　　│
│　・セルフヘルプグループの不足　　　　　　　　　　　　│
│　　　　　　　　　　　家族の問題　　　　　　　　　　　│
│　　・長引く障害からくる家族成員の疲労　　　　　　　　│
│　　・家族が巻き込まれる　　　　　　　　　　　　　　　│
│　　・無関心　　　　　　　　　　　　　　　　　　　　　│
│　　・家族環境（転居，親の転職・失職，病気，離婚，再婚など）│
│　　・親の夫婦関係　　　　　　　　　　　　　　　　　　│
│　　　　　　　　　　　個人の問題　　　　　　　　　　　│
│　摂食障害　神経性無食欲症　神経性大食症　　　　　　　│
│　　　　　　その他・特定不能の摂食障害　　　　　　　　│
│　・重篤な身体疾患の合併　　　　　　　　　　　　　　　│
│　　例：栄養障害（時に死に至る），嘔吐による自律神経症状（脱│
│　　力感，低血圧，めまいなど）［図1］参照　　　　　　│
│　・伴いやすい他の問題点　　　　　　　　　　　　　　　│
│　　例：自己評価，無月経，ボディイメージ，友人，家族，不登校，│
│　　ひきこもり等の障害　　　　　　　　　　　　　　　　│
│　・合併する精神疾患：　気分障害　不安障害　薬物乱用　│
│　　　　　　　　　　パーソナリティ障害　など　　　　　│
│　個人の生物学的，人格の脆弱性，家族関係，発達課題，社会的│
│　文化的要因などの多因子が関係している。　　　　　　　│
└───┘

■──環境の阻害因子

　入院した摂食障害者は，長く続く予後治療が重要である。本人はもとより，家族や治療者を含めた周囲の人々がとる態度が大きな鍵を握っている。そこで，摂食障害者は必ずしもパーフェクトな環境へ退院するわけでもなく，退院したその日からが本格的な試練の始まりである。

　摂食障害者の再発の誘因は，家族を含めた周囲の人々の態度（社会的な環境やコミュニティの環境）に起因している。MOHOでは，環境の概念を最重視している（原則2を参考）。

■──個人因子

　摂食障害における個人因子では，体力，ライフスタイル，習慣，困難への対処方法・方針（coping strategy）などが注目される。

(3)プログラム立案のポイントと留意点

(a)クライエントの作業機能障害の回復状態別

　ここでいう回復状態別とは，主に神経性無食欲症（神経性やせ症）の患者が入院してから退院するまで，さらに退院後のアフターケアを対象としている。

　急性期は「身体的治療の時期」，回復期は「身体的および心理的治療の時期」，退院後を「アフターケアを行う時期」とし，さらに「退院後の再発予防を目指す時期」は社会維持期とした［図3］。

■──身体治療

　身体に対する治療では，身体合併症の治療，高カロリー輸液，栄養剤の投与（チューブ使用・経口摂取），さらに栄養指導・カウンセリング，行動療法などが実施される。

　治療の基礎としては，その時々の「自分の病状の把握」をクライエント自身がすることである。例えば，受診してできることは採血や心電図などで，家庭でも体重測定，浮腫や徐脈などのチェック，女性の場合は基礎体温記録などである。入院中は看護師らの指導で行われるが，退院後はクライエントが自ら受診し，健康に関心を持ち続けるといった姿勢が回復への道でもある。

　治療者はクライエントに対して，「摂食障害による身体症状に関する基本的理解」を教育しておく必要がある。

■──心の治療

　心に対する治療としては，本人のみでなく家族へのアプローチも行う。本

[図3] 摂食障害の治療

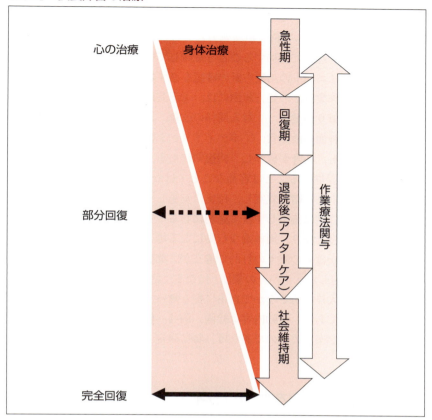

人には精神療法や認知行動療法などを行い，家族へは家族療法や家族心理教育を実施するのが一般的である。退院後も本人には外来通院で精神療法が継続されるが，社会維持期に入ってくると集団療法を使ったセルフヘルプグループへの導入を行う。

治療の基礎としては，身体治療と同じく，自分の心の状態をクライエント自身が把握することからはじまる。それには，症状の把握や悪くなるきっかけを自身が知ることである。気分変調症や不安症などに対する合併している精神症状も理解する必要がある。

■──部分回復から全体回復へ

（1）-（d）「回復・予後」で詳細を述べたが，回復過程は身体症状の緩和（部分回復）からはじまり，最終的には心のわだかまりが解消して完全回復となる。その回復には数年の期間を要するとしている。

回復状況がすべて順調に進むのではなく，クライエントによっては再発・再入院がある。いずれにしても，入院のいる重症例は体重が回復してくることによって心の回復が追随するといったパターンが多いようである。

■──作業療法の関与

精神疾患のなかでも，特に摂食障害の治療は，主治医を中心とした連携の

取れたチーム医療での協業が行われる。「身体的な生命の危険を考慮しなければならない」急性期に，まず作業療法士（OT）が直接的にかかわることはない。体重の回復を待って作業療法処方となる。このことは，OTがそのチームの協業から一歩遅れて参加することを意味している。そこで，処方時には主治医からクライエントの治療方針の確認を必ず取らなければならない。

主治医からの作業療法の処方理由には，①退院前の生活習慣の立て直し，②興味・関心の偏りの是正，③対人関係の改善，④気分変調の評価，⑤集中力を養う，⑥精神面の活発化，⑦ボディイメージの改善などが多い。

いずれにしても，心身が疲弊し，回復期にあるクライエントが決まった時間に作業に持続参加することは容易なことではない。OTは，実行できる計画をクライエントと一緒に立案し，確実に実施していくことが大事になる。クライエントが作業に集中しすぎて過剰になる一方で，気に入らないことに関しては注意散漫となり，両極端な行動になる場合も少なくない。個別で行うか集団で行うかはその時々の目的で違うが，集団では少人数でクローズドなグループ（固定したメンバーの集団）になる。活動内容は特に限定はなく，筆者の経験では大枠のあるなかで自由に振る舞ってもらったほうが生き生きとしてくるようである。活動内容は絵画，陶芸，軽い運動のある遊び，さらに料理など本人が楽しめるのであれば，特に限定する理由はない。

(b)作業機能障害をもつクライエントのライフサイクル

老若男女誰でも人は摂食行動をしながら生きながらえている。誕生時から赤ん坊は母親から乳を摂取してはじめて生きられる。幼児期，少年期から青年期，さらに老年期，死に至るまで，摂食行動はライフサイクルのどの時期でも欠かすことができない生命維持活動である。ゆえに，食行動は心のありさまとも密接に関連している。子どもは時に自己主張のために嘔吐し，物心がついてくるとハンガー・ストライキを行うが，食欲のために白旗をあげることになる。一方，若い女性の体型へのこだわりは頑固で，なかなか白旗をあげない。ストレスの多い成人期のメタボリック・シンドロームも生活習慣病の観点から深刻である。高齢者の偏食や孤食は，短期間で栄養失調となり重篤な事態を招くことになる。

すなわち，摂食行動はライフサイクルの経過で，人の心身の生命維持の営みにかかわる重要な位置づけにある。よって，摂食行動にかかわる作業機能障害は，ライフサイクルのどの時期にも生じる問題である。その問題の延長上に摂食障害がある。

以下，青年期，成人期，老年期に区別し，それぞれの時期の摂食行動の特徴と課題について述べる。

■──青年期

10〜20代は自我形成に大切な時期であり，この時期には，本人の心構えはもとより，家族環境や友人関係などが大きく影響する。この環境下では，作

業を通じての対人関係の交流から身近な友人の獲得，作業の達成感からくる自信や自尊感情（self-esteem）の獲得などがあり，さらに基本的な食行動の獲得がある。この時期が最も摂食障害が発生する時期である。しかし，幼児期から少年期を経て青年期までに，食行動のパターンは概ね確立するという専門家もいる。

■──成人期

30代は生き方の模索の時期でもある。結婚や就労などを経て自らの生活スタイルを確立しなければならないときで，これからの一生の土台づくりの時期に，今後の行く末を不安定にする。また，結婚は食行動に変化が起こる時期である。夫婦互いの食文化が交流する。

入院者には，20～30代の女性に，摂食障害とアルコール依存症，あるいはパーソナリティ障害との合併が少なくない。青年期から摂食障害を引きずって成人期に至る者もいる。

■──老年期

身体的な衰えは，相互的に食行動の変化ももたらす。幼年期から青年期に

[図4] 永続的変化に必要な要素（摂食障害の例）

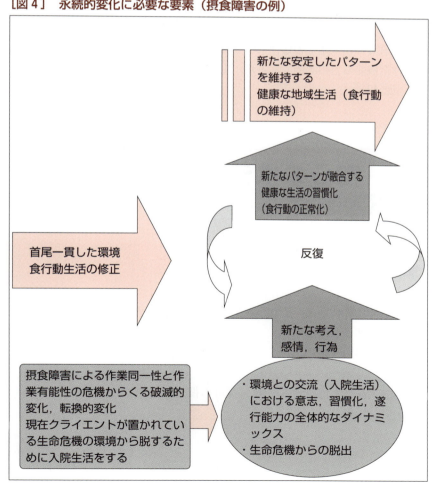

かけて培った食行動が偏食となって現れることがある。また，歯の衰えから流動食になる。孤食から，食事の内容や食事の習慣化が崩れる。栄養不足は成人期と違い身体的に重篤な結果となる。

摂食障害のイメージは，青年期の体型のための拒食や，ストレス大食のイメージが強いが，老年期の摂食に対する作業機能障害に対する対策は重要さが増している。

(c)クライエントの作業機能障害の構成要素別

摂食障害に罹患している者の作業適応（日常生活活動・生産活動・余暇活動などへの適応）には，作業同一性や作業有能性といった2つの構成要素を再獲得する必要がある。

それには，食に対する異常な状態から抜け出す環境が必要である。その首尾一貫した環境下で，食行動生活の修正を遂行し，さらに，意志，習慣化，遂行能力を駆使することによって，摂食障害者自身のなかに新たな考えや感情，さらに行為が育まれる。これらの反復の結果として，新たな適応的で健康的なパターンが融合される。

さらに，地域での健康パターンを維持するには，家族や職場の調整やセルフヘルプグループを含めた地域ネットワークといった環境の充実が必要となる。対象者の作業適応の妨げになっている変数は何かを構造的に把握することが作業機能障害の評価であるが，生命危機の状態からの脱却が最も重要である［図4］。

（長雄眞一郎）

(4)実践事例——自らのボディイメージに絶えず悩む摂食障害患者

学習目標

● 摂食障害の病態と，それから生じる作業機能障害を理解し，クライエントの全体像を理解する。
● 摂食障害のクライエントに対する評価と介入計画を，回復過程に沿って立案できる。
● 医療関係者と協業するなかで，OTの役割を明確にできる。

■──基本情報

Ｉさんは19歳の神経性無食欲症・摂食制限型の女性。両親・姉との４人家族。

Ｉさんは高校２年のときに退学した後，美容師専門学校に通っていた。１年次は皆勤であったが，２年次から美容師の実習が始まると，ボディイメージに悩むようになり，塞ぎこむ様子がみられた。そして，その頃から食事を制限するようになり，通学ができなくなり，美容学校を退学。その後，親が将来を気遣い，通信高校に編入の手続きをとった。しかし，スクーリングに参加できないほど体力も低下し，自宅にひきこもるようになった。心配した母親がＩさんを連れて精神科クリニックを受診したところ，「うつ状態」といわれ，抗うつ薬の処方を受けた。しかし，受診後もＩさんは憔悴していった。家族は「このままではまずい」と感じ，別の受診先を探した。新たに受診した病院の精神科医師はＩさんに入院治療を勧めたが，Ｉさんの病識は乏しく，入院治療の必要性の理解は十分とはいえないため，両親の同意のもと医療保護入院となった。入院時は体重減少が著しく，低血圧，徐脈，無月経などの身体症状が診られた。

> ### Focus question
> ・入院時の生命の危機的な状態は脱したのでしょうか？
> ・クライエントは，現在どのような身体症状や精神症状がありますか？

■──医師からの処方

点滴治療で体重増加が徐々に回復し，経口の食事も増えた段階を経て，長期病室内でのＩさんのストレス状況も加味し，入院４週目に作業療法が処方された。

> ### Focus question
> ・医師から作業療法が処方された理由は何でしょうか？
> ・オリエンテーションの前に，OTが得るべき情報は何でしょうか？

■──オリエンテーション

初回面接時は，蒼白な表情に念入りに化粧した30歳代の女性という印象であった。体重増加や肥満への強い恐怖は聞かれなかったが，許容できる体重の上限は35kgと述べ，体型に対するこだわりの発言が話の隅々に感じられた。日中はベッドで，高校の復学に向けた勉強を，詳細な計画のもとに熱心に行っているとのことであった。作業療法への希望を聞くと，病室では音楽が自由に聞けないので聞きたいとのことと，さらにエアロバイクによる運動を希望した。作業療法室見学の際，他患者がしていた革細工に異常な関心を示した。

カルテ情報では，入院時の身長は158cm，体重は26kg（標準48kg），BMIは10.4（標準18.5～25）。性格は凡帳面で真面目であり，ADLは病棟内で自

立レベル。質問の受け答えや病棟での行動は常に模範的。しかし，体力低下が著しい一方，足踏みするなど活動性を高く維持し，カロリー消費するような行動が強迫的に行われている。他者とのコミュニケーションはスタッフが中心で，相手の望む回答や反応をいつも意識し，相手が誰であってもその期待に応えようと努めている。頻繁に見舞いに訪れる母親には遠慮なく甘えや依存をすることができ，本音を話せるようである。しかし，担当看護師は年齢相応の親子とは違い，友達同士といった異質なものを感じているとあった。

Focus question
・作業療法で注意すべき種目は何ですか？　その理由は何ですか？
・治療チームの方針を把握していますか？
・今後Iさんと，どのような治療関係を構築しますか？

■——評価

◎作業療法プログラムでの経過

　プログラムは週3回90分で，手工芸を行うパラレルな集団での作業療法の形式をとった。病室と変わりなく，Iさんは集団内では優等生の態度であった。休憩の時間も率先してお茶の用意をするが，本人は飲むことがなかった。革リストバンドの制作も何かに追われてでもいるかのように夢中に行っていた。OTはIさんと面談し，余裕を持って楽しみながら革細工を進めていこうとアドバイスした。2週目も変わりなく作業療法のグループに参加し続け，参加態度は前より少し変化があった。しかし，担当看護師からOTに情報が入り，病室に革細工の材料を持ち帰り，看護師の目を盗んで飾り縫いをしている，とのことであった。担当看護師の提案で，主治医を含めて関連スタッフがカンファレンスを行うことになった。

　担当看護師は，「病室に作業を持ち込むことは禁止したい，ナースステーションで持ちもの検査をしているが，スルーされてしまった。通信高校の勉強も時間を限定して許可しているが，できれば生活にメリハリをつけたいので，作業療法室内での活動にしてほしい」。臨床心理士は，「定期的に母親のカウンセリングを行っている。いろいろとIさんに対しての葛藤があるようである。Iさんの作業療法室での状況を今後も知りたい」。主治医は，「今回は病室の生活に飽きが来ており，新たな環境にどのような適応をするかもみてみたいと思った。強迫的な傾向は予想されたが，OTの報告で確信できた。今後は強迫性も視野に入れて治療する。内科医師とも相談しながら体重もやっと30kg以上になってきたところである。あまり患者に過剰な精神的な負荷をかけないような形で続けてもらいたい」との意見であった。摂食障害のケース検討会は定期的に行っているので，これからはOTも毎回参加することになった。

　病室でのトラブルはあったが，OTとIさんの治療関係は少しずつよい方向に向かった。そこで，OTは，「作業療法のリーズニングからみたIさんの作業機能障害」［図5］をまとめ，これを参考に，「Iさん自身の見方を声に出させ，作業療法目標を決める役割をIさんにも担う機会」をもたらすために，作業に関する自己評価・改訂版（OSAⅡ）を実施した。

[図5] 作業療法のリーズニングからみたIさんの作業機能障害の発生機序

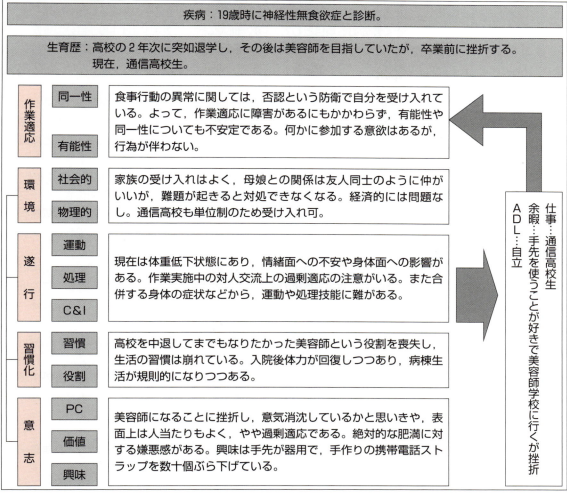

※C&I：コミュニケーションと交流技能，PC：個人的原因帰属

Focus question
・治療スタッフとの協業（協業的チーム）の目的と意義はどこにあるのでしょうか？
・Ｉさんとの協業（治療的協業）の目的と意義はどこにあるのでしょうか？

■──参考にしよう！──介入計画と経過のサマリー
◎個人作業療法（約２週間）
　個人作業療法を約２週間実施した。枠のある環境での実施は，ＯＴとＩさんの関係性ができるにつれ，ＯＴからの評価を過度に意識する傾向が薄れ，理想とは違う結果や不十分な面を受け入れることへ目が向けられる様子がみられた。導入時は，パラレルな集団とはいえ，Ｉさん本人には対人関係においてストレスフルな環境であったと考えられる。そこで，個人作業療法を取り入れた。

関係性が改善された段階で，自己認識を共有し，プログラム計画の材料とする目的で，OSAⅡを行った。有能性の低さと価値の高さという，採点に大きく差のある項目として，「9．他人に自分を表現する」「19．自分が重要だと思うことに基づいて決めている」「12．くつろいだり楽しんだりする」があげられ，この順に変えたいことの順番が付けられた。

◎個人作業療法と集団作業療法（約3週間）

　OSAⅡの結果を参考にＩさんとも相談し，母親に革の財布をつくることとした。前回のように隠れて病室に持ち込まない，行程表をつくり計画的に実施する，楽しみながらつくることを約束した。母親に財布をつくることに関して，臨床心理士からはカンファレンスで，「母親の反応をみてみたい」とのコメントがあった。プログラムは個人療法に加えて，集団は週1回90分で，手工芸を行う作業療法の形式に戻した。集団では，他者との関係やスタッフからの評価を気にしながら，作品の出来や製作ペースが早まる傾向は依然としてみられたが，回数を重ねるとともに軽減し，以前の集団での動きとは変化した。

　しかし，自分の身体の認識を客観的に受け入れようとする姿勢はまだまだであった。食事摂取量の増加と1日の活動エネルギーの調整の必要性には目を向けられるようになったが，ストレスが重なると強迫性は依然として続いているようであった。

　OTとの集団療法後の振り返りでは，母親への依存を，「負担をかけている」とする発言もＩさんから出た。

　体重も40kg台になり，約2か月間の入院生活が終了した。現在は，外来通院治療へ通いながら，通信高校を続けている。週1回の外来診療が終わると，必ずOTを訪問し，近況報告をして帰宅している。

（佐藤大介・長雄眞一郎）

引用文献

1）西園文：摂食障害　心と身体のケア　アドバイスブック．精神看護出版，2005．

参考文献

Strober M, Freeman R, Morrell W：The Long-term Course of Severe Anorexia Nervosa in Adolescents：Survival Analysis of Recovery, Relapse, and Outcome Predictors over 10－15 Years in a Prospective Study. Int J Eat Disord 22：339−360, 1997.

障害者福祉研究会編：ICF　国際生活機能分類──国際障害分類改定版．中央法規出版，2002．

Kielhofner G編著，山田孝監訳：人間作業モデル──理論と応用，改訂第2版．協同医書出版社，1999．

Kielhofner G，山田孝監訳：作業療法の理論，原書第3版．医学書院，2008．

Kielhofner G編著，山田孝・石井良和訳：作業に関する自己評価，改訂第2版．日本作業行動研究会，2005．

Kielhofner G編著，山田孝監訳：人間作業モデル──理論と応用，改訂第4版．協同医書出版社，2012．

西園文：生活しながら治す摂食障害．女子栄養大学出版部，2004．

西園文：摂食障害治療サポートブック．女子栄養大学出版部，2002．

Frances A，大野裕・中川敦夫・柳沢圭子訳：精神疾患診断のエッセンス──DSM-5の上手な使い方．金剛出版，2014．

6. てんかんの作業機能障害とプログラム立案のコツ

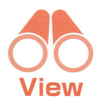
View

- てんかんの基礎知識では，疾患を理解するためにその病因，分類，発作の誘発因，発作以外の症状，治療について示している。作業療法を実施するうえでは，発作の誘発因となる睡眠不足や疲労，飲酒，薬物の離脱などをコントロールすることが前提となる。
- てんかんの作業機能障害は，ICFの心身機能・身体構造に該当する発作や精神・神経障害のみならず，成長過程における家族や社会での過保護や依存，行動制限といった要因や，資格・免許取得の法的制限など多くの活動制限や参加制約を経験することによるので，プログラム立案の前提として正確に把握しておくべきである。

（1）てんかんの基礎知識

（a）概説

　てんかんは人口の0.5～1％とみられる有病率の高い疾患である。発症年齢は広く，高齢者と子どもに多く認められる。WHOの定義（1973年）によると，てんかんとは，「種々の病因によってもたらされる慢性の脳疾患であって，大脳ニューロンの過剰な放電から由来する反復性の発作（てんかん発作）を主徴とし，変化に富んだ臨床ならびに検査所見の表出が伴う」とされている。2014年には国際抗てんかん連盟（ILAE）により実用的臨床定義（①24時間以上の間隔で2回以上の非誘発性（または反射性）発作が生じる，②1回の非誘発性（または反射性）発作が生じ，その後10年間の発作再発率が2回の非誘発性発作後の一般的な再発リスク（60％以上）と同程度である，③てんかん症候群と診断されている）が公表された。

（b）病因

　てんかんの病因は，病変のはっきりしない特発性（機能性，本態性，真性，遺伝性）と，大脳に何らかの病変が認められる症候性（器質性，構造性，続発性，焦点性）の2つに大別される[1]。症候性てんかんの病変は，胎生期・周産期障害，頭部外傷，頭蓋内感染などさまざまで，年齢が高まるにつれて

脳血管性障害が多くなる[2]。特発性てんかんは全体のおよそ7割を占め，症候性てんかんは3割といわれている。

(c)分類

　てんかんは種々の側面を含めた広い概念のため，その分類も複雑である。代表的なものとして，ILAEによる「てんかん発作の臨床的ならびに脳波学的分類の改訂案（ILAE, 1981）」と，「てんかん，てんかん症候群および発作関連疾患の分類（ILAE, 1989）」が用いられる★1。治療法の決定や経過，予後の予測などのため，これらによって正確な診断を進めていく。また，てんかんに類似した症状を示す熱性けいれん★2，失神発作，心因性発作（疑似発作）などの疾患との鑑別も必要である[2]。

(d)発作の誘発因

■——特異性発作誘発因子

　てんかん発作に対してのみ作用する誘発因子。感覚性，運動性，精神活動性の外的刺激で，これらによって反射的に起こる発作を反射性てんかん★3という。

■——非特異性の発作誘因

　てんかんに限らず条件がそろうと発作が起こる可能性がある発作誘因。主要なものは睡眠不足や疲労，飲酒，薬物の離脱などであり，これらをコントロールすることで発作の改善が期待されるため，生活習慣や規則正しい日常生活の指導が必要になる。

(e)発作以外の症状

　てんかんは発作以外の症状として，精神発達面での障害や，認知障害，精神障害，運動障害などの神経障害を伴うことが少なくない。幻聴や妄想などの精神障害を呈するのは15％とされている。精神病症状は幻覚，妄想が多く，大部分が一過性であるが，持続すると統合失調様状態になる。てんかん精神病は連合弛緩や陰性症状が少なく，疎通性があり，精神的荒廃がみられないといわれる［表1][2]。精神病症状の原因は不明であるが，側頭葉に焦点のあるものに多いとされる[4]。

🔴 One Point

★1　ILAEの分類

ILAEは2010年，「てんかん発作分類の改訂版」および「脳波・臨床症候群分類」を公表したが，実効性の検証がなされず普及が遅れており，現在も旧分類版が用いられている[3]。

🔑 Key Word

★2　熱性けいれん

38度以上の発熱を伴ったけいれん発作。乳幼児期に多くみられる。てんかんとの違いは，てんかんは熱がないときに反復して発作が起きる。熱性けいれんのおよそ3～4％がてんかんに移行するといわれている。

🔴 One Point

★3　光過敏性発作

反射性てんかんのなかでも多くみられる発作。1997年にテレビアニメ「ポケットモンスター」の一部の視聴者が，けいれんやめまいなどの体調不良を訴え，多数病院に搬送された。アニメでは赤や青の激しい光の点滅を連続使用しており，光過敏性発作が引き起こされたと考えられる。

[表1] てんかん性精神障害

発作の発来と時間的に直接関係するもの	
意識障害がある	1）欠神発作重積
	2）精神運動発作重積
意識障害がない	3）発作後精神病（幻覚妄想状態）

発作の発来と時間的に直接関係しないもの	
1）知能の障害（迂遠，冗長，保続など）	
2）不機嫌症（感情の不安定，易怒，興奮）	
3）人格障害（てんかん性性格変化）	
4）不安障害（心気的訴え，ヒステリー症状）	
5）精神病状態　i）幻覚妄想状態	
イ）挿間性で一過性	
ロ）持続性	
ii）躁うつ病状態	

（兼子直：追補改訂版　てんかん教室．新興医学出版社，2003．より一部改変）

(f)治療

　治療の中心は薬物療法であり，発作の抑制を目標として抗てんかん薬が投与される。これにより，およそ8割の人が発作をコントロールできるといわれている。現在多くの種類の抗てんかん薬があるが，それぞれの発作型に合わせて選択されるため正確な診断が必要になってくる。抗てんかん薬は脳の神経細胞の異常な興奮を抑える働きがあるため，眠気やふらつきなどの副作用を起こしやすい。そのため少量から開始し，副作用の確認と定期的な血中濃度測定により投与量を調節する。

　薬物による改善が確認されないときは，可能な場合，脳外科手術も検討される。しかし，後遺症が現れることも考えられるため，患者のQOLを含め，慎重な決断を要する。予後はてんかんの類型や精神・神経障害の合併，発症年齢により規定されるが，初期に効果的な治療を行うことが長期予後を改善させる可能性があることがいわれている。

　てんかんの患者には発作による身体機能面のほかに心理社会的側面のサポートが必要であり，てんかんという疾患の理解なども含め，広いネットワークづくりが必要である。

(2)てんかんの作業機能障害の特徴

(a)関連障害と関連問題 [図1]

　てんかんは，発作による意識障害が主要な症状であるが，発作以外に知的・発達障害，精神・神経障害を伴う場合が少なくない。乳幼児に発症した場合，

[図1]　てんかんに関連する問題の相互作用

```
┌─────────────────────────────────────────────────┐
│            コミュニティにおける問題                │
│  ・てんかん患者や家族に対する差別・偏見           │
│  ・活動への参加制限                               │
│  ・資格，免許取得の法的制限                       │
│     ┌───────────────────────────────────────┐   │
│     │            家族の問題                  │   │
│     │  ・家族の過保護──依存の関係           │   │
│     │  ・長期化する経過に対する家族の負担──患者の孤立 │
│     │   ┌─────────────────────────────┐     │   │
│     │   │     てんかん患者個人の問題    │     │   │
│     │   │  ・てんかん発作              │     │   │
│     │   │  ・さまざまな機能障害（運動，知的，精神・神経など）を伴うこ │
│     │   │    とが多い                  │     │   │
│     │   └─────────────────────────────┘     │   │
│     └───────────────────────────────────────┘   │
└─────────────────────────────────────────────────┘
```

家族の過保護など，経験の乏しさからくる能力の低下などもあげられる。家族の問題では，このことに加えて，繰り返す発作の不安から葛藤が生じ，患者の孤立を招くことがある。また，慢性に経過し治療が長期化することによる薬物の副作用が考えられる。心理社会面では，不十分な理解のため活動への過度の参加制限，いじめや社会からの孤立，さらには，てんかん患者の家族への差別や偏見などの問題も生じる。てんかんには資格・免許取得の法的制限★4があり，運転免許★5や職業選択上の制限，結婚，出産，育児などライフイベントにかかわる制限も多い。

(b)国際生活機能分類と人間作業モデルからみた作業機能障害

てんかんは発症時期や重複障害，年齢，経過など，個々に異なる障害像をもつ。複雑で範囲の広い問題点を整理するために，それらが基本的な機能障害によるものか，あるいは環境や処遇によるものか包括的に評価することが必要となる。てんかん患者の作業機能障害を国際生活機能分類（ICF）の分類にしたがって，心身機能・構造，活動と参加，環境因子，個人因子として，人間作業モデル（MOHO）の概念と対応させながら説明を試みる。

■──心身機能・身体構造

てんかんの機能障害は，てんかん発作による一時的な意識障害のほかに，知的機能障害，心理的機能障害，身体機能障害，言語障害などが重複していることが多い。

知的機能障害は知能障害，健忘や物忘れといった記憶障害，概念・抽象化の障害，思考の障害などがある。心理的機能障害は注意の障害，情緒や感情および気分の障害，動機づけや目標に対して一貫性をもつ能力の低下，興味の制約など意志の障害，現実検討の障害などがある。身体機能障害は振戦，

★4　てんかんと欠格条項

欠格条項とは，公的な資格や免許の取得を制限するための条件の規定。てんかんは法律上精神障害の1つとされてきたため，欠格条項に精神病者という規定があると，その資格を取得できない場合がある。本来てんかんは症候群であり，患者それぞれの身体的精神的能力は幅広いため，てんかんを理由とする欠格条項の見直しを求める取組みがある。

★5　てんかんと運転免許

2002年の道路交通法改正により，てんかんの患者の運転免許取得が可能な条件が定められた。2011年以降発生した交通死亡事故を契機に，「改正道路交通法」ならびに「自動車の運転により人を死傷させる行為等の処罰に関する法律」が施行され，免許取得や更新の条件が一部改正された。

上肢の協調性や巧緻性の障害，筋力低下，四肢の麻痺など骨格系の機能障害がある。言語障害は話し方，言語の理解と使用の障害，発言内容の障害などがある。また全身性，感覚性の機能障害として全身性疲労の傾向もある[5]。

MOHOでは意志や習慣に全般的な低下がみられ，コミュニケーションと交流技能，処理技能や運動技能など遂行技能も低下している。

■——活動と参加

機能障害に加えて，成長過程における家庭や社会での過保護や依存，行動制限といった要因，資格・免許取得の法的制限などがからみ，多くの活動制限と参加制約を経験する。

■——環境因子

物的環境の整備は，てんかん発作によるリスク管理に必要となる。また，てんかんには社会的な制限が多く認められ，クライエントを取り巻く支援システムを充実させるのはもちろんのこと，支援者の態度が作業適応への阻害因子ともなりうるため，配慮を要する。

■——個人因子

てんかんの作業機能障害は，特にライフスタイル，習慣，生育歴，困難への対処法，社会的背景，教育歴，職業，過去および現在の経験，全体的な行動様式などの内的影響により引き起こされていることが多くみられる。

(3)プログラム立案のポイントと留意点

(a)クライエントの作業機能障害の回復状態別

てんかんは，発症してから治療が長期にわたる場合が多く，また重複障害により長期の施設入所（入院）を経験する可能性もある。ここでは，疾病経過全体ではなく，てんかん発作や精神病症状など何らかの理由で入院してから社会復帰するまでの経過を対象とした。

■——急性期——発作や関連症状に対する身体的治療の時期

てんかんの急性期症状は発作時である。この時期は，発作に対する応急処置や経過の観察などの身体的治療が優先される。初発の場合は症状の観察や検査などにより診断し，今後の治療方針が決定されていく。

また発作がない場合でも，精神病症状その他の重複障害により入院治療が必要な場合も考えられ，急性期ととらえることができる。いずれも心身機能が不安定な時期であり，症状に対する治療を優先し，安静を必要とする。

■──回復期前期──心身機能の回復の時期

　この時期は，発症あるいは再発により低下したさまざまな機能の改善が期待される。経過に配慮しつつ基本的な生活リズムの回復を促すかかわりが必要となる。発作や，入院したことに対する不安や焦りの出現が考えられるため，心理的なサポートを行うと同時に，作業療法士（OT）など多職種が連携し支援の方向性を決定していく。

■──回復期後期──自立と適応の時期

　社会生活に向けて具体的な目標をあげ，生活適応技能の獲得を目指す。作業療法では生活指導や活動の機会の提供に加え，仕事や学業などライフイベントにかかわる支援や環境調節の必要性も考えられる。また重複障害がある場合，それらへの対応に重点が置かれる。

■──施設内維持期──施設内生活の質の維持と向上の時期

　疾病や障害が安定し，医療による保護的環境下での生活の質の維持，改善をする時期である。回復期で獲得された機能を生活場面のなかで実施し，生活の自己管理を目指す。また発作の予防のために，生活習慣の見直しや病気との付き合い方など教育的なかかわりが必要となる。この時期はてんかんに対する無力感や自身喪失，依存を体験するかもしれない。そのためにも多職種による包括的な援助を進めていく必要性がある。

■──社会維持期──社会生活の質の維持と再発予防の時期

　通院治療を受けながら地域での生活を維持する時期であり，新たな生活の場への適応を支援する。そのためにもクライエントの状態に応じた柔軟な対応が必要となる。クライエントはさまざまな側面で制限を受ける機会が多く，社会参加の促進により新たな問題が発生する場合が考えられ，ニーズに応じて利用できるネットワークづくりと適切な危機介入が必要である。

（b）作業機能障害をもつクライエントのライフサイクル

　てんかんの発症年齢は広く，経過が長期化することが多いため，生涯にわたるかかわりが必要となる。特に乳幼児期に発症した場合は，成長とともにサービスを受ける場所やニーズの変化が考えられ，医療サービスのほかに家庭や学校生活，就労支援などライフステージに即したかかわりが重要となる。そのためにもライフサイクルの視点からクライエントの作業機能障害を理解し，必要な支援や優先課題を把握することが必要とされる。

■──乳幼児期

　てんかんは，原因はさまざまであるが3歳以下の発症率が高いといわれる。場合によっては診断が不確定というケースも多くみられるが，てんかんが発

達に与える影響は大きく，この時期にクライエントや家族とどうかかわるか，今後の支援の方向を決めるうえでも重要である。乳幼児期は家族や環境などと相互交渉し，社会的人間として成長していく時期である。さまざまな対象に興味をもち動き回ることがあるため，発作を理由に興味を阻害したり自主性を抑制せず，その子らしい生活を尊重するかかわりをする。

　知的障害やその他の重複障害を伴う場合はけがのないよう環境を整え，また保護帽など，転倒に対する対策も必要である。長期にわたる療育が予測されるため，家族全体が疲弊している場合もあり，家族への支援的なかかわりも必要となる。

■──児童期

　この時期は，生活の場が家庭中心だったものが学校へと変わっていき，人間関係や行動範囲の広がりがみられる。認知の発達が増す時期でもあり，自己中心性から脱却し，社会的集団に所属することにより社会性の発達が促され，役割行動も広がる。学校生活を送るうえで服薬や発作時の対処方法を伝えるなど，教員や周囲への理解と対応を深める必要性がある。規則的な服薬以外は特別な制約はせず，勉強や遊びといったこの時期に重要な活動を行い，本人らしく過ごすことが重要となる。それらを制限することにより差別感やいじめ，経験の乏しさがその後の発達に影響することも考えられるので，積極的に参加させることが基本となる。ただし重複障害がある場合は，それぞれについての対応を要する。

■──青年期

　身体的な成熟や社会的役割の獲得が進むとともに，アイデンティティが形成されていく時期である。同年代の友人とのかかわりが増えるなかで親子関係への変化もみられ，依存と自立の欲求の葛藤を経験する。

　この時期は，てんかん発作に対するストレスや不安を感じ抑うつ的になったり，また対人的な問題が出現し孤立感を抱いたりすることもあり，作業同一性の形成に影響を及ぼすことがある。社会のなかでどのような役割をもっていくのか，職業選択も含め将来像を家庭や学校などで共有し，包括的なかかわりが求められる。

■──成人期

　この時期は社会的な自立が促される。就職や結婚といったライフイベントがこれまでの生活に大きな変化を与えるとともに，その変化にどのくらい適応できるかといったことが重要となる。それらを具体的な目標として共有し，支援していくことが必要となる。

　てんかんには資格や免許取得の法的制限があり，職業選択や結婚などといった社会生活を送るうえで多くの作業的不公正を体験する。そのためには基本的な生活の見直しや，良好な人間関係の構築などにより，周囲の理解を得ていくことが求められる。

■──老年期

　年齢の進行に伴い，機能の低下などの変化を抱えながら生きていく時期である。また，仕事の引退や子どもの自立などにより生活全般の変化も認められる。老年期におけるてんかんは，脳血管障害や脳変性疾患などによる「症候性てんかん」の発症が多くなるといわれている。そのため，脳の病気に重点を置いたリハビリテーションが求められる。

(c)クライエントの作業機能障害の構成要素別

　てんかん患者の多くは，学校や仕事など社会システムのなかで作業参加の機会の制限を経験する。また，発作や重複障害などによる施設内生活のなかでは，院内適応が困難だったり社会復帰に制約を受けることもあり，それらはてんかん患者の作業適応に影響を及ぼす因子となる。てんかん患者の作業

[図2]　永続的変化に必要な要素（てんかんの例）

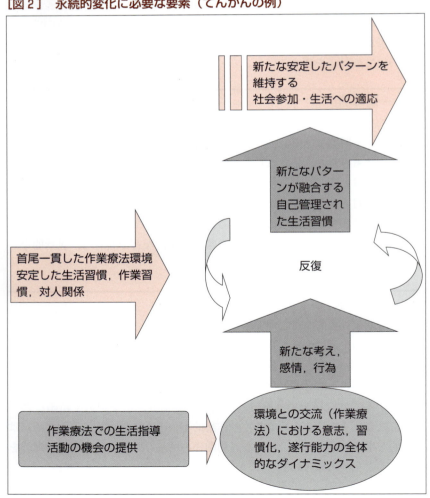

適応には，作業同一性と作業有能性の（再）獲得が必要となる。安定した生活習慣，作業習慣，対人関係といった首尾一貫した作業療法環境を提供し，創発された行為を十分に繰り返すことにより，新たな適応的で健康なパターンの融合を促していく。さらにそれを維持していくためには，医療における発作の再発予防のための薬物療法や重複障害への対応はもとより，家庭や社会（学校，職場など）をまたいだ包括的な支援を必要とする［図2］。

（4）実践事例——治療的協業を通して社会復帰を果たしたてんかん患者

学習目標

● てんかんの病態と作業機能障害を理解し，クライエントを取り巻くネットワークを理解する。
● てんかんをもつクライエントに対する評価と介入の計画を立案できる。
● てんかんをもつクライエントとOTの関係性を理解できる。

■——基本情報

Jさんは40代前半の男性で，てんかん性精神病である。不機嫌状態，易怒，易刺激性等のてんかん性不機嫌症の症状を呈する。高校中退後職業訓練校を卒業し，職を転々とする。離職の理由は対人トラブルが大半であった。19歳頃，てんかん発作を起こして精神科に入院，その後は自宅療養を続けていた。25歳時に当院へ入院。3年後退院し，一人暮らしをしながら，職親制度の利用やアルバイトをしていた。今回もてんかん発作を起こし，再入院となっている。当時，友人関係でのトラブルを抱えていた。キーパーソンである兄は，Jさんをまったく信頼しておらず，今後面倒をみていく気はないと述べている。

Focus question
・入院時，Jさんはどのような作業機能障害の状態にあったと考えますか？

■——医師からの処方

入院後は中高年者雇用福祉事業団の紹介で，外勤作業（施設の清掃）に参加していた。その間，施設やアパート探しを行っていたが，受け入れについて家族と折り合いがつかなかった。外勤作業も結局は辞めてしまい，臥床がちとなったため作業療法が処方された。

> **Focus question**
> ・オリエンテーション時に明らかにしたいことは何ですか？

■――オリエンテーション

Jさんからは外勤作業を再開したいとの希望が聞かれたが，てんかん発作は時折みられ，退院して単独生活をすることへ不安を示していた。作業療法への参加には声かけを要し，臥床傾向にあった。作業活動全体に共通してスキルの雑さと理解力の低下が認められた。対人交流技能は，友人は多いが些細なことでカッとしやすく，トラブルが多かった。

> **Focus question**
> ・この状態をどう理解しますか？
> ・今後，どのような治療関係を構築しますか？
> ・評価の目的と，それらを達成するためにどのような評価が必要ですか？

[図3] 作業療法のリーズニングからみたJさんの作業機能障害の発生機序

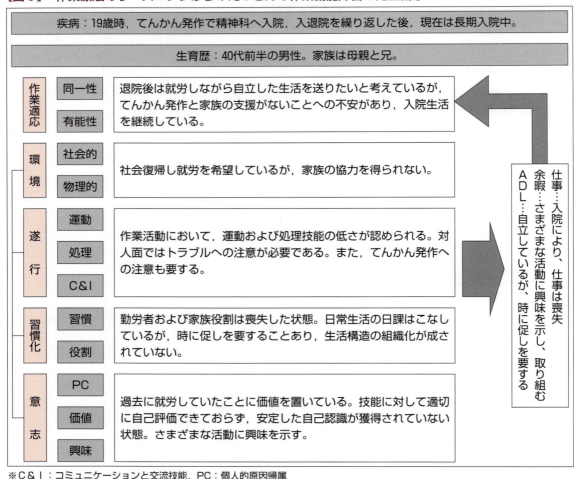

※C＆I：コミュニケーションと交流技能，PC：個人的原因帰属

■――評価

OSAを使用しての面接により，Jさんは就労して自立した生活を送っていたことに，入院し勤労者役割を喪失した現在も価値を置いていたことがわかった。しかし，てんかん発作を起こし再入院したこと，家族の援助を受けられないことにより単身生活への不安があり，入院生活が継続されている状態であった［図3］。

> **Focus question**
> ・どのような作業機能障害が生じていると考えられますか？
> ・介入の目的はどうしますか？
> ・目的を達成するために，どのような介入を計画しますか？

■――参考にしよう！――介入計画と経過のサマリー

Jさんの作業機能障害は，作業役割を喪失した状態と考えた。作業療法の目標は，本人が価値を置く就労につながる外勤作業の再開とした。活動は運動・処理技能の向上を図るために，手工芸や調理実習を中心に実施し，同時に生活リズムを改善，維持することとした。

てんかん発作は，積極的に休養をとるなどして回数は減少していった。作業療法では処理技能の低さが依然認められた。対人面では本人なりに気を付け，トラブルは減少していたが，生活リズムは改善されず外勤再開には至らずにいた。

主治医から発作が減少したため退院の方針が出され，Jさんから退院について具体的な相談が出た。再評価としてJさんが退院後に必要なスキルであると価値を置く調理動作の分析，OSAを使用した面接，多職種のカンファレンスを行った。結果として，経過が長期化するなかで，退院や就労に対するモチベーションの低下が認められた。また運動・処理技能の低さはみられるものの，Jさんは問題点として認識しておらず，処理技能の改善よりも，対人交流技能の改善を望んでいることがわかった。これらのことより，治療的協業がなされていない状態であったことが明らかにされた。カンファレンスでは，当事者会★6への参加により，発作に対し自分なりのとらえ方ができつつあることが報告され，利用できる社会的なネットワークを構築する必要性があるという意見で一致した。

以上，Jさんの内的構成要素の変化をとらえ，首尾一貫した環境を提供することにより，新たな安定したパターンを融合するよう検討した。変更した介入方法は，①退院後の生活イメージを獲得するための生活時間の再構築を図る，②個別での調理活動の追加で一連の調理動作の流れを把握する，③グループではスキルではなく対人交流に重点を置く，とした。

経過では，睡眠，食事，服薬時間など，Jさんにとって必要な活動を生活時間に組み込み，1日の流れのイメージを重ねていく作業を進めた。グループホームへの入所が決定し，以前に経験のある新聞配達をして働きたいという，将来に対する具体的な展望が聞かれるようになった。また，てんかん発作は過労や睡眠不足などの身体的精神的疲労が誘発因となって発生しやすいため，現在の生活の見直しと改善を，病棟の看護師と連携をとり指導した。

! One Point

★6　てんかんの当事者会
てんかんの全国的な組織として，公益社団法人日本てんかん協会（別名：波の会）があり，全国の都道府県に支部をもつ。医師や専門職も会員として参加している。てんかんに対する社会的理解の促進や社会支援活動，ピアカウンセリングなどでてんかん患者を支援している。

調理グループでは，他のメンバーに同調する意見が聞かれるようになった。退院前日に作業療法の最終評価（面接）を行い，「不安もあるが，何とかやっていけそうだ」との話が聞かれた。

（鈴木ひろみ）

引用文献

1）秋元波留夫監，河野暢明：てんかんのすべてがわかる本——治療と生活から心理・福祉まで．法研，2006．
2）兼子直：追補改訂版　てんかん教室．新興医学出版社，2003．
3）「てんかん治療ガイドライン」作成委員会編，日本神経学会監：てんかん治療ガイドライン2010．医学書院，2011．
4）武正建一編：精神医学サブノート．南江堂，1993．
5）冨岡詔子編：作業療法学全書，第5巻　作業治療学2　精神障害．協同医書出版社，1994．

参考文献

社団法人日本作業療法士協会学術部編：作業療法ガイドライン実践指針　2008年度版．社団法人日本作業療法士協会，2008．
障害者福祉研究会編：ICF　国際生活機能分類——国際障害分類改訂版．中央法規出版，2002．
朝田隆・中島直・堀田英樹編著：精神疾患の理解と精神科作業療法．中央法規出版，2005．
Kielhofner G，山田孝・小西紀一訳：作業療法の理論．三輪書店，1993．
Kielhofner G編著，山田孝監訳：人間作業モデル——理論と応用，改訂第2版．協同医書出版社，1999．
小嶋秀夫・三宅和編著：発達心理学．放送大学教育振興会，1998．
仙波純一・高橋祥友編著：こころの健康科学．放送大学教育振興会，1999．
山田孝：作業療法における協業とクライエント中心の実践．秋田県作業療法7：22−29，1999．
山根寛：精神障害と作業療法．三輪書店，1998．
加藤正明・宮本忠雄・保崎秀夫他編：増補版　精神医学事典．弘文堂，1985．
香山明美他編：生活を支援する精神障害作業療法——急性期から地域実践まで．医歯薬出版，2007．

7. アルコール・薬物依存症の作業機能障害とプログラム立案のコツ

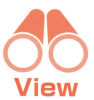
View

- 薬物（アルコールを含む）に依存している者は，環境のなかで孤立し破滅的な変化を迎えている存在である。
- 依存者が孤立から抜け出すには，第一に薬物のない首尾一貫した環境（病院など）で体内から薬物を排出し（解毒），規則正しい生活を習慣化することが必要である。その環境下で，作業を通じて健康な感情や新たな価値観を見いだし，回復の一歩を踏み出すことができる。
- しかし，地域で薬物のない生活を維持していくためには多くの困難が待ち受けている。再び孤立しないためには，自助グループや外来治療への参加が必要である。

（1）アルコール・薬物依存症の基礎知識

（a）中毒と依存

薬物（アルコールを含む）が体内に入り生体反応が起こることを中毒（poisoning）といい，一方，ある環境下でのヒトと薬物の関係を依存（dependence）という［図1］。この2つの概念を歴史的にたどりながら，「薬物障害の正体は何か」を解説する。

[図1] 中毒と依存

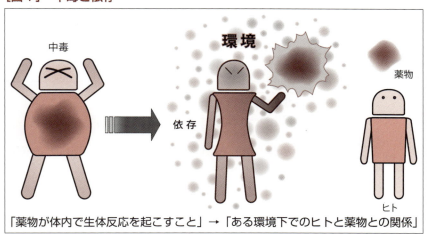

(b) 概況

薬物障害に関する現代の診断基準には，アメリカ精神医学会のDSM-5 (Diagnostic and Statistical Manual of Mental Disorders Fifth Edition, 2013) や，世界保健機関 (WHO) のICD-10 (International Statistical Classification of Disease and Related Health Problem, Tenth Revision, 1992-1994) がある。DSM-5では「物質関連障害群・物質使用障害群」と，ICD-10では「精神作用物質による精神および行動の障害」などといった用語を使用している。

2013年にDSM-Ⅳにかわって発表されたDSM-5では，大きな変更点として，「物質乱用と物質依存」を廃止して，単一の「物質使用障害」としている。このことは，臨床家や研究者の間でさまざまに論争されている。論争の結果はいずれ結論が出るかと思われるが，筆者は，臨床を重視するFrances Aらの意見を尊重して，「物質乱用と物質依存」のカテゴライズを使用する。その理由として，複数の疾患を一括して，臨床問題として有益な情報を失うことを避けるためである。

本書では，前線の臨床家たちが頻繁に使用している依存症の名を使用した。それぞれの呼称には，歴史的，内容的な意義がありいずれも捨てがたい。例えば，薬物をアルコール類に特定して説明すると，ICDでも版を重ねるごとに用語が変わり，ICD-9 (1977) では従来のアルコール中毒 (alcoholism) からアルコール依存 (alcohol dependence) の概念が追加して採用された [図1]。この概念の追加は，WHOがアルコール依存症を医学モデルだけではなく，医療の全般を包括する障害 (disabilities) を対象とするために採用したからである[★1]。

上述の理由から，現在に至っても「依存症」の用語が医療・福祉関係者たちに広く用いられている。

しかし，依存というだけでは，薬物障害や疾病を意味しているわけでもない。長い期間にわたって酒を飲んで，飲酒行動が硬直化してくると，そのヒトの置かれた社会文化的環境内の飲酒ルールに抵触することが多くなる。これを繰り返すと異常視され，さらに医療にかかり事例視されるようになり，アルコール依存症という用語が用いられ，1つの独立した障害や疾患とな

> **One Point**
>
> ★1 「中毒」
> 「中毒」という用語は完全にICD-10やDSM-Ⅳから除外されたわけではない。例えば，急性中毒などの医学モデル上の現象を表現する場合には使用されており，従来通りこれも重要な概念となっている。

[図2] アルコール依存症

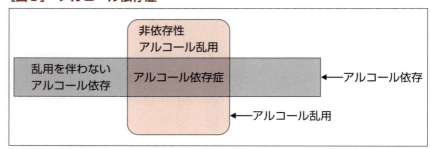

(斎藤学・高木敏編：アルコール臨床ハンドブック．p46，金剛出版，1987．より)

る。言い方を変えると，酒を大量に飲んでいても（アルコール乱用），アルコール依存症とはいわない（非依存性アルコール乱用）。長い間飲酒していて依存が形成されていたとしても（乱用を伴わないアルコール依存），アルコール依存症とはいわない（乱用を伴わないアルコール依存）。アルコール依存の状態にあるものが，アルコール乱用（alcohol abuse）の状況にあるときに，「アルコール依存症」（alcohol dependence syndrome）という［図2］。

（c）つづけ飲み発作・統制喪失

　作業療法士（OT）の場合は，つづけ飲み発作（drinking bout），あるいは，統制喪失（loss of control）といった現象を，アルコール嗜癖（酒好き）と障害・疾病との分岐点として理解しておくと便利かと思われるので，筆者の経験から事例をあげて説明する。

　地域の保健師からOTに，退院した一人暮らしのAさんが「つづけ飲み発作」の状態になったと連絡があったので，アパートに精神保健福祉士と訪問してみると，「飲むのはもういや」と泣きながら飲み続けていた。Aさんのしていることは矛盾しているようではあるが，完全に統制喪失になり，自分では酒をやめられない状態になっている。あるいは，飲酒中でも血中アルコール濃度が低下し（いわゆる，体内のアルコール処理能力が低下したため），幻聴・幻覚状態となり，その苦痛から逃れるために飲酒をしている場合もある。この状態になると，医学的処置が必要なので，本人を説得したうえで救急車を呼ぶこととなる。

（d）嗜癖

　酒を毎日飲むようになることを嗜癖（addiction）というが，そのうちに飲酒が習慣化し，酒をやめられなくなった状況を精神依存（psychic dependence）といい，例えば，交通事故などで搬送され，酒が飲めない状態になって1〜2日後，退薬症候群★2（withdrawal syndrome）が起きた状態を，身体依存（physical dependence）になっているという。数十年も毎日飲んでいるが事例として表面化していない人は，安定嗜癖者（stabilized addiction），あるいはアルコール依存症予備軍ともいう。

🔑 Key Word

★2　退薬症候群
長期間にわたって服用した依存性物質（薬物）を，中止や減量したときに引き起こす症状のこと。禁断症状（abstinence symptoms）や離脱症状（withdrawal symptoms）ともいう。薬物を絶ってから，異常発汗・イライラ感・睡眠障害など，自律神経症状を中心に起こるが，重症になると幻聴・幻覚，振戦せん妄などに至る。

（2）アルコール・薬物依存症の作業機能障害の特徴

（a）関連障害と関連問題

　アルコール・薬物依存症とは，精神作用物質（アルコールを含む各種薬物）を体内に取り込むことによって起こる一連の病的状況である。病的状況とは，本人の心身への悪影響ばかりでなく，家族や周囲の人々，さらに社会的な問題へと波及している。

　［図3］にアルコール関連問題（alcohol-related problems）を示す。各種薬物の関連問題にもほぼ符合する。

（b）国際生活機能分類と人間作業モデルからみた作業機能障害

　作業機能障害の内容は，国際生活機能分類（ICF）に準じて，①「心身機能・身体構造」の機能障害，②「活動と参加」の活動制限と参加制約，③「環境」の阻害因子，④個人因子とに区別して説明する。ここで注意すべきは，①〜④は独立するものではなく相互依存関係にあること，さらに今回は，

［図3］　アルコール関連問題の相互関係

```
┌─────────────────────────────────────────────────┐
│              コミュニティのアルコール問題              │
│ ・公衆への迷惑　・飲酒者の引き起こす事故の影響や被害    │
│ ・飲酒者ないしその家族へのサービス（健康，福祉，法的取締り）のため │
│   のマンパワーと経済コスト                           │
│  ┌─────────────────────────────────────────┐  │
│  │            家族のアルコール問題              │  │
│  │ ・家族崩壊　・配偶者，子どものアルコール乱用   │  │
│  │ ・子どもの学校からのドロップアウト　・子どもの発達障害 │  │
│  │ ・母親の飲酒による胎児への影響の危険　・少年非行 │  │
│  │  ┌───────────────────────────────────┐  │  │
│  │  │          飲酒者個人の問題            │  │  │
│  │  │ アルコール関連障害（alcohol-related disabilities）│  │  │
│  │  │ ・急性挿話性大量飲酒によるもの→非依存性アルコール乱用│  │  │
│  │  │   例：飲酒時の攻撃性，事故，身体障害  │  │  │
│  │  │ ・持続性大量飲酒によるもの          │  │  │
│  │  │   例：肝硬変，栄養障害，抑制障害，その他の身体障害とその重 │  │  │
│  │  │     症化，持続する機能・抑制障害→事故，作業能力低下 │  │  │
│  │  │     アルコール依存症　アルコール精神病 │  │  │
│  │  │ ・伴いやすい他の問題点              │  │  │
│  │  │   例：友人，家族，職業，自己評価，自由などの障害 │  │  │
│  │  └───────────────────────────────────┘  │  │
│  └─────────────────────────────────────────┘  │
└─────────────────────────────────────────────────┘
```

作業場面での障害（disability）と阻害因子（barrier）のみに焦点を当てていることに留意してほしい★3。

■──機能障害

精神作用物質を断った後の退薬症候群（withdrawal syndrome）と，その症状遷延の観察に注意がいる。すなわち，自律神経障害の状態が長く続き，作業遂行時には睡眠障害・イライラ感・易怒性があり，作業能力を低下させている。軽い認知の障害（知覚・記憶・推論・問題解決など）は，作業療法場面でまれに観察される。また，失調性歩行や多発性神経炎を伴う健忘症があらわれるウェルニッケ・コルサコフ症（wernicke-korsakoff disease），ニコチン酸（ナイアシン）欠乏による皮膚症状や認知症症状など全身症状が出るペラグラ（pellagra）に留意がいる。

■──活動制限と参加制約

病前は優秀な人が多く，薬物の問題が回復すれば社会に貢献している人も少なくない。一方，薬物の長期摂取によって後天的に人格がゆがんでいる場合がある。さらに，すさんだ生活の影響から活動や参加の領域では，さまざまな障害が生じている。しかし，薬物を長期に断つことで可逆性の可能性は十分ある。作業場面での主な作業機能障害をあげると［表1］のようなものがあげられる。

■──環境の阻害因子

入院した依存症者は，薬物摂取の繰り返しの失敗から，本人はもとより，家族や治療者を含めた周囲の人々も治療意欲を喪失している。アルコール・薬物依存症者は，退院したその日からが本当の治療が始まるといっても過言ではない。それには，家族の態度や地域社会の受け入れる体制などの環境要因が大きく左右される。

■──個人因子

体力，ライフスタイル，習慣，困難への対処方法・方針（coping strategy）

！One Point

★3 ICFと人間作業モデルの概念

ICFと人間作業モデル（MOHO）の概念は，相互に関連し実践に寄与する。詳しくは，『人間作業モデル（理論と応用） 改訂第4版』（Kielhofner G 編著，山田孝監訳，協同医書出版社，2012.）の第27章を参照してほしい。

[表1] 活動と参加時の作業機能障害

・注意の集中，問題や状況の解決法に劣る。
・話す内容に嘘が多いが，説得力がある。
・ディスカッションが苦手でけんかになる。
・末梢神経や筋状態の軽度障害があり，運動には注意観察がいる。
・他者への援助は積極的であるが，自己中心的な援助になる。
・家族関係，社会的な関係が破綻している。
・対人交流ではガンバリ，ツッパリ，ホレコミといった防衛機制を使う。
・ワーカホリック傾向があり，転職を繰り返す。
・自助グループへの参加に抵抗をしめす。
・過剰な適応からストレッサーになり，再発となる。
・その他

▶第Ⅱ部 精神科作業療法のプログラム立案の実際

One Point

★4 否認
自我の防衛機制の1つである。ある現実を知覚しているが、認めてしまうと不安・恐怖を引き起こすので認めないこと。Blume Sはアルコール依存症について第1の否認と第2の否認を区別した。

などが個人因子として注目される。特に、困難への対処方法の1つとして、依存症者の多くにみられる障害受容が問題である。すなわち、「私の飲酒に問題はない」といった第1の否認★4（denial）は簡単に崩れるが、第2の否認「飲酒には問題は認めるが、対人関係などの他の問題は生じていない」といった治療に対しての強固な抵抗がみられ、治療への動機づけが難しい。

現在、依存症者が身を置いている「薬物中心の環境」から脱するには、いち早く解毒のために入院生活をさせ、新たな生活習慣を遂行することが必要である。しかし、依存症者の価値観を転換させ、新しい習慣を導入するのは簡単なことではない。

(3)プログラム立案のポイントと留意点

(a)クライエントの作業機能障害の回復状態別

ここでいう回復状態別では、アルコール・薬物依存症の患者が入院してから退院するまで、さらに退院後のアフターケアを対象とした。

急性期を「退薬症候群などの身体的治療の時期」、回復期前期を「身体的および心理的治療の時期」、回復期後期を「退院後のための社会的治療を行う時期」とし、さらに「退院後の再発予防を目指す時期」は社会維持期とした［図4］。

■──急性期──退薬症候群などの身体的治療の時期

OTが直接関与することがない、体内から薬物を解毒する時期である。再入院の患者がいるときは、病床に訪ね、動機づけをすることがある。

■──回復期後期──身体的・心理的治療の時期

作業導入期には、退薬症候群が消退していても、身体的には睡眠障害、自律神経障害、筋症状、行動化などが残存していると考えたほうがよい。作業を実施する際、怪我や事故の防止に十分な配慮がいる（（2）「アルコール・薬物依存症の作業機能障害の特徴」を参考）。

この時期は、病院生活のなかで、入院のショック、体力低下など、ストレスに対する抵抗力の低下があり、些事にもかかわらず対人関係のトラブルを起こしやすい。この時期に無断外出、さらに自己退院が多くなる。この時期は、［図4］の医療スタッフへの「もたれかかり」を利用し、他医療スタッフとの連携を密にした個別ケアの必要がある。

■──回復期後期──退院後のために社会的治療を行う時期

しばらくして身体的回復が進んでくると「自分はアル中ではない」といった第1の否認（denial）に伴って、「いつでも自分でやめられる」という考え

[図4] 治療過程変容モデル

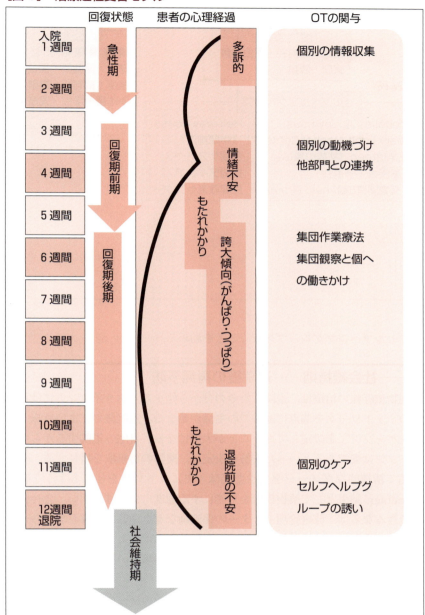

（長雄眞一郎：アルコール依存症の絵画療法，アルコール医療研究1（1）：71-80，1984．より一部改変）

が出てくる。[図4] の「がんばり」「つっぱり」といった誇大傾向が出る時期である。この時期の患者に対する態度としては，一定の距離を保ち観察する。彼らの「がんばり」などの健康な防衛が，集団を維持している。患者が退院時期になると，回復期前期とは異質の不安を伴った「もたれかかり」が出てくる。この現象は患者の薬物依存に対する内省が深まった結果であり，スタッフは歓迎すべきである。この時期に断酒会やAA★5（Alcoholics Anonymous），さらに薬物依存はDARC★6（Drug Addiction Rehabilitation Center）などへ誘うと興味を示してくる。紹介だけではなくOTが患者と一

Key Word

★5 AA
米国オハイオ州の2人のアルコール依存症者ビルとボブの出会い（1935年）によって始まった，断酒を目的とする相互扶助の会。Alcoholics Anonymous（アルコール依存症匿名会）を略してAAと呼んでいる。日本にも紹介され断酒会のモデルにもなった。日本にもAAオフィスがあり，断酒のためのミーティングを各地で開催している。最寄りの保健所に問い合わせると，開催場所を紹介してくれる。非依存者の見学参加も可能である。

Key Word

★6 DARC
ダルク。薬物依存を克服するための自助組織。全国に20施設あまりあるが，アルコール依存症の自助組織に比べて数としては出遅れている。薬物をやめる方法はAAとほぼ同じで，プログラム・12のステップにしたがって行っている。全国各地でミーティングをほぼ毎日開催している。

[図5] 薬物治療ネットワーク

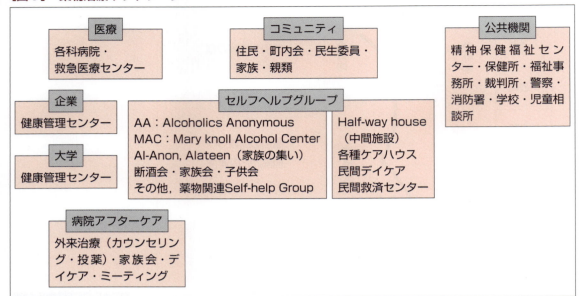

緒にセルフヘルプグループへ行くことを勧める。

■──社会維持期──退院後の再発予防

　薬物依存症の治療は，退院したその日から始まる。クライエントには退院後のネットワークを基点に地域での生活が始まる。退院後の"よい意味でのキーパーソン"を設定しておくことが大切になる。自宅へ退院するからキーパーソンは妻であるといった安易な決定は，薬物の再摂取を増長する。薬物問題で精神的なダメージを受けた妻は，夫にストレスを与えるような態度（enabler：結果として薬物摂取を可能にする態度）になりやすい。会社に復帰できるならば，健康管理センターの保健師などを通して指導してもらう。単身者の場合は，地域の保健センターや信頼のおけるセルフグループの指導者へのつながりがいる。生活保護対象者は福祉事務所の担当ケースワーカーになる。

　OTは地域の断酒会やAAへの参加，福祉事務所のケースワーカーや保健師との交流を通して，クライエントの地域での日常生活を把握することが必要である。病院内で行う作業療法に有効なヒントを与えてくれるからである。ヒントとは，クライエントとの対応の仕方，集団療法を進める方法，クライエントの背景にある問題などである。病院内でOTが扱うクライエントは，薬物のない素面（しらふ）の状態であり，入院前後の地域でのクライエントの振る舞い等は予測しづらい［図5］。

(b)作業機能障害をもつクライエントのライフサイクル

　薬物使用が人に与える作業機能障害は，薬物関連問題の発症年齢時期によ

り大きく変化してくる。薬物の種類によってその障害に多少の違いがあるが，心身の成長期の発症と人生の締めくくりである老年期の発症とでは，作業機能障害の質が変わってくる。成長期は身体や精神が未発達であり，薬物使用によるダメージはのちのちの人生まで継続する可能性がある。老年期は薬物問題に加齢の影響ということを抜きにしては考えられないであろう。

成人期や青年期ではどうであろうか。例えばアルコール依存症は一次性と二次性とに区別できる。

一次性とは，長期飲酒ののち成人期になってから発病するタイプである。家族のあるクライエントが多く，本人はもとより，家族への影響（アルコール家族）が深刻である。

二次性とは，根底に精神的な問題を抱え依存が形成されたタイプで，本病として統合失調症，気分障害，摂食障害，境界性パーソナリティ障害，神経症などをもち，異常体験や不快感を緩和するために飲酒する症候性のものをいう。青年期後半の女性にひときわ多い摂食障害との合併では，本病の摂食障害の治療が主に進められるが，なかには飲酒に加えて非合法的な覚せい剤などの薬物を使用しており，薬物関連問題は身体的・心理的・社会的に波及し複雑化してくる。

以下，青年期，成人期，老年期に区別し，それぞれの時期の発症の特徴と課題について述べる。

■——青年期

ちょっとした好奇心から，あらゆる薬物（アルコール，アンフェタミン，大麻，コカイン，幻覚剤，鎮痛薬，催眠薬，向精神薬など）を摂取する時期であり，その帰結として，この時期にできるはずの作業ができなくなるという問題が引き起こされる。

10〜20代は自我形成に大切な時期であり，この時期には，本人の心理教育はもとより，家族への働きかけなど環境の調整も必要となる。また，再発予防教育などで薬物を断つことが最優先であるが，健康な社会体験を繰り返し経験させることが更生へとつながる。そのためには，作業を通じての対人関係の交流から身近な友人の獲得，作業の達成感からくる自信や自尊感情（self-esteem）の獲得など，治療場面の設定や環境の整備がいる。同世代のクライエントが集い，規則正しい生活をしながら習慣化することが大事である。

■——成人期

30代は生き方の模索の時期でもある。結婚や就労などを経て自らの生活スタイルを確立しなければならないときで，これからの一生の土台づくりの時期に薬物に依存し，今後の行く末を不安定にする。40代はアルコール依存症者が多発する時期で，今までに築き上げた家族，職業などに破綻が生じ，解決しなければならない課題が山積みされてくる。うつ病と合併する時期でもあり，自殺などのへの配慮もいる。

これまでには当然行えていた作業もできなくなり，薬物に逃避するといった悪循環が習慣化する（addiction：嗜癖問題）。

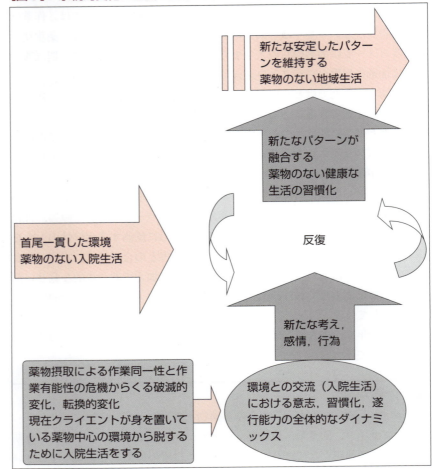

[図6] 永続的変化に必要な要素（薬物依存の例）

■──老年期

　アルコール依存は，成人期に発症し老年に至った早期型と，定年後発症した晩発型とに区別される。いずれにしても，作業機能障害の観点からすれば，薬物の問題以上に加齢の障害が見逃せなくなる。虚弱または認知機能の低下などの程度により，総合的な機能評価（認知機能，意欲，基本的ADL，手段的ADL，情緒・気分など）が必要となる。

(c)クライエントの作業機能障害の構成要素別

　薬物依存症者の作業適応（日常生活活動，生産活動，余暇活動などへの適応）には，作業同一性や作業有能性といった2つの構成要素を再獲得する必要がある。多くの場合，アルコール依存症者は，他者への援助は積極的であるが自己中心になることに自分らしさを感じたり（作業同一性），作業をする際の役割期待に過剰な自信があったり（作業有能性）するため，その改善が期待される。

それには薬物に依存している状態から抜け出す環境が必要である。首尾一貫した薬物のない環境下で，意志，習慣化，遂行能力を駆使することによって，依存者自身のなかに新たな考えや感情，さらに行為が育まれる。これらの反復の結果として，新たな適応的で健康的なパターンが融合される。

さらに地域での健康パターンを維持するには，家族や職場の調整も含めた地域ネットワークといった環境の充実が必要となる [図6]。

薬物依存症者の作業適応の妨げになっている変数は何かを，構造的に把握することが作業機能障害の評価である。

（4）実践事例──会社や家族での役割が破綻しつつあるアルコール依存症患者

学習目標

● アルコール依存症の病態と作業機能障害を理解し，クライエントや取り巻く環境を理解できる。
● アルコール依存症をもつクライエントに対する評価と介入の計画を立案できる。
● アルコール依存症をもつクライエントとOTの関係性を理解できる。

■──基本情報

Kさんは工学部系大学院卒業後，会社の設計企画に配属され，順風満帆の会社員生活を送っていた。34歳時に課長になり部門を任せられた。しかし，この頃から仕事上のトラブルも重なって飲酒量が多くなった。40歳になって営業に配置転換され，ストレスが増長していった。42歳時に会社嘱託医の勧めで精神科を受診し，軽い抑うつ状態と診断された。その後，出張先で大量飲酒をし，退薬症候群が悪化し"せん妄状態"となり，精神科病院に1か月入院した。会社復帰後も飲酒は継続し，内科病院の入退院を繰り返した。今回の精神科病院への入院は，度重なる欠勤や仕事上のトラブルなどによる。

Focus question
・入院時は，どのような病態ですか？

■──医師からの処方

会社嘱託医からの紹介ということで，当初の治療は精神科の開放病棟で，臨床心理士のカウンセリングから始まった。しかし，院内飲酒をしていることが発覚し，Kさん本人の承諾を得てアルコール専門病棟に転棟し，本格的なアルコール依存症の治療となった。アルコール専門病棟のARP（Alcohol

▶第Ⅱ部　精神科作業療法のプログラム立案の実際

Key Word

★7　ARP

国立療養所久里浜病院（現・独立行政法人国立病院機構久里浜医療センター）が，アルコール依存症社会復帰プログラムとして行った集団精神療法中心の治療形態（1963年）をいう。特筆すべきは，患者自治会が組織され，医療側と病棟の運営を協業していたことである。当時の厚生省は酒害の社会問題を重視し，医療従事者に対して久里浜病院での研修を定期的に実施していた。それをきっかけに久里浜式ARPを使用した専門病棟が全国に次々と開設した。時代を経てプログラム内容は少しずつ変遷してきている。

Key Word

★8　関与（しながらの）観察（participant observation）

Surllivan HSの用語で，「相互に影響を及ぼしあう過程での観察」を意味する。1つの作業を通じて，患者との協業ができる作業療法に最も適している観察評価である。

Rehabilitation Program）★7には，作業療法のプログラムが組まれており，作業参加前にオリエンテーションも兼ねてOTが面接を行った。

> **Focus question**
> ・オリエンテーション時に考えられる留意点は何ですか？

■───オリエンテーション

Kさんは，OTが今まで会ったアルコール依存症者とちがい，質問にもソフトに答えるなど，長い間会社員生活を送ってきたことがうかがえた。院内生活になにか不満があるかの問いに，即座に「特にありません」と答えていた。どのような質問にも同じような返答であった。引率してきた看護師の情報では，アルコール依存症の知識も豊富のようで，看護師たちにいろいろ逆質問してくるとのことであった。

> **Focus question**
> ・この言動をどう理解しますか？
> ・今後，どのような治療関係を構築しますか？
> ・評価の目的はどうしますか？
> ・目的を達成するために，どのような評価が必要でしょうか？

■───評価

オリエンテーション時の態度とは変わって，Kさんは園芸作業中に他患にからかわれ，口げんかとなった。作業終了後，OTは両者を個別に呼び，事情を聞いた。Kさんは睡眠不足でイライラしており，作業にも不満があり，自ら退院することを口走った。けんか相手のYさんは退院が近く不安な状態が続いているようであった。OTは病棟を訪ね，担当看護師へ両者の作業状態を話し，主治医に対処してもらった。Yさんは精神保健福祉士へ相談に行き，Kさんは医師診察を行った。

Kさんへの作業療法は集団で実施したが，評価の基本は関与観察★8である。集団でのささいな出来事にも具体的な配慮が必要である。集団療法は集団を運営するだけではなく，OTが個々との関係をどう構築していくかが大事である。集団療法は，集団と個の両輪がそろい前進できると考えたほうがよい。必要時の個別面談は治療関係の維持のために大切である。

クライエントの了解を得られるなら，構成的評価も実施可能である。退院後の習慣化を視野に入れた作業質問紙（OQ），自分の生活史を振り返るための作業遂行歴面接第2版（OPHI-Ⅱ）などはKさんの事例に適応となるだろう。両評価とも，意志・習慣化などを深く評価できるツールである[図7]。

> **Focus question**
> ・どのような作業機能障害が生じていると考えられますか？
> ・事例への介入の目的は，どうしますか？
> ・目的を達成するために，どのような介入を計画しますか？

[図7] 作業療法のリーズニングからみたKさんの作業機能障害の発生機序

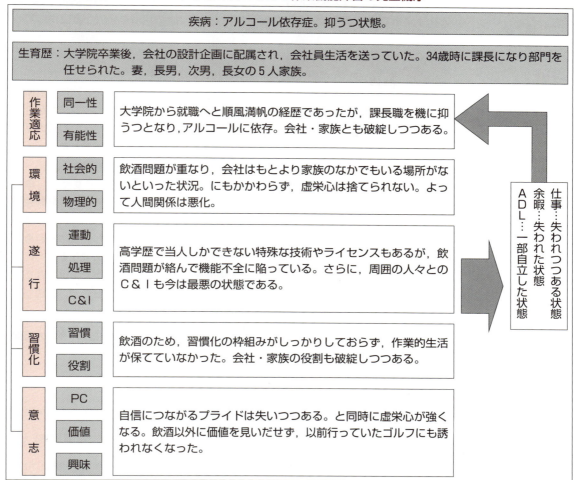

※C&I：コミュニケーションと交流技能，PC：個人的原因帰属

■——参考にしよう！——介入計画と経過のサマリー

　Kさんの作業療法導入時の作業機能状態は，退薬症候群の遷延によって，睡眠障害や行動変化（イライラ，落ち着きのなさ，反応過敏等）がみられた。一般的にこの頃は情緒が不安定でスタッフにもたれかかる時期である。この時期の依存症者の対処には，以下の3点が重要となる。

① 退薬症候群後の遷延状態の把握をする。
② 未治療のままの退院は再飲酒につながることから自己退院は極力避けたい。
③ 入院は患者本人の治療もあるが，Kさんの妻の休息など，家族調整の時期でもある。

　したがって，Kさんの初期プログラムは，上記の3点を踏まえて立案する必要がある。
　Kさんは，主治医の説得で自己退院を回避し，作業療法に参加し続けた。回復期後期には，患者自治会の役員にも選ばれて，仲間を指導する立場になっ

た。Kさんは入院生活の意義を自身のなかに少しずつ受け入れ，病院（酒の
ない環境）のなかで入院仲間や病院スタッフとの円滑な交流が習慣化して
いった。

◎PC（個人的原因帰属）の回復

　Kさんは，作業療法導入時の危機（自己退院の騒動）を脱した後，病棟内
での規則正しい生活が功を奏し，習慣がルーチン化していった。次に，治療
環境との交流における意志，遂行能力などの全体的なダイナミックスが起こ
り，新たな感情や行為がKさんの内面や外的作業を活発にさせ，これらの反
復が繰り返し行われることによって，新たな健康パターンが融合した。

◎環境の変化

　Kさんの現在の病院環境と，入院前の会社環境や家庭環境からすると，「周
囲の態度」に大きな差があったと考えられる。入院前の侮蔑するような周囲
の態度に，Kさんは自虐的になり，「どうにでもなれ」といった破滅的な生
活態度をとっていた。しかし，環境（入院治療）に変化が生じ，Kさん自身
のなかで生きることへの価値の変化が起きてきている。価値の変化とは，K
さんが作業同一性や作業有能性の再獲得を図ろうと努力する意志にほかなら
ない。具体的には，家族に対する父親としての信念や義務感をもち，実践し
ていこうとする意志である。

（長雄眞一郎・水野健）

参考文献

Moser J：Prevention of Alcohol-related Problems. Measures Policies and Programmers
　　——An International Review and Prevention. W.H.O., Geneva, 1978.

障害者福祉研究会編：ICF 国際生活機能分類——国際障害分類改定版．中央法規出版，2002.

斎藤学・高木敏編：アルコール臨床ハンドブック．金剛出版，1987.

長雄眞一郎：第2章 障害2-13アルコール依存症．日本作業療法士会編：作業その治療的応用．協
　　同医書出版社，1985.

長雄眞一郎：アルコール依存症の絵画療法．アルコール医療研究1（1），星和書店，1984.

Kielhofner G編著，山田孝監訳：人間作業モデル——理論と応用，改訂第2版．協同医書出版社，
　　1999.

Kielhofner G，山田孝監訳：作業療法の理論，原書第3版．医学書院，2008.

長雄眞一郎：第3章 疾患障害特性と作業療法の実際，アルコール薬物関連障害．日本作業療法士会
　　編：作業療法学全書2精神障害第5巻．協同医書出版社，1999.

Blume S：Group Psychotherapy in the Treatment of Alcoholism. In：Alcoholizm
　　Psychotherapy,（Zimberg S, et al），Plenum Press, New York, 1978.

Kielhofner G編著，山田孝監訳：人間作業モデル——理論と応用，改訂第4版．協同医書出版社，
　　2012.

長雄眞一郎：精神障害者における「精神障害を受容する」意味．OTジャーナル38（1）：17-20, 2004.

長雄眞一郎：アルコール依存症におけるリカバリーの概念と作業療法．OTジャーナル33（6）：606
　　-610, 1999.

Frances A，大野裕・中川敦夫・柳沢圭子訳：精神疾患診断のエッセンス——DSM-5の上手な使
　　い方，金剛出版，2014.

8. 認知症の作業機能障害とプログラム立案のコツ

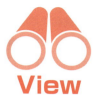

- 認知症の基礎知識では，わが国の社会的問題となりつつある認知症の概略を，認知症の分類，認知症の成因としての生活環境と脳の器質的変化についてまとめている。
- 認知症の作業機能障害では，本人のみならず周囲の人々の問題にも発展する認知症の行動・心理症状を中核症状との悪循環として示した。
- 生活の安心に影響する環境因子や人生物語（ナラティブ）から導かれる個人因子の情報を収集することは，認知症のプログラム立案には不可欠のものである。

(1) 認知症の基礎知識

(a) 概説

　認知症は，ICD-10では，「通常，慢性あるいは進行性の脳疾患によって生じ，記憶，思考，見当識，理解，計算，学習，言語，判断等多数の高次脳機能の障害からなる症候群」[1]と定義されている。記憶・見当識・遂行機能・高次脳機能の障害を中核症状とし，環境や人の関係性のなかでさまざまな行動・心理症状を伴い，本人，周囲を悩ませる疾病である。医学的ケアから生活ケアまで包括的支援を必要とする。厚生労働省によると，認知症は2013（平成25）年6月の段階で約462万人，軽度認知障害（MCI）は約400万人に達し，高齢者の4人に1人が認知症とその"予備軍"とされ，認知症施策推進5か年計画（オレンジプラン）が施行されるなど，認知症対策は国の重要な課題として位置づけられている。地域包括ケアにおける認知症の生活支援や認知症初期集中支援にかかわる専門職として，作業療法士（OT）に期待される役割は大きい。

(b) 認知症の分類

　認知症は，さまざまな身体的状況や環境，あるいは，内科的疾患や栄養障害などが原因で起こる。原因となる内科的疾患など直接原因となる部分を取り除くことによって軽快する治療可能な認知症[★1]と，脳の障害や変性により

> **One Point**
>
> ★1　治療可能な認知症──身体的疾患との合併
>
> 認知症の症状を呈する内分泌系疾患や代謝疾患も数多くある。一般にその根本となる身体的疾患が治癒すれば，認知症の症状も消失するといわれている。甲状腺機能低下症，ビタミンB_{12}欠乏症，ウイルソン病，脳腫瘍や正常圧水頭症などがそうである。また，老年期における抑うつ状態と認知症の鑑別も難しいといわれている。

Column
少子高齢社会と認知症有病率の将来推計

　超高齢社会を迎えている現在，高齢人口の増加とともに認知症高齢者も増え続けています。『平成27年版高齢社会白書』によると，2014年10月のわが国の高齢化率は26.0%とされ，認知症発病のリスクが高い後期高齢者は12.5%であると発表されています。2025年には30.3%で，3人に1人となると予測されています。

　わが国全体の認知症の有病率は1991年以降，把握されていませんが，茨城県利根町における2001～2006年までの調査[2]では10%と報告されていま

す。また，福岡県久山町の疫学調査[3]では，認知症の有病率は，1985年6.7%，1992年4.9%，1998年5.9%，2005年8.5%と，増加傾向にあります。厚生労働省が2015年に発表した認知症の全国有病率推定値は15%でした。有病者数の推計でも2025年には，日常生活自立度Ⅱ以上の認知症者は470万人を超えるといわれています。少子高齢社会を迎えるにあたって，OTをはじめ，保健医療福祉領域専門職の社会的な期待は大きくなるでしょう。

🔑 **Key Word**

★2　MCI (mild cognitive impairment：軽度認知障害)

Petersonらによって提唱された，認知症に移行する確率の高い，軽度の認知機能障害を呈する状態をいう。このような状態にある人を早期に発見し，予防的に介入する試みも始まっている。平均的な集団よりも相対的に記憶機能や生活機能が低下している状態を指している。Petersonによって基準もつくられているが，clinical dementia rating (CDR) でいえば，0.5に相当する程度である。

認知症症状を呈する治療の難しい認知症に大別される。近年は，認知症に移行する確率が高い状態として，Peterson RCらにより，MCI (mild cognitive impairment：軽度認知障害) ★2も提唱されている。ここでは，脳の変性や脳血管障害に由来する認知症を中心に分類し，主に特徴的な初期症状について整理する。

■───アルツハイマー型認知症

　アルツハイマー型認知症 (alzheimer type dementia：ATD) の発症時期は不明瞭である。単なる老化現象のような「物忘れ」や「作業能率の低下」などのちょっとした変化から始まる。記銘力や近時エピソード記憶障害に始まり，行為の障害，失行・失認，健忘性作話などが特徴としてある。行動面では「取り繕い」「場合わせ反応」が特徴的である。人格の変化や妄想，幻覚などの精神症状が先行するケースもある。

■───脳血管性認知症

　脳血管性認知症 (vascular dementia：VD) は，脳血管障害に起因する認知症である。発症時期がATDよりも明確で，急性に発症する。接触性はよく人格は保たれている。エピソード記憶は比較的保たれているが，知能低下が「まだら」で，局所神経症候や脳神経症状を伴うケースが多い。注意集中障害，感情障害，意欲低下が特徴としてあり，段階的に悪化していく。

■───レビー小体型認知症

　レビー小体型認知症 (dementia with lewy bodies：DLB) は，記憶の再生の障害が目立ち，認知機能の動揺，視覚認知障害 (幻視)，抑うつ状態が特徴としてある。認知機能障害が先行するタイプと，パーキンソニズムが先行

するタイプがある。

■──前頭側頭葉変性症

前頭側頭葉変性症[★3]は，脳の障害領域に応じて特徴的な初期症状を示す。知的機能の障害よりも，自他に対する無関心，脱抑制，反社会的行動，常同行動，注意の転導・集中力維持困難，被影響性の亢進など人格変化に起因した行動上の障害が特徴的である。

(c)認知症の成因としての生活環境と脳の器質的(神経病理学的・形態学的)変化

認知症は，脳の神経病理学的，形態学的な器質性変化によって発症する。発症には心身機能の老化現象との結びつきも強いが，生活環境との関連も高く，リスクとなりうる。また，近年は，CTやMRI，SPECT，PETなど脳の形態的変化や脳血流，アミロイド分子イメージングなどの診断技術も向上し，画像診断や臨床症状，診断基準により鑑別されるようになってきている。基盤となる脳の器質的変化については，認知症のタイプ別にその特徴を[表1]に整理した。

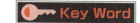

Key Word

★3 前頭側頭葉変性症（front-temporal lober dementia：FLTD）の分類

前頭側頭葉変性症は主たる病巣部位によって，前頭側頭型認知症（front-temporal dementia：FTD），進行性非流暢性失語（progressive non-fluent aphasia：PA），意味性認知症（semantic ementia：SD）に分類される[4]。近年，FTDは行動障害型前頭側頭型認知症（bvFTD）と記載することが一般的になっている。

[図1] 認知症発症の関連因子

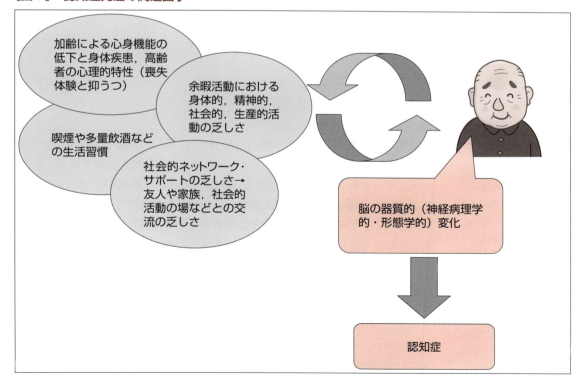

[表1] タイプ別の神経病理学的，形態学的な器質性変化

	アルツハイマー型認知症	脳血管性認知症	レビー小体型認知症	前頭側頭葉変性症
神経病理学的特徴・形態学的特徴	神経原性繊維変化・老人斑，神経細胞の脱落，大脳のびまん性の全般的萎縮。海馬や海馬傍回などの側頭葉内側領域が病初期から萎縮する。内側側頭葉領域・後部帯状回の血流低下。	脳血管障害に起因，脳梗塞（血栓・塞栓），脳出血などの単一もしくは多発性の病変。脳室の拡大。脳血管障害の部位に相応した血流低下。	大脳皮質を含む広汎な中枢神経系の神経細胞脱落と多数のレビー小体が出現。海馬，前頭葉の萎縮，大脳のびまん性萎縮があるが特異的ではない。ATDと共通する部分に加え，後頭葉の血流低下。	前頭葉・側頭葉に限局性の萎縮。非対称性であることが多い。萎縮部位と一致した脳血流低下。

Key Word

★4　老年期の喪失体験
①身体的喪失（脳を含む客観的・主観的微候，精神的老性自覚，生きる空間の狭小化），②人間関係の喪失（親しい人や身近な人との別離・死別），③役割，立場の喪失（定年退職，一家の大黒柱，主婦，父親／母親など），④精神的な財産の喪失（住み慣れた家・故郷，人間・交友関係）などがあげられる[5]。

■———認知症発症の関連因子———生活環境

　余暇活動，社会的ネットワーク（人間関係），社会的サポート（家庭を含む），生活習慣，老化による心身機能の低下や，喪失体験[★4]による抑うつなどが認知症発症に大きく関与している。身体・心理・社会的側面を豊かに保つことが認知症予防には重要であり，逆に乏しくなることがリスクとなる［図1］。

■———神経病理学的，脳形態学的な器質性変化

　脳の神経病理学的，脳形態学的な器質性変化を，認知症のタイプ別に示す［表1］。

（2）認知症の作業機能障害の特徴

（a）関連障害と関連問題

Key Word

★5　認知症初期集中支援チーム
複数の専門職が家族の訴えなどにより，認知症が疑われる人や認知症の人およびその家族を訪問し，アセスメント，家族支援などの初期の支援を包括的，集中的（おおむね6か月）に行い，自立生活のサポートを行うチームをいう[7]。

　認知症の行動・心理症状［表2］は，健康状態に悪影響を及ぼすばかりでなく，家族や周囲の人々，さらにコミュニティの問題にも発展する[6]。逆に，コミュニティも含めた生活環境は，認知症の予防，中核症状の進行や行動・心理症状の出現・消失などにも影響し，その相対的関係性をとらえることが重要となる。また，一般の高齢者は複数の疾患や症候を有する場合が多く，特にうつ病や認知機能症状を呈する身体疾患などとの鑑別は重要となる。また，認知症予防に対するコミュニティや行政機関の取り組みも今後の課題となる［図2］。認知症の人への「気づき」が遅れてしまったため医療機関への受診がさらに遅れてしまい，事後介入的な対応をしているのが現状である。認知症施策5か年計画では，認知症の人への対応を，事後介入から事前介入への転換を図ろうとしている。早期発見・早期支援として，認知症初期集中支援[★5]事業が2013（平成25）年に全国でモデル事業として展開された。平成

[表2] 認知症の行動・心理症状

	Group I 頻度が高く，介護者がもっとも悩まされる症状群	Group II 頻度は中等度で，介護者がやや悩まされる症状群	Group III 管理可能な症状群
精神症状 psych-olosical	幻覚 （hallucinations） 妄想 （delusion） 抑うつ気分 （depressive mood） 不眠 （sleeplessness） 不安 （anxiety）	誤認（misidentifications）	
行動異常 behavi-oral	攻撃 （physical agression） 徘徊 （wandering） 不穏 （restlessness）	焦燥 （agitation） 不適切な振るまい，行動 （culturally inappropirate-behavior and disinhibition） 彷徨 （pacing） 金切り声を上げる （screaming）	啼泣 （crying） 暴言 （cursing） 無気力 （lack of drive） 繰り返しの質問（repetitive questioning） つきまとい （shadowing）

[図2] 認知症の関連障害と関連問題

コミュニティにおける問題

・コミュニティにおける行動・行為と関連と影響
　徘徊，迷子，暴言，自動車の運転などIADL活動に付随する問題など
・公的サービス（保健・福祉領域）におけるマンパワーと経済的問題
・早期発見，早期介入の問題（単身高齢者など）
・社会資源の電子化・複雑化などの変化

家族の問題

・介護負担（介護者数の限界，老老介護，心身の疲労）などに起因する，悲嘆，不安，憤怒，孤立感やケアの放棄・虐待などの問題
・否認，拒否の心理自責，後悔，喜び，治癒への過度な期待など，心理的問題・葛藤
・経済的負担，仕事やレジャーなどの生活時間の制約

認知症者個人の問題

・記憶，見当識，遂行機能，高次脳機能の障害による日常生活上の問題
・認知症の行動・心理症状，心理的葛藤（否認，不安），精神症状（幻覚・妄想・不安・不眠など），行動異常（攻撃・徘徊・不穏など）
・身体的・精神的疾患との一次性・二次性合併
　（転倒・転落と骨折，寝たきりや褥瘡，栄養状態，意識障害や覚醒状態，自律神経症状など）

27年度には地域支援事業（包括的支援事業）として制度化され，平成30年度からはすべての市町村で実施されていく予定である。地域包括ケアシステムが平成37年までに整備していく方向でさまざまな施策や事業が展開されているが，認知症対策は国の重要施策の1つとして位置づけられている。

認知症の進行に伴う身体機能への影響も大きく，転倒・転落と骨折，寝たきりや褥瘡，栄養状態，意識障害や覚醒状態，自律神経症状などの関連した障害も生じる。

（b）人間作業モデルからみた作業機能障害

認知症，特にアルツハイマー型認知症は発症時期が不明瞭で，先行して作業機能状態を抱えている場合が多い。うまく行えていた生活行為が「下手」になる，生活管理が上手くできなくなるなどの問題が顕在化したことをきっかけに医療機関を初めて受診するケースも少なくない。高齢期では，定年退職し，家での主な役割も次の世代に譲り，「趣味人」「功労者」としての生活役割★6が中心になるケースが多い。心身機能の老化・低下によってADLに使用する時間は延長し，自由な時間が1日の大部分を占めるようになる。その時間をどのような作業を通して過ごすかということが，心身機能の状態や健康状態に大きく影響する。生活役割の喪失や自由時間の作業の喪失をはじめとした作業機能障害の悪循環が，認知症の状態に作用する。ここでは，認知症の特徴的な作業機能障害，関連した個人的要因の問題について概説する。

■──作業の分類からとらえた作業機能障害の特徴

認知症の分類ごとに作業機能障害を，仕事（役割的課題），遊び（余暇の過ごし方），ADLについて整理した［表3］。

■──認知症の行動・心理症状のとらえ方と対応

中核症状を基盤とし，環境や自身のナラティブのなかでの作業遂行への不適応，周囲の環境に対応しようとする「ゆらぎ」，心理的葛藤への適応の失敗により，不安や恐怖が生じる。その結果として認知症の行動・心理症状が出現する。さらに行動・心理症状は本人，周囲の環境に悪循環をもたらしていく［図3］。

認知症の行動・心理症状は，作業遂行への不適応を解決しようとした結果起こることが多く，その現れ方は，時間や前後の作業の状況などパターン化している場合が多い。行動・心理症状が出現する時間・状況に本人にとって意味のある作業を組み込むことで，適応的なパターンへ移行できることもある。前頭側頭型認知症における，常同化している社会的に許容できない行動は，本人の作業歴に関連した趣味や役割などの作業を日課に組み込むことで，適応的な行動に置き換えるように働きかける（ルーチン化療法）。認知症の行動・心理症状は，周囲の対応の不適切なども影響するため，多職種で対応を検討することも大切である。

Key Word

★6 MOHOによる役割の分類と功労者としての役割

人間作業モデル（MOHO）では，役割の基本的分類として，学生，勤労者，ボランティア，養育者，家庭維持者，友人，家族の一員，宗教信仰者，趣味人／愛好者，組織への参加者に分類している。高齢者は「功労者」という新しい役割を担うことで，自分のアイデンティティを維持したり，自分の価値を語る言葉を手に入れることができる[8]。

[表3] 認知症の作業機能障害の特徴

	アルツハイマー型認知症	脳血管性認知症	レビー小体型認知症	前頭側頭葉変性症
仕事（役割）	生活役割に関連した作業遂行に問題を抱える。家事などのIADLの問題では買い物忘れや計算違いなどの「ちょっとした失敗」から顕在化してくる。やり方が変わったり、要領が悪くなったりしやすい。調理では、味つけの変化も特徴の1つである。記憶障害を基盤として、金銭管理や公共料金の支払い、食品の管理も重度化していくにつれ、遂行できなくなる。火元やガスなどの安全上のリスクを抱える家族から作業遂行の機会を制限されやすい。失敗を取り繕ったり、隠したりせず顕在化せず、対応が遅れることも少なくない。若年性認知症の場合は、職業的・社会的役割、家庭の大黒柱としての役割を失いやすい。	脳血管障害による身体機能や高次脳機能障害の程度、認知障害の内容や程度によって生活役割における遂行の問題は多様である。役割遂行に対する認識も薄れ、積極性を欠き、受動的である。過去の生活歴（職業や役割）に関連した作業や得意な作業であれば、促し程度で応じることはある。無気力・無関心、抑うつ症状があれば、作業歴（職業や生活役割）に関連した作業にも興味を示さないことが多い。	若年での発症では、注意や遂行機能、視覚認知障害により職業的役割の遂行が妨げられやすい。老年期での発症では、主に家庭内役割が中心になるが、認知障害の動揺から遂行能力の質も変化する。パーキンソニズムが強い場合には手指の振戦や動作の緩慢さから“動作”としての問題が生じやすい。また、家事に関連した道具などに対する視覚認知障害（ハンガーにかけてある衣類が人に見える、コード類が蛇に見えるなど）から、混乱して遂行が妨げられることがある。	老年期の場合は、主に家庭内役割に関連した作業で問題が生じる。買い物などで買いすぎたり、料理の味付けが極端に変化する、など行為の「質」や「変化」に問題を抱えやすい。若年に発症した場合は、仕事（主婦も含む）も働き盛りである。会社や家事でのミスや職場や家庭での場違いな発言、マナーの欠如など社会性が損なわれ、休職・退職に至るケースも少なくない。休職や休養しても、仕事以外のことに関心を示すことはなく、生きがいを失い1日何もしないことが多くなる。
遊び（余暇活動）	初期から自発性や発動性が低下しやすく、興味や関心にあった作業に対する動機も低下しやすい。中等度以上になると入院している場合は、居室やデイルームの同じところに座り続け、促してもその場から動こうとしないこともある。不安や焦燥感から同じような訴えが続いたり徘徊などの行動障害につながるケースも少なくない。また、不穏状態から被害妄想や他者への暴言などへ発展するケースもある。施設内のレクリエーション的活動やスタッフなどからの声かけにも「私はいいから…」「他の人にやってやって…」などと作業療法の導入時点で難渋するケースも少なくない。	無気力・無関心による意欲減退から余暇時間の過ごし方は閉じこもりがちな傾向に陥りやすい。身体機能に問題がある場合は、心身ともに廃用性の問題を抱えやすい。することがない余暇時間、身体障害による行為の制限、周囲の騒動による状況、スタッフをはじめとする介護者や周囲の人の対応が意に沿わない状況などが重なると、徘徊、暴言・暴力などの攻撃的態度といった行動障害に陥いるケースも少なくない。また、会話など人と交流が保つことができている状況でも、現在の生活や自分の人生に関する話題になると感情失禁などの情動の不安定さを示すことが多い。	習慣的に行っている日課や趣味的作業もパーキンソニズムの影響でうまく行えなくなり、転倒でケガにつながるケースもある。社会的交流も減少する。認知障害が軽度のうちは幻視・誤認・妄想などの精神症状もみられやすく、余暇時間の安単も保たれにくい。認知障害が進行すると抑うつ症状もみられ、発動性が低下し、険しい表情のまま同じ場所でジッと過ごすことも多くなる。認知障害の変動によって、余暇の過ごし方も動揺する。幻視・誤認などに基づく言動が介護者や周囲の人とのトラブル、易怒性、暴言などに発展するケースもある。	アパシー、無気力という特徴と相まって、興味のある作業への参加が途絶えてしまいやすい。同じ時間、同じ作業を、同じ道具や場所で行う常同行動が特徴で、新しい趣味的作業を取り入れることは難しい（いったん趣味的作業が常同行動として生活に組み込まれると、行動上の管理が容易になり、介護者の負担も減少する）。多幸性を示す例もあるが、余暇時間の家族や周囲の人に対するエチケットや思いやり、社会的ルールの無視、などの社会的対人行動の問題から、トラブルに発展しやすい（暴言や暴力含む）。
ADL	軽度では、習慣づけられているADLは保たれていることが多い。中等度になると衣類の準備、行為の促しなどのセッティングが必要になってくる。行為自体は手続き記憶として保たれていることが多いが、生活を組織化することが難しくなる。さらに障害が高度になると、高次脳機能障害の影響が顕著で、行為そのものが崩れ、失禁や便失禁なども多い。ADLに関連したBPSDでは、異食弄便などの不潔行為につながるケースも少なくない。	認知障害が軽度の状態でも身体機能の問題や高次脳機能障害が併存している場合は、基本的動作や食事、排泄、入浴などのADLには介助を要する。意欲の減退から、生活スケジュールに沿った促しや場面・道具のセッティングが必要な場合も多い。身体障害や高次脳機能障害など、ADLの制限因子はより多様で、その程度によってADL状況も左右する。周囲からの促しのタイミングや意に沿わない声かけなどがあると介助に抵抗を示すことも少なくない。認知症の状態が高度の障害になると常時オムツを着用したり、介助に対する動作協力も難しくなるケースもある。	初期にはREM睡眠障害も現れやすいのが特徴である。パーキンソニズムの影響が出はじめると、基本動作、特に歩行・立ち上がりの不安定さと易転倒性が特徴である。転倒は、排泄の切迫時や入浴への移動、特に長距離移動する際によくみられる。パーキンソニズムが進むにつれ、食事や排泄、入浴などのADLにも動作介助を要する。食事では嚥下・摂食障害も頻発する。認知障害が進行すると、ATDと類似したADL障害が生じやすい。障害が高度になると車いすや寝たきりなどの状態につながるケースもある。	ADLに関連した行為は比較的保たれやすい。時間や場所、道具などへのこだわりや執着が強く、ちょっとした違いに対して易怒的で悪態や暴言などで攻撃的になることも少なくない。また、日課としていたADLは促しやきっかけを必要とする。食事や食行動の変化もみられ、嗜好の変化や偏り（こだわり）、過食やアルコールやタバコの消費も増えることがある。極端になると、手にしたものを何でも口にする異食行動がみられることもある。

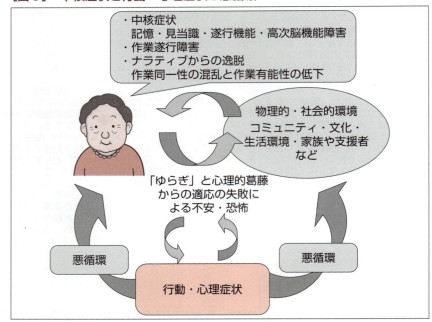
[図3] 中核症状と行動・心理症状の悪循環

■──作業機能障害に関連した個人的要因

●意志

　初期から記憶障害や身体障害を抱え，作業遂行に以前よりも時間がかかったり要領よく行えなくなると，自己の認知的・身体的能力に「何かおかしい」といった疑問をもつようになる。徐々に遂行能力の問題が顕著化すると，家族をはじめとした周囲の人との意思疎通がうまくいかなくなったり，ADLや役割遂行が適切に行えなくなると，自己効力感も合わせて低下していく。進行するに従い，抑うつ症状などと相まって能力への自覚や自己効力感は低下し，主体性は損なわれやすい。また，自己の能力を正しく認識できない場合もあり，過大な効力予期の結果，作業遂行の失敗につながるケースも少なくない。

　初期から，興味や価値を置く作業への関心が極端に低下する場合もある。意欲や主体性が損なわれていくと，作業への興味・価値が保たれていても，動機は低下して取り組むことも少なくなる。病院や施設に入所すると，物理的・社会的環境の問題から遂行の機会を失い，作業への興味・価値は失われていく。また，個人史のなかで興味や価値がとても高かった時間に戻って，非現実的な世界で生活しているケースもある。

●習慣化

　自分自身で作業を選択し，生活をデザインすることが難しくなる。同じ行為を繰り返したり，思い出したように何かを始めたりするなど，生活パターンや役割行動は非効率的になりやすい。また，意志の低下に伴い受動的な生活パターンが定着しやすく，役割認識も失われやすい。作業の遂行パターンは，1つひとつの行為は身についた傾向として保たれやすいが，いくつかの

行為を組み合わせて効率よく組み立てるパターンは崩れやすい。認知障害が高度になると，身についた行い方までもが崩れ，ADLの問題も大きくなる。また，個人史の過去の役割認識をもち，現実的な世界での生活が保てなくなるケースもある。前頭側頭型認知症では，時間や場所へのこだわり，身についた傾向や行い方に執着するのが特徴である。

◉遂行能力

　認知症は，主に記憶機能障害，高次脳機能障害，実行機能障害や判断力の低下など，自分の存在を生活の連続性のなかに適切に位置づけたり，作業を効率よく行ったりするために必要な機能に問題を抱える。その特徴は，先に

[表4]　認知症の中核障害（遂行能力）

	アルツハイマー型認知症	脳血管性認知症	レビー小体型認知症	前頭側頭葉変性症
記憶障害	記銘→保持→再生の障害 自由再生・手がかり再生ともに障害され，誤再生が特徴。近時エピソード記憶の障害が強い。手続き記憶は比較的末期まで保持される。	初期の近時エピソード記憶障害は軽度で，「度忘れ」状態で想起に時間を要する。進行が緩徐で保持障害が目立つ。	初期には記銘や記憶の保持よりも記憶の再生障害が目立つ。健忘の自覚は初期からみられ，他覚的には目立たないことが多い。進行するとATDと区別しがたい記憶障害を呈する。	脳の障害部位にもよるが，エピソード記憶は初期には保たれることが多い。側頭葉の障害が強い場合は意味記憶（語義失語）の障害が目立つ。
高次脳機能障害	視空間認知の障害（失見当識障害）構成失行・着衣失行 観念失行・観念運動失行 左半側空間失認 主に流暢性失語 遂行機能障害	脳血管障害の部位によって決まる。前頭葉連合野の障害の頻度が比較的高い。見当識は末期までかなり保たれている場合が多い。	注意障害，構成障害，視空間障害など前頭葉・頭頂葉に由来する症状が強い。遂行機能・問題解決能力も低下する。初期には認知機能の動揺が目立つ。	脳の障害部位にもよるが，主に語義失語や語想起障害，再認障害，注意の転導性の亢進などがみられる。
精神症状	全般的精神機能の低下，初期には抑うつ状態を伴う自発性や発動性の低下，もの盗られ妄想 易怒性・不安焦燥感	意欲減退，不機嫌，攻撃性，情動の不安定さ，感情失禁，夜間せん妄，妄想は嫉妬妄想が多い。	反復性の幻視が特徴的。抑うつ状態，不安・恐怖感，被害妄想・嫉妬妄想・同居人妄想・カプグラ症状などがみられ，妄想性誤認症候群に発展することがある。	多幸的な場合が多い。焦燥感が強く不機嫌を呈することもある。性格変化と社会性の消失，情意鈍麻と疎通性低下，無関心，被影響性亢進，脱抑制，自発性の低下，特定のものへの執着。
身体症状	神経学的な異常所見はみられない。けいれん発作も末期までみられない。	初期にはめまいや耳鳴り，欠伸，中期には手指振戦や四肢の固縮，仮性球麻痺，痙性，病的反射など意欲減退による廃用性に体力を低下させる傾向がある。	パーキンソニズム（寡動，筋固縮，振戦，小刻み歩行，姿勢反射障害，構音障害，仮面様顔貌など），自律神経症状（起立性低血圧，便秘，尿失禁など）	局所神経徴候は初期にはみられないことが多いが，運動ニューロン型では，上肢に顕著な筋力低下と筋萎縮がみられる。
行動障害	取り繕い反応，場合わせ反応が特徴的。暴言・暴力行為もみられる。徘徊も多く，中等度以降になると「迷子」になることもしばしばみられる。	暴言や暴力などの衝動的行動や，行動開始の渋滞が特徴的である。	転倒を繰り返すことが多い。REM睡眠行動障害（悪夢を伴う大声・体動）の頻度が高い。急にベッドから飛び出そうとしたり，寝具をまさぐるなどの行動もみられる。	常同的行動，衝動的な暴力行為がみられる。盗食や窃盗，交通ルール無視などの反社会的行動，反省することはまれで，悪気はない。「我が道を行く（going my way behavior）」が特徴

359

述べた認知症の分類や進行の程度によって異なる。ここでは，認知症の特徴的な遂行能力の問題を，認知症の分類ごとに，記憶障害，高次脳機能障害，精神および身体症状，行動障害として整理した［表4］。

■――環境と作業機能障害

認知症の作業機能障害を検討するうえで，重要な要因として環境との関係性がある。作業は，人―環境―作業が結びつき遂行されるが，認知症の人はその結びつきが弱体化することによって，作業遂行の問題につながりやすい。人が自分の生活にとって大切な作業を遂行する機会が保たれることが重要である。認知症の人は，遂行能力の問題だけでなく，家族や施設スタッフが安全を考慮した対応が，作業遂行の機会を奪う結果になっていないか検討する必要はある。行う作業がない「作業剥奪」，作業に意味を見いだせない「作業疎外」，自分で選んだ作業を自律的に行えない「作業周縁化」，行うべき作業が十分にない，あるいは過剰な「作業不均衡」のような環境が生じやすい。

(3)プログラム立案のポイントと留意点

(a)クライエントの作業機能障害の重症度別

認知症は，進行性の疾病であり重症度に分けて，基本的な作業療法の目的やプログラム立案のポイント，留意点について整理する。認知症の作業療法の基本的な考え方は，クライエントにとって大切な作業に可能な限り長く参加していくことによって，well-beingを保つことである。作業に焦点を当て，作業に基づいた実践を常に意識してほしい。作業療法で取り組む作業がクライエントの人生や生活にとってどのような意味があるのか，クライエントのナラティブを重視したプログラムを立案してほしい。

■――初期～中等度

この時期は，タイプによって病識の有無に違いはあるが，進行する記憶障害や日常生活での些細な失敗，役割からの離脱など，作業的存在（occupational being）★7としての危機を感じ取り，強い不安感を抱えている。行動・心理症状が出現し，家族や介護者が振り回されてしまうこともあるが，その中核にあるのは「不安感」であることを理解しておく必要がある。行動・心理症状への直接的な制止や抑制，働きかけは逆効果になることも多い。この時期の作業療法の主な目的は，クライエントにとって大切な作業を取り戻すことである。この時期は，自身の人生や作業歴を語ることは十分可能なので，人生に対する語りをどれだけ引き出せたかが鍵となる。語りのなかで出てきた作業（仕事・余暇・日常生活）を再び取り戻すことにある。意味があって，目的のある作業が認知症の中核症状の進行と，行動・心理症状

★7 作業的存在
（occupational being）
「人は，作業を行うことで達成感をもち，自己の能力に対する有能感を得ることによって動機づけられ，作業を維持するといった存在である」ということを表現したもの。認知症やさまざまな疾病を抱えている人の機能障害にばかり目を向けるのではなく，その人の健康に良い影響を与える作業への視点が大切である。

★8 リアリティ・オリエンテーション（現実見当識訓練；reality orientation：RO）
精神科医Folsomらによって開発され，1970年代に整理され普及されていった。時間や場所，人物などの情報を，さまざまな場面で繰り返し

の出現を予防することになる。井口らが開発した認知症高齢者の絵カード評価法[9]は，クライエントの大切な作業について語りを引き出しながら，意味のある作業を聴取することが可能である。

作業療法で焦点を当てるべき領域は作業であり，クライエントの心身機能の障害や行動・心理症状の回復ばかりを優先すべきではない。クライエントのナラティブから導かれた作業遂行を，残存機能を活かして支援することが，何よりも作業的存在としての安心感につながる。クライエントの価値や経験，興味，習慣に基づき作業を決定し，遂行可能な環境のセッティングと方法を提供する。リアリティ・オリエンテーション★8や回想法★9，音楽療法，動物介在療法，園芸療法などの非薬物療法★10も利用すると効果的である。

作業療法場面という限られたなかでの，作業遂行の計画ばかりではなく，1日の生活スケジュールや空間も考慮し，家族や介護者から協力を得ることも重要である。この時期は，クライエントや家族，介護者への心理教育も特に重要である。クライエントが作業的存在として治療性のある1日を送ることができるようなプログラム（作業，環境，方法，介護者などのサポート）を立案するとよい。

もう1つもっておきたい視点は，Reilly M[10]が作業行動理論のなかで述べている，「人間は自ら考え，意志をもって手を使うことにより自分自身の健康を維持することができる」という言葉である。計画し，実行し，振り返るという作業は，遂行機能系を賦活し，進行の抑制にも役立つ。最後に，言語的，非言語的な陽性のフィードバックも，「役立たずだから…」「いつも叱られる」などの自己否定的な感情や孤独感からの解放に役立つ。

■——重度

記憶障害や高次脳機能障害もかなり進行し，生活のほとんどに介護を要するようになる。行動・心理症状も活発で，しばしば家族や介護者を悩ませる。

身体機能においても重篤な障害を抱えてしまう時期である。脳の器質的変化を背景にした自律神経系の失調も大きく，より重度になると意識レベルや覚醒レベルも著しく低下する。夜間せん妄などの精神症状も活発な場合がある。「座りきり」「寝たきり」といった状況に陥ると，複数の褥瘡が生じてしまうことも少なくない。

この時期の作業療法の主な目的は，生命の維持や健康管理などの医学的管理下での，そのときそのときを穏やかに過ごすことができる作業の処方である。重度であっても，秘めた能力や可能性は否定できない。援助を受けながらでも，安心して取り組める，なじみの作業を導き出し，共に取り組みながら穏やかに過ごすことができる時間と空間を共有する。

この時期には，言語的面接などからなじみの作業★11を導き出すことが難しくなっており，家族や介護者などからの情報が手がかりとなることが多い。観察による情報の収集も可能で，意志質問紙（VQ）★12は作業を導き出すための有用な評価法の1つである。作業を通した，感情や感覚への働きかけも作業選択における重要なポイントである。

この時期は，介護者負担の大きさなどから，人間関係が崩れることも問題

教示する「非定型RO」と，決まった時間，場所で季節に関連した話などを題材に，見当識に関する情報を繰り返し教示する「クラスルームRO」に別れる。見当識が障害され，周辺環境との関係が希薄になりがちな人に安心感をもたらすことを目的に提供される。

🔑 Key Word

★9 回想法

1960年代にButler R（米国）によって提唱された。精神的・情動的安定を通した生活の質の向上を目的とする。グループで行い，写真や実際の「もの」を提示しながら，エピソードなどを語り合う「一般回想法」と，人生の意味の見つめ直しとしての「ライフレビュー」に別れる。介護者や家族が，クライエントのさまざまな側面に気づくことも促す。集団療法の1つであるが，普段のかかわり方やクライエントの理解に応用できる。

❗ One Point

★10 認知症に関連するさまざまな非薬物療法

音楽療法や園芸療法，乗馬療法，動物介在療法，レクリエーション療法，バリデーション・セラピー（validation therapy），モッテソーリ・アクティビティ（montessori-based activities）などさまざまな療法を組み合わせて提供することで，クライエントの能力を引き出すことができる。行動・心理症状の改善のため，心理・社会的アプローチとして用いられる。

> **第Ⅱ部　精神科作業療法のプログラム立案の実際**

One Point

★11　なじみの人，場，作業～偶然との出会いを活かす!!

イライラ感をときに示すAさん。毎週同じ時間，人と活動。そのうち「今日は何をもって遊びに来てくれた？」と笑顔で待ち，なじみの作業となっていった。いつも「きつい」とソファで横になっているBさん。なじみのある「くず餅」作り場面で，突然「私もやる」と立ち上がる。道具を手渡してみると，ちゃんとできる。偶然の結果だったが以降につなげられれば，立派な意味のある作業の選択となる。

Key Word

★12　意志質問紙（volitional questionnaire：VQ）

人の「意志」の状態（個人的原因帰属・価値・興味）をアセスメントする，MOHOにおける評価法の１つである。いくつかの作業場面を設定し，その作業に対するクライエントの反応や関係・関心のもち方，取り組み方などを16の観察項目により得点化する。認知機能障害や言語障害が重く，面接での情報収集が難しいときには効果的で，作業選択に対するヒントを示してくれる評価法でもある。

Key Word

★13　レスパイトケア（respite care）

レスパイト（respite）とは，英語圏で「仕事などを一時的に止めて休養をとること」を意味する。身体障害者や認知症者を在宅でケアするためには，本人への介護だけでなく家族の休養が不可欠であり，レスパイトケアとは家族

となる。クライエントが穏やかに過ごすことができる作業や環境，かかわり方を多く見つけ，家族や介護者にコンサルテーションしていくことが大切である。行動・心理症状にエネルギーが向くことがないような，安心した環境やかかわり方が介護負担や関係にも影響する。介護や対応のちょっとした成功と積み重ねが，クライエントや家族，介護者にも良循環をもたらし，穏やかで本人らしい生活へのサポートにつながっていく。グループホームや多機能施設，デイケアやデイサービスなどさまざまな制度・サービスも効果的に組み合わせることも大切である。そして，ホームヘルプ，ショートステイ，デイサービス・デイケアを利用した「レスパイトケア★13」も，家族支援として有効な方法である。

（b）作業機能障害をもつクライエントのライフサイクル

認知症をライフサイクル別にみると，成人期（40～50代）に発症する若年性認知症と，老年期以降に発症するものとに大別できる。ここでは若年期，老年期以降に分けて，作業療法の主な目的やプログラム立案について整理する。

■──若年期

40代や50代といった働き盛りの人たちに発症する若年性認知症が近年増えている。アルツハイマー型認知症，脳血管性認知症，前頭側頭葉変性症の発症がみられる。仕事や家庭などで，重要な役割を担っている年代でもある。特に，家族を抱える大黒柱が認知症と診断されたときには，クライエントだけでなく，家族にも大きなショックと将来への不安をもたらす。

この時期の作業療法では，クライエントの人となり（個人的要因や環境）の評価と支援を重視する。興味や価値，役割，習慣などの個人的要因，認知機能の程度，ADLや役割をはじめとした作業遂行の程度，QOL，介護負担度について評価する。

作業療法における作業選択は，本人の役割，興味，価値，習慣などから作業を導き出す。将来の新たな役割につながる作業をはじめから導入すると，実生活への般化もスムーズで，生きがいへとつながる。

若年で認知症を発症し，家庭内役割や職業上のミスの積み重ねが，クライエントの自己有能感を著しく低下させている。また，自尊心（プライド）も高い時期でもあるので，本人の自尊心への配慮が重要である。刺激に対する処理能力も低下しているので，刺激の量と質を調整したかかわりを意識する必要もある。

在宅でのADL，家庭での役割遂行，家族支援も重要である。ADLにおいては，意識下させない手続き記憶の活用やワーキングメモリなどの短期記憶の状態に応じた行為ごとの支援や促しなどが作業遂行を支援する。作業遂行を支援することで，介護者の物理的・心理的介護負担も減り，互いがよい関係のなかで将来に向けて協業できるようになる。家族も含めた新たなナラティ

Column

ナラティブのなかで「死」を迎えるということ──被爆者だった私の叔母

　私の叔母は認知症ではなく，がんでこの世を去りました。亡くなる2か月前に家族を連れてお見舞いに行ったところ，しっかりとお化粧をして，今までどおり大きくて力強い叔母で迎えてくれました（身体はかなりやせ細っていたが…）。叔母は長崎原爆の被爆者でした。医者を志して学んでいた長崎大学で，戦傷者の看護をしているときに被爆したのです。身体に残るガラス片を抱えながら，自分らしく人生を謳歌しているようにもみえましたが，自分だけでなく，他の被爆者のために被爆認定の訴訟を起こし，何年もかけて国と闘っていました。死にゆくまで訴訟問題と闘い続けたのです。最期は「間に合わなかったね…」という言葉を残し，70代後半で息を引き取りました。亡くなった数か月後に被爆認定を勝ち取ることができたことが，全国版のニュースで放映されました。生存中には間に合いませんでしたが，「被爆認定訴訟」と闘うことこそが叔母にとっての人生の筋書きであり，かけがえのない作業だったように思います。叔母はナラティブのなかに生き続け，生き抜いた人生を，最期にどのように感じたのでしょうか。無念さも強く残ったかもしれませんが，最期まで作業的存在（occupational being）としてあり続けたのではないかと，私自身は感じています。

■──老年期以降──終末期に向けて

　認知症は，主に65歳以降の老年期に発症する。前項までにプログラム立案のコツや留意点について述べてきたので，参考にしてほしい。ここでは，老年期の最大の課題である「いかに死にゆくか」といった視点を加える。人はその人特有のナラティブをもち，その終着点が「死」である。また，誰もがナラティブのなかで「死」を迎えることを望むであろう。「死」という終着点にソフトランディングするには，クライエントのナラティブからの大きな離脱を防ぎ，最後まで作業的存在であることが重要である。1人でできなくても，誰かの力を借りながら，その人らしい作業への従事を支えるのが老年期における認知症に対する作業療法の役割である。そのような作業を導き，支えることは容易ではないが，数十年という人生の物語に，家族と共に寄り添い，協業していく姿勢が何よりも大切である。

ブへと導くのが最大の課題である。

への休養のための家族介護の1つとされる。現在は，①ホームヘルプ，②デイケア・デイサービス，③ショートケアが，レスパイトケアとされる。

（c）クライエントの作業機能障害の構成要素別

　認知症を発症すると，記憶や認知機能などの遂行能力に大きなダメージを受ける。作業機能障害が起こることで，価値を置く作業や習慣化された生活が崩壊に向かい，能力への自覚や自己効力感が著しく低下する。また，自分が何者であるかという作業同一性の混乱と作業有能性に大きな危機を迎え

る。その悪循環がさらなる心身機能や能力への自覚，自己効力感の低下を招き，その代償としてさまざまなBPSDが引き起こされる。進行性の疾病であり，元の状態を取り戻すことは難しい。認知症の作業療法の最大のテーマは，作業に基づいた生活に対する安心感とその人らしさの維持である。

　認知機能や高次脳機能障害の程度や特徴に配慮し，人生の文脈から導かれた「意味のある作業」への従事と成功が大きな鍵になる。クライエントの価値や役割，習慣などとなじみのある作業，人，道具，物などといった首尾一貫した作業療法・生活環境を提供する。そういった環境のなかでの作業を支援することで，意志，習慣化，遂行能力が相乗的に影響し合い，安心感や作業への動機づけ，作業への参加が生まれる。このような作業療法の繰り返しが，安心した生活パターンへとつながっていく。そして，認知症が進行していくなかでも，家族や周囲のサポートを受けながら，安心して，その人らしい生活の維持につなげることができる［図4］。

[図4] 認知症のクライエントの作業機能障害の変化の例

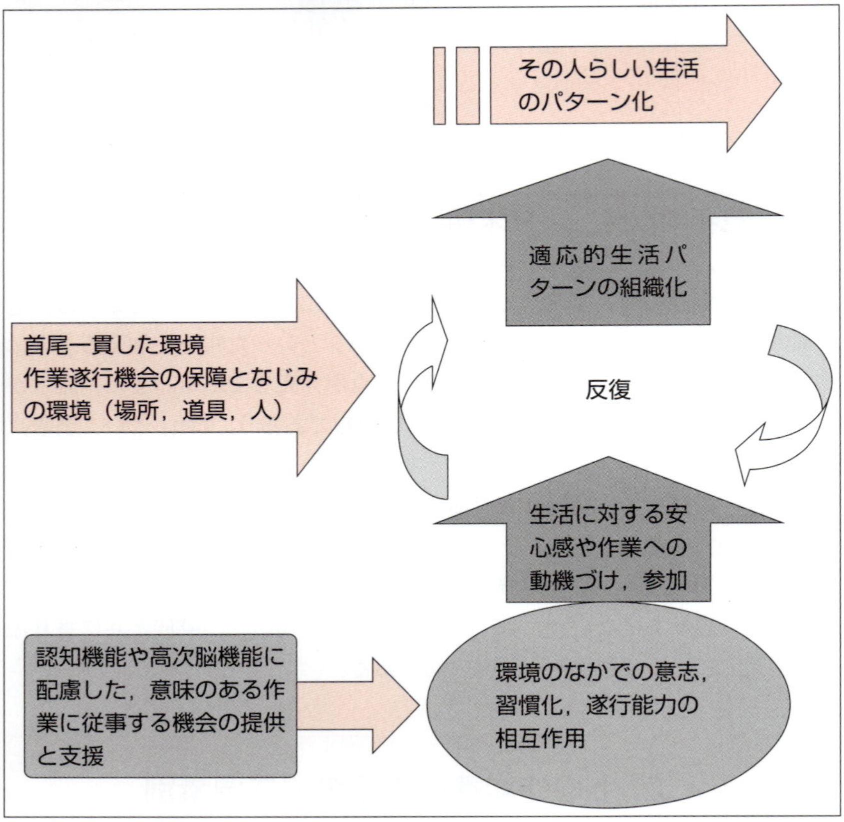

（4）実践事例──過去の"仕事"に関する作業を通して行動・心理症状の軽減を図った，アルツハイマー型認知症の女性患者

学習目標

- アルツハイマー型認知症（ATD）のクライエントの作業機能障害と全体像をとらえることができる。
- アルツハイマー型認知症のクライエントを作業機能状態に導く意味のある作業に焦点化できる。

■──基本情報

　Lさんは，70代前半の女性である。W市で出生し，中学校卒業後は海女やホテルの皿洗いの仕事などをしていた。20代で漁師の夫と結婚し，3児をもうけ，子どもに手がかからなくなってからは再び仕事を始めた。X－8年に仕事を辞め夫の介護をしていたが，X－3年秋頃から夫に物忘れ，夜間覚醒，独語，易怒性がみられるようになり，夜中に叫ぶ，窓ガラスを割るなどの行為もあった。X－2年に夫が死去した後は，Lさんは身の回りのことが困難となり，C病院を初診しアルツハイマー型認知症と診断された。服薬とホームヘルパー，デイサービス，配食サービスで在宅生活を送った（要介護2，老齢年金受給）。同居している長男は船員で，航海中は数か月家を空けることも多かった。長男不在時は，同市内に住む長女が時々訪問し世話していたが，X年，配食の弁当もほとんど食べず，更衣や部屋の片づけもせず，感情失禁，理解力・現実検討力の低下がみられ，独居困難となり，C病院へ入院となった。入院後も感情失禁や「長男が事故にあいました」と病棟出口を探し歩く徘徊やナースステーションへの不安の訴えが1日に何度もみられる。入院時のMMSE★14（Mini-Mental State Examination）は13点であった。

Focus question
- 入院時は，どのような病態ですか？
- どのような作業機能障害が，認知症と関連していると考えますか？
- 行動・心理症状や生活に関する情報で，この段階で他部門からどのような情報を得たいと考えますか？

■──医師からの処方

　作業療法処方の主な目的は，情動（不安）の安定と，徘徊などの行動・心理症状の改善であった。入院後から集団作業療法で対応していたが，個別作業療法も併用し情動の安定とADL，身体機能の維持・改善を目的に作業療法は処方された。

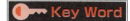

★14 MMSE（Mini-Mental State Examination）
MMSEは，Folsteinら（1975）が開発した認知障害測定を目的とした，短くかつ標準化された尺度である。時間や場所の見当識，即時想起，計算，ワーキングメモリ，遅延再生，意味記憶，言語・文章理解，空間認知などの認知機能障害を測定することが可能である。30点満点で，23点以下で認知機能障害の疑いが高いと判断される。

Key Word

★15 認知症行動障害尺度（DBD）

認知症高齢者によく認められる行動障害の28項目の質問項目で構成されている行動評価尺度である。項目ごとに5段階（0点：全くない〜4点：常にある）で評価し，総得点は112点で，点数が高いほど行動障害の出現頻度が高いことを示す。質問は介護者に対する質問表になっており，介護者の行動観察から採点される。

Key Word

★16 認知症高齢者の絵カード評価（APCD）

認知症高齢者に，作業場面が描かれた70枚の絵カードを提示し，重要度「とても重要」「あまり重要でない」「全く重要でない」の3つのカテゴリーに分類してもらう。また，絵カードを通したクライエントの語りから，認知症高齢者の意味のある作業とその文脈を評価することができる。認知症高齢者に対してクライエント中心の考え方と作業に焦点を当てた作業療法を促進できる評価法である。

> **Focus question**
> ・オリエンテーション時に確認したいこと，聞き取りたいことは何ですか？
> ・オリエンテーション時に考えられる留意点は何ですか？

■──オリエンテーション

病棟デイルームにて，Lさんが1人で座っているところに声をかけた。身だしなみはトレーナーに厚手のベストを着用しており，頭髪も乱れなく整えられていた。一瞬けげんそうな表情をするも，こちらから自己紹介し，面接について説明すると素直に応じ，病棟横の食堂まで独歩にて移動するが，安定性にかけ，壁などに手をつくことがあった。面接では目を合わせ，しっかりとした口調で話した。言葉が出にくく，返答にやや時間は要した。生活について，心配事や困っていること，気になることなどないか聞くと，「何もありません」「もう何もできません」と答え，涙ぐみやや感情的になる場面もあった。

> **Focus question**
> ・Lさんの言動をどのように理解しますか？
> ・Lさんに対してどのように評価を進めますか？

■──評価

Lさんの生活の概況と，徘徊や不安の訴えが多い時間帯に一緒に取り組める作業を検討することから評価を開始した。Lさんは，促しをすることで病棟スケジュールに沿って生活しており，日中の大部分をソファに座って過ごしていた。ADLは，全体的に見守りや声かけを要するが，行為自体は保たれていた。夜間はおむつを着用していた。午後になると不安の訴えが多くなり，「息子が死んだ，連絡がありましたから！」と感情的になることも多かった。夕方以降は，デイルームに寝転んでテレビをみていた。認知症行動障害尺度（DBD）★15は，13／112点であった。病棟での活動を中心にした集団活動として，体操やレクリエーション，音楽，塗り絵などには参加していたが，途中の離席や集中力の持続が困難な状態であった。Lさんは，病院での「今」の生活と自宅での「過去」の生活を混同し，また，作業に対する動機も低下していることから，インタビューを通してLさんの意味ある作業について検討することは困難と判断し，認知症高齢者の絵カード評価（APCD）★16でLさんが大切な作業がどのようなものか検討した。特に「仕事をする」では，「10代の頃，5年ほど海女をしていた」「テングサやウニ，アワビ，トコブシなどをとっていた」と生き生きと語った。また，「縫い物をする」では，「過去は和裁を習っていて，人の着物を頼まれて縫っていた」「手間だったが苦ではなかった」とのことだった。「散歩をする」では，「犬を飼っていて，1日に2回，赤い橋のところまで行っています」と得意げに語った [図5]。

[図5] 作業療法のリーズニングからみたLさんの作業機能障害の発生機序

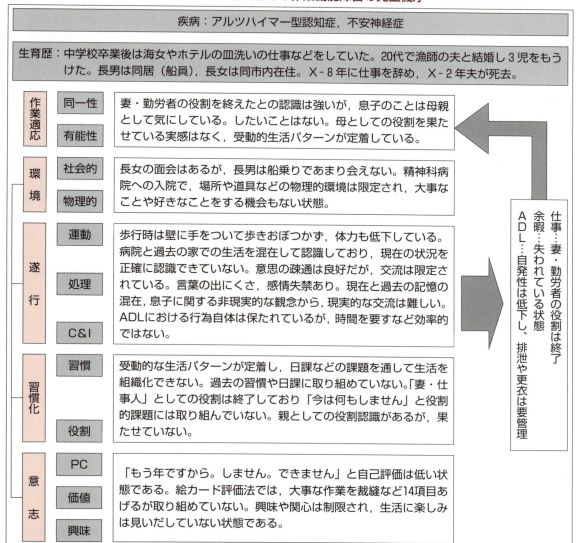

※C&I：コミュニケーションと交流技能，PC：個人的因果帰属

Focus question
- Lさんには，どのような作業機能障害が生じていますか？
- 介入の基本的方針はどうしますか？
- どのような作業に基づいた介入を計画しますか？

■――参考にしよう！――介入計画と経過のサマリー

　Lさんの作業療法導入時の作業機能障害は，認知症により生じた遂行能力の問題や日々の生活のなかで行う作業を失っている状態にあった。生活に対する主体性も低下し，Lさんの興味や価値，習慣や役割に基づいた作業を失っている状態であり，その悪循環として余暇時間の不安の訴え，徘徊などの行動・心理症状も含めた作業機能障害は引き起こされていた。現在の作業機能

障害が，さらに認知症の状態や行動・心理症状の状態を悪い方向へ導く要因になると考えられた。作業療法では，Lさんにとって大切な作業に参加することを支援し，作業を通した生活を再構築することを目的に介入計画を立案した。

　集団活動としての体操やレクリエーション，音楽，塗り絵などは継続して行うが，不安の訴えが特に多い15～16時の時間帯に，Lさんが大切な作業としてあげた「縫い物」を通して個別的な介入を行うこととした。身体機能面への作用も考慮し，作業療法室までは「散歩」と称して移動することにした。枠組みが明確な刺し子から導入することとしたが，「しませんよ」「できませんよ」といった発言が多く，なかなか作業を行おうとはしなかった。しかし，他患者が行っていた裁縫の練習用の布をみると，「私もやったことがある」と語ったことをきっかけに刺し子から導入することができた。波縫いの点線の目印通りに縫っていくことが難しく，やや混乱した表情をみせることもあった。直線の目印に沿った波縫いでは混乱なく行えたため，刺し子は一定の所で額縁に入れた壁掛けとして区切りをつけ，反物による巾着袋づくりへと切り替えた。長女や看護スタッフからの賞賛もあり，暖簾づくり，座布団カバーづくりへと展開していった。導入時には声をかけても「しませんよ」といった発言も多かったが，暖簾づくりの頃からは「しましょうかね」と，縫い物を通した生活パターンが少しずつ定着し，不安の訴えも減少し，5か月後には有料老人ホームに入所した。日中デイルームのソファで過ごし，一定の時間になると不安を訴え，徘徊するという生活がパターン化していたが，縫い物というLさんが大切にしていた作業を通して，生活パターンを再構築する「習慣化」への働きかけが，意志・習慣化・遂行能力・環境のよい相互作用につながった。

(青山克実)

引用文献

1) 融道男・中根允文・小見山実・岡崎祐士・大久保善朗監訳：ICD-10　精神および行動の障害
——臨床記述と診断ガイドライン新訂版. 医学書院，2005.
2) 朝田隆：地域縦断臨床研究. 分子精神医学8 (2)：174-176，2008.
3) 清原裕・谷崎弓裕：久山町研究——認知症. 日本老年医学会雑誌45 (2)：163-165，2008.
4) 尾籠晃司・飯田仁志：前頭側頭葉変性症. 臨牀と研究91 (7)：908-913，2014.
5) 竹中星郎・星薫：老年期の心理と病理. 放送大学教育振興会，pp45-58，2002.
6) 安宅勇人・高橋正・新井平伊：BPSDの症状. 臨床精神医学29 (10)：1235-1231，2000.
7) 厚生労働省：認知症初期集中支援チームについて. http://www.mhlw.go.jp/file/06-Seisakujouhou-12600000-Seisakutoukatsukan/0000035310.pdf（参照　2015-06-18）.
8) 斎藤祐樹・籔脇健司：その人の役割・生きがいを知る. 籔脇健司編：高齢者のその人らしさを捉える作業療法. 文光堂，pp28-40，2015.
9) 井口知也・山田孝・小林法一：認知症高齢者の絵カード評価法の信頼性と妥当性の検討. 作業療法30 (5)：526-538，2011.
10) Reilly M：The Eleanor Clarke Slagle Lecture. Occupational Therapy can be one of the great ideas of 20th century medicine. American Journal of Occupational Therapy 16：1-9，1962.

参考文献

日本作業療法士協会：認知症初期集中支援チームにおける早期対応につながる作業療法士の役割の明示とサービスに向けた調査研究. 日本作業療法士協会，2014.

小川敬之・竹田徳則編：認知症の作業療法——エビデンスとナラティブの接点に向けて．医歯薬出版，2009.

Kielhofner G編著,山田孝監訳：人間作業モデル——理論と応用,改訂第3版.協同医書出版社,2007.

本田和輝・橋本衛・池田学：アルツハイマー病とピック病の鑑別．診断と治療96（11）：92-98，2008.

三山吉夫：アルツハイマー病と血管性認知症の鑑別．診断と治療96（11）：85-90，2008.

井関栄三：レビー小体型認知症の精神症状・神経症状．精神医学（7）：691-697，2007.

大熊輝雄：現代臨床精神医学，改訂第11版．金原出版，2008.

矢田部裕介・橋本衛・池田学：BPSDへの対応・問題点．Gerait.Med 47（1）：41-45，2009.

本田和輝・橋本衛・池田学：前頭側頭型認知症．Modern Physician 28（5）：707-713，2008.

池田学：前頭側頭型認知症または前頭側頭型認知軽度障害．老年精神医学雑誌25（8）：862-867，2014.

小阪憲司：レビー小体型認知症の幻覚・妄想．老年精神医学雑誌25（10）：1131-1137，2014.

吉川ひろみ：作業って何だろう——作業科学入門．医歯薬出版，2008.

堀口淳・田村達郎・日域広昭他：高齢者のうつと認知症の症候学的鑑別．臨牀と研究85（4）：493-496，2008.

若松直樹・三村將：現実見当識訓練（リアリティ・オリエンテーショントレーニング）．老年精神医学雑誌19（1）：79-87，2008.

鹿子供宏・上野伸哉・安田肇：アルツハイマー型老年認知症患者を介護する家族の介護負担に関する研究——介護者の介護負担感，バーンアウトスケールとコーピングの関連を中心に．老年精神医学雑誌19（3）：333-341，2008.

日本作業療法士協会：若年性認知症の方に対する効果的な支援に関する調査研究事業報告書．日本作業療法士協会，2013.

三宅貴夫：家族支援とレスパイトケア．総合ケア17（8）：47-51，2007.

高橋幸男：心理教育（サイコエデュケーション）．老年精神医学雑誌18（9）：1005-1010，2007.

溝口環・飯島節・江藤文夫・石塚彰映・折茂肇：DBDスケール（Dementia Behavior Disturbance Scale）による老年期痴呆患者の行動異常評価に関する研究．日本老年医学会雑誌30（10）：835-840，1993.

井口知也・山田孝・小林法一：認知症高齢者の絵カード評価法を用いた2事例の報告——認知症高齢者に対するクライエント中心の考え方と作業に焦点をあてた作業療法実践を目指して．作業行動研究18（2）：75-87，2013.

大塚俊男・本間昭監：高齢者のための知的機能検査の手引き．ワールドプランニング，1991.

9. 司法精神科作業療法の作業機能障害とプログラム立案のコツ

- 司法精神医療の基礎知識では，日本の司法精神医療の歴史，医療観察法の特徴を示している。
- 司法精神障害者の作業機能障害の特徴では，司法制度的，精神疾患，行動障害，他害行為，成長発達過程，社会的環境といった観点から必要とされる包括的理解の視点を示した。

(1) 司法精神医療の基礎知識

　2003（平成15）年7月10日，第156回通常国会にて「心神喪失等の状態で重大な他害行為を行った者の医療及び観察等に関する法律（以下，医療観察法）」が成立した。その目的として，心神喪失等の状態で，殺人・強盗・放火・傷害等の重大な他害行為を行った者に対して，適切な医療並びにその確保のために必要な観察等を行うことによって，病状の改善およびこれに伴う同様の行為の再発の防止を図り，社会復帰を促進することが明記されている。以下に，本法成立までの日本の司法精神医療の歴史，また，医療観察法の特徴を記す。

(a) 日本の司法精神医療の歴史

　「責任なければ刑罰なし」という責任主義の考えを導入した旧刑法が1880（明治13）年に制定されると，犯罪にあたる行為を行い責任無能力者と判断された精神障害者（以下，触法精神障害者）は，処罰の対象から外された。また当時は，精神病者監護法[★1]により多くの精神障害者が座敷牢，施設などに収容されていたため，触法精神障害者の処遇は特に規定されなかった。

　1950（昭和25）年に精神病者監護法が廃止された後も，触法精神障害者に対する特別な処遇はなされず，入院中心の一般精神科医療のなかで対応されてきた。その後，一般精神科医療の開放化と社会復帰推進の流れのなかで，それまで隠されていた触法精神障害者の多くの問題が明るみになった。例えば，不起訴処分により措置入院となった触法精神障害者の入院期間や退院決定の判断基準は不明確であり，また犯罪を扱う専門的な治療を受けておらず，さらに退院後に継続した通院医療を確保する仕組みがないことなど，多くの課題を抱えていた。

Key Word

★1　精神病者監護法
1900（明治33）年に制定された。許可なしに精神障害者を監禁することを禁止し，精神病院での監置を強化した。しかし，病床数が少なかったため，監護義務者や収容場所について行政庁の許可を得れば私宅監置も認められた。

これらの諸問題を受け，2001（平成13）年1月に法務省と厚生労働省の合同検討会が開催され，重大な犯罪行為をした精神障害者の処遇決定および処遇システムのあり方について，模索が始まった。そのさなかの同年6月に起きた「大阪池田小学校事件★2」により，触法精神障害者についての世論の関心が高まったことで医療観察法制定へと動いていった。

(b)医療観察法の特徴

■──医療観察法の概要

重大な他害行為（殺人，放火，強盗，強姦，強制わいせつ，傷害）を行った対象者が，不起訴処分，無罪，または執行猶予となった場合，検察官により医療観察の申し立てが地方裁判所に行われ，鑑定入院命令が裁判所より下される。鑑定入院では，医療観察法での医療が必要かどうか，疾病性，治療反応性，社会復帰要因の3要件から判断していく。その後，地方裁判所において，裁判官，精神保健審判員（精神科医），必要に応じ精神保健参与員（保健，福祉の専門家）の合議により審判が行われ，鑑定結果と対象者の生活環境を考慮して処遇が決定される。決定される処遇内容は，「入院決定」「通院決定（入院によらない医療を受けさせる旨の決定）」「本法による医療を行わない旨の決定」のいずれかが選択され処遇が開始される。また，入院による治療が順調に行われ，入院を継続する必要性がなくなった場合，裁判所に退院許可の申し立てが行われる。そして合議体により「入院継続」「退院許可決定」「本法による医療を終了する決定」のいずれかが下される。通院処遇の場合には，社会復帰調整官が中心となり地域での処遇計画を策定し，継続的な医療が受けられるよう支援していく。通院処遇の期間は原則3年だが，最長5年まで延長可能となっている。

■──指定入院医療機関における医療

医療観察法の処遇理念の1つとして，多職種チームによる医療提供があげられている。医療観察法では，対象者1人につきMDT（multi disciplinary team）と呼ばれる多職種チームが組まれ，医師，看護師，臨床心理士，作業療法士（OT），精神保健福祉士が複雑なニーズをもった対象者を包括的，継続的にサポートしていく。またMDT会議に対象者本人も参加することで，対象者を中心に治療目標を共有しながらリハビリテーションを進め，早期の社会復帰の実現を目指している。

また，医療観察法における入院病床数は，人口500万人に対し30床程度を目標としているため，広域，遠距離での社会復帰支援が必要となる。さらに，対象行為により退院調整の難航が予測されるため，CPA（care programme approach）と呼ばれるマネジメント手法が重視されている。具体的には，家族，退院後のケアコーディネーターの役割を担う社会復帰調整官，退院予定地域の関係機関，そして指定入院機関のMDTが集まるCPA会議が入院早期

Key Word

★2 大阪池田小学校事件
2001（平成13）年6月，大阪教育大学付属池田小学校で児童8名が殺害，児童・教諭15名が傷害された事件。逮捕された宅間守（当時37歳）は2003（平成15）年，大阪地方裁判所で死刑判決を受け，2004（平成16）年に死刑執行された。

から定期的に開催され，対象者の退院援助や地域調整を連携して進めていく。

■──リスクアセスメント

　司法精神医療の大きな特徴の１つとして，リスクアセスメント，マネジメントがあげられる。対象者は皆，何かしらの重大な他害行為を行っているため，潜在的な暴力のリスクをアセスメントすることは，社会復帰するためにも重要である。暴力に至る段階では，多くの対象者は生活のしづらさにより不安などを抱え，作業機能障害に陥っている。そして，それらの問題を解決するために手段的，または反応的に暴力を選択してしまう。そのため，どのような環境で，どのようなとき，どのような問題につまずきやすいか，そしてどのような問題解決を取りやすいかアセスメントすることは重要である。また，過去の暴力を対象者とともに振り返ることで，暴力により双方が傷つき不利益な結果しか生まないことを共有し，暴力以外の方法を選択する必要性への気づきを促していく。つまり，環境と対象者本人の相互作用を考慮しながら，過去と現在を基盤にリスクアセスメントを行うことで，未来の暴力のリスクを下げるために必要な多面的な介入をマネジメントしていく。

　実際にOTがアセスメントする手法として，「作業状況評価：面接と評価尺度（OCAIRS）」を用いることで，過去の作業不適応の状況を知ることができる。また，作業に関する自己評価・改訂版（OSAⅡ）を用いて現在の自己認識を知ることにより，過去の暴力を現在の自分自身の問題として連続的にとらえることができる段階か判断することができる。さらに，医療観察法で使用するために暴力のリスクアセスメントとリスクマネジメント（HCR-20★3）をもとに開発された共通評価項目もリスクの判定に用いられている。

Key Word

★3　HCR-20
暴力のリスクファクターを構造化された臨床家判断にて明らかにし，かつ治療戦略への情報を提供する評価ツール。評定項目は，過去の要因（過去の暴力，関係の不安定性，雇用問題，物質使用など10項目），現在の変数（洞察の欠如，否定的態度など5項目），そして未来の問題（計画の実行可能性，個人的支援など5項目）から成り立つ。

（2）司法精神障害者の作業機能障害の特徴

（a）関連障害と関連問題

　医療観察法での入院対象者の疾患別割合は，統合失調症圏が84％を示し，薬物使用が6％，気分障害が4％と続く[1]。疾患別による作業機能障害の解説は各項を参考にしてほしい。ここでは，司法領域における対象者の特徴的な作業機能障害について述べる。

■──司法制度的観点からみた作業機能障害

　医療観察法による入院は法に基づく強制入院であり，また対象者は病識の獲得が不十分なため，入院の必要性に懐疑的であり十分な同意が得られない場合がある。そのため，対象者は医療観察法での入院に対し「隔離」「強制収容」という印象をもちやすく，さらに新たな入院環境に対する不安，恐怖から否認，退行，攻撃，逃避等の心理的防衛反応や行動化がみられ，作業疎外

や作業混乱に陥ることがある。

■——精神疾患，行動障害の観点からみた作業機能障害

幻覚，妄想，思考障害などの精神症状が顕著に長期にわたって継続し，またその対処法が獲得されていない場合，幻覚妄想に支配された衝動的な怒りや暴力行為，または自傷，自殺などに至ることがある。精神症状の影響を受け社会的規範から逸脱した行動に至ってしまうことは，精神障害自体が作業機能障害の原因となりうることを示している。

■——他害行為の観点からみた作業機能障害

医療観察法の対象者は，殺人，傷害，強盗，放火等の重大な犯罪を犯し，また被害者が親族であるケースが少なくない。よって対象者自身は順調に回復していても，地域の強い拒絶により支援体制の確立に時間がかかるなど，作業周縁化に陥ることがある。また，対象行為日付近になると事件のことを思い出し，抑うつ状態になるなど，作業混乱をきたすことがある。

■——成長発達過程の観点からみた作業機能障害

対象者の多くは，精神疾患のみではなく，成育歴や社会的な発達歴などの影響により多くの複雑な問題を抱えている。幼少期に養育者から精神的，身体的虐待を受けることで，絶対的信頼感の欠如，自尊感情の低下，自我や自己同一性の未確立，社会生活技能（他者との距離感，情緒的交流など）の未獲得など，発達段階での課題に問題を抱えることがある。そのため医療者との関係を構築することに時間がかかり，過剰適応することで表面的な行動と心理的内面にギャップが生じ，作業疎外に陥りやすい。また心的外傷後ストレス障害により，感情のコントロールが難しいなど，作業混乱に陥ることもある。

さらに養育者から十分な教育を受けてこなかったため，日常生活を営むうえで必要な生活技能（身辺処理，栄養のバランス，金銭管理等）の獲得が不十分であり，生活が維持できず破綻してしまう者もいる。さらに遊びを通して時間の管理，行動の価値基準，問題解決や余暇・休息のバランスなどを学ぶ体験が希薄なため，余暇の有効な利用や余暇の必要性を理解できないなど，生活バランスが不均衡に陥ることがある。

また，幼少時より生活が犯罪やギャンブルと結びつき，それらにより成功体験や快楽を得ることで犯罪行為自体が強化されてしまう。そして犯罪行動にある種の価値を見いだし，生活のなかで繰り返されることで，それらが習慣化されてしまうこともある。それにより，新たな価値基準をもった一般社会に適応する際，拒否的になるなど，作業混乱に至ることがある。

■——社会的環境の観点からみた作業機能障害

養育上の問題，他者との関係性の問題，病気の発症などの要因により早期に学校教育から離脱し，基本的学問や就労に関連する知識や資格，十分な社会生活技能を獲得する機会を失うことで，継続的な就労が困難であったり，

373

アルコール，薬物，犯罪と関連した集団に所属してしまう者もいる。それは対象者だけの問題ではなく，環境との相互作用のなかでとらえる必要がある。つまり，家庭，学校，地域社会などの社会的環境から必要なサポートや育成の機会が得られなかったことも大きな要因となっている。

また強制的な入院環境自体が対象者を作業機能障害へと導くことがある。Whiteford Gは「矯正施設において各種のプログラムが行われていたにもかかわらず，意欲や生活を維持する力が向上しなかった原因の1つは，提供された活動がusing time（時間を用いる）ではなくdoing time（何かをしている時間）にすぎず，石拾いや木工作業などの刑務作業は何らかの償いであり，刑期を終えた後の生活を再構築するものではなかった」と論じている[2]。つまり，閉鎖された環境のなかで，対象者が主体的に活動に取り組み，時間を有効に使用しなければ，またOTが意味のある活動や環境を提供できなければ，入院環境自体が作業剥奪の原因になりうることを示している。

さらに対象者自身や家族は，犯してしまった対象行為による苦しみ以外に，社会からの圧力という二重のスティグマを抱え生きていかなくてはならない。よって，退院後に，作業的不公正に陥る可能性が十分に予測される。

(b)国際生活機能分類と人間作業モデルからみた作業機能障害

医療観察法では，生活参加や活動の度合いにより再発や他害行為のリスクを把握する目的で国際生活機能分類（ICF）を使用している。そのため，ICFの全項目のなかから司法の特性に合致した項目を抽出し，継続的な評価が行われている。項目は活動，参加，環境因子のみと偏った編成になっているが，心身機能，構造，個人因子などが軽視されているわけではない。活動や参加を促進または妨げる要因については，さらに別の評価法が用いられている。

（3）プログラム立案のポイントと留意点

（a）クライエントの作業機能障害の回復状態別

　医療観察法の指定入院医療機関では，入院期間を急性期（3か月），回復期（9か月），社会復帰期（6か月）とステージ分類しており，各ステージごとに治療目標が定められている。

■——急性期

　対象者は，約2か月間の鑑定入院を経て指定入院医療機関に入院するため，激しい精神運動興奮を呈する者は少ない。そのため急性期では，身体的な感覚を通した現実感の回復，休息の援助，生活リズムやパターンの回復などにより，睡眠や生理的機能の回復を図っていく。また，攻撃性や衝動性を緩和するために環境への積極的介入を試みる。具体的には，対象者が過覚醒で衝動性や攻撃性が高い場合，アロマオイル，振動，光量など，沈静を促す刺激の量を増加し，興奮を促進させる刺激の量を減少することで，安易な隔離・拘束に頼らずに環境刺激の調整によりリラクゼーションを促していく。反対に，覚醒が低下している対象者に対しては，積極的に適度な感覚刺激を入力することで覚醒レベルを上げていく。

　急性期は，衝動性や攻撃性の対処法を獲得する前であるため，リラクゼーションできる感覚を通し，自己モニタリング機能を高め，対処法獲得の必要性への気づきを促していく。またこの時期には，他者との社会的に適切な距離感を保つことで安心安全感を保障し，治療関係を構築していく。具体例として，1対1やパラレル集団の使用，枠組みが明確で簡単な手工芸，単純な身体運動，音楽鑑賞等を利用し，筋緊張の緩和や緩やかな反復刺激によるリラクゼーションなど，活動自体から受ける感覚を重視しながら，スクリーニング，初期介入を実施していく。

　さらに，急性期から回復期にかけて，制限された環境内ではあるが，対象者の興味関心に応じた，かつ認知，身体技能に適した活動を段階づけて提供することにより，能力の気づきを促していく。具体的には，対人構造，課題の難易度，工程数，道具の使用，結果のわかりやすさなどを，対象者の状況に合わせて段階づけていく。同時に，リスクアセスメントを活動や日常生活のなかで実施し，潜在的なリスクについて評価しながら導入する活動を選択していく。

■——回復期

　現実的な生活目標や治療目標を明確にすることが困難な場合，具体的な活動によりストレングス（長所）や現実的な能力の認識，そしてその限界への気づきを促し，対処する力を獲得していく。能力低下に直面化する際に，低

い自己効力感が心理的防衛反応として働き，逃避や回避などを引き起こすことがある。そのため，ストレングスへの気づきや，それを生かした活動を提供することにより自己効力感を高め，能力の限界を自分自身の一部分として受け入れられる準備を整えることも重要である。それにより自己認識を深めることで，将来について現実的な目標を設定し，自主的，自律的にその改善に取り組む意欲や動機を高めることができる。そして，基本的生活技能の獲得など個別的な目標に応じた課題に取り組み，新たな技能や習慣の獲得を目指していく。具体例として，リラクゼーション法，生活技能訓練，エクササイズ，課題遂行，余暇技能，対人関係技能，健康教育，時間のマネジメントなどの課題を含む活動を，限定された環境内で提供できる形で実施していく。

　また，回復期になると外出など行動範囲が拡大していくため，環境の変化に伴い，どのようなリスクが生じるのかをアセスメントしていくことも重要である。

　さらにこの時期には，生活バランスを考慮した1日の過ごし方を開始し，セルフケアや余暇，休息だけではなく，生産的活動にも参加していく。自主的，自律的な生活へのかかわりを促すために，何かをすることに費やした「今」という時間とそのなかでの体験の感覚を結びつけることで，自主的に生活を構築できる準備をしていく。

■——社会復帰期

　退院後の具体的な目標や生活の場を想定し，セルフケア，服薬管理，金銭管理，時間の管理，そして健康管理（自己モニタリングや休息と活動のバランス）など，生活の維持，管理に必要な技術を，入院施設内であっても可能な限り，自主的，自律的に実践できるよう計画を立て，回復期後期から社会復帰期にかけて実施していく。また，外出，外泊時に実際の環境での様子を評価し，病棟ではできるが実際の場面ではできない場合には，その原因を探り問題を明確化することでより現実的な自己認識を確立し，その改善に主体的に取り組むよう促していく。さらに，対象者，家族，そして地域の関連機関との会議の場で，社会参加を本人の能力に見合ったものにするために，どの程度のサポートが必要であるか伝えていく。

　また退院が具体的になると，現実的な不安に対処できず衝動的な暴力に至ることがあるため，リスクアセスメントを継続して実施していく。さらに，相談，頓服など，結果への対処だけではなく，リスクを予期してストレス因子を回避するなど，より現実的な対処法の獲得を目指していく。

■——維持期（通院期）

　地域生活のなかで，入院中に自己理解に至らなかった問題に直面化することで，より現実的な自己認識が確立されていく。そして，社会に適応的な新たな役割を獲得して生活を構築，維持できるよう，失敗を振り返りながらさまざまな問題に対処する現実的なスキルの獲得を目指していく。

（b）作業機能障害をもつクライエントのライフサイクル

■──青年期

　対象者のなかには，幼少時に養育者から身体的，精神的虐待を受けた者，学校教育に適応できず早期から離脱してしまった者など，社会から十分な知識や社会生活技能を獲得する機会を失い，発達課題が未獲得のまま青年期に至った者もいる。また，病前から犯罪にかかわることで，反社会的な規範を身につけている者もいる。そのため，対人関係が苦手であり，また言語を用いて感情やその原因を表現する手段をもちあわせていない場合，対人トラブルを暴力で解決するなど，社会的規範に反する問題解決を行ってしまう者もいる。さらに，遊びを通して自己を探索する機会が少なかった者は，作業同一性が未獲得であり，自分に何ができるかわからず，現実的な目標設定が困難になることもある。そのため，作業活動や生活のなかで自己探索を促すことにより，抱える問題や変化する必要性に気づき，発達課題に立ち戻ることで社会に適応的な新しい知識や技能，そして問題解決等を獲得することを目指していく。

■──成人期

　医療観察法の対象者の多くは成人期にある。対象者によっては過去に就労経験があるが，継続的な就労が困難であるなど，社会適応に何らかの問題を抱えている。またアルコール，薬物，犯罪と関連した集団に所属していた者は，暴力や薬物での成功体験により犯罪行動が強化され，それらを繰り返すことが生活のなかで習慣化されてしまうこともある。そのため，社会に適応的な作業同一性が確立できず，作業有能性の経験も乏しい。よって，対象者に適した新たな作業役割を獲得する必要があり，作業同一性を確立するためにも，再度発達段階の課題に立ち戻り，何ができるのか，自己探索することを促していく。それにより，能力に応じた作業同一性を獲得することを支持しながら，社会のなかで作業有能性を発揮できるよう支障となる課題を改善することを支援していく。

■──老年期

　加齢による能力の衰えにより，今まで従事していた活動に参加できないなど，作業役割の転換や再構築が必要である。また，能力低下により援助を受けることで自己コントロール感が低下し，自尊心を失ってしまうこともある。そのため，対象者の生活歴を振り返りながら興味に応じた余暇を開発し，現在の能力でも自己効力感や生きがいが感じられる活動を提供することで，満足できる生活を主体的に構築することを支援していく。また，セルフケアや余暇，休息のバランスを保ちながら生活を維持できるよう，空いた時間の主体的な利用をサポートしていく。さらに活動参加を本人の能力に見合ったものにするために，どの程度のサポートが必要であるか判断し，情報を伝えて

いく。

（c）クライエントの作業機能障害の構成要素別

　司法精神医療の対象者は，複雑なニーズを抱えている。よって，退院後，地域のなかで作業同一性を獲得し，作業有能性を発揮しながら作業適応していくためには，その複雑な問題の原因を明らかにし，介入する必要があるだろう。まず初めに，対象者の作業機能障害の原因を，対象者自身と環境（閉鎖的な入院環境も含む）との相互作用のなかで明らかにし，どこに介入する必要があるのかを判断していく。

■──意志

　自分は価値がない存在であると思うため希望が見いだせず，役割を失ってしまう者もいる。また，病気の影響により意欲や関心が低下し，さらに元々の興味関心の幅の狭さや対象行為に対する罪悪感から，余暇という楽しむ行為を否定的にとらえることにより，余暇や休息を十分に行うことができず，空いた時間を有効に使えないことが多い。さらに，対象行為による苦しみや社会からの圧力により，何かを試みることをあきらめてしまう者もいる。すなわち，低い自己効力感，能力の不十分な自己認識，そして，興味や意欲の減退などが作業適応の問題となることが多い。そのため導入期では，作業に関する自己評価・改訂版（OSAⅡ）を実施することで，対象者の自己認識や変化への動機づけを知り，また人間作業モデルスクリーニングツール（MOHOST）の客観的結果と比較することで，自己認識の程度を明らかにしていく。また，興味チェックリストや面接から得た情報を参考に，導入する活動を決定していく。今後治療を継続して進めていくためには，能力の自己認識の確立や自己効力感の向上により変化への動機づけを高める必要がある。そのため導入期では，活動を通して運動技能，処理技能，そしてコミュニケーションと交流技能に段階的，部分的に介入し，長所や問題に気づきを与えることにより意志の向上を目指していく。

■──習慣化

　発達過程のなかで周囲の大人たちから社会的な役割様式をモデリングにより獲得する機会が少なかったため，役割自体の認識があいまいな者もいる。さらに少年更生保護施設，刑務所などの経験により，一般社会とは異なる習慣や役割を獲得したことで，一般的な対人交流や生活のなかで求められる役割に拒否的になるなど，新たな価値基準をもった社会に適応することに時間がかかることがある。つまり，役割体験の不足，矯正施設での特殊な経験，意志や遂行技能の低下，環境との相互作用と相まって，患者役割以外の役割を獲得し習慣化することが難しい。よって，導入期から回復期にかけて段階づけた役割を設定することで，体験を通して役割の意味や規範について新たに学習したり，自分自身の価値基準を理解することで新たな役割を受け入れ

る準備性を高めていく。そして同時に，活動を体験するなかで得られる「楽しい」「充実している」という感覚を通して，doing time（何かをしている時間）ではなく，using time（時間を用いること）を体験し，動機づけられた活動を日々の生活で実践することで，時間の有効な利用が習慣化されることを目指していく。

■——遂行能力

病気の影響や生育上の問題などにより遂行技能の低下がみられ，生活を十分に構築できず破綻してしまう者もいる。よって，生活を再構築するためには，遂行技能の改善や代償的手段の獲得が必要となる。そのため，運動とプロセス技能の評価（AMPS）やコミュニケーションと交流技能評価（ACIS）により問題を明確化し，回復的または代償的アプローチを選択するのかを検討していく。そして，導入期に部分的，段階的な遂行技能への介入により問題への気づきや変化への動機づけを高め，その後，協業により遂行技能の向上や対処スキルの獲得を目指していく。

■——環境

サポートや養育の機会の不足など，社会的に孤立した環境で生活を送ってきた者が多い。また，薬物や暴力と関係した環境で生活してきた者は，友人が薬物と関係していたり，仕事が薬物や暴力に結びついているなど，一般社会とは異なる環境で生活してきた。そのため，対象者が作業機能障害に陥った理由を環境との相互作用なしでとらえることはできない。よって，退院後に生活を新たに再構築するためには，どのようなサポートがあれば生活を維持できるのか，どのような環境ではリスクが生じやすいのか，環境との相互作用のなかで考えていく必要がある。

（冨澤涼子・三澤　剛）

（4）実践事例——成功体験を通して能力の自己認識が可能となった司法精神障害者

学習目標

● 司法精神障害者の病態と作業機能障害を理解し，対象クライエントの全体像を理解できる。
● 司法精神障害をもつクライエントに対する評価と介入の計画を立案できる。
● 司法精神障害をもつクライエントと作業療法の関係を理解できる。

■――基本情報

　Mさんは30代の男性で，IQは境界域である。自宅にて父親，母親と同居し，近隣には姉夫婦が住んでいた。大学卒業後は正社員として働くが，人間関係を理由に短期間で退職し，以後Mさんは自宅にひきこもるようになった。家庭内では，家事の手伝いなどをしていたが，Mさんは「俺は働ける」と言うなど，その役割に満足しておらず，母親へたびたび暴力をふるうこともあった。両親の勧めで精神科を受診すると，幻聴，被害関係妄想，思考伝播を認め，統合失調症との診断を受けた。病識は欠如していたが，家族の援助により服薬は継続していた。家族は病気についての話題を避け，かかわりに苦慮していた。ある日，以前より妄想対象であった義兄を「殺せ」という幻聴に支配され殺害した。Mさんは不起訴処分となったが，検察官の医療観察法の申し立てがあり，地方裁判所での審判により医療観察法病棟への入院処遇が決定した。

> #### Focus question
> ・Mさんは，なぜ対象行為を起こしたと考えますか？
> ・Mさんが地域で安定した生活を送るために，何を獲得する必要があるのでしょうか？
> ・Mさんが地域で安定した生活を送るために，どのような支援が必要でしょうか？

■――医師からの処方――入院から1か月後

　Mさんは，「退院後は迷惑をかけた姉に働いて慰謝料を払いたい」と語る一方，被害者に対しては事件時同様の被害関係妄想が持続しており，「自分のほうが被害者だ」と強い口調で訴えていた。そのため，精神病症状の改善を目的に薬物調整が開始された。また同時に，臨床心理士，OTによる初期評価も開始された。

> #### Focus question
> ・Mさんのストレングスは何でしょうか？
> ・Mさんは，何に困っているのでしょうか？
> ・何を作業療法目標として，Mさんと共有すべきでしょうか？

■――オリエンテーション

　OTが作業に関する自己評価・改訂版（OSA II）を実施すると，全般的にMさんの自己評価は高く，課題への気づきが乏しかった。そのため，OSA IIから治療目標を設定することは困難であると判断した。そこで，頸部から肩甲骨周辺にかけての筋緊張が常に高いことを指摘し，新たな治療環境でリラックスできる時間をもつことを目的に，作業療法を開始することを提案すると，Mさんはすぐに受け入れを示した。

Focus question

・どのように初期評価を実施すべきでしょうか？

■——評価

　観察評価である人間作業モデルスクリーニングツール（MOHOST）を初期評価として実施した結果，自己効力感が低く，変化に臆病になりがちであることがわかった。また，日課は狭い範囲で保たれていたが，Mさんが作業有能性を感じる役割は失われていたため，決して生活に満足してはいなかった。さらに他者との交流場面では，不安緊張が強く，かつ感情への気づきが乏しいため，適切な対処が取れず，他者と安定した関係性を築くことが難しかった。Mさんは，日常生活や社会生活を送るうえで必要な知識はもっていたが，細部への注意力低下により適切な状況把握や判断が難しく，思い込みで行動しがちであった。さらに，概念間のつながりを把握することが苦手なため，体系化した思考が難しく，また問題場面では相談することなくただ耐えるのみで，限界を超えると暴力的な方法で発散しがちであった。そのため，まずは信頼関係の構築，リラクゼーション体験による感情への気づき，自己効力感の向上を目的に介入する方針を立てた［図1］。

［図1］　作業療法のリーズニングからみたMさんの作業機能障害の発生機序

作業適応	同一性	家庭内での役割を獲得し，興味ある活動に狭い範囲で従事していたが，Mさんの価値とは異なるため，満足できる同一性は得られず，また有能性を感じることはなかった。
	有能性	
環境	社会的	自宅にて両親と同居生活していたが，両親やきょうだいは腫れ物を扱うようにかかわり，時にMさんの病気を悲観した言動もみられた。地域のサポートはなく，家族のみで抱え込んでいた。
	物理的	
遂行	運動	適切な状況把握や判断が難しく，また物事を体系化し順序立てる能力も低下していた。さらに，自分の感情に気づき，表現することが苦手なため，相談など適応的な問題解決手段を獲得していなかった。また不安緊張が強く，感情への対処が未獲得だったため，他者との相互交流が苦手であり，関係性を構築することが難しかった。
	処理	
	C&I	
習慣化	習慣	家庭内で家事手伝いの役割を獲得し，責任を果たしていたが，Mさんにとって価値のある役割ではないため，日課に満足していなかった。
	役割	
意志	PC	価値のある活動（仕事など）を探求していたが，能力の自己認識は不十分であったため，能力以上の仕事を選択し，失敗を繰り返していた。それにより自己効力感は低下し，新たな挑戦に臆病になりがちであった。多くの活動に興味を感じていたが，実際に取り組めたのは1人の活動ばかりで，興味を十分に満たすものではなかった。
	価値	
	興味	

仕事…発症後は継続した仕事はしていない
余暇…さまざまなことに興味はあるが，実行できている趣味はごく一部である
ADL…自立

※C&I：コミュニケーションと交流技能，PC：個人的原因帰属

> **Focus question**
> ・Mさんの作業機能障害に対し，何から介入するのがよいでしょう
> か？
> ・どのような活動が介入として有効だと思いますか？

■──参考にしよう──介入計画と経過のサマリー

◎急性期（4か月）

　Mさんは，新たな入院環境への不安を過剰適応することで対処しようとしていた。そのため，OTは個別作業療法のなかでアロマオイルなどの沈静刺激を提供した。また，小集団のリラクゼーションプログラムを導入し，リラクゼーション体験を通じて，身体の緊張やリラクゼーションの必要性への気づきを促していった。また同時に，担当MDTと社会的に適切な距離感を保つことにより，安心できる距離感を体感することを促していった。

　約2か月が経過すると，Mさんは担当MDTに対し安心安全を感じ，自分から交流をもち始めた。この時期から個別作業療法以外にもパラレルな作業療法を開始し，身体感覚に注意を向けることで疲労感に気づき，自ら活動と休息のバランスをとることを目指した。

◎回復期（10か月）

　回復期になり，プログラム量や病棟内での相互交流の機会が増加するにつれ，Mさんは他患者のWさんに被害妄想を抱き，自室で大声をあげる，壁をたたくなどの衝動的な行動で解決することがみられた。そのため，担当MDTはモニタリングシートを導入し，現在の感情を数値化して表現することを通して自分の調子を把握し，数値に見合った適応的な対処をとることを促していった。すると，繰り返し練習することで，Mさんはある程度自己モニタリングが可能となり，自分の感情を言語化して相談する，頓服薬を飲む，アロマテラピーを行うなどの対処をとることができるようになった。しかし，不安やストレスの原因についての気づきはいまだみられなかった。

　Mさんは退院後にデイケアに行き，友人をつくることを目標として掲げ始めた。パラレル集団では状況に適した行動が増え，さらに自己の感情に気づき適切な対処をとり始めていたため，OTは調理を用いた短期課題集団プログラム（包丁の使用なし）を導入し，他者との距離，関係性など交流技能を中心に評価，介入を行うこととした。

　Mさんは開始当初，以前と同様に情緒不安定になることがみられたが，簡単なメニュー設定やOTの適度な介入により成功体験を重ねることで継続的な参加が可能となった。また，緊張が緩和するとMさんの本来もっている優しさを集団内で発揮できるようになり，OTは長所を繰り返しフィードバックしていった。さらに，集団内でメンバー全員分のコーヒーを入れることを一度依頼すると，次回からは自主的にその役割を担うようになった。そしてMさんは，「今までは人から援助を受けるだけだったけど，自分も人のために何かができることを知りました。この調理の時間は一番楽しみな時間です」と語り，成功体験や役割遂行により自己効力感を向上させていった。また，「自分はもっと人とうまく話せるようになりたい。今はみんなと一緒だと緊張して言葉が詰まって出てこなくなってしまう。入院前も緊張するから引きこもっていたんだな」と自己のストレス要因に気づき，自分自身の課題を過

去と現在を関連づけて理解できるようになったことで，未来に向けて変化への動機づけを示し始めた．そこでOTは，コミュニケーションと交流技能評価（ACIS）を協業により行い，問題点を整理し，明確化することで，MさんはSST（社会生活技能訓練）への参加を希望するようになった．さらに，病棟内で他患者のために自ら役割を負うようになり，主体的に生活を再構築するよう変化していった．

（冨澤涼子）

引用文献

1 ）鶴見隆彦：司法領域の動きと作業療法．作業療法28（2），2009.
2 ）Whiteford G:Occupational Deprivation and Incarceration. Journal of Occupational Science14（3）：126－130, 1997.

参考文献

Whiteford G：Occupational Deprivation Global Challenge in the New Millennium. British journal of Occupational Therapy 63（5）：200－204, 2000.

Zuzanek J：Time Use,Time Pressure, Personal Stress, Mental Health, and Life Satisfaction from a Life Cycle Perspective. Journal of Occupational Science 15（1）：26－39, 1998.

Bannigan K：Clinical Effectiveness：Systematic Reviews and Evidence-based Practice in Occupational Therapy. British journal of Occupational Therapy 60（11）：479－483,1997.

Janette K：Occupational Adaptation：Toward a Holistic Approach for Contemporary Practice, Part1. The American Journal of Occupational Therapy 46：829－837, 1992.

Schultz S：Occupational Adaptation：Toward a Holistic Approach for Contemporary Practice, Part2. The American Journal of Occupational Therapy 46：917－925, 1992.

Karen L：Opportunity, not Prescription：An Exploration Study of the Experience of Occupational Engagement. Canadian Journal of Occupational Therapy 66（4）：176－187, 1999.

Flood B：Implications for Occupational Therapy Services Following the Reed Report. British Journal of Occupational Therapy 56（8），293－294, 1993.

Flannigan E：The Multi-disciplinary Team. The Occupational Therapist. Forensic Psychotherapy；Crime, Psychodynamics and the Offender Patient；Part Ⅱ, pp107－112, Jessica Kingsley Publishers, 1996.

Creek（edit）：Occupational Therapy and Mental Health（2 nd edition）Churchill Livingstone, 1997.

Kielhofner G編著，山田孝監訳：人間作業モデル──理論と応用，改訂第 3 版．協同医書出版社，2007.

日本精神科病院協会，精神・神経科学振興財団編：平成18年度司法精神医療等人材養成研修会教材集：51－401, 2006.

Webster CD他，吉川和男監訳：HCR-20（ヒストリカル／クリニカル／リスク・マネージメント－20），第 2 版．星和書店，2007.

日本精神科看護技術協会監：司法精神看護．精神看護出版，2008.

大熊輝雄：現代臨床精神医学，改訂第10版．金原出版，2005.

第**Ⅲ**部

クライエント
（当事者）の声

当事者から学ぶ

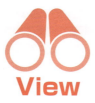

- ここでは，当事者の方々が経験された作業療法にまつわるさまざまな意見・感想をいただいた。
- 陰性症状や薬の副作用で何かを行うことは苦痛であったこと，好きな音楽やスポーツといった作業との出合い，同じ目線で接するOTとの出会い，そして，作業療法に参加し始めた頃からの経験と意識の変化を語ってくれている。
- クライエント（当事者）の方々の語りから学ぶこと。それは，OTにとって最良の教科書となる。

（1）作業療法を受けて感じたこと

　作業療法（OT）は，精神科に入院していた時と，退院して，病院のデイケアに通っていた時に受けました。初めての頃は，薬がきついせいかOTがすごく苦痛でした。何とかOTを受けました。工作や卓球をやりました。たたみの部屋でだるくて休んでいる時もありました。カラオケなどもやりました。入院していてOTを受けたのは1年ぐらいでした。夏になるとソフトボールもやりました。スポーツは好きなので楽しかったし，スッキリしました。手先を使う作業は薬の副作用で手がふるえてうまく出来ませんでした。

　退院してからはデイケアに通いました。デイケアには1日のプログラムがあり，書道，工作，革細工，絵画，ビーズ作り，調理実習，スポーツ，そうじ，ペン習字と，色々メニューが有りました。通い始めの頃はやはりまだ調子が上がらずつらかったが何とかこなしていました。デイケアには5年ぐらい通いました。午前中は書道，午後はペン習字とか，メニューを色々組み合わせてやっていました。スポーツは好きだったので熱心にやりました。スポーツは大半午後のプログラムだったので，体を動かしてスッキリして帰ります。そして徐々にではありましたが，薬が軽くなってきて状態も安定してきました。行事のあるときのお手伝いなど，スタッフの方々と一緒にやったりしました。積極的に手伝いをしました。そうしているうちに，寮から出てアパートで一人ぐらし出来るまでになりました。

　一人ぐらしした頃になると今度は一般の所で働きたいなと思い，就職活動しました。だがハローワークでは全然仕事がなく，張り紙を見てお店に飛び込みました。面接して，精神障害者だと伝えました。それでもやとってくれました。仕事は皿洗いと調理の手伝いでした。慣れてくるとどんどん仕事が

増えてきて4カ月働きましたが，勤まりませんでした。それでもまた働きたくて，当時すみれ会の会長をしていた大井さんに働きたいのだけどと相談すると，いいということで，すみれ共同作業所に通所しました。1年目はダンボールの箱折り，スポーツ係をしました。2年目に作業所の会計になり職員となりNPO法人を取得したときには理事にもなりました。現在は理事，会計，他団体への出向と，いそがしくなりましたが，状態も安定していて，最初ふるえていた手先もしっかりしています。すみれ会に勤めて7年目にもなります。

　最初おっくうから始まった作業療法でしたが，何年も続けていって意欲も出てきて現在では給料をもらえるまでになった事，そして振り返ると，最初に作業療法から始まったという事，無駄でなかった事，私自身が身をもって感じています。お世話になった先生方も皆やさしかったし，無理に決して作業させる事なく，本人に合わせてやらせてくれました。手先だけではなく頭も働くようになった事に本当に感謝します。ありがとうございます。

（石山貴博）

（2）作業療法を受けて

　私は，6年間入院していました。その間，約5年間は，OTへ行って病院の新しくできた3階でスポーツ，編み物，革細工，さくらほりきりや，エコのティッシュ箱，コースターなど色々な事を教わりました。とても一人では本など見ても，できなかったと思うし，行きたくなく，ベッドで眠っていたかったというのが本音です。でも，行って作業を始めると，先生が，その時は3人いて，親切に優しく接してくれて，帰りは，病棟に戻りたくなくなる程でした。

　ラジオ体操をしたりするのも，苦痛でした。卓球とかバドミントン，バレーボールなどは楽しんでできました。カラオケなども，少し元気になるような気がしました。勝手なようですが，行くまでは，苦痛ですが，行って作業に夢中になると，もっと続けたいなと思うようになり楽しくなってきました。まちがえては，なおしてもらいそのくり返しで，先生には，ずい分，迷惑をかけたのでは？　と思っています。でも，私たちの病気，または，障害者でも，そういう所で携わってみたい，助けてあげたいと思ってくれる若い人もいるんだなと思い，少し安心しました。

　それから，長い入院生活からのがれて，やっと退院が決まり，アパートに住むことになり，デイケアに通所する事になりました。デイケアでは職員の人が3人いて，そこではプログラムがあって，曜日ごとにする事が色々ありました。週2回の書道（今は週1回になりましたが），ペン習字や手芸，スポーツなどでした。入院生活が長かったため，毎日，職員の人とお話したり，メンバーの人たちとカラオケを楽しんだり，社会勉強にもなったと思います。楽しい事ばかりではなかったですが，貴重な時間の中で充実した日をすごす

事ができたのも，事実です。編み物などは，薬の副作用で手が少し震えたり，うまく使えないなどの症状もあったため，本だけ見てもわからないので教わりながら，セーターを編み完成した時は，とてもうれしかったです。帽子やマフラーなども編みました。私は，楽しかったけど，不器用な私に教えてくれて，とてもありがたかったし，ずい分，お世話になったと思っています。

　8年間，今も毎日ではありませんが，時々通所して勉強させてもらっています。去年の11月頃から，週1回のアルバイトもできるようになり，簡単な事務仕事ですが，手を使ったりの作業なので，デイケアで私なりに一生懸命努力した事が，役立って，やっていてよかったなあと思いました。

　生活の面では，一人暮らしを始めて7年になりますが，色々なことがありましたがなんとか再入院せず，暮らしていけるので，料理なども楽しくなってきたので，作業療法を受けて，助けてくださった人たちに感謝しています。

（乾みどり）

（3）私が体験した作業療法（OT）

　私が初めて作業療法を体験したのは，10年以上前になる。そう，市内にある精神科病院の療養棟（今で云う社会的入院に近いと思う）にいた時である。

　新築，新施設で院内作業療法室ができ，外来患者対象には，DC（デイケア）が設置された。

　それまでの旧病棟は，現在，社会復帰施設として宿泊型のグループ・ホーム（？）といったらよいのか分からないが，病棟ではない施設になっている。

　本題の作業療法だが，ある朝病棟からOT室に紹介され，3人の白衣を着た新人作業療法士にお会いしたのが初めてになる。今思えばとても新鮮な印象を受けたことを覚えている。何故か考えてみると，新卒の療法士さんだったこと。それまでの医療スタッフ（医師，看護師）以外の職員として初めてお会いしたこと。そして何よりも，OT室に入った私たちと，普通に＝あたり前に笑顔で迎えてくれたこと。それが理由である。特に，名前を，ゆっくり，丁寧に語り掛ける姿勢は，好感をもって，その後の作業に期待を感じさせるものであったし，医療で治療を受ける側の私たちに，一人間として，人として，対応してもらえた事に他ならない。

　その後，この3人の療法士さんは，普段，白衣ではなく，ジャージ姿にTシャツで，作業の指導にあたって頂いた。時折り，消灯後に観れないドラマや歌番組の情報を，休憩中にこっそり話してくれたり，世の中の話題をしてくれたことは，何よりもの闘病生活の風穴になったことも大きい。学生さんにはちっぽけで，当たり前なことかも知れないが，私にはそれが信頼関係だったのかも知れない。

　作業療法の時間についてだが，書道，ワープロ，革細工，ガラス工芸，陶芸，針仕事，等々多岐に渡って作業が行われた。作業時間は午前中，後に午後の作業もするようになった。

私は3年間OTに参加したが，その間，ワープロ検定の問題集に打ち込み，書道，ガラス工芸のブローチづくり，革細工で豚革のコースターセット，煙草ケース大小含め10個，等を作った。出来上がった作品は，年に一度の展示会で販売され，収益は材料費にあてられたと記憶している。

作業療法士3人で20人以上の指導は大変そうだったが，自分はわりかし自由に制作作業ができたので，作業時間は苦にはならなかった。ただ，初めのうち眠剤の影響で，十分にOTを受けられなかったが，主治医との連携によって眠剤はなくなり，眠けなく作業が出来るようになった。

その他，日帰りバス旅行，夏の納涼祭，展示会を含めいくつかの年間行事も取り組まれた。その苦労話をOT職員室で少し耳にしたが，医療スタッフとの院内職員のやりとりは大変そうだった。

最後に退院するときは，情も移っていたせいか辛い気持ちになったが，今も他の病院に転職していった2人の療法士さんも元気に頑張っているだろう。また，数年後，外来患者対象のDCで，OTから療法士さんが専任し，再び再開することになった。

今現在私は，地域活動支援センターにいるが，OTの作業経験は役立っている。箱折り，文章の打ち込み，等である。向精神薬を飲みながらの作業は正直キツかった。義務的な気持ちにならなかったことが続けられた理由である。

かつて病棟のレク室で行われた月1回のレクリエーションだったが，OTの導入は未来への大きな手掛かりとなったと思う。活気的だったのだ。

作業療法士に対しての要望は，「同じ目線でお願いします」と言いたい。

頑張ってください。

（根森公隆）

（4）バンド体験とOT体験

僕は20数年以上，統合失調症を患っている当事者の者です。

20代のほとんどの時期をつらい精神科病院の入退院の繰り返しで過ごしました。

地獄のようなつらい日々でした。

ただ数少ない楽しみといえば，よく引きこもっては大好きな音楽を聴いたり，一人でギターを爪弾いたりすることくらいでした。

よくビートルズやクイーンやレッド・ツェッペリンなんかを聴いてました。

入院中や病院のデイケアに通所中に，よくスタッフの方に「後藤君，一緒にバレーボールやらない？」とか「トランプ一緒にやりませんか？」とか声を掛けられましたが，うつ病や統合失調症の陰性症状によくありがちな，「意欲がわかない」とか「やる気がおきない」とか「気分が重い感じがする」とかの症状でせっかくの誘いにもなかなか応えることができませんでした。

自分がもどかしくてたまらない，でもこんなもどかしい日々をいつまでも続けてられないなぁ，とのジレンマと葛藤の日々でした。

そんなつらい日々が10年間位，続いたある日でした。

僕は当時の主治医に「後藤君，ヨベル（現在の地域活動支援センターヨベル）っていう作業所に通ってみない？」との言葉のおもむくままにヨベルに行ってみました。

そこで奥村さんと出会い，僕は思い切って「僕はロックが好きでギターも時々弾いてるんですよね」とアピールしてみました。

奥村さんは，「へぇ〜，じゃあ，今度一緒に演ってみたいね〜」と言ってくれました。これがその後の僕の人生を左右するきっかけでした。

奥村さんはOT活動の一環として特技のベースの腕前を活かして当事者のメンバーたちとバンド活動をしていたのです。

これまで色んな看護師さんや作業療法士さんにスポーツやゲームを勧められてもなかなか興味を持てず，意欲がわかなかった僕もなんだかとてもわくわくして楽しみな気がしてきました。

病気で落ち込んでいても好きな音楽やギターの事なら意欲的になれたのですね。

バンドはとても楽しく，あっという間にのめりこんでしまいました。

それがきっかけでいろんな事にも興味が持てて意欲が湧き，前より充実した日々が送れるようになりました。

ひとりで引きこもって，もくもくとギターを弾いてるよりも仲間と人前で演奏するバンド活動の楽しみが僕をどんどん意欲的にし，いつの間にかうつ的症状や統合失調症の陰性症状を克服して明るい自分を取り戻してきている感じがします。

たまたま僕の場合はとっかかりが好きな音楽やギターだったのでしょうが，この病気に悩んでる人たちの回復するチャンスは，それが今，流行のゲームだったり，アニメだったり，好きな趣味や特技だったり，きっかけやとっかかりは色々様々たくさんあると思います。

そしてそこから色々なデイケアや地域活動支援センターの活動や作業に対応できる社会性やスキルも身に付いていくようなケースもたくさんあるような気がします。

その当事者たちの好きな事や興味が持てる事がきっかけや暗いトンネルから抜け出る最初の一歩になる事のケースのひとつが僕と奥村さんとの出会いだったと思います。

（後藤紳一郎）

さくいん

A

AA	343
AAOP	179
ABCR-14	119
ACIS	22,48,147,240,379,383
ACL	91
ACT	222
ADA法	105
addiction	313
ADOC	126
Allen認知レベル検査	91
AMPS	22,48,149,153,240,379
APA	32
APCD	366
ARP	348
ATD	352

B

Bandura A	94
Beck A	93
Bleuler M	45
BMI	311
BPD	116,280
BT	111
bvFTD	353

C

CAOD	48,125,164
CBT	93
CMOP	87,143,211
CMOP-E	87,143
COPM	48,87,143
CPA	372
CPPF	143
CPT	92
C&I	301

D

DAB	119
DARC	343
DBD	366
DBT	116,282
DLB	352
DSM-5	262,281,311,338

E

EBOT	65,171
EBP	222
Erikson EH	5,41

F

FLTD	353
Freud S	5,41
FTD	353

H

HCR-20	372
high EE説	232

I

ICD-10	43,262,338,351
ICF	22,58,81,104,233
ICFコアセット	81
ICIDH	84
ILAE	325
ITT	224

K

Kielhofner G	14,20,51,106
King L J	101
Kraepelin E	262

L

LASMI	166
Lewin K	84

M

Mayer A	19
MBOT	121,282
MCI	352
MDT	371
MMSE	365
MOHO	3,5,23,50,106,137,140,145,149,151,159,162,211,233,285
MOHOST	48,151,378,381

N

NPIチェックリスト	156
NPIモデル	17

O

OBP2.0	49,59,124
OCAIRS	372
OCP	49
OFP	49
OPHI-Ⅱ	48,140,149,348
OPPM	143
OQ	162,348
OSA	335
OSA Ⅱ	48,137,149,253,307,322,372,380
OTIPM	98

P

PA	353
Piaget J	5,41,90
PTSD	298

R

REHAB	166
Reilly M	4,14
RO	360
RTI	92

S

SCEBP	171
SD	353
SDM	54
SST	383

U

UA	132

V

VD	352
VQ	7,48,145,361

W

well-being ································47

Y

Yalom ID ······························85

あ

アウトリーチ ·······················222
遊び ···································15
アフォーダンス ·····················104
アブダクション ······················68
アルコール依存症 ··············319,337
アルコール関連問題 ················340
アルツハイマー型認知症 ············352

い

医学モデル ······················18,31
意志 ························24,50,106
意識障害 ····························272
意志質問紙 ············7,48,145,361
依存 ·································337
易疲労感 ····························268
意味性認知症 ·······················353
意欲低下 ·······················232,268
医療観察法 ·························370
インクルージョン ··················210
陰性症状 ···············31,45,90,232
インテーク面接 ·····················217
インフォームド・コンセント ·······54

う

ウェルニッケ・コルサコフ症 ·······341
うつ病 ···························90,262
運動技能 ······················106,154
運動とプロセス技能の評価
··············48,149,153,240,379

え

栄養失調 ····························318
演繹 ···································67
演技性パーソナリティ障害···284,313

お

大阪池田小学校事件 ················371

オリエンテーション ·················73
オレンジプラン ·····················351

か

介護給付 ····························182
外在化 ·······························94
外傷後ストレス障害 ················298
蓋然的思考 ··························67
回想法 ·······························361
概念化 ·······························94
回避性パーソナリティ障害 ·········313
回復過程モデル ·····················5,31
開放病棟 ····························185
解離性運動障害 ················298,302
解離性けいれん ·····················299
解離性健忘 ·························298
解離性昏迷 ·························298
解離性障害 ····················298,304
解離性知覚麻痺 ·····················299
解離性遁走 ·························298
科学的リーズニング ·················70
過食症 ·······························311
カスタマー・タイプ ················113
家族療法 ····························317
課題遂行 ·····························92
課題分析 ·····························92
価値 ···································24
活動選択 ·····························28
過程性統合失調症 ··················104
カナダ作業遂行測定·······48,87,143
カナダ作業遂行モデル··87,143,211
カナダ実践プロセス枠組み ·········143
寛解期 ·······························33
感覚脱失 ····························299
感覚統合的アプローチ ·········101,257
感覚統合療法 ························63
感覚統合理論 ·······················101
眼球運動 ····························103
環境 ························24,50,106
観察 ·································132
患者志向 ·····························57
感情鈍麻 ····························232
感情表出 ························232,283
関心相関的のよい医療判断法 ·······64
鑑定入院 ····························371
カンファレンス ·····················72
関与観察 ····························348

き

記憶障害 ····························352

記憶喪失 ····························298
希死念慮 ····························268
疑似発作 ····························326
帰納 ···································68
技能 ···································22
気分障害 ·················32,262,312
気分変調症 ·························312
急性ストレス反応 ··················298
境界性パーソナリティ障害
·····················116,280,313
協業 ··········2,6,46,53,61,119,
126,186,241,318
協業的チームワーク ·········6,54,61
共存症 ·······························265
共通言語 ·····························58
協働志向 ·····························57
共同生活援助 ·······················202
共同生活介護 ·······················202
強迫性障害 ··············297,303,313
強迫性パーソナリティ障害 ·········313
恐怖症性不安障害 ··················296
興味 ···································24
興味チェックリスト ··········156,257
禁断症状 ····························339

く

空笑 ·································255
クライエント中心の実践
·····················87,137,144
クリニカルリーズニング ········65,93
グループサイコセラピー ············85
グループダイナミックス ············84
グループホーム ·····················202
クロルプロマジン ···················241
訓練等給付 ·····················182,202

け

ケアプラン ·························226
ケアホーム ·························202
ケアマネジメント ···················226
ケアリング ·························200
計画書 ·······························77
経験哲学 ····························124
軽度認知障害 ·······················352
ケースマネジャー ···················225
欠格条項 ····························328
幻覚 ·································232
幻視 ·································352
現実見当識訓練 ·····················360
健忘性作話 ·························352

こ

構成主義心理療法 ……………51,114
抗精神病薬 ………………………241
構成的評価 ………………………137
考想伝播 …………………………246
抗てんかん薬 ……………………327
行動化 ………………………283,292
行動障害型前頭側頭型認知症 ……353
行動・心理症状 …………………351,356
行動療法 …………………………63,94
合理的配慮 ………………………210
国際抗てんかん連盟 ……………325
国際疾病分類 ……………………43
国際障害分類 ……………………84
国際生活機能分類 ……22,58,81,233
孤食 ………………………………318
個人的原因帰属 ………………24,58
個別援助チーム …………………224
コミュニケーションと交流技能
　……………………………106,300
コミュニケーションと交流技能評価
　……………48,147,240,379,383
コンサルテーション・リエゾン精神医学
　…………………………………314
コンプレイナント・タイプ …………112

さ

罪業妄想 …………………………246,268
作業科学 …………………………18,174
作業技能 …………………………22
作業機能自己評価 ………………257
作業機能障害 ………3,5,11,16,20,
　　　　　　　　　　31,44,47,75,105,
　　　　　　　　　　125,128,164,171
　—の危険因子 ……………………5
作業機能障害の種類と評価
　……………………………48,125,164
作業行動 ……………………3,4,11,14
作業行動モデル …………………17
作業混乱 …………………………49
作業参加 …………………………22
作業質問紙 ………………………162,348
作業周縁化…5,49,62,105,125,165
作業所 ……………………………260
作業遂行 …………………………22,87
作業遂行と結び付きのカナダモデル
　…………………………………143
作業遂行における認識の評価法 …179
作業遂行プロセスモデル ……88,143

作業遂行歴面接第2版
　…………………48,140,149,348
作業選択 …………………………28
作業選択意思決定支援ソフト ……126
作業疎外 ……………5,49,125,164
作業中心の実践 …………………49
作業適応 …………………………21
作業的公正 ………………………212
作業的存在 ………………………360
作業的不公正 ………5,49,105,331
作業同一性
　………21,46,106,139,140,239
作業に関する自己評価・改訂版
　……………48,137,149,307,322
作業に焦点化した実践 …………49
作業に根ざした実践2.0 …49,59,124
作業剥奪 ……………5,49,125,164
作業パラダイム …………………14
作業不均衡 …………5,49,125,164
作業崩壊 …………………………5
作業面接 …………………………132,135
作業役割 …………………………15
作業有能性
　………21,106,139,140,153,239
作業療法介入プロセスモデル ………98
作業療法の哲学 …………………19
作業療法評価 ………………5,24,55
参加 ………………………………22
参与観察 …………………………132

し

シェアード・ディシジョン・メイキング
　…………………………………54
思考障害 …………………………232,267
思考制止 …………………………246,268
思考抑制 …………………………268
自己効力感 ………………97,267,302
仕事 ………………………………15
自己方向づけ ……………………17
自殺 …………………………265,266,283
自殺念慮 …………………………252,298
自助グループ ……………………196,341
施設化 ……………………………216
施設症 ……………………………46
施設神経症 ………………………216
失行 ………………………………352
実際的リーズニング ……………70
失神発作 …………………………326
実践の原理 ………………………62
失認 ………………………………352
自動思考 …………………………94,115

自閉 ………………………………252,255
嗜癖 ………………………………313,339
司法精神医療 ……………………370
社会恐怖 …………………………313
社会恐怖症 ………………………297,303
社会生活技能訓練 ………………383
社会復帰調整官 …………………371
若年性認知症 ……………………362
習慣化 ………………………24,50,106
集団認知行動療法 ………………97
集団力動理論 ……………………84
就労移行支援事業 ………………210
就労継続支援事業 ………………210
手指振戦 …………………………247
障害学 ……………………………104
障害支援区分 ……………………182
障害者基本法 ……………………181
障害者自立支援法 ……181,197,202
障害者総合支援法
　………180,181,197,202,210
障害者の日常生活及び社会生活を総合的
　に支援するための法律 ………180
障害福祉サービス ……182,202,210
障害をもつアメリカ人法 …………105
症候性てんかん …………………325
職種構成志向 ……………………57
触法精神障害者 …………………370
処理技能 …………………………106
自律神経症状 ……………………268,297
心因性発作 ………………………326
心気障害 …………………………299
心気的愁訴 ………………………272
心気妄想 …………………………268
神経症 ……………………………296
神経症性障害 ……………………296
神経性過食症 ……………………312
神経性大食症 ……………………312
神経性無食欲症 …………………311
神経性やせ症 ……………………311
進行性非流暢性失語 ……………353
心神喪失等の状態で重大な他害行為を
　行った者の医療及び観察等に関する法
　律 ………………………………370
振戦 ………………………………247
身体依存 …………………………339
身体化障害 ………………………299
身体合併症 ………………………316
身体表現性障害 …………………296,299
信念対立解明アプローチ
　………………55,62,119,124
心理教育 ………232,270,317,345
心理療法 …………………………111,114

393

す

遂行 …………………………… 22
遂行能力 ……………… 24,50,106
錐体外路症状 ………………… 232
睡眠障害 ……………………… 268
スキーマ ……………………… 94
ストレス関連障害 …………… 296
ストレングス …… 115,220,258,260

せ

生活機能論 …………………… 79
生活療法 ……………………… 241
生活臨床 ……………………… 242
脆弱性－ストレスモデル ……… 230
精神依存 ……………………… 339
精神科クリニック ………… 214,217
精神科重症患者早期集中管理料 …227
精神科病院 …………………… 185
精神科リハビリテーション行動評価尺度
 …………………………… 166
精神障害 ……………………… 50
精神障害者アウトリーチ推進事業 227
精神障害者社会生活評価尺度 … 166
精神障害者小規模共同作業所 … 260
精神発達 ……………………… 5,41
精神病者監護法 ……………… 370
精神分析療法 ………………… 63
精神保健及び精神障害者福祉に関する法
 律 …………………… 180,186
精神保健参与員 ……………… 371
精神保健審判員 ……………… 371
精神保健センター …………… 214
精神保健福祉センター ……… 191
精神保健福祉法 …………… 180,186
精神療法 ……………………… 317
摂食障害 ……………………… 311
セルフエフィカシー …………… 97
セルフヘルプグループ
 ……………………… 200,317,344
世話人 ………………………… 202
全国精神障害者家族会連合会 … 35
全身倦怠感 …………………… 268
前庭刺激 ……………………… 101
前庭反応 ……………………… 101
前頭側頭型認知症 …………… 353
前頭側頭葉変性症 …………… 353
全般性不安障害 ……………… 297
せん妄 …………………… 272,347
専門性志向 …………………… 57

そ

躁 ……………………………… 262
躁うつ病 ………………… 262,312
双極性障害 …………………… 262
相互交流的リーズニング ……… 70
喪失体験 ………………… 272,354
増大的変化 …………………… 26
相談援助グループ …………… 193
躁病 ……………………… 262,274
ソクラテス・クエスチョン ……… 94

た

大うつ病 ……………………… 312
体格指数 ……………………… 311
退薬症候群 …………………… 339
多職種アウトリーチチーム …… 227
多職種チーム ………………… 371
達成 …………………………… 27
脱抑制 ………………………… 252
多弁 …………………………… 258
探求主義 ……………………… 67
短期療法 ……………………… 111
探索 …………………………… 27
断酒会 ………………………… 343

ち

地域活動支援センター ……… 197
地域生活支援事業 ………… 182,197
地域包括ケアシステム ……… 356
チーム医療 ……………… 6,119,131
 ─の構成要素 ……………… 6,57
知的障害 ……………………… 331
中核症状 ………………… 354,356
中毒 …………………………… 337
中庸のスタンス ……………… 286
超職種チーム ………………… 224
治療共同体論 ………………… 209
治療構造 ………………… 189,286
治療構造論 …………………… 79
治療的協業 ……………… 6,54,61

つ

追視 …………………………… 257
つづけ飲み発作 ……………… 339

て

低栄養 ………………………… 313
デイケア ………… 191,214,243,258
低体重 ………………………… 311
デイナイトケア ……………… 214
適応障害 ………………… 298,303
てんかん ……………………… 325
転換性障害 ……………… 298,304
てんかん精神病 ……………… 326
てんかん性精神病 …………… 333
転換的変化 …………………… 26
てんかん発作 …………… 299,325

と

動機づけ ……………… 17,145,218
統合失調症 …… 7,32,43,90,94,101,
 149,217,230
当事者 ………………………… 386
統制喪失 ……………………… 339
特異的恐怖症 ………………… 297
特発性てんかん ……………… 326
トップダウンアプローチモデル …… 98
トップダウン評価 …………… 75
トランス ……………………… 298

な

ナイトケア ……………… 214,220
ナラティブ ……………… 49,363
ナラティブスロープ ………… 141

に

日本作業療法士協会ガイドライン …32
人間作業モデル …… 3,5,20,50,106,
 137,140,145,149,151,
 159,162,211,233,285
人間作業モデルスクリーニングツール
 …………………… 151,378,381
人間作業モデルスクリーニングテスト
 …………………………… 48
認知機能障害 ………………… 267
認知行動療法 … 51,65,93,233,317
認知症 …………………… 90,272,351
認知障害 ……………………… 90
認知症行動障害尺度 ………… 366
認知症高齢者の絵カード評価 …… 366
認知症高齢者の絵カード評価法
 …………………………… 179,361

認知症初期集中支援チーム ………354
認知症の行動・心理症状 ……354,356
認知遂行検査 ………………………92
認知能力障害モデル ………90,233
認知の歪み ………………………264
認知療法 …………………………93,115

ね

熱性けいれん ……………………326

の

脳血管性認知症 …………………352
ノーマライゼーション ……………200

は

パーキンソニズム ………………352
パーソナリティ障害 ………283,313
パターナリズム ……………………6,56
発達段階 ……………………………5,27
パニック障害 ……………………297
破滅的変化 …………………………27
半構成的面接 ………140,143,162
反社会性パーソナリティ障害 ……283
反射性てんかん …………………326
反応性統合失調症 ………………104

ひ

光過敏性発作 ……………………326
ひきこもり …………………………232
非構成的評価 ………………130,132
ビジター・タイプ …………………112
必然的思考 …………………………67
非定型うつ病 ………262,267,275
非定型抗精神病薬 ………………232
否認 ………………………………342
憑依障害 …………………………298
病棟カンファレンス ………………72
広場恐怖症 ………………………297
貧困妄想 …………………………268

ふ

ファシリテーター …………………86
不安障害 ……………………297,313
不安神経症 ………………………306
フーグ ……………………………298
風景構成法 …………………………36
復職支援 ……………………266,268

服薬カレンダー ……………………51
物質使用障害 ……………………338
不眠 ………………………………246
ブリーフセラピー …………………111
プロセス技能 ……………………154

へ

米国精神医学会治療ガイドライン …32
閉鎖病棟 …………………………185
ペラグラ …………………………341
弁証法的行動療法 ……………116,282
弁証法的思考 ……………………282
偏食 ………………………………318

ほ

包括型生活支援プログラム ………222
保健所デイケア ……………192,214
保護帽 ……………………………331
ホスピタリズム ……………46,216
ボディイメージ ……………318,320
ボトムアップ評価 …………………75
ボランティア ……………………200

ま

マインドフルネス
 ……………118,121,124,278,282
マインドフルネス作業療法 …121,282

み

見捨てられ不安 …………………281

め

メタボリック・シンドローム ………318
面接 ………………………………132
メンバー …………………………217

も

妄想 ……………………………232,272
物語的リーズニング ………………70

や

薬物依存症 ………………………337
薬物乱用 …………………………313
薬物療法 …………………………232
役割チェックリスト …………159,257

ゆ

有能性 ………………………………27

よ

陽性症状 ……………………31,45,232
抑うつ ……………………………354
抑うつ関連障害 …………………262
抑うつ気分 ………………………246
抑うつ神経症 ……………………296
4条件メソッド …………………132

ら

ライフサイクル論 …………………3,40
ライフスタイル再構築プログラム
 ……………………………………174

り

リアリティ・オリエンテーション …360
リーズニング ……………7,29,106
リカバリー …………………128,225
リスクアセスメント ………………372
離脱症状 …………………………339
リワーク ……………216,266,268
臨床的推論 ………7,65,69,93,132
倫理的リーズニング ………………70

る

ルーチン課題インベントリー ………92

れ

例外探し …………………………112
レスパイトケア …………………362
レビー小体型認知症 ……………352

ろ

論理的思考 …………………………67

わ

枠づけ法 ……………………………36

395

クリニカル作業療法シリーズ

精神領域の作業療法　第2版
―プログラム立案のポイント

2010年7月1日　初　版　発　行
2016年2月20日　第　2　版　発　行
2020年9月1日　第2版第2刷発行

編　集……………石井良和・京極　真・長雄眞一郎
発行者……………荘村明彦
発行所……………中央法規出版株式会社
　　　　　　　　〒110-0016　東京都台東区台東3-29-1　中央法規ビル
　　　　　　　　営　　業：TEL03-3834-5817　FAX03-3837-8037
　　　　　　　　取次･書店担当：TEL03-3834-5815　FAX03-3837-8035
　　　　　　　　https://www.chuohoki.co.jp/
装幀・本文デザイン…齋藤視倭子
印刷・製本…………サンメッセ株式会社

ISBN978-4-8058-5321-4
定価はカバーに表示してあります。
本書のコピー，スキャン，デジタル化等の無断複製は，著作権法上での例外を除き
禁じられています。また，本書を代行業者等の第三者に依頼してコピー，スキャン，
デジタル化することは，たとえ個人や家庭内での利用であっても著作権法違反です。
落丁本・乱丁本はお取り替えします。
本書の内容に関するご質問については，下記URLから「お問い合わせフォーム」に
ご入力いただきますようお願いいたします。
https://www.chuohoki.co.jp/contact/